"十三五"国家重点出版物出版
国家科学技术学术著作出版基金资助出版

认知神经科学书系·认知与发展卷
丛书主编 杨玉芳

疼痛认知神经科学

Cognitive Neuroscience of Pain

胡 理 著

科 学 出 版 社
北 京

内 容 简 介

疼痛是一种复杂的生理心理活动，也是临床中最常见的症状之一。本书共七章，以国家脑科学研究战略为导向，从认识疼痛、评估疼痛和环节疼痛三个方面，系统概括并评述了疼痛认知神经科学的发展动态，涉及多种在体电生理和神经影像技术；从宏观和介观层面探讨了不同类型疼痛从感受器、传导通路到大脑皮层的投射等的认知神经机制；充分考虑动物模型研究和非侵入性人体研究的互补性，整合了跨物种研究成果；详细阐述了基因–环境–脑结构/脑功能-行为的多维度疼痛评估方法，并深入探索了各类非药物镇痛方法及其机制。

本书对疼痛认知神经科学领域的科研工作者、临床医生、相关专业的研究生和对疼痛相关知识感兴趣的普通大众均有重要的参考价值。

图书在版编目（CIP）数据

疼痛认知神经科学/胡理著.—北京：科学出版社，2020.12

（认知神经科学书系/杨玉芳主编）
ISBN 978-7-03-066714-4

Ⅰ.①疼…　Ⅱ.①胡…　Ⅲ.①疼痛-关系-认知科学-神经生理学
Ⅳ.①R441.1

中国版本图书馆 CIP 数据核字（2020）第 216407 号

责任编辑：孙文影　高丽丽／责任校对：何艳萍
责任印制：师艳茹／封面设计：黄华斌

科 学 出 版 社 出版
北京东黄城根北街 16 号
邮政编码：100717
http://www.sciencep.com
三河市春园印刷有限公司 印刷
科学出版社发行　各地新华书店经销

*

2020 年 12 月第 一 版　开本：720×1000　B5
2020 年 12 月第一次印刷　印张：29 1/4　插页：4
字数：547 000
定价：168.00 元
（如有印装质量问题，我社负责调换）

"认知神经科学书系"
编委会

主　编　杨玉芳

主　任　吴艳红

委　员　（按姓氏汉语拼音顺序排列）

陈安涛　　傅小兰　　郭秀艳　　贺　永

刘　嘉　　刘　勋　　罗　劲　　邱　江

翁旭初　　吴艳红　　杨玉芳　　臧玉峰

丛 书 序

PREFACE TO THE SERIES

　　认知神经科学是 20 世纪后半叶兴起的一门新兴学科。认知神经科学将认知科学的理论与神经科学和计算建模等研究方法结合起来，探索人类心理与大脑的关系，阐明心智的物质基础。这是许多科学领域共同关心的一个重大科学问题。解决这个问题过程中的新发现和新突破，会深刻影响众多科学和技术领域的进展，影响人们的社会生活。

　　一方面，在心理学领域，人们曾经采用神经心理学和生理心理学的方法和技术，在行为水平上进行研究，考察脑损伤对认知功能的影响，增进了对于脑与心智关系的认识。近三十年来，神经科学领域的脑影像技术和研究方法的巨大进步，使得人们可以直接观察认知过程中大脑活动的模式，大大促进了对于人类认知的神经生物学基础的探索。另一方面，在神经科学领域，人们以心理学有关人类认知的理论和实证发现为指导，探索神经系统的解剖结构与认知功能的关系，有望攻克脑与心智关系研究的核心和整体性问题。可见，认知科学与神经科学的结合，使得这两个科学领域的发展都上升到了前所未有的崭新高度，开创了一个充满挑战与希望的脑科学时代。

　　多年前，有学者建议，将行为、心理、神经与基因研究的相互结合作为认知科学的路线图。认知神经科学与传统的认知心理学、生理心理学、神经心理学和神经科学等相互重叠与交叉，同时又将它们综合起来。这种跨学科的研究方法和路径，使人们不仅能在行为和认知的层面上，还可以在神经回路、脑区和脑网络的层面上探讨脑与心智的关系。而且，这种探索不再局限于基本认知过程，已经扩展到发展心理学和社会文化心理学领域。其中，基本认知过程研究试图揭示感知觉、学习记忆、决策、语言等认知过程的神经机制；发展认知神经科学将发展心理学与神经科学和遗传学相结合，探讨人类心智的起源及其发展变化规律；社会文化认知神经科学将社会心理、文化比较与神经科学结合，研究社会认知的文化差异及其相应的神经机制差异。

在过去的三十余年中，认知神经科学获得了空前的繁荣和发展。世界各国对脑科学发展做了重要部署。每年都举办大规模的认知神经科学学术会议，吸引了不同学科领域的众多学者参与。以认知神经科学为主题的论文和学术著作的出版十分活跃。国内学者在这一前沿领域也做出了很多引人瞩目的工作，产生了一定的国际影响力。在国家层面上，政府对这个领域的发展极为重视，做了重要的部署和规划，在 21 世纪之初即建立了"脑与认知科学"和"认知神经科学与学习"两个国家重点实验室，设立了 973 计划项目、国家自然科学基金重大项目等，对认知神经科学研究进行大力资助。《国家中长期科学和技术发展规划纲要（2006—2020 年）》将"脑科学与认知科学"纳入国家重点支持的八大前沿科学领域。习近平在《为建设世界科技强国而奋斗——在全国科技创新大会、两院院士大会、中国科协第九次全国代表大会上的讲话》中提出，脑功能研究是探讨意识本质的科学前沿，具有重要科学意义，而且对脑疾病防治、智能技术发展也具有引导作用。《中华人民共和国国民经济和社会发展第十三个五年计划纲要》也强调，要强化"脑与认知等基础前沿科学研究"，并将"脑科学与类脑研究"确定为科技创新2030 重大项目。

科技图书历来是阐发学术思想、展示科研成果、进行学术交流的重要载体。一门学科的发展与成熟，必然伴随着相关专著的出版与传播。科学出版社作为国内科技图书出版界的"旗舰"，在 2012 年启动了"中国科技文库"重大图书出版工程项目，并将 "脑与认知科学"丛书列入出版计划。考虑到脑科学与认知科学涉及的学科众多，"多而杂"不如"少而精"。为保证丛书内容相对集中，具有一定代表性，在杨玉芳研究员的建议下，丛书更名为"认知神经科学书系"。

2013 年，科学出版社与中国心理学会合作，共同策划和启动了"认知神经科学书系"的编撰工作。确定丛书的宗旨是：反映当代认知神经科学的学科体系、方法论和发展趋势；反映近年来相关领域的国际前沿、进展和重要成果，包括方法学和技术；反映和集成中国学者所作的突出贡献。其目标包括：引领中国认知神经科学的发展，推动学科建设，促进人才培养；展示认知神经科学在现代科学系统中的重要地位；为本学科在中国的发展争取更好的社会文化环境和支撑条件。丛书将主要面向认知神经科学及相关领域的学者、教师和研究生，促进不同学科之间的交流、交叉和相互借鉴。同时力争为国民素质与身心健康水平的提升、经济建设和社会可持续发展等重大现实问题提供一定的科学知识基础。

丛书的学术定位，一是前沿性。集中展示国内学者在认知神经科学领域内取得的最新科研成果，特别是那些具有国际领先性、领域前沿性的研究成果，科研主题和成果紧扣国际认知神经科学的研究脉搏。二是原创性。更好地展示中国认知神经科学研究近年来所取得的具有原创性的科研成果，以反映作者在该领域内取得的有代表性的原创科研成果为主。三是权威性。由科学出版社和中国心理学会共同策划，汇集国内认知神经科学领域的顶尖学者组成编委会。承担单本书写作任务的作者均是认知神经科学各分支领域内的领军学者，并取得了突出的学术成就，保证丛书具有较高的权威性。

丛书共包括三卷，分别为认知与发展卷、社会与文化卷、方法与技术卷，涵盖了国内认知神经科学研究的主要分支与主题。其中，认知与发展卷展示语言、决策、认知控制、疼痛、情绪、睡眠、心理发展与年老化、阅读障碍、面孔认知等领域的研究成果；社会与文化卷展示文化心理、自我认知、社会情绪、社会认知的神经与脑机制等研究成果；方法与技术卷介绍当前认知神经科学研究主要使用的方法与技术手段，包括多模态神经影像、弥散磁共振脑影像、近红外光谱脑功能成像、静息态功能磁共振成像、计算认知神经科学、脑电信号处理和特征提取等。

丛书的编撰工作由中国心理学会的两个分支机构共同负责组织。中国心理学会出版工作委员会主任、中国科学院心理研究所杨玉芳研究员任丛书的主编。中国心理学会普通心理和实验心理专业委员会主任、北京大学吴艳红教授任编委会主任。时任北京师范大学心理学院院长刘嘉教授（现任清华大学教授）在丛书的策划和推动中发挥了重要作用。

丛书编委会汇集了国内认知神经科学领域的优秀学者，包括教育部长江学者特聘教授、国家杰出青年基金获得者、中国科学院"百人计划"入选者等。编委会选择认知神经科学各分支领域内的领军学者承担单本书的写作任务。他们均在各自擅长的领域取得了突出的学术成就，其著作能够反映国内认知神经科学领域的最新成果和最高学术水平。

在启动丛书编撰工作的同时，中国心理学会还组织编撰了《心理科学发展报告 2014—2015》（以下简称《发展报告》)，主题是"脑科学时代的心理学"，组织召开了以此为主题的学术研讨会。国内各高校和研究机构的十多位青年学者，围绕认知过程的神经基础、发展认知神经科学、社会认知神经科学和技术与方法的进展四个分主题，做了高水平的学术报告。此后他们又参与了《发展报告》的编撰工作。研讨会的召开和《发展报告》的出版在心理学界产生了很好的影响，也成为丛书编撰准备工作的一个组成部分。研讨会的多位报告人后续承担了"认知神经科学书系"的写作任务。

在丛书编撰过程中,编委会组织召开了多次编撰工作会议,邀请丛书作者和出版社编辑出席。作者们报告自己的撰写计划和进展,对写作中的问题和困惑进行讨论与交流,请出版社的编辑予以解答。编撰工作会议同时也是学术研讨会,认知神经科学不同分支领域的学者相互交流和学习,拓展学术视野,激发创作灵感,对丛书写作的推进十分有益。

科学出版社的领导和教育与心理分社的编辑对本丛书的编撰和出版工作给予了高度重视和大力支持。时任科学出版社党委书记李锋(现任科学出版社总编)出席了丛书的启动会并做报告。科学出版社副总编陈亮曾与作者开展座谈,为大家介绍科学出版社的历史与成就。教育与心理分社付艳分社长和编辑们经常与作者联系,悉心回答大家的问题。在大家的努力下,"认知神经科学书系"入选了"十三五"国家重点出版物出版规划项目,部分著作获得了国家科学技术学术著作出版基金的资助。

经过数年的不懈努力,丛书的著作逐步进入出版阶段,将陆续与读者见面。希望丛书的出版能成为我国认知神经科学领域的一件具有重要意义的大事,对学科未来的发展起到积极的促进作用,并产生深刻和久远的影响。

丛书主编 杨玉芳

编委会主任 吴艳红

2020 年 10 月 16 日

前　言
PREFACE

疼痛是各种疾病中最常见的临床症状之一，是继呼吸、脉搏、血压和体温之后人体的第五大生命体征。国际疼痛研究协会（International Association for the Study of Pain，IASP）将疼痛（pain）定义为"与组织损伤或潜在组织损伤有关的不愉快的主观感觉和情绪体验"。作为一种复杂的主观体验，疼痛由不愉快的刺激所传达的感觉信息启动，同时包含感觉-辨别、情绪-动机、认知-评价及行为反应等多个维度，在维持机体生存和健康方面起着决定性作用。具体来说，当疼痛具有适应性时，疼痛通过保护生物体免受伤害或在损伤发生时促进伤口愈合而有助于个体生存；相反，如果疼痛是非适应性的，此时的疼痛会产生巨大的副作用，不仅会引起人体各系统功能失调、免疫力下降，并导致中枢神经系统发生病理性重构，从而诱发各种并发症，而且可能会引发一系列情绪问题以及认知功能的下降，严重影响人的生活质量和工作效率。据中华医学会疼痛学分会统计，2010 年我国至少有 1 亿疼痛患者，其中大约 30%的成年人患有慢性疼痛。由此可见，疼痛，尤其是慢性疼痛，极大地影响了患者的生活质量，给家庭和社会造成了巨大的医疗经济负担，已经成为一个备受关注的公共健康问题。

诚然，疼痛是一种复杂的动态现象，从外周皮肤感受器到大脑皮层，疼痛信号受到中枢神经系统不同层次的调制。既要让疼痛发挥其预警作用，同时又要消除适应不良的疼痛或持续性疼痛对个体生活质量的消极影响，这使得全面而深入地了解疼痛的神经生理机制显得尤为重要。然而，疼痛不仅反映了躯体感觉系统传递的伤害性信息诱发的神经冲动，而且还受基因、环境、心理和社会等诸多因素的影响，因此疼痛感知具有显著的个体差异性，具体表现为：①同一个体在不同状态下对相同的疼痛刺激的感知显著不同，即疼痛知觉的个体内差异；②不同个体对相同的物理刺激会产生截然不同的疼痛感受，即疼痛知觉的个体间差异。然而，当前人们对疼痛的认知神经机制的研究仍十分有限，难以阐明造成个体差异的内在机制，尤其是对疼痛特异性和敏感性神经表征及其神经网络联结模式缺乏认识，导致了对疼痛的客观评估方法和指标的缺失（如临床对疼痛的诊治仍依赖于患者的主观口头报告，无法实现客观、精准的评估）。此外，目前，人们对镇痛方法及其机制的认识亦相当匮乏，这极大地阻碍了人们对躯体感觉神经系统疾病（如慢性疼痛）的有效调控。近年来，美国暴发的阿片类药物滥用危机对镇痛领域的研究也发出了警示。这场医疗危机造成了极其严重的社会危害，死亡人数众多，经济损失巨大。在美国政府的干预下，阿片类药物的用量有所减少。为解决药物减少所带来的问题，美国国立卫生研究院也提出了应对方案，强调了使用替代性疗法治疗慢性疼痛的重要性。由此可见，寻找非药物替代性镇痛方法已然成为疼痛研究领域的重中之重。

本书正是围绕上述问题，以国家脑科学研究战略为导向，重点从认识疼痛、评估疼痛和消除疼痛三个方面总结当前疼痛认知神经科学的成果及发展动态，旨在传播疼痛认知神经科学的研究方法及成果，推动学科发展，同时促进相关领域的科研工作者、临床医生对疼痛和镇痛机制的进一步认识，为科研及临床提供理论参考。

全书共七章，涵盖从认识疼痛机制到评估疼痛再到消除疼痛的最新研究方法及成果，以科学严谨的写作思路，系统地概括并评述了疼痛认知神经科学领域的发展动态。本书的主要内容涉及多种在体电生理和神经影像技术，从宏观和介观层面系统探讨了不同类型的疼痛从感受器、传导通路到大脑皮层的投射等神经生理机制；充分考虑动物模型研究和非侵入性人体研究的互补性，在合理运用跨物种研究和分析方法的基础上，整合跨物种研究成果；全面阐述了基因-环境-脑结构/脑功能-行为的多维度疼痛评估方法；基于上述对疼痛的认识，深入探索了各类镇痛方法及其机制。虽然有关疼痛认知神经科学的研究仍处于起步阶段，但随着研究的深入进展，正逐渐涌现出一批批备受瞩目的学术研究成果。本书的出版恰逢其时，填补了国内疼痛认知神经科学领域相关学术著作的空白，一方面为疼痛的基础研究提供了理论依据及研究方法，推动了疼痛认知神经科学的发展；另一方面可加深临床工作者对疼痛及镇痛机制的认识，倡导疼痛的系统评估及探索非药物替代性疗法，促进临床疼痛管理的优化。

笔者主要从事疼痛认知神经科学的研究，围绕"认识疼痛，消除疼痛"这一科学问题，带领团队利用在体电生理和神经影像等技术，开发了多种优化的脑响应信号分析方法，运用跨物种研究，从宏观和介观层面深入挖掘了疼痛的特异性和敏感性神经指标，实现了对痛觉相关脑神经信号特征的提取，并系统研究了疼痛信息处理的中枢神经机制。本书正是取材于笔者多年来积累的研究成果，力求立足于国内外前沿理论及视角，博采疼痛认知神经科学领域众多优秀青年学者的专长，注重基础研究与临床实践的相互转化。本书的相关研究得到了国家自然科学基金、国家重点研发计划项目等基金的资助，也获得了来自国内外同行如 Gian Domenico Iannetti、陈军、刘勋、孔亚卓、梁猛、张治国等多位合作者的鼎力支持。

在此，由衷地感谢西安电子科技大学的刘继欣，深圳大学的彭微微、李晓云，以及本人所带领的研究团队成员（主要参与者包括吕雪靖、周丽丽、张立波、任巧悦、张峰瑞、朱玉璞）对本书编写工作做出的突出贡献！同时，感谢团队的其他成员，包括蔡敏敏、陈钰昕、靳晴晴、孙元淼、汤征宇、唐丹丹、杨业、姚欣茹、岳路鹏、张会娟等的帮助。此外，本书的成功出版还得益于国家科学技术学术著作出版基金的支持。特此向有关基金委员会和支持过本书但因篇幅限制未提及的同志表示诚挚的谢意！

本书既可作为认知神经科学专业的教材，同时也可供相关科研工作者和临床医生参考。科学探索永无止境，有关疼痛的研究正在如火如荼地开展，但仍然存在诸多问题有待进一步深入探索。笔者希望借本书的出版加深社会对疼痛的认识，同时吸引更多优秀的青年学者和临床工作者加入到疼痛研究的队伍，推动疼痛认知神经科学的发展。

胡　理

2019 年 11 月 10 日于北京

目　　录

CONTENTS

缩略语表

5-HT	5-hydroxytryptamine	5-羟色胺
5-HTT	5-hydroxytryptamine transporter	5-羟色胺转运体
ACC	anterior cingulate cortex	前扣带回
ACTH	adrenocoticotropic hormone	促肾上腺皮质激素
AEG-1	astrocyte elevated gene-1	星形细胞上调基因-1
AI	anterior insula	前脑岛
AMH	A-fiber mechano-heat-sensitive nociceptors	机械-热敏感 A 纤维伤害性感受器
APA	American psychiatric association	美国精神病学会
ASICs	acid sensing ion channels	酸敏感离子通道
ATP	adenosine triphosphate	三磷酸腺苷
BAI	Beck anxiety inventory	贝克焦虑量表
BDI	Beck depression inventory	贝克抑郁自评量表
CB1	cannabinoid type-1	大麻素受体 1
CB2	cannabinoid type-2	大麻素受体 2
CBT	cognitive behavioral therapy	认知行为疗法
CCEPs	contact cold evoked potentials	接触式冷痛诱发电位
CCK	cholecystokinin	胆囊收缩素
CD-CV hypothesis	the common disease-common variant hypothesis	相同疾病-相同变异假说/CV-DV 假说
CES-D	center for epidemiologic studies depression scale	流调中心抑郁量表
CES-DC	center for epidemiologic studies depression scale for children	流调中心儿童抑郁量表
CGRP	calcitonin gene-related peptide	降钙素基因相关肽

CHEPs	contact heat evoked potentials	接触式热痛诱发电位
Cho	choline	胆碱
CL	central lateral nucleus	中央侧核
CLBP	chronic low back pain	慢性腰背痛
CMH	C-fiber mechano-heat-sensitive nociceptors	机械-热敏感 C 纤维伤害性感受器
CNV	contingent negative variation	关联负电位变化
COX-2	cyclooxygensae-2	环氧化酶
CPCI	chronic pain coping inventory	慢性疼痛应对问卷
CPM	conditioned pain modulation	条件性疼痛调节
CPT	cold-pressor test	冷压实验
CR	conditioned response	条件反应
Cr	creatine	肌酸
CRF	corticotropin-releasing factor	促肾上腺皮质激素释放因子
CS	conditioned stimulus	条件刺激
CSQ	coping strategies questionnaire	应对策略问卷
CT	computed tomography	计算机断层扫描
DBS	deep brain stimulation	深部脑刺激
dlPFC	dorsolateral prefrontal cortex	背外侧前额叶
DNIC	diffuse noxious inhibitory controls	弥散性伤害抑制性控制
DRG	dorsal root ganglion	背根神经节
DSM-Ⅲ	diagnostic & statistical manual of mental disorders-Ⅲ	美国精神障碍统计诊断手册（第三版）
ECoG	electrocorticography	皮层脑电图
ECT	electroconvulsive therapy	电休克疗法
EEG	electroencephalogram	脑电图
EETS	emotional empathic tendency scale	情绪倾向量表
EMG	electromyogram	肌电图
EOG	electrooculography	眼动
EPQ	Eysenck personality questionnaire	艾森克人格问卷

ERD	event-related desynchronization	事件相关去同步化
ERS	event-related synchronization	事件相关同步化
FABQ	fear-avoidance beliefs questionnaire	恐惧回避态度量表
FEPS	familial episodic pain syndrome	家族性发作型疼痛综合征
FHM	familial hemiplegic migraine	家族性偏瘫型偏头痛
fMRI	functional magnetic resonance imaging	功能磁共振成像
FOP	fear of pain	疼痛恐惧
FPQ-Ⅲ	fear of pain questionnaire-Ⅲ	疼痛恐惧问卷
FPS	faces pain scale	面部疼痛表情量表
FRS	face rating scale	面部表情评分量表
FTD	frontotemporal dementia	额颞叶型认知障碍症
GABA	gamma-aminobutyric acid	γ-氨基丁酸
Gad2	glutamate decarboxylase 2	谷氨酸脱羧酶 2
GPCR	G-protein coupled receptors	G 蛋白偶联受体
GR	glucocorticoid receptor	糖皮质激素受体
GSR	galvanic skin response	皮肤电反应
GWAS	genome-wide association studies	全基因组关联研究
HAMA	Hamilton anxiety rating scale	汉密尔顿焦虑量表
HAMD	Hamilton depression rating scale	汉密尔顿抑郁量表
HANS	Han's acupoint nerve stimulator	韩式穴位神经刺激
HDAC	histone deacetylase	组蛋白脱乙酰酶
HES	Hogan empathy scale	霍根共情量表
HPA axis	hypothalamic-pituitary-adrenal axis	下丘脑-垂体-肾上腺轴
IASP	international association for the study of pain	国际疼痛研究学会
IC	insular cortex	脑岛
ICD-11	international classification of disease-11th edition	国际疾病分类第 11 版
ICD-9	international classification of diseases-9th edition	国际疾病分类第 9 版
IES	intra-epidermal electrical stimulation	表皮内电刺激

IFG	inferior frontal gyrus	额下回
IPTO	ischemic pain tolerance	缺血性疼痛耐受性
IRI	interpersonal reactivity index	人际反应指针量表
Kcnd3	potassium voltage-gated channel subfamily D member 3	钾电压门控通道亚科 D3
LANSS	Leeds assessment of neuropathic symptoms and signs	利兹神经病理性症状和体征评估量表
LBP	low back pain	腰背痛
LC	locus coeruleus	蓝斑
LEPs	laser evoked potentials	激光诱发电位
LTD	long-term depression	长时程抑制
M1	primary motor cortex	初级运动皮层
MCC	mid-cingulate cortices	中扣带回
MCS	motor cortex stimulation	运动皮层刺激
Mecp2	methyl CpG binding protein 2	甲基 CpG 结合蛋白 2
MEG	magnetoencephalogram	脑磁图
MET	multifaceted empathy test	多维共情测验
MIA	mechanically insensitive afferents	机械不敏感传入纤维
MMPI	Minnesota multiphasic personality inventory	明尼苏达多相人格测验
mPFC	medial prefrontal cortex	内侧前额叶皮层
MPT	mechanical pain threshold	机械痛阈
MR	mineralocorticoid receptor	盐皮质激素受体
MRI	magnetic resonance imaging	磁共振成像
MSA	mechanically sensitive nociceptive afferents	机械敏感伤害性传入纤维
MSIT	multisource interference task	多源干扰任务
MVPA	multivariable pattern analysis	多变量模式分析
NAA	N-acetyl-aspartic acid	N-乙酰天门冬氨酸
NeuPSIG	special interest group of neuropathic pain	神经病理性疼痛特别兴趣小组

NFACS	neonatal facial actions coding system	新生儿面部运动编码系统
NGF	nerve growth factor	神经生长因子
NIRS	near-infrared spectroscopy	近红外光谱
NMDA	N-methyl-D-aspartic acid	N-甲基-D-天冬氨酸
NP	neuropathic pain	神经病理性疼痛
NPS	neural pain signature	疼痛神经标记物
NRM	nucleus raphe magnus	中缝大核
NRS	numeric rating scale	数字评定量表
NS	nociceptive specific neuron	伤害特异性神经元
NSAIDs	nonsteroidal anti-inflammatory drugs	非甾体类抗炎药
PAG	periaqueductal gray	中脑导水管周围灰质
PASS	pain anxiety symptoms scale	疼痛焦虑症状量表
PB	parabrachial nucleus	臂旁核
PBQ	pain beliefs questionnaire	疼痛信念问卷
PCS	pain catastrophizing scale	疼痛灾难化量表
PD	pain disorder	疼痛障碍
PET	positron emission computed tomography	正电子发射计算机断层扫描
PFC	prefrontal cortex	前额叶皮层
PGD	pain genes database	疼痛基因库
PHN	postherpetic neuralgia	带状疱疹后遗神经痛
PKC	protein kinase C	蛋白激酶 C
PLP	phantom limb pain	幻肢痛
PNS	peripheral nerve stimulation	外周神经刺激
PPI	present pain intensity	现时疼痛强度
PPT	pressure pain threshold	压痛阈限
PRI	pain rating index	疼痛评估指数
PSEQ	pain self-efficacy questionnaire	疼痛自我效能问卷
PTSD	post-traumatic stress disorder	创伤后应激障碍

QMEE	questionnaire measure of emotional empathy	情绪共情量表
QST	quantitative sensory testing	定量感觉测试
QTL	quantitative trait locus	数量性状基因座
rACC	rostral anterior cingulate cortex	喙侧前扣带皮层
RC	randomized controlled trial	随机对照实验
r-CBF	regional cerebral blood flow	局部脑血流量
rTMS	repetitive transcranial magnetic stimulation	重复经颅磁刺激
RVM	rostral ventromedial medulla	延髓头端腹内侧区
S1	primary somatosensory cortex	初级躯体感觉皮层
S2	secondary somatosensory cortex	次级躯体感觉皮层
SAI	state anxiety inventory	状态焦虑量表
SCS	spinal cord stimulation	脊髓电刺激
SEPs	somatosensory-evoked potentials	体感诱发电位
SG	substantia gelatinosa	胶状质
sLORETA	standardized low-resolution brain electromagnetic tomography	源定位分析技术
Sm	thalamic nucleus submedius	丘脑中央下核
SMA	supplementary motor area	辅助运动区
SNP	single nucleotide polymorphism	单核苷酸多态性
SOPA	survey of pain attitudes	疼痛态度问卷
SP	substance P	P 物质
SPD	somatoform pain disorder	躯体形式疼痛障碍
SPECT	single-photon emission computed tomography	单光子发射计算机断层成像术
SRD	subnucleus reticularis dorsalis	延髓尾端的网状背侧亚核
SRT	spinoreticular tract	脊髓-网状结构束
STAI	state-trait anxiety inventory	状态-特质焦虑问卷
STS	superior temporal sulcus	颞上沟
STT	spinothalamic tract	脊髓-丘脑束
SVM	support vector machine	支持向量机

T cells	first central transmission cells	初级中枢传输细胞/T 细胞
tACS	transcranial alternating current stimulation	经颅交流电刺激
TAI	trait anxiety inventory	特质焦虑量表
TAS	Toronto alexithymia scale	多伦多述情障碍量表
tDCS	transcranial direct current stimulation	经颅直流电刺激
TENS	transcutaneous electrical nerve stimulation	经皮神经电刺激
TEPs	tactile-evoked potentials	触觉诱发电位
TMD	temporo-mandibular disorder	慢性下颌窦疾病
TMS	transcranial magnetic stimulation	经颅磁刺激
ToM	theory of mind	心理理论
TP	temporal pole	颞极
TPJ	temporoparietal junction	颞顶交界处
Trp	transient receptor potential cation channel	瞬态电压感受阳离子通道
TRP	transient receptor potential	瞬时受体电位
TRPV1	transient receptor potential cation channel，subfamily V，member 1	瞬时受体电位阳离子通道 V 亚家族成员 1
TS	temporal summation	时间累积效应
TS	test stimulus	实验刺激
TTX-R	tetrodotoxine-resistant	抗河豚毒素
TTX-S	tetrodotoxine-sensible	河豚毒素敏感
UR	unconditioned response	非条件反应
US	unconditioned stimulus	非条件刺激
VAS	visual analogue scale	视觉类比量表
VBM	voxel-based morphometry	基于体素的形态学测量
VLO	ventrolateralorbital cortex	腹外侧眶皮层
vlPFC	ventrolateral prefrontal cortex	腹外侧前额叶皮层
vmPFC	ventromedial prefrontal cortex	腹内侧前额叶皮层
VPI	ventroposterior inferior nucleus	丘脑腹后下核
VPL	vetroposterolateral nucleus	丘脑腹后外侧核

VPM	ventroposterior medial thalamic nucleus	丘脑腹后内侧核
VZV	varicella-zoster virus	水痘-带状疱疹病毒
WDR	wide-dynamic-range	广动力型
WHO	world health organization	世界卫生组织
α-ERD	Alpha band event-related desynchronization	alpha 频段事件相关去同步化
γ-ERS	Gamma band event-related synchronization	gamma 频段事件相关同步化

第一章

疼痛认知神经科学概述

疼痛是一种复杂的主观体验，由伤害性刺激所传导的感觉信息诱发，同时包含感觉-辨别、情绪-动机、认知-评价及行为反应等多个维度（Melzack & Wall，1965；Melzack & Wall，1970）。所有这些维度都与疼痛体验有着千丝万缕的联系，并分别对应疼痛信息加工的四阶段模型（four-stage model of pain processing），包括疼痛强度的感知、即刻的疼痛不愉悦感、对疼痛的评价赋意、外在的疼痛行为表现（Wade et al.，1996）。疼痛体验形成的四个阶段代表了疼痛信息加工的不同水平，但其先后顺序与疼痛信息加工的时间顺序没有必然的联系。当外界环境刺激经过信息加工过程转变成一种可描述的"痛苦/疼痛的体验"时，疼痛体验的本质及其整体的意义对于个体而言将成为独一无二的存在。无论是身体损伤还是精神创伤，都可能会使个体产生疼痛体验。前者是生理疼痛（physical pain），是一种"与实际或潜在的组织损伤相关的不愉快的主观感觉和情感体验"（Loeser & Treede，2008），后者则被称为社会疼痛（social pain），是一种"与实际或潜在的社会关系或社会价值受损（由于社会偏见、排斥或者负面社会评价、丧失造成）相关的不愉快的主观感受"（Eisenberger & Lieberman，2004；Macdonald & Leary，2005）。从定义看，生理疼痛与社会疼痛是两种截然不同的疼痛体验模式。然而，越来越多的来自动物模型和人类神经影像学研究的证据表明，生理疼痛与社会疼痛存在着共享的神经机制和信息加工过程（Eisenberger，2012；Panksepp，2003）。虽然这一观点仍然饱受争议（Eisenberger，2015），但从进化的角度看，生理疼痛与社会疼痛都具备一致的预警功能，在个体的生存和发展中发挥着非常重要的警示作用。本书在后续章节中对两种疼痛体验不做具体区分，均以"疼痛"这一术语概括，并重点解读生理疼痛的认知神经机制。

疼痛在强度、时间、性质、部位等方面均具有多变性。尽管我们倾向认为疼痛是一种同质的感觉体验，但依据不同的分类标准，疼痛存在多种类型。按照疼痛的时间长短划分，可将疼痛分为短暂性疼痛（短时间的痛觉发作，且会很快消失）、急性疼痛（急剧、短暂而局部的疼痛，不超过 30 天）和慢性疼痛（持续 3 个月以上）三类。按照疼痛的性质分类，可将疼痛分为撕裂样痛、牵拉样痛、压榨样痛等。按照疼痛信息的传导纤维类型分类，可将疼痛分为快痛（由有髓鞘包被的 Aδ 类纤维传导）和慢痛（由无髓鞘包被的 C 类神经纤维传导）。依据疼痛的神经生理学特征，疼痛又分为伤害性疼痛、神经病理性疼痛和功能失调性疼痛（包含心因性疼痛）三类（图 1-1）。

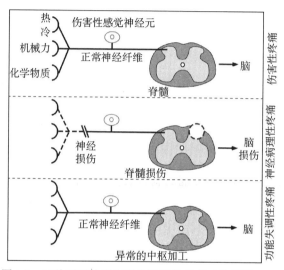

图 1-1　三种不同神经生理学特征的疼痛（见彩图 1-1）

当个体对疼痛适应良好时，疼痛通过保护机体免受伤害或在损伤发生时促进伤口愈合而有助于个体生存。相反，当个体对疼痛适应不良时，此时的疼痛会产生巨大的副作用，不仅会引起躯体不适感，而且可能会引发一系列情绪问题和认知功能障碍（Demyttenaere et al.，2007；Moriarty et al.，2011）。这也是神经系统病理性变化所导致的功能不良的表现，如同疾病一样令人痛苦不堪，会严重影响个体的生活质量。随着基础研究和临床研究的深入，疼痛及相关的疾病已日益受到关注。

既让疼痛发挥其预警作用，同时消除适应不良的疼痛或持续性疼痛对个体生活质量的消极影响，这使得全面而深入地了解疼痛的神经生理机制变得尤为重要。诚然，疼痛是一种复杂的动态现象，从外周皮肤感受器到大脑皮层，疼痛信号都受到中枢神经系统（central nervous system）不同层次的调制。这种可塑性显示了神经系统内部强大的适应环境变化的能力。疼痛的维持不仅是外周病理部位持续增加的伤害性刺激（nociceptive stimulus）的结果，还取决于中枢神经系统内的其他变化，例如，内源性疼痛兴奋调节机制增加或抑制调节机制的削弱（Marchand，2008；Marchand & Arsenault，2002）。这些内源性的调节机制对疼痛的慢性化具有重要的影响，并有可能成为缓解疼痛甚至治愈疼痛的关键，因此对临床疼痛治疗也具有重要的意义。本章将围绕疼痛认知神经机制分类介绍三种不同类型的疼痛，为临床及科研提供理论参考。

第一节　伤害性疼痛

一、概述

伤害性疼痛（nociceptive pain）在外周组织受损时出现，并扮演着关键的早期预警者的角色，警示个体潜在的有害刺激（noxious stimulus）。国际疼痛研究协会将其定义为"因实际存在的非神经组织损伤激活伤害性感受器（nociceptor）而引发的疼痛"（Loeser & Treede，2008）。值得一提的是，虽然实际或潜在的组织损伤是常见的可能会导致伤害性疼痛的刺激表征，但有一些组织损伤无法被任何感受器检测到，故而不会产生疼痛体验。由此可见，只有激活了伤害性感受器的有害刺激，即伤害性刺激，才可能产生伤害性疼痛。伤害性感受器的激活在伤害性疼痛的形成中发挥了重要作用。

大约一个世纪以前，Sherrington 就已经提出伤害性感受器的存在，即一种初级感觉神经元，可由造成组织损伤的有害刺激激活（Burke，2007）。根据这个模型，伤害性感受器具有区别于其他感觉神经纤维的特征阈值或敏感性，并可以被机械性或压力刺激、冷/热刺激、刺激性化学物质等有害刺激特异性地激活（Burgess & Perl，1967）。事实上，这些伤害性感受器广泛分布于人体的感觉神经纤维上，主要包括 Aδ纤维和 C 纤维，分别来自三叉神经和脊髓背根神经节（dorsal root ganglia，DRG）中的神经元，与人体的躯体感觉有关且具有不同的生理特征，相关内容将在本书的第四章进行具体介绍。按照疼痛的来源，伤害性疼痛可分为躯体疼痛（somatic pain）、内脏疼痛（visceral pain）和炎性疼痛（inflammatory pain）。由于躯体和内脏上分布的伤害性感受器存在差异，由这些伤害性感受器激活而最终形成的伤害性疼痛的特点及表现也截然不同。

要深入理解伤害性疼痛的神经生理机制，一种合理且可行的方法是遵循从外周到大脑的伤害性信息加工通路，探讨伤害性信号在中枢神经系统内不同阶段的整合与调节机制。本节将在下文中进行系统介绍。

二、临床表现

躯体疼痛是躯体某一部位局部性的疼痛。躯体伤害性感受器的分布广泛、有序，且数量众多，因而躯体疼痛往往具有定位清晰、疼痛性质明确的特点。常见的躯体疼痛包括撕裂伤、骨折、术后疼痛等。

内脏疼痛是临床上常见的疼痛类型，是源于内脏病变的疼痛。与躯体疼痛相比，内脏疼痛的定位不明确，这不仅是因为内脏伤害性感受器分布密度较低，而且是因为其传入神经纤维在大脑皮层的映射代表性差。正如躯体疼痛一样，Aδ纤维和C纤维也传递来自内脏伤害性感受器识别的疼痛信息，并伴随自主神经纤维的信息传入，内脏疼痛信息与躯体疼痛信息的传导共享同一条上行传导的脊髓通路。其结果是内脏疼痛往往被描述为来自多个躯体部位的疼痛，疼痛性质模糊，且具有弥散性。此外，内脏疼痛也可以用来指认来自躯体远端部位的刺激源。一个典型的例子是深度膀胱疼痛常常被描述为来自肛周浅表区域 S2～S4 皮节的节段式疼痛。与躯体疼痛的不同之处还在于，内脏疼痛往往伴有恶心、呕吐及自主神经系统功能紊乱（心血管和呼吸运动的变化）。值得一提的是，躯体疼痛通常由切割、烧灼和碾压刺激引起，而内脏器官对这类刺激不敏感，反而对牵拉、扩张、痉挛、局部缺血和炎症等刺激敏感。常见的内脏疼痛包括因胃肠道炎症导致的急性腹痛、肿瘤侵袭导致的内脏痛、心肌缺血导致的心绞痛等。

炎性疼痛是受损组织愈合过程中的痛觉过敏状态，这种过敏状态有利于保护受损组织和加快伤口愈合。炎症是炎性疼痛的来源，它常常发生在周围神经区域，实质上是机体利用各种细胞（巨噬细胞、柱状细胞和嗜中性粒细胞）修复受损组织。少数情况下，炎症也会存在于中枢神经系统中，引起神经或神经群发炎、萎缩或变质，导致神经炎症（Leis et al., 2004）。炎性疼痛的种类包括皮肤损伤后发炎、关节炎等。

三、认知神经机制

人体的神经系统内部并没有简单直接的"疼痛特异性"的信息加工通路。相反，疼痛知觉是一个复杂的信息加工网络的终极产物。最初的伤害性刺激并不是形成疼痛的唯一要素，在施加伤害性刺激后，会经过一系列电化学反应过程。我们可将其分为四个不同的阶段：转换（transduction）、传输（transmission）、调节（regulation）和感知（perception）（Bernard et al., 1996；McMahon et al., 2013）。第一阶段，感觉转换，即各种伤害性刺激（机械、化学或者热刺激）激活外周的伤害性感受器，这些初级感觉神经元会完成伤害性信号的转换，产生可传导的神经冲动；第二阶段，神经冲动以三级序列的形式传输，分别由外周神经到脊髓，由脊髓到脑干和丘脑，最后由丘脑到大脑皮层；第三阶段，大脑皮层的神经元会对伤害性信息做出适当的调节；第四阶段，是伤害性刺激经由整个神经系统加工后产生的结果，在这个阶段，个体会根据当前的情绪状态和早期经验来解释当前疼痛的意义。下文将具体介绍不同的传导通路及调控机制。

（一）伤害性感受纤维

凡是对个体造成潜在威胁的损伤都会激活感觉神经末梢的游离端，对相应的伤害性刺激做出反应。这些感觉神经纤维具有多模态的性质，即可对不同模态的刺激类型进行反应，其中包括机械性刺激、热刺激、化学性刺激等，称之为伤害性感受纤维（McMahon et al.，2013）。人体内的伤害性感受纤维主要有Aδ纤维和C纤维。此外，负责传导非伤害性刺激（如触碰）的Aβ纤维也会参与疼痛调节。这些纤维不仅具有各不相同的生理结构，在生理功能上也存在诸多差异（表1-1）。

表 1-1 神经纤维的类型及作用

纤维	速度（m/s）	直径（μm）	作用
Aβ（有髓鞘）	35~75	6~12	机械感受器，传递非伤害性信息，抑制疼痛信息
Aδ（有髓鞘）	5~30	1~5	传递伤害性信息，引发"一次疼痛"
C（无髓鞘）	0.5~2	0.2~1.5	传递伤害性信息，引发"二次疼痛"或痒的感觉

Aβ纤维直径较大（6~12μm），轴突有髓鞘包被。通常情况下，Aβ纤维仅传递低强度的触觉刺激信息，所以它们不是伤害性感受器；但当机体接受了持续的伤害性刺激后，在中枢神经系统敏化等特定条件下，通过Aβ纤维的传入神经冲动可导致疼痛（即异常性疼痛）。Aβ纤维的直径大，并且有明显的髓鞘，所以其传导神经冲动的能力很强，速度很快，可以达到35~75m/s。Aβ纤维除了可以传导非伤害性传入神经冲动外，还有另外一个作用，即被选择性地刺激后，会激活脊髓背角胶质中的抑制性中间神经元，该神经元的活动会阻滞来自同一脊髓节段（相同皮节）的伤害性信息，这就是闸门控制理论（gate control theory）（Melzack & Wall，1965）。Aβ纤维似乎能持久地对伤害信息进行有效调节。这表现在两方面：当个体接受局部的伤害刺激后，阻滞大直径纤维的活动会增强个体的疼痛感觉（Price，1999）；当有轻微的躯体感觉刺激时，激活Aβ纤维对局部伤害信息有抑制作用，能减弱躯体接受伤害性刺激后的疼痛感觉（Rustamov et al.，2016）。

Aδ纤维的直径为1~5μm，其轴突也有髓鞘包被，传导速度为5~30m/s，起着对伤害性刺激和伤害性反射进行定位的作用。根据对不同刺激的反应特性，Aδ纤维可分为两种类型（Treede et al.，1998）：偏向于对高强度且具有潜在损伤性的机械性刺激反应的机械性 Aδ 纤维；可对多模态刺激（包括冷/热刺激、化学性刺激等）反应的 Aδ 纤维。对机体施加伤害性刺激后，Aδ 纤维能相对快速地传导伤害性神经冲动，进而引发类似于针刺感的尖锐、短暂的局部性疼痛，即"一次疼痛"（first pain）（Marchand，2012）。

C 纤维的直径为 0.2～1.5μm，传导速度为 0.5～2m/s。它们能传导伤害性刺激传入的神经冲动，主要作用是保护疼痛区域免受进一步伤害。值得一提的是，C 纤维不仅传导伤害性信息，同时也可以传导痒的神经冲动（Ständer et al.，2003）或者愉悦类触觉感受（如抚摸、轻触等）（Liu et al.，2007；Olausson et al.，2002）。当对机体施加伤害性刺激后，C 纤维所传递的伤害性信息将引发一阵类似于烧灼且延迟的弥散性疼痛，即"二次疼痛"（second pain）（Marchand，2012）。

（二）伤害性信息上行传导通路

当伤害性刺激通过激活伤害性感受器转换为神经冲动后，神经冲动沿着初级感觉传入纤维至脊髓背角，初级感觉神经元会与二级感觉神经元或投射神经元进行突触传递，并投射到上行传导通路中。其中，从脊髓到脑干和丘脑的上行传导通路对疼痛信息的加工是极其重要的。这些上行传导通路主要包括直接投射至丘脑的脊髓-丘脑束（spinothalamic tract，STT）和投射至延髓和脑干稳态控制区的脊髓-网状结构束（spinoreticular tract，SRT）。之后，二级神经元在丘脑交叉，然后将伤害性信号传导、投射至更高级的信息处理中心。此时，大部分的传入神经纤维会在丘脑的外侧核和内侧核中发生二次突触传递，即与三级神经元发生突触接触并交叉传导，将伤害性信号投射到更高级的信息处理中心。

1. 脊髓-丘脑束

STT 包含脊髓外侧的感觉信息传入并且直接投射到丘脑腹外侧基底核群，包括丘脑腹后外侧核（vetroposterolateral nucleus，VPL）、丘脑腹后内侧核（vetropostero-median nucleus，VPM）以及丘脑的中央外侧核（central lateral nucleus，CL），其投射神经元来自脊髓 I、IV、V、VII 的 Rexed 分层（Craig & Dostrovsky，2001；Craig & Zhang，2006；Giesler et al.，1981；Willis et al.，1979）。值得一提的是，STT 的神经纤维传导速度极快，其投射神经元的感受野也相对较小，通常直接投射到丘脑及躯体感觉皮层中涉及躯体表征的区域，与疼痛的感觉-辨别成分相关（Willis，1985）。

2. 脊髓-网状结构束

大多数来自 SRT 的传入神经冲动源自脊髓 VII、VIII 的 Rexed 分层，通过蓝斑

(locus coeruleus，LC)、臂旁核（parabrachial nucleus，PB）等核团，投射到脑干中涉及内源性疼痛调控的结构，包括中脑导水管周围灰质（periaqueductal gray，PAG）、中缝大核（nucleus raphe magnus，NRM）等以及丘脑的内侧核群（Willis，1985）。与 STT 不同的是，SRT 的投射神经元具有较大的感受野，可能覆盖大多数体表区域，在疼痛相关的注意、记忆和情绪-动机层面扮演着重要的角色（Willis & Westlund，1997；Willis et al.，1979）。

（三）脑与疼痛

只有当伤害性信息传达到大脑皮层时，疼痛才能被个体所感知。正因为如此，伤害性感受这一术语常用来指代损伤所致的伤害性信号传导，而疼痛则是一种复杂的感觉体验，涉及中枢神经系统的多个脑区的激活和功能的整合。神经影像学的研究表明，涉及疼痛信息加工的脑区主要包括位于顶叶中央后回的初级躯体感觉皮层区（primary somatosensory cortex，S1）和顶岛盖的次级躯体感觉皮层区（secondary somatosensory cortex，S2）（Coghill et al.，1994；Talbot et al.，1991；Treede et al.，2000），负责对疼痛感觉-辨别成分的加工，包括对疼痛位置、时间、强度等信息的加工。同时，三级神经元也能将神经冲动投射到边缘系统，包括胼胝体上的前扣带回（anterior cingulate cortex，ACC）和位于颞叶、额叶并在大脑外侧裂（sylvian fissure）水平下的脑岛（insula），涉及疼痛情绪-动机成分的加工（Marchand，2008）。此外，在接受疼痛刺激的同时，做认知任务（迷宫练习），S Ⅱ 和 ACC 对疼痛刺激的反应相对减少（Petrovic et al.，2000），且 ACC 同时接受来自多个疼痛传导通路的信息输入，如脊髓和后顶叶皮层涉及体感信息及认知（如记忆）整合的区域（Price，2000），这提示 ACC 在疼痛的认知-评价层面也发挥着重要作用。

大多数的神经影像学研究表明，施加伤害性刺激可以激活上述脑区，这说明疼痛包含感觉、情绪、认知等多个维度，期望、先前经验等都可能在疼痛的感知中发挥重要作用（Reicherts et al.，2016）。这也提示临床疼痛评估应围绕疼痛的多维度模型进行系统、全面的评价。

（四）内源性疼痛调控系统

内源性疼痛调控系统分为兴奋性调控系统和抑制性调控系统。当伤害性刺激或炎性因子激活伤害性感受纤维时，兴奋性机制即被启动（产生神经冲动并传导）；若伤害性刺激持续存在，则容易在脊髓水平诱导出中枢敏化，即脊髓敏化（spinal sensitization）。所谓脊髓敏化，指的是传导伤害性信号的脊髓神经元自发放电活动和兴奋性的增加，其感受野扩增，对伤害性刺激的反应增强，表现为痛觉过敏（hyperalgesia），甚至对非伤害性刺激的反应也增强，表现为触诱发痛（allodynia）（Woolf & Salter，2000）。脊髓敏化依赖于 N-甲基-D-天冬氨酸（N-methyl-D-aspartic acid，NMDA）受体的激活，后者常由持续释放的谷氨酸盐激活（Eide，2000；Woolf & Thompson，1991）。这些涉及脊髓敏化的神经生理及神经生化机制在疼痛维持过程中起着关键作用。

内源性疼痛抑制系统主要包含三个层面，分别是可产生局部镇痛的脊髓机制、形成弥散性抑制作用的脑干下行抑制机制以及大脑的抑制控制中心效应（superior centre effect）。Melzack 和 Wall 的闸门控制理论（Melzack & Wall，1965）指出，伤害性信息输入在脊髓水平就会得到有效调控，表现为信息传输的增加或减少；非伤害性信息传入纤维——Aβ 纤维的选择性激活，将会启动背侧脊髓胶状质中的抑制性中间神经元的活动，产生局部镇痛效应，减少疼痛感知。继闸门控制理论之后，弥散性伤害抑制性控制（diffuse noxious inhibitory controls，DNIC）模型被提出，即一种局部的伤害性刺激能对机体其他部位的疼痛产生弥散性的镇痛效应，这种镇痛方法也被称为对抗反应（counter irritation）（Dallel et al.，1999；Le Bars，2002）。其中，中脑的 PAG 和 NRM 是弥散性伤害抑制性控制的重要区域，可启动脊髓多个水平的下行抑制输出（Basbaum & Fields，1978；Le Bars et al.，1979），并且确定为 5-羟色胺能和去甲肾上腺素能的下行抑制通路。此外，研究表明，注意分散、催眠、期望调节等认知干预能够调节疼痛的感知（Apkarian et al.，2005；Atlas & Wager，2012；Goffaux et al.，2007；Wei et al.，2018）。这些结果支持了认知相关信息可以调控内源性疼痛抑制系统的功效，同时也提示存在脊髓及脑干上水平的下行抑制控制中心。

四、治疗

基于对疼痛神经生理学的理解，临床中可以制订相应的诊疗计划用于疼痛干预。各种治疗措施旨在减少内源性疼痛兴奋机制或者增强内源性疼痛抑制机制的活性。值得一提的是，首要目标仍然是识别并确定病理机制的运行模式。对于急性的伤害性疼痛而言，依据损伤的本质及类型，局部或系统地应用非甾体类抗炎药（nonsteroidal anti-inflammatory drugs，NSAIDs）或镇痛治疗仍然是首选治疗方法。此外，在临床治疗中区分躯体疼痛和内脏疼痛也显得尤为必要。内脏器官（如肠道、肝脏、卵巢、膀胱等）引起的疼痛会导致躯体部位出现局部的疼痛感，往往容易给人造成一种纯粹的躯体疼痛的假象，如腹腔内的疼痛可能类似于腰背痛（low back pain，LBP），因此需要适当地加以鉴别并对症治疗。炎性疼痛也是伤害性疼痛的一种，常发生在损伤后愈合的过程中。炎症反应本身是机体损伤后一种天然的保护反应。炎症反应中产生的炎性物质往往通过受损组织区域中的细胞释放到外周，或者由中枢神经系统中过度活跃的伤害性神经元引发，后者被称为神经源性炎症（neurogenic inflammation）现象（Harden et al.，2013；Marinus et al.，2011）。炎症过程中释放的物质具有伤害性，而非甾体类抗炎药能降低炎性物质的伤害性活性。众所周知，非甾体类抗炎药具有外周效应，但其对环氧合酶（一种合成炎性物质的前体）的抑制作用也可发生在中枢神经系统内（脊髓和脑），因此可以减少神经源性炎症的发生（Martinon & Tschopp，2004；Samad et al.，2001）。另外，由于阿片类受体在炎症反应后往往会上调，阿片类镇痛药在急性炎症疼痛的治疗中也至关重要（Lawrence et al.，1992；Stein，1995，2016；Stein et al.，1993）。

值得一提的是，近年来，美国阿片类药物滥用危机的暴发给临床疼痛治疗提出了警示，越来越多的临床医学专家开始倡导使用非药物镇痛疗法。目前，已被证实有效的非药物镇痛疗法包括精神分析疗法、认知疗法（注意力转移、重新定义）、行为疗法（操作条件化、生物反馈和放松训练）、催眠疗法、安慰剂镇痛等。此外，由于具备操作方便、起效快、治疗周期短等特点，一些神经调控技术如经皮神经电刺激（transcutaneous electrical nerve stimulation，TENS）、脊髓电刺激（spinal cord stimulation，SCS）、重复经颅磁刺激术（repetitive transcranial magnetic stimulation，rTMS）、经颅聚焦超声（transcranial focused ultrasound）等（Bouhassira & Attal，2018；Dosenovic et al.，2017；Gibson et al.，2017；Krishna et al.，2018；Sdrulla et al.，2018）也在临床疼痛治疗中得到广泛应用。对这些内容本书将在第七章进行具体介绍。

五、总结

总体而言，针对伤害性疼痛的推荐药物仍然是非甾体类抗炎药、钠通道阻滞剂以及阿片类镇痛药，即通过非甾体类抗炎药的治疗以缓解炎症，或者使用离子通道阻滞剂阻断神经纤维的活性以治疗外周伤害性疼痛。若疑似有脊髓神经元过度活跃伴随中枢敏化（如出现触诱发痛、痛觉过敏等），抗惊厥类药或钠通道阻滞剂、NMDA 受体拮抗剂可减少神经元的异常活动或逆转神经元的高活跃性，同时预防性地使用该类药物可减少疼痛慢性化（Kehlet et al.，2006；Woolf，2011）。如果涉及疼痛下行抑制机制的异常，使用 5-羟色胺能或者去甲肾上腺素能激动剂（如抗抑郁药）可调节这些内源性疼痛调控系统的功能。此外，非药物镇痛疗法通过分散注意力、放松练习、积极的言语支持等也可有效调动高级脑区的调控机制，增强疼痛干预的效果。上述镇痛方法均是基于机制取向的。由此可见，深入理解疼痛及其认知神经机制，有助于促进临床疼痛诊疗的发展，缓解甚至治愈疼痛，提高疼痛患者的生活质量。

第二节　神经病理性疼痛

一、概述

长期以来，慢性疼痛（chronic pain）一直是一个备受关注的公共健康问题，影响着世界范围内约20%的人群，且15%～20%的门诊患者都有慢性疼痛（Treede et al.，2015）。通常，持续或复发时间超过3个月的疼痛被定义为慢性疼痛。由于慢性疼痛的持续时间超过正常恢复时间，它失去了一般生理伤害性感受的警示作用。IASP联合世界卫生组织（World Health Organization，WHO）依据多母系的准则，制定了一套新的慢性疼痛分类标准，涵盖于第11版国际疾病分类（International Classification of Disease-11th Edition，ICD-11）中。慢性疼痛被具体划分为以下七大类（胡理等，2015）：①原发性疼痛；②癌性疼痛；③术后痛及创伤后疼痛；④神经病理性疼痛（neuropathic pain，NP）；⑤头部和颌面部疼痛；⑥内脏疼痛；⑦骨骼肌疼痛（图1-2）。

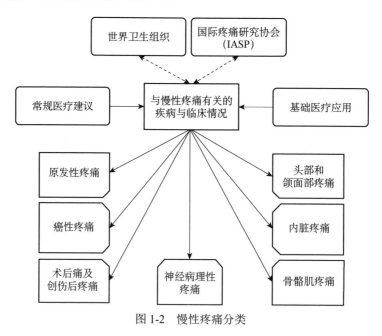

图 1-2　慢性疼痛分类

其中，神经病理性疼痛是最常见的慢性疼痛之一。IASP 曾于 1994 年将神经病理性疼痛定义为"由神经系统的原发性损伤或功能障碍所引发或导致的疼痛"。IASP 的神经病理性疼痛特别兴趣小组（Special Interest Group of Neuropathic Pain，NeuPSIG）于 2008 年将该定义更新为"由躯体感觉系统损害或疾病导致的疼痛"（Finnerup et al.，2016；Treede et al.，2008）。当疼痛信息的传导神经纤维受损或神经系统因创伤或疾病发生异常改变时，神经纤维会自发产生放电冲动，投射到大脑皮层区，导致持续性或间歇性的疼痛反应。周围神经系统（局部损伤、久压或者复杂性局部疼痛综合征）或者中枢神经系统（脊柱损伤、丘脑综合征）的病变均可能会导致神经病理性疼痛（Treede et al.，2015）。因此，根据病变部位的不同，神经病理性疼痛可分为周围神经病理性疼痛和中枢神经病理性疼痛。

法国的一项流行病学调查显示，慢性神经病理性疼痛的患病率约为 6.9%，其中以 50～64 岁的中老年者发病居多；NeuPSIG 成员通过系统评价 15 篇有关各种类型神经病理性疼痛的流行病学调查发现，神经病理源性主导或具备神经病理性特征的疼痛发病率为 3.3%～8.2%（Haanpaa et al.，2011）。相对于其他类型的疼痛，慢性神经病理性疼痛的强度更大、时程更长（Torrance et al.，2006）。一项职业调查显示，由神经病理性疼痛所致的各类误工时间达到 5.5 天/月（Moalem & Tracey，2006）。此外，神经病理性疼痛还会严重影响患者的生活质量。长期疼痛不但会导致患者的食欲、睡眠质量和工作能力下降（Bonvanie et al.，2016；De Vries et al.，2013；Generaal et al.，2017；Sundstrup et al.，2014），还会增加各类情感障碍如抑郁、焦虑等的发病率（Auvinen et al.，2017；Descalzi et al.，2017；Malfliet et al.，2017）。毋庸置疑，神经病理性疼痛给社会和家庭带来了巨大的疾病负担（Hogan et al.，2017），已日益受到科研和临床领域专家的关注。本节将从临床表现、诊断、发病机制及治疗方法四个方面介绍神经病理性疼痛。

二、临床表现

从定义中我们可以发现，神经病理性疼痛涉及神经系统损伤（Jensen et al.，2011），进而导致患者表现出不同的症状群：阴性感觉症状群（negative sensory symptom）和阳性感觉症状群（positive sensory symptom）（Baron et al.，2010）。

其中，周围神经系统的皮肤分支或者中枢神经系统的躯体感觉神经通路损伤，会导致神经支配相关区域的感觉缺失，即为阴性感觉症状群。这些阴性感觉症状包括触觉或振动觉缺陷（hypoaesthesia/pall-hypoaesthesia）、痛觉减退（hypoalgesia）、温觉减退（thermal hypoaesthesia）。前者通常是脊髓背索神经纤维束中大直径传入神经纤维受损的征兆，后两者往往提示小直径传入神经纤维或者中枢疼痛信息传导通路（如脊髓丘脑束）的损伤。此外，神经病理性疼痛患者具有感觉缺陷的皮肤临近区域往往还会出现感觉异常或者感觉超敏的反应，即所谓的阳性感觉症状群。这些阳性感觉症状包括感觉异常（paraesthesia）（即皮肤爬行样感觉或刺痛）、持续性的自发痛（spontaneous pain）、射击或触电样感觉、诱发痛（evoked pain）。其中，诱发痛又分为两种不同类型，比较常见的是触诱发痛，即非伤害性刺激诱发的疼痛反应，突出表现为轻微弯曲的毛发触碰即可导致严重的疼痛反应；另一种是痛觉过敏，即对伤害性刺激的敏感性增强，还可以产生对重复施加的伤害性刺激的时间累积效应（temporal summation，TS），表现为渐进性的疼痛加剧，如重复针刺激（pin prick）所导致的疼痛的时间累积效应。

三、临床诊断

尽管这些异常的感觉症状既不是普遍存在的，也不是绝对的诊断标准，可一旦患者出现这些体征，医生极有可能会对患者做出神经病理性疼痛的诊断。此外，综合考虑患者的病史和临床检查也是确诊神经病理性疼痛的必要步骤。为了更好地适应临床实践发展的需要，NeuPSIG 于 2009 年提出一种分级系统，用来确定特定个体是否患有神经病理性疼痛，并推荐划分为三个诊断等级，分别为"疑似的"（possible）神经病理性疼痛、"可能的"（probable）神经病理性疼痛、"明确的"（definite）神经病理性疼痛（Ochoa，2009）。有关专家更新了 NeuPSIG 制定的诊断流程，并提出了各级诊断标准（图 1-3）（Finnerup et al.，2016）。

（一）疑似的神经病理性疼痛

第一级诊断水平为"疑似的神经病理性疼痛"。患者的既往病史往往提示其疼痛可能与神经损伤或疾病相关，且与炎症、非神经组织损伤等其他病因无关。在该阶段，患者的疼痛主诉如烧灼感、电击样痛，以及一些非疼痛性质的感觉症状如麻木感、针刺感等，提示其可能存在神经病理性疼痛，却无法确诊。目前，一系列用于识别可能存在神经病理性疼痛患者的筛查量表已被开发出来，包括利兹神经病理性症状和体征评估量表（Leeds assessment of neuropathic symptoms and signs，LANSS）（Bennett，2001；López-de-Uralde-Villanueva et al.，2018）、神经病理性疼痛问卷（neuropathic pain questionnaire）（Krause & Backonja，2003）、DN4 问卷（Douleur neuropathique en 4 questions）（Bouhassira et al.，2005）、疼痛检测量表（PainDETECT questionaire）（Freynhagen et al.，2006）、ID-疼痛量表（identification pain questionaire，ID-pain）（Portenoy，2006）等，以提示医生应进行进一步的临床评估。值得注意的是，这些筛查量表不能单独用于神经病理性疼

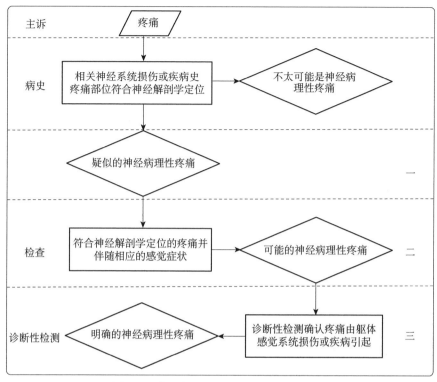

图 1-3 神经病理性疼痛分级系统诊断流程

痛的鉴别和诊断，通常还需要满足以下两个标准，患者的疼痛主诉才能达到一级诊断水平。

1. 相关的神经损伤或既往病史

应存在躯体感觉系统损伤或可疑既往病史，如曾患过急性带状疱疹。若神经损伤或疾病与疼痛的发生和发展存在密切的时间关系，临床上的可疑性将大大增加。

2. 疼痛分布部位和神经解剖区域的一致性

疼痛分布部位在解剖结构上应与所怀疑的周围或中枢躯体感觉系统损伤或疾病相一致。由于疼痛分布可能只存在于神经支配的一小部分区域或扩展至神经支配的区域外，这一点在单个患者中可能难以辨别，但疼痛应该发生于有潜在功能障碍的典型区域。

（二）可能的神经病理性疼痛

可能的神经病理性疼痛的诊断需要临床检查结果提供证据支持。临床检查应尽可能地确认阴性感觉症状的存在，如与躯体感觉系统损伤或疾病相符的一项或多项不同模态的感觉缺失（如轻触觉、温觉）。患者的主诉包含单一模态或多模态的感觉缺失且受阴性感觉症状影响的部位明确，是判断感觉障碍由神经系统损伤引发的至关重要的依据。这些阴性感觉症状可通过定量感觉测试（quantitative sensory testing，QST）（Rolke et al.，2006）进行检测，可伴随或不伴随运动或自主神经症状。此外，某些周围神经损伤且被确诊为神经病理性疼痛的患者往往会出现触诱发痛或热痛觉过敏等阳性感觉症状，却无法检测出其任何感觉缺失的症状。在这种情况下，阳性感觉症状可能完全掩盖了感觉缺失这一阴性症状。由此可见，感觉缺失亦非诊断神经病理性疼痛的必要条件。值得注意的是，单一的阳性感觉症状（如压力诱发的痛觉过敏），尤其是那些分布区域不符合神经解剖学定位的症状，无法成为增加神经病理性疼痛诊断可能性的判断标准。神经支配区域并非泾渭分明，往往存在个体差异，且中枢敏化现象可导致症状定位不明确，此时触诱发痛和痛觉过敏等阳性感觉症状累及区域可能会超出神经支配区域的范围。

（三）明确的神经病理性疼痛

该诊断为最高等级水平的诊断，需要客观的诊断性检测来确认是否存在躯体感觉系统损伤或疾病。这些诊断性检测包括利用计算机断层扫描（computed tomography，CT）、磁共振成像（magnetic resonance imaging，MRI）等神经影像技术筛查是否存在中风、多发性硬化症、脊髓损伤、神经损伤等；利用皮肤活检确认表皮内神经纤维密度是否降低；利用神经电生理检查如神经传导速度、热和激光诱发电位（laser evoked potentials，LEPs）、神经兴奋性测试和R1瞬目反射（blink reflex）等确定是否有神经功能损伤、异常的伤害性感受器活动等；利用基因检测确认是否存在遗传性神经病理性疼痛障碍（如遗传性的红斑性肢痛症）。在截肢或有明确证据显示存在术中神经损伤时，进一步的诊断性检测不是必需的，因为直接的解剖学或手术证据可被视为一种明确的验证性测试。最高等级水平的诊断并不排除疼痛存在其他潜在原因，患者在因外伤或疾病累及的神经系统区域内也可能存在伤害性疼痛，如脊髓不全性损伤后与痉挛相关且低于损伤程度的疼痛、中风后感觉异常区域内因肩关节肌腱受损导致的肩部疼痛、胸廓切开术或疝修补术后受损神经支配区域内的炎性疼痛、多发性神经病患者的足底筋膜炎等。虽然这些疼痛满足了分级系统的所有标准，但仍然可能不属于神经病理性疼痛。

四、认知神经机制

神经病理性疼痛具有高度异质性，其多模式的临床表现往往反映了病因、遗传、环境因素的多元化整合，尤其是内在的认知神经生理学过程（Mahn et al.，2011）。由于病理性机制的多样性，这些内在的认知神经生理学过程产生了一系列复杂的阳性和阴性感觉症状群与体征，被视作"疼痛的指纹"。因此，有研究者提出，神经病理性疼痛又可被视为病理性神经可塑性的一种表现（Von Hehn et al.，2012），其具体机制如下。

（一）感觉神经损伤产生阴性症状群

通常来说，阴性感觉症状是躯体感觉系统受损的第一指征。周围神经的病变，尤其是初级感觉神经元的损伤是导致阴性感觉症状的原因。这可能导致与感觉信息相关的细胞凋亡，或由神经末梢萎缩、周围神经元轴突缺失所导致的感觉信号转换、传导问题。由此导致的功能丧失可表现在整个感官范围内（如创伤性神经损伤所导致的全肢体的麻木）或者具体某一感觉模态中，如由上皮内 C 纤维变性引起的热觉阈限升高是外周糖尿病性神经病常见的早期表现（Freeman，2009；Said，2007）。许多神经损伤的患者仅有阴性感觉症状，但也有一些患者同时表现出阳性感觉症状或体征，其中涉及的病理过程（如外周敏化、中枢敏化）使得患者的疼痛敏感性升高或导致伤害性信息加工通路的自发激活。

（二）神经损伤后的外周敏化导致疼痛敏感性升高

典型的外周敏化往往发生在周围神经炎症之后，包括伤害性感受阈限降低、对伤害性刺激的反应增强，以及伤害性感受器对炎性介质的反应兴奋性增加。外部机械、热和化学刺激通过离子通道转化为感觉神经元中的电压变化，从而使机体对特定的环境刺激做出反应。神经损伤后所诱导的传入感觉神经通道激活阈限降低及钠离子、钾离子通道的变化是导致外周敏化发生的机制，尤其是非选择性的阳离子通道 TRPV1 在其转录后修饰、转运、表达过程中发生的一系列变化在其中扮演了重要角色（Hudson et al.，2001；Kim et al.，2008；Weller et al. 2011）。此外，损伤后神经营养因子水平的增高，尤其是神经生长因子（nerve growth factor，NGF）和细胞因子的激活所导致的伤害性感受器神经元敏化在 TRPV1 的一系列变化中发挥了重要作用（Dogrul et al.，2011；Gaudet et al.，2011；Leung & Cahill，2010）。对于这些机制，将在本书第五章具体阐明。

（三）神经损伤后的神经元异位放电活动导致自发痛

研究表明，周围神经损伤后的自发痛是初级感觉神经元过度兴奋所致，不仅在损伤部位产生异位动作电位并由此形成神经瘤，甚至在更近端的轴突位点（包括体细胞）也会产生异位放电活动（Amir et al., 2005）。总之，神经元异位放电活动是大多数情况下自发痛产生的主要驱动力。

（四）中枢敏化放大疼痛反应并降低阈限

中枢敏化是一种由伤害性感受器引发的持久性的脊髓背角神经元突触可塑性的异常变化，进而激活并启动伤害性信息加工的过程（Woolf, 1983）。中枢敏化的理论为我们窥视神经病理性疼痛的内在机制提供了新视角，包括理解组织损伤区域之外仍存在疼痛信息的敏感性传播机制，固定强度的重复刺激会导致疼痛的渐进性加剧，以及无外周刺激情况下疼痛仍长期存在的原因（Pfau et al., 2011; Seal et al., 2009; Woolf, 2011）。

（五）神经损伤后中枢神经系统的结构和功能重塑

神经病理性疼痛所致的神经元可塑性不仅限于脊髓，神经影像学的研究表明涉及疼痛信息加工的多个脑区，包括初级/次级躯体感觉皮层区、前额叶、前扣带回、脑岛、杏仁核（amygdala）、中脑导水管周围灰质等区域，在结构和功能上都会发生异常的改变，如灰质体积的减少、疼痛刺激诱发下脑区激活水平的升高等（Apkarian et al., 2011; Tracey, 2011）。值得一提的是，不同类型的神经病理性疼痛患者的大脑灰质密度和皮层厚度均会发生不同程度的改变（Baliki et al., 2011），可能反映了不同个体的疼痛表型。据此，有关专家提出，将个体疼痛反应与个体脑影像信号关联，可能有助于将疼痛表型与疼痛基因型联系起来，为日后的靶向治疗提供理论依据。

神经病理性疼痛往往具有迁延性的特点。长期持续性的疼痛容易诱发抑郁、焦虑、认知功能障碍等（Auvinen et al., 2017; Descalzi et al., 2017; Malfliet et al., 2017）。虽然继发于疼痛，但负性情绪和认知等心理因素始终伴随并影响着疼痛的全过程，成为维持甚至加剧疼痛本身的一大助力，其中涉及的心理机制包括心身交互作用、自发反应机制、精神反应性机制等，这些将在本书的第六章具体呈现。

五、治疗

神经病理性疼痛的病程很长，而且病情可能会出现反复，因此，对于神经病理性疼痛，需要进行长期治疗。神经病理性疼痛的治疗需要遵循以下四条原则（Baron et al., 2010）。首先，早期干预，积极对症治疗。其次，有效缓解疼痛及伴随症状，促进神经修复。再次，酌情配合药物、物理疗法等进行综合治疗，恢复机体功能，降低复发率。最后，结合认知治疗、行为治疗、情绪调控等心理疗法缓解长期疼痛所致的各种心理问题，提高患者的生活质量。其中，早期治疗对于防止神经病理性疼痛的发生和发展具有重要意义。积极治疗原发疾病，并对损伤处进行完善处理，这样就有望把疼痛控制在急性期，阻止其向慢性化方向转变。对心理问题的关注有助于增强患者治疗的信心，提高整体治疗效果。

（一）药物疗法

药物治疗是神经病理性疼痛的主要治疗方法，能够在一定程度上缓解神经病理性疼痛，所以可以在充分利用循证医学证据的前提下，选择有效、安全的药物。需要注意的是，药物治疗须建立在保证睡眠且情绪稳定的基础上，同时还要认真评估疼痛的性质、治疗前后的症状体征变化和治疗反应。药物治疗的目的不仅在于缓解疼痛，同时还要关注患者是否存在抑郁、焦虑、睡眠障碍等精神状态方面的问题。常用的药物有钙通道调节剂（加巴喷丁和普瑞巴林）、钠通道阻滞剂、N-甲基-D-天冬氨酸受体拮抗剂、抗抑郁药、抗惊厥药、局部利多卡因和阿片类镇痛药等（Bouhassira & Attal，2018；Jay & Barkin，2014）。

（二）心理物理疗法

药物治疗周期慢，存在副作用，并且对于一些患者而言缓解疼痛的效果不是十分显著，所以经常在药物治疗的基础上辅以心理物理方法镇痛。其中，经皮神经电刺激是临床最常用的非药物镇痛疗法之一（Bouhassira & Attal，2018），主要通过非侵入式的电流脉冲来激活外周神经纤维，以达到镇痛效果，具有无药理毒性、安全无创伤、费用低等多方个优点。其镇痛原理包括依据闸门控制理论，即用高频（50～100Hz）、低强度（诱发个体的强烈触觉，但不引起痛觉的最大强度）的外周电刺激激活非伤害性传入神经纤维（即 Aβ 纤维）的活动，以此来抑制伤害性传入神经纤维活动，即"以触镇痛"，产生局部镇痛作用；依据弥散性伤害抑制性控制理论，采用低频（2～4Hz）、高强度（被试可承受的最大疼痛强度）的外周电刺激激活 Aδ/C 纤维，用一种伤害性刺激来抑制另一种疼痛，即"以痛镇痛"，产生全局阵痛效应（Peng et al.，2019）。目前，临床上多用于周围神经损伤后神经病理性疼痛的辅助治疗。此外，重复经颅磁刺激可治疗中枢性疼痛、幻肢痛、脑卒中后疼痛、三叉神经痛、纤维肌痛等顽固性神经病理性疼痛。其作用机制尚不明确，可能与通过影响大脑皮层兴奋性、调控颅内血流动力学、调节神经递质及改变神经系统的可塑性有关。

（三）手术治疗

根除疼痛产生的源头是手术治疗疼痛的目的。对于一些患有顽固性疼痛的患者，依据疼痛位置的不同，可酌情选用手术疗法，包括脊神经后根切除术、经皮脊丘束切断术、脊髓背根入髓区切开术、丘脑切除术及大脑皮层毁损术等（Jay & Barkin，2014）。由于毁损性治疗为不可逆的治疗，这些技术本身可能就会引起疼痛，并且可导致其所支配的区域出现感觉麻木甚至肌力下降等严重的并发症，所以临床治疗中应慎重选择，同时需要取得患者的知情同意。近年来，立体定向脑内靶点毁损镇痛术取得了长足的发展，如丘脑感觉核团毁损术、丘脑板内核群毁损术、丘脑枕核毁损术、中脑传导束毁损术和双侧扣带回前部毁损术等都对顽固性疼痛的治疗有相对较好的效果。对于严重的患者来说，手术治疗有立竿见影之效，能迅速缓解疼痛。但由于手术风险较大，且术中损伤可能会带来各类后遗症，影响患者的预后及康复，应在手术治疗的同时配合其他治疗方法，这样可能会取得更好的效果。

六、总结

作为一种典型的慢性疼痛，神经病理性疼痛往往是迁延不愈且长期存在的，给患者及其家庭带来了巨大的精神痛苦和沉重的经济负担。神经病理性疼痛具有高度异质性，取决于其机制的复杂多变，涉及由外周至中枢、从结构到功能多重病变，并可能在没有任何确切病因或组织损伤的情况下持续存在。例如，部分带状疱疹后遗神经病理性疼痛患者的急性疼痛可随着疱疹的治愈而消失，而对于另一部分患者而言，尽管其疱疹已治愈，但疼痛仍持续存在。IASP 联合世界卫生组织发布的 ICD-11 中已明确指出，一些慢性疼痛可被视为原发性疾病（Treede et al.，2019）。神经病理性疼痛无疑是慢性疼痛中极其严重而又顽固的一种。从长期来看，确定神经病理性疼痛的内在机制及探索相关的特异性生物指标，可有效监测该类疼痛慢性化的风险性，为早期干预治疗提供指导，也可用于神经病理性疼痛的临床诊断和疗效评估，为临床镇痛药物的选择或治疗方案的制订提供指导，最终帮助患者缓解或去除痛苦。

第三节　心因性疼痛

一、概述

疼痛是由外界伤害性刺激或身体内部病变引起的主观感觉和不愉快的情绪体验。大多数疼痛由明显的外在诱因（伤害性刺激或病理改变）引发，如前两节介绍的伤害性疼痛或神经病理性疼痛，但躯体形式疼痛障碍（somatoform pain disorder，SPD）（也称心因性疼痛）是一种无法用生理过程或躯体疾病予以合理解释的严重的持续性疼痛，既不涉及明显的器质性病变，也无任何外在的伤害性刺激作用于机体，而是由心理因素引发的一种疼痛综合征（Rief et al.，2008）。由于缺乏外在诱因，我们往往容易忽视这类疼痛。

早在 20 世纪之前，临床上就频繁发现某些躯体症状与心理因素息息相关，其中以疼痛为最常见的躯体症状之一。当时，这类无明确器质性病变的疼痛往往被认为与癔症（hysteria）有关，加之癔症患者常常有疼痛的主诉，所以"癔症性疼痛"（hysterical pain）这一术语得以沿用（Stefánsson et al.，1976）。此后，研究者发现癔症相关的理论并不足以解释该类疼痛产生的机制，于是提倡废除"癔症性疼痛"的诊断名称，采用"心因性局部疼痛"（psychogenic regional pain）这一名称（Merskey，1965，1988；Walters，1969）。直到国际疾病分类第九版（International Classification of Diseases-9th Edition，ICD-9）发行后，这种无明确器质性原因的疼痛才获得正式的精神科独立诊断，即精神性疼痛（psychalgia）。在 ICD-10（1992年）中，此类疾病被更名为"躯体形式疼痛障碍"。《美国精神障碍统计诊断手册（第三版）》（Diagnostic & Statistical Manual of Mental Disorders-Ⅲ，DSM-Ⅲ）（1980年）曾以"心因性疼痛障碍"（psychogenic pain disorder）作为诊断名称，之后的 DSM-Ⅲ-R（1987年）又将其改为"躯体形式疼痛障碍"，而 DSM-Ⅳ（1994年）则进一步将其更名为"疼痛障碍"（pain disorder，PD），属于躯体形式障碍。在最新的 DSM-Ⅴ（2013年）中，"疼痛障碍"这一项目已被删除，并归入"躯体性症状障碍"（somatic symptom disorder）中。患有慢性疼痛的患者在 DSM-Ⅴ 中可能会被诊断为"躯体性症状障碍主要伴随疼痛"或"心理因素影响其他医学性状况"。由上述诊断名称的变更历史可以发现，DSM 和 ICD 对躯体形式疼痛障碍进行分类的基本原理均依赖于传统的躯体化概念。在精神分析理论中，躯体化被视作心理困扰或压抑造成的"躯体症状"的体验。因此，躯体形式疼痛障碍被归类为"精神障碍"，该类患者往往被转介到精神科进行治疗。

由于诊断标准及研究对象的差别，有关 SPD 的流行病学研究结果差异很大，一直存在争议（Grabe et al.，2003；Ladwig et al.，2001）。其中，德国一项针对普通人群的调查显示，SPD 的终生患病率为 5.4%（Grabe et al.，2003）。2004年，丹麦的一项研究报道，在 392 例内科住院患者中，1.5% 的患者符合 SPD 诊断标准（ICD-10）；2005 年的研究报道则显示，在 198 例神经内科门诊及住院患者中，有6.8% 的患者符合 SPD 诊断标准（ICD-10）；澳大利亚的一项会诊——联络精神医学研究显示，在某综合性医院的 4401 例住院患者中，1.4% 的患者符合 SPD 诊断标准（DSM-Ⅲ-R）（Fink et al.，2004；Fink et al.，2005）。

值得一提的是，在 SPD 患者中，情绪冲突或其他心理社会问题可直接导致疼痛，且经检查无任何明显的器质性病变，其主诉症状与客观体征不符，即只有自觉症状而无疾病体征；或即使出现器质性病变，患者的疼痛程度也是随着心理障碍程度的变化而变化的。SPD 患者的疼痛部位多变、形式多样，涉及躯体各个系统，可表现为头痛、非典型面部痛、腰背痛和慢性盆腔痛等，给患者带来了巨大的生理及心理负担。其病程多迁延，症状的持续时间往往在 6 个月以上，常会造成严重的社会功能损伤（Swieboda et al.，2013）。由于反复多次的医学检查无法查出任何病因，人们往往认为该类疼痛是患者伪装或想象出来的，但对于患者来说，这种疼痛体验却是真实存在的。

二、临床表现

早在 20 世纪，Brena 就将躯体形式的疼痛障碍描述为 D's 病，其中包括功能减退、继发于疼痛行为的功能丧失或退化、药物滥用、频繁求医、情感依赖、精神不振、抑郁和极端多病（Brena et al.，1984）。根据 DSM-Ⅳ 的诊断标准，SPD 主要表现为一个或多个躯体部位的严重疼痛，如腰背痛、头痛、非典型面部疼痛、纤维肌痛和慢性盆腔疼痛等，同时，疼痛可导致患者出现精神痛苦以及社交能力、工作能力等方面的功能减退，且心理因素在疼痛的发生、加剧和持续的过程中起到了关键作用。例如，Ehlert 对 26 例原发性慢性盆腔疼痛女性患者进行调查发现，患者曾经历过性虐待的比例显著高于正常对照组（Ehlert et al.，1999）。此外，其疼痛范围与已知的神经解剖分布不一致，无法发现疼痛相关的器质性原因，也没有足以解释疼痛发生的病理生理的变化。值得一提的是，SPD 在许多精神疾病中较为常见，尤其是情绪障碍。总之，SPD 是一种只见症状而不见体征的复杂的心身疾病。

三、临床诊断

目前，临床对 SPD 的诊断比较主观，主要参照精神障碍的诊断标准、患者躯体疼痛相关的主诉，以及医生的临床经验。在诊断时，通常需要排除可以解释患者疼痛的躯体疾病或器质性损伤因素，只单独考虑心理因素（如社会心理应激因素、情绪因素、个体的人格特质等）在该病的发生和发展中所起的作用。对于精神障碍的诊断，目前国际上权威的诊断标准是美国精神病学会（American Psychiatric Association，APA）于 2013 年正式出版的 DSM-Ⅴ，该手册是世界上最具影响力的精神疾病诊断工具。APA 在 DSM-Ⅴ 里对 SPD 的诊断标准做出了下列描述：①以严重而持久的疼痛为主要症状。②疼痛作为一种症状并不符合神经系统的解剖分布；经详尽的体格检查后，没有发现明显的器质性病变或没有明显的病理生理机制可以解释患者的疼痛，或即使器质性病变与疼痛之间存在某些联系，但主诉的疼痛程度仍极大地超过了体格检查所发现的疼痛。③社会心理因素是疼痛的病因，且患者能从疼痛中继发性获益。患者的疼痛原因至少符合下述中的一项：①与环境刺激有暂时的联系，同时这种刺激明显与心理冲突或心理需要有关，并导致疼痛发作或使疼痛加剧；②疼痛能使患者从环境中得到心理支持；③疼痛能使患者回避某些其所讨厌的活动；④在排除其他精神障碍的情况下，心理治疗对疼痛的缓解有明显疗效。

除了采用 APA 出版的 DSM-V 对 SPD 进行诊断之外，医生还应该参照协助诊断标准。该标准主要包括：①患者坚信疼痛来自身体疾病，无休止地寻求身体的诊断与治疗，拒绝接受医生或亲人对疾病的正确解释；②患者接受过许多内外科治疗，但没有真正的效果，反而可能由此导致药物成瘾；③过分依赖医师，要求医师担负起治愈其疼痛的主要责任，自己却不肯努力去适应疼痛对其造成的影响；④沉溺于生病的角色，最后引起他人的厌烦与排斥或与众人疏离；⑤疼痛引起了明显的抑郁及社交、工作或其他重要领域的功能减退，患者对许多事情有不切实际的期望或害怕失败，不敢扮演健康人的角色；⑥患者的疼痛不是故意假装出来的，由疼痛导致的功能缺陷症状也不是假装出来的；⑦采用适当的疼痛量表和心理量表对患者的症状程度进行筛查，如 McGill 疼痛问卷（McGill pain questionnaire，MPQ）（Melzack，1975）、视觉类比量表（visual analogue scale，VAS）、言语和数字量表、面部疼痛表情量表（faces pain scale，FPS）（Hicks et al.，2001）、贝克抑郁自评量表（Beck depression inventory，BDI）（Beck et al.，1988）、贝克焦虑量表（Beck anxiety inventory，BAI）（Steer et al.，1997）和艾森克人格问卷（Eysenck personality questionnaire，EPQ）（Barrett et al.，1998）等。

四、认知神经机制

目前，针对 SPD 的神经病理机制的研究较少，大多数是针对慢性疼痛的研究。由于 SPD 也具备慢性疼痛持续性的特点，下文将结合相关的理论和研究对 SPD 的发病机制进行梳理。

SPD 作为神经症的一种，存在明显的心理社会诱因。该病与外、内侧疼痛系统均有关，其中起主要作用的是内侧疼痛系统。内侧疼痛系统主要负责传递疼痛的情绪-动机成分，其结构包括丘脑内侧核群和前扣带回、脑岛等。在脑结构层面，Hakala 等（2004）的研究发现，与正常健康人群相比，SPD 患者的双侧尾状核的体积明显增大，所以他们认为尾状核的体积增大可能与 SPD 的发病有关（Hakala et al., 2004）。在脑功能层面，由于心理因素的刺激作用，SPD 患者的额叶及丘脑的血流量变化比正常人大，而这些结构正是疼痛环路的重要组成部分（Apkarian et al., 2005）。磁共振波谱分析发现，SPD 患者的 N-乙酰天门冬氨酸（N-acetyl-aspartic acid, NAA）与肌酸（creatine, Cr）的比值，即 NAA/Cr 在优势半球丘脑上明显低于正常对照组，且优势半球丘脑的胆碱（choline, Cho）与肌酸的比值，即 Cho/Cr 明显低于非优势半球丘脑，由此可以推测，SPD 患者的优势半球丘脑存在神经元受损的情况，而优势半球的丘脑也可能成为 SPD 的功能定位区域（钟静玫，2004）。Karibe 等（2010）使用放射性核素的研究发现，与 12 名健康志愿者相比，10 名 SPD 患者下丘脑、扣带回局部脑血流量（regional cerebral blood flow, r-CBF）显著升高，而双侧额叶、枕叶及左颞叶的 r-CBF 显著降低，故而认为边缘纹状体系统在 SPD 的发生和发展中起到了重要作用（Karibe et al., 2010）。Hakala 等（2004）用氟脱氧葡萄糖-PET 研究了躯体化障碍患者的大脑代谢，结果显示双侧尾状核、右侧中央前回的葡萄糖代谢率低，因此他们推断脑的代谢率降低可能与躯体化障碍的发生机理有关（Hakala et al., 2004）。上述神经影像学研究证实，SPD 患者的额叶、扣带回、丘脑、边缘系统等区域存在功能和生化代谢异常，而这些脑区的功能定位则有助于阐述 SPD 的发生和发展机制。

精神分析理论认为，童年期的内心冲突会导致疼痛成为成年期心理防御机制的一部分，即在儿童成长过程中，当父母任何一方存在长期暴力或者虐待行为时，儿童往往容易在父母的影响下将快乐和疼痛相联系，长大成人后则可能会有受虐倾向，并把疼痛作为一种心理防御机制。研究显示，慢性疼痛患者往往曾有性虐待史或创伤后应激障碍（post-traumatic stress disorder, PTSD）（Ehlert et al., 1999），一些患者可以模糊甚至清晰地意识到过去的生活事件与易患疼痛或对疼痛过度反应之间存在一定的关联。

由于长期经历持续性疼痛，与健康人群相比，SPD 患者的人格特征往往具有鲜明的特点，这提示人格特征和慢性疼痛之间可能存在一定的关联（Naylor et al., 2017）。早在 1959 年，Engel 就曾提出了"疼痛易患人格"（pain-prone personality）这一概念（Engel, 1959），认为某些具有特殊人格特征的个体容易罹患医学不能解释的疼痛症状。Drossman 对 24 例心因性腹痛患者进行长期随访发现，患者主要的人格类型为自恋型、抑郁型以及疑病型（Drossman, 1982）。由此可见，异常的人格特征可能是慢性疼痛的发病因素，同时人格改变也可能是长期持续性疼痛所导致的结果。但上述有关疼痛与人格的研究大多属于回顾型研究，究竟是疼痛本身导致患者出现异常的人格特征，还是人格障碍导致患者发生慢性疼痛，目前尚无定论。此外，无明确器质性原因的慢性疼痛患者与神经症患者在明尼苏达多相人格测验（Minnesota multiphasic personality inventory，MMPI）上表现出非常相似的特征，即在 Hs（疑病）、D（抑郁）、Hy（癔症）和 Pt（精神衰弱）等量表上得分较高（Naylor et al.，2017）。

引起疼痛的另一个重要因素是个体对疼痛的认知，例如，疼痛灾难化（pain catastrophizing），即个体对疼痛的消极情绪与认知反应，也是影响疼痛的重要心理因素（Flink et al.，2013）。疼痛灾难化可能会对个体的疼痛调节系统产生重要影响。研究发现，个体的疼痛灾难化水平越高，其疼痛调节能力越弱，个体感知到的疼痛强度也就越强，即疼痛灾难化水平和个体感知到的疼痛强度之间存在正相关（Edwards et al.，2013；King et al.，2013；Sharp，2001）。这提示我们，个体对疼痛事件的消极认知可能会导致 SPD。

此外，慢性疼痛的操作性学习模式认为，疼痛得以持续存在的原因在于患者的继发性获益（再强化），如经济补偿、配偶关注、逃避工作或责任等（Fordyce et al.，1968）。当有所获益时，患者的疼痛行为会被强化；当被忽视或受到惩罚时，患者的疼痛行为则会被抑制。

五、治疗

对于 SPD 患者的临床治疗，需要格外关注患者的疼痛感受，因为这类患者虽然没有明显的体征，但他们所感受到的疼痛却是真实而又深刻的。如果医护人员忽视或曲解患者的疼痛感受，就很容易引起医患矛盾，进而影响治疗进展。下文将重点介绍几种针对 SPD 患者的常用疗法。

（一）心理治疗

临床上常用的心理治疗方法有精神分析疗法、认知疗法（注意力转移、正确认识疼痛）、行为疗法（操作条件化、生物反馈和放松训练）、催眠疗法、安慰剂镇痛效应等。

1. 精神分析疗法

该疗法认为，SPD 主要是由患者无意识的心理冲突引起的，这些导致疼痛的心理冲突大多来源于被压抑的过往经历，通过心理防御机制表现出来后，逐渐形成了慢性疼痛。影响患者疼痛的因素均属于无意识层面，所以患者自己也无法察觉，同时，其家人和朋友的忠告以及医生的解释都无法缓解其疼痛。精神分析疗法则以精神分析理论为基础，对来访者无意识的心理过程进行分析，进而探讨这些无意识因素是如何影响来访者目前的行为模式和心理状态的；治疗目标一般是通过建立良好的治疗关系来消除患者的无意识心理冲突，使患者增进对自我的了解（Jr Watkins，2011）。其中，常用的技术主要有如下几种。

（1）共情

对于所有心理治疗方法而言，共情都是建立良好治疗关系的基础和保障。共情表现在三个方面：首先，咨询师根据求助者的言行，深入来访者的内心去体验其情感和思维。其次，咨询师利用自己的知识和经验，把握来访者的体验以及其经历和人格之间的联系，从而达到感同身受的效果。最后，咨询师运用咨询技巧向来访者传达自己的情感体验，对来访者施加积极影响并获得来访者的反馈，例如，医生设身处地地理解患者的疼痛以及心理障碍，相信患者的疼痛感受并非伪装出来的，同时，医生向患者传达自己的这种感受，获得患者的信任，从而建立良好的医患关系。

（2）自由联想

自由联想法为 Freud 于 1895 年首创的，其主要操作是通过放松练习和言语诱导使患者处于彻底放松的状态，然后把联想到的一切内容都通过口头表达出来。Freud 认为，浮现在脑海中的任何东西都有一定的因果联系，通过这种方法可以发掘出无意识中的症结。例如，医生让处于完全放松状态的患者说出自己患上慢性疼痛之前所遭受的重大生活变故，以及由此体验到的各种复杂情绪。通过这种方式，可以让患者宣泄自己的情感，从而使被压抑于无意识层面的事件进入意识层面。

（3）解释

这是一种解释性的说明，即将患者的感受、想法和行为与无意识层面所代表的意义联系起来。

（4）面质

它是指咨询师说出患者不愿接受或逃避的事实，与患者当面对质。例如，医生告知患者他们的疼痛是可以治疗的，而他们之所以患有持续性疼痛障碍，可能是因为他们想逃避一些对自己不利的事情，或通过疼痛这种躯体症状来获得重要他人的关注。

（5）修通

咨询师对 SPD 患者所做的疾病解释往往很难一次性获得患者的认同，所以需要咨询师不断重复解释，尤其是向患者提供各种客观有效的医学证据，从各个方面进行澄清和说服，这个过程也被称为修通。例如，医生反复向患者解释，并向其展示各方面的体格检查证据，说明他的疼痛障碍是由心理因素引起的，生理上并无障碍，从而逐渐让患者接受并认可事实。

2. 认知疗法

认知疗法通过确定并改正患者扭曲的态度、信念及期望，使患者正确认识自己的疼痛，进而减轻疼痛感觉（Ehde et al.，2014）。它的治疗目标首先是使患者了解加重或减轻疼痛的因素，其次是促使患者相应地调整行为。

（1）转移注意力

它是指在直接接触的环境中，把患者的注意力集中于无痛刺激，从而减少患者对疼痛感觉的注意。该技术对轻度、中度的急性疼痛有较好的疗效，可以明显减轻症状。转移注意力的方法主要是让个体全神贯注于某些事情，比如，看电影、逛街、购物、听音乐、进行体育运动等。

（2）正确认识疼痛

医生可以通过各种方法来帮助患者重新定义疼痛体验。医生向患者解释疼痛的生理机制、形成过程和影响因素等，使患者全面了解疼痛，从而树立起对疼痛治疗的信心。

3. 行为疗法

行为疗法的目标主要是：减轻或改善患者的疼痛症状，减少慢性疼痛伴发的功能减退，强化患者的正性、健康的行为，并消除使疼痛持续的破坏性行为（例如，抱怨疼痛以及不配合接受康复训练）（Dura-Ferrandis et al.，2017）。其理论基础涉及经典条件反射、操作条件反射、环境决定论和人格理论等。在治疗的过程中，医生应忽略患者的疼痛行为，并对改善疼痛的行为及时给予表扬和奖励。此方法可以有效地减少患者因疼痛所致的功能障碍，同时提高患者的整体社会功能水平，如社交、工作能力等（Harris et al.，2017）。

此外，某些潜在的生理过程会使患者的疼痛反复发作，而这些过程多由应激所致。若患者能够控制这些应激或生理过程，就可以有效地降低疼痛出现的频率及严重程度。偏头痛就是一个很好的例子。经典理论认为，脑血管扩张可引起偏头痛，持续的头、颈、肩肌肉收缩可导致紧张性头痛，而应激源则可以通过自主神经系统或肌肉骨髓系统引发上述生理过程（Martin，2016；Schramm et al.，2015）。相比较而言，生物反馈治疗对紧张性头痛和偏头痛均有较好的缓解效果（Mullally et al.，2009；Nestoriuc et al.，2008），放松训练（尤其是渐进性肌肉放松训练）结合系统的治疗行为则对偏头痛有较好的效果（Kropp et al.，2017）。

4. 催眠疗法

催眠是在受暗示性较强的患者处于极度放松的条件下进行的。恰当地使用催眠可以达到消除紧张和焦虑情绪，建立乐观积极心态的效果（Adachi et al.，2014）。

此外，神经影像学的研究发现，催眠还可以调节疼痛信息加工相关的脑区功能和活动，包括前额叶、脑岛、躯体感觉皮层（Del Casale et al.，2015）。因此，对于受暗示性影响较大的患者而言，催眠对缓解其 SPD 可能有较好的效果。

5. 安慰剂镇痛效应

安慰剂镇痛效应指的是本身没有效果的疼痛治疗方法却产生了镇痛效果。如果个体产生对疼痛治疗的积极预期，就可以显著减轻其疼痛感受。大量的实验结果已经证实，安慰剂镇痛效应的产生过程涉及一系列生化机制和脑机制。生化机制方面的研究发现，内源性阿片系统在安慰剂镇痛中发挥了重要作用（Eippert et al.，2009；Levine et al.，1978；Scott et al.，2008；Zubieta et al.，2005）。Levine 等（1978）发现，阿片拮抗剂纳洛酮能够阻止安慰剂效应的产生。Petrovic 等（2002）使用正电子断层扫描技术后发现，安慰剂镇痛的脑激活区域和阿片兴奋剂瑞芬太尼镇痛的脑激活区域出现了很大的重叠（Petrovic et al.，2002）。这些研究结果说明，安慰剂镇痛效应的发生伴随着内源性阿片物质的释放增加（Levine et al.，1978），所以能够减轻疼痛。因此，合理运用安慰剂可以有效地治疗 SPD。

（二）药物治疗

虽然单独采用药物治疗往往收效甚微，但对于 SPD 的重度疼痛患者来说，在非药物治疗的基础上辅以药物治疗，能够取得一定的疗效。SPD 主要由心理障碍引起，所以临床上治疗心理障碍的药物也可以用来辅助治疗 SPD。不过，在运用药物治疗时，医生应该明确各种神经性疼痛药物的疗效及副作用。在没有确诊但又有充分的理由诊断患者的疼痛为 SPD 时，可以使用疗效较好、副作用小的新型抗抑郁、抗焦虑药物对患者进行诊断性治疗。

抗抑郁药是一类主要用来治疗以抑郁为突出症状的精神疾病的药物。这些药物可以减轻抑郁患者的抑郁症状。常见的第一代抗抑郁药物有两种，分别是单胺氧化酶抑制剂（monoamine oxidase inhibitor）和三环类抗抑郁药。属于单胺氧化酶抑制剂一类的药物主要包括异丙肼、异卡波肼、苯乙肼和反苯环丙胺等。这些药物容易与食物发生相互作用，也容易与其他药物发生药物反应，还会引起高血压危象、急性黄色肝萎缩等严重不良反应，所以现阶段用得较少。20 世纪 80 年代后期，出现了新一代的单胺氧化酶抑制剂，如吗氯贝胺，它可以降低高血压危象的风险，还能降低药物与食物相互作用的危险。但在使用这类药物时，仍应注意体位性低血压以及其与潜在食物、药物之间的相互作用。三环类抗抑郁药适用于各种类型的抑郁症，以丙咪嗪为代表，但是除丙咪嗪外，常见的还有阿米替林、多虑平和氯丙咪嗪等。随着药理学的发展，一些新型的具有抗抑郁和抗焦虑双重作用的药物开始出现，如选择性 5-羟色胺再摄取抑制药（selective serotonin reuptake inhibitors）。临床上常用的有氟西汀、帕罗西汀、舍曲林、氟伏沙明和西酞普兰等。这些药物的镇静作用小，不会损伤精神运动功能，对心血管和自主神经系统功能的损伤也很小。

抗焦虑药具有抗焦虑、稳定情绪、松弛肌肉、抗癫痫及镇静安眠等作用，并且其治疗效果好、安全度高、副作用小，是目前应用较广泛的一类药物。该类药物以苯二氮类为主，包括利眠宁、安定及其衍生物。临床上这类药物主要用于缓解因各种原因引起的焦虑和紧张，以及躯体疾病或各种因器质性原因所致的继发性焦虑症，如各种类型的神经症、抑郁症以及脑外伤、脑动脉硬化和其他器质性精神病、抗精神病药物引起的焦虑反应等。

六、总结

综上所述，SPD 患者通常没有任何客观的明显器质性病变，也无任何外在的伤害性刺激作用于机体，其疼痛病因性质不明，受到多种心理因素的影响，症状表现形式亦多种多样。对于 SPD 患者而言，单独应用镇痛类药物可能疗效甚微，因此针对该类型的疼痛患者，临床治疗的主要目标是维持并改善患者的躯体功能以及处理患者的心理问题。在治疗方式上，医护人员应该以非药物治疗为主，尤其是心理治疗，但对于有严重心理障碍的患者（如焦虑、抑郁、疑病、躯体化障碍等），须辅以药物治疗。另外，各种药物治疗和非药物治疗方法的联合使用可能对 SPD 患者具有良好的治疗效果。

参 考 文 献

胡理，罗层，陈军.（2015）. ICD-11 慢性疼痛分类. *中国疼痛医学杂志*，（7），486-488.

钟静玫，武绍远，许秀锋，戴敏方，王波，赵英，等.（2004）. 磁共振波谱分析对躯体形式疼痛障碍的功能定位. *中国疼痛医学杂志*，10（3），142-146.

Adachi，T.，Fujino，H.，Nakae，A.，Mashimo，T.，& Sasaki，J.（2014）. A meta-analysis of hypnosis for chronic pain problems：A comparison between hypnosis，standard care，and other psychological interventions. *The International Journal of Clinical and Experimental Hypnosis*，62（1），1-28.

Amir，R.，Kocsis，J. D.，& Devor，M.（2005）. Multiple interacting sites of ectopic spike electrogenesis in primary sensory neurons. *The Journal of Neuroscience*，25（10），2576-2585.

Apkarian，A. V.，Bushnell，M. C.，Treede，R. D.，& Zubieta，J. K.（2005）. Human brain mechanisms of pain perception and regulation in health and disease. *European Journal of Pain*，9（4），463-484.

Apkarian, A. V., Hashmi, J. A., & Baliki, M. N. (2011). Pain and the brain: Specificity and plasticity of the brain in clinical chronic pain. *Pain, 152*（3 Suppl）, S49-S64.

Atlas, L. Y., & Wager, T. D. (2012). How expectations shape pain. *Neuroscience Letters, 520*（2）, 140-148.

Auvinen, J., Eskola, P. J., Ohtonen, H. R., Paananen, M., Jokelainen, J., Timonen, M., et al. (2017). Long-term adolescent multi-site musculoskeletal pain is associated with psychological distress and anxiety. *Journal of Psychosomatic Research, 93*, 28-32.

Baliki, M. N., Schnitzer, T. J., Bauer, W. R., & Apkarian, A. V. (2011). Brain morphological signatures for chronic pain. *PLoS One, 6*（10）, e26010.

Baron, R., Binder, A., & Wasner, G. (2010). Neuropathic pain: Diagnosis, pathophysiological mechanisms, and treatment. *The Lancet Neurology, 9*（8）, 807-819.

Barrett, P. T., Petrides, K., Eysenck, S. B. G., & Eysenck, H. J. (1998). The Eysenck Personality Questionnaire: An examination of the factorial similarity of P, E, N, and L across 34 countries. *Personality and Individual Differences, 25*（5）, 805-819.

Basbaum, A. I., & Fields, H. L. (1978). Endogenous pain control mechanisms: Review and hypothesis. *Annals of Neurology, 4*（5）, 451-462.

Beck, A. T., Steer, R. A., & Carbin, M. G. (1988). Psychometric properties of the Beck Depression Inventory: Twenty-five years of evaluation. *Clinical Psychology Review, 8*（1）, 77-100.

Bennett, M. (2001). The LANSS Pain Scale: The Leeds assessment of neuropathic symptoms and signs. *Pain, 92*（1-2）, 147-157.

Bernard, J. F., Bester, H., & Besson, J. M. (1996). Chapter 14 Involvement of the spino-parabrachio-amygdaloid and-hypothalamic pathways in the autonomic and affective emotional aspects of pain. *Progress in Brain Research, 107*, 243-255.

Bonvanie, I. J., Oldehinkel, A. J., Rosmalen, J. G. M., & Janssens, K. A. (2016). Sleep problems and pain: A longitudinal cohort study in emerging adults. *Pain, 157*（4）, 957-963.

Bouhassira, D., & Attal, N. (2018). Emerging therapies for neuropathic pain: New molecules or new indications for old treatments? *Pain, 159*（3）, 576-582.

Bouhassira, D., Attal, N., Alchaar, H., Boureau, F., Brochet, B., Bruxelle, J., et al. (2005). Comparison of pain syndromes associated with nervous or somatic lesions and development of a new neuropathic pain diagnostic questionnaire（DN4）. *Pain, 114*（1-2）, 29-36.

Brena, S. F., Crue, B. L., & Stieg, R. L. (1984). Comments on the classification of chronic pain: Its clinical significance. *Bulletin of Clinical Neurosciences, 49*, 67-81.

Burgess, P. R., & Perl, E. R. (1967). Myelinated afferent fibres responding specifically to noxious stimulation of the skin. *The Journal of Physiology, 190*（3）, 541-562.

Burke, R. E. (2007). Sir Charles Sherrington's the integrative action of the nervous system: A centenary appreciation. *Brain, 130*（4）, 887-894.

Coghill, R. C., Talbot, J. D., Evans, A. C., Meyer, E., Gjedde, A., Bushnell, M. C., et al. (1994). Distributed processing of pain and vibration by the human brain. *The Journal of Neuroscience, 14*（7）, 4095-4108.

Craig，A. D. B.，& Zhang，E. T.（2006）. Retrograde analyses of spinothalamic projections in the macaque monkey：Input to posterolateral thalamus. *The Journal of Comparative Neurology*，499（6），953-964.

Craig，A. D.，& Dostrovsky，J. O.（2001）. Differential projections of thermoreceptive and nociceptive lamina Ⅰ trigeminothalamic and spinothalamic neurons in the cat. *The Journal of Neurophysiology*，86（2），856-870.

Dallel，R.，Duale，C.，Luccarini，P.，& Molat，J. L.（1999）. Stimulus-function，wind-up and modulation by diffuse noxious inhibitory controls of responses of convergent neurons of the spinal trigeminal nucleus oralis. *European Journal of Neuroscience*，11（1），31-40.

De Vries，H. J.，Reneman，M. F.，Groothoff，J. W.，Geertzen，J. H.，& Brouwer，S.（2013）. Self-reported work ability and work performance in workers with chronic nonspecific musculoskeletal pain. *Journal of Occupational Rehabilitation*，23（1），1-10.

Del Casale，A.，Ferracuti，S.，Rapinesi，C.，Serata，D.，Caltagirone，S. S.，Savoja，V.，et al. （2015）. Pain perception and hypnosis：Findings from recent functional neuroimaging studies. *The International Journal of Clinical and Experimental Hypnosis*，63（2），144-170.

Demyttenaere，K.，Bruffaerts，R.，Lee，S.，Posada-Villa，J.，Kovess，V.，Angermeyer，M. C.，et al.（2007）. Mental disorders among persons with chronic back or neck pain：Results from the World Mental Health Surveys. *Pain*，129（3），332-342.

Descalzi，G.，Mitsi，V.，Purushothaman，I.，Gaspari，S.，Avrampou，K.，Loh，Y. E.，et al. （2017）. Neuropathic pain promotes adaptive changes in gene expression in brain networks involved in stress and depression. *Science Signaling*，10（471）.

Dogrul，A.，Gul，H.，Yesilyurt，O.，Ulas，U. H.，& Yildiz，O.（2011）. Systemic and spinal administration of etanercept，a tumor necrosis factor alpha inhibitor，blocks tactile allodynia in diabetic mice. *Acta Diabetologica*，48（2），135-142.

Dosenovic，S.，Kadic，A. J.，Miljanovic，M.，Biocic，M.，Boric，K.，Cavar，M.，et al.（2017）. Interventions for neuropathic pain：An overview of systematic reviews. *Anesthesia and Analgesia*，125（2），643-652.

Drossman，D. A.（1982）. Patients with psychogenic abdominal pain：Six years' observation in the medical setting. *American Journal of Psychiatry*，139（12），1549-1557.

Durá-Ferrandis，E.，Ferrando-García，M.，Galdón-Garrido，M. J.，& Andreu-Vaillo，Y.（2017）. Confirming the mechanisms behind cognitive-behavioural therapy effectiveness in chronic pain using structural equation modeling in a sample of patients with temporomandibular disorders. *Clinical Psychology and Psychotherapy*，24（6），1377-1383.

Edwards，R. R.，Mensing，G.，Cahalan，C.，Greenbaum，S.，Narang，S.，Belfer，I.，et al. （2013）. Alteration in pain modulation in women with persistent pain after lumpectomy：Influence of catastrophizing. *Journal of Pain and Symptom Management*，46（1），30-42.

Ehde，D. M.，Dillworth，T. M.，& Turner，J. A.（2014）. Cognitive-behavioral therapy for individuals with chronic pain：Efficacy，innovations，and directions for research. *The American Psychologist*，69（2），153-166.

Ehlert，U.，Heim，C.，& Hellhammer，D. H.（1999）. Chronic pelvic pain as a somatoform disorder. *Psychotherapy and Psychosomatics*，68（2），87-94.

Eide，P. K.（2000）. Wind-up and the NMDA receptor complex from a clinical perspective. *European Journal of Pain*，4（1），5-15.

Eippert，F.，Bingel，U.，Schoell，E. D.，Yacubian，J.，Klinger，R.，Lorenz，J.，et al.（2009）. Activation of the opioidergic descending pain control system underlies placebo analgesia. *Neuron*，63（4），533-543.

Eisenberger，N. I.（2012）. The pain of social disconnection：Examining the shared neural underpinnings of physical and social pain. *Nature Reviews Neuroscience*，13（6），421-434.

Eisenberger，N. I.（2015）. Social pain and the brain：Controversies，questions，and where to go from here. *Annual Review of Psychology*，66（1），601-629.

Eisenberger，N. I.，& Lieberman，M. D.（2004）. Why rejection hurts：A common neural alarm system for physical and social pain. *Trends in Cognitive Sciences*，8（7），294-300.

Engel，G. L.（1959）. "Psychogenic" pain and the pain-prone patient. *The American Journal of Medicine*，26（6），899-918.

Fink，P.，Ørnbol，E.，Huyse，F. J.，De Jonge，P.，Lobo，A.，Herzog，T.，et al.（2004）. A brief diagnostic screening instrument for mental disturbances in general medical wards. *Journal of Psychosomatic Research*，57（1），17-24.

Fink，P.，Hansen，M. S.，& Søndergaard，L.（2005）. Somatoform disorders among first-time referrals to a neurology service. *Psychosomatics*，46（6），540-548.

Finnerup，N. B.，Haroutounian，S.，Kamerman，P.，Baron，R.，Bennett，D. L.，Bouhassira，D.，et al.（2016）. Neuropathic pain：An updated grading system for research and clinical practice. *Pain*，157（8），1599-1606.

Flink，I. L.，Boersma，K.，& Linton，S. J.（2013）. Pain catastrophizing as repetitive negative thinking：A development of the conceptualization. *Cognitive Behaviour Therapy*，42（3），215-223.

Fordyce，W. E.，Fowler，R. S.，& De Lateur，B.（1968）. An application of behavior modification technique to a problem of chronic pain. *Behaviour Research and Therapy*，6（1），105-107.

Freeman，R.（2009）. Not all neuropathy in diabetes is of diabetic etiology：Differential diagnosis of diabetic neuropathy. *Current Diabetes Reports*，9（6），423-431.

Freynhagen，R.，Baron，R.，Gockel，U.，& Tölle，T. R.（2006）. Pain DETECT：A new screening questionnaire to identify neuropathic components in patients with back pain. *Current Medical Research and Opinion*，22（10），1911-1920.

Gaudet，A. D.，Popovich，P. G.，& Ramer，M. S.（2011）. Wallerian degeneration：Gaining perspective on inflammatory events after peripheral nerve injury. *Journal of Neuroinflammation*，8（1），110.

Generaal，E.，Vogelzangs，N.，Penninx，B. W.，& Dekker，J.（2017）. Insomnia，sleep duration，depressive symptoms，and the onset of chronic multisite musculoskeletal pain. *Sleep*，40（1），1-10.

Gibson，W.，Wand，B. M.，& O'Connell，N. E.（2017）. Transcutaneous electrical nerve stimulation （TENS）for neuropathic pain in adults. *The Cochrane Database of Systematic Reviews*，9，

CD011976.

Giesler, G. J., Yezierski, R. P., Gerhart, K. D., & Willis, W. (1981). Spinothalamic tract neurons that project to medial and/or lateral thalamic nuclei: Evidence for a physiologically novel population of spinal cord neurons. *Journal of Neurophysiology, 46* (6), 1285-1308.

Goffaux, P., Redmond, W. J., Rainville, P., & Marchand, S. (2007). Descending analgesia— When the spine echoes what the brain expects. *Pain, 130* (1-2), 137-143.

Grabe, H. J., Meyer, C., Hapke, U., Rumpf, H. J., Freyberger, H. J., Dilling, H., et al. (2003). Somatoform pain disorder in the general population. *Psychotherapy and Psychosomatics, 72* (2), 88-94.

Haanpää, M., Attal, N., Backonja, M., Baron, R., Bennett, M., Bouhassira, D., et al. (2011). NeuPSIG guidelines on neuropathic pain assessment. *Pain, 152* (1), 14-27.

Hakala, M., Karlsson, H., Kurki, T., Aalto, S., Koponen, S., Vahlberg, T., et al. (2004). Volumes of the caudate nuclei in women with somatization disorder and healthy women. *Psychiatry Research, 131* (1), 71-78.

Harden, R. N., Oaklander, A. L., Burton, A. W., Perez, R. S., Richardson, K., Swan, M., et al. (2013). Complex regional pain syndrome: Practical diagnostic and treatment guidelines. *Pain Medicine, 14* (2), 180-229.

Harris, A., Moe, T. F., Eriksen, H. R., Tangen, T., Lie, S. A., Tveito, T. H., et al. (2017). Brief intervention, physical exercise and cognitive behavioural group therapy for patients with chronic low back pain (The CINS trial). *European Journal of Pain, 21* (8), 1397-1407.

Hicks, C. L., Von Baeyer, C. L., Spafford, P. A., Van Korlaar, I., & Goodenough, B. (2001). The faces pain scale-revised: Toward a common metric in pediatric pain measurement. *Pain, 93* (2), 173-183.

Hogan, M. E., Taddio, A., Katz, J., Shah, V., & Krahn, M. (2017). Health utilities in people with chronic pain using a population-level survey and linked health care administrative data. *Pain, 158* (3), 408-416.

Hudson, L. J., Bevan, S., Wotherspoon, G., Gentry, C., Fox, A., & Winter, J. (2001). VR1 protein expression increases in undamaged DRG neurons after partial nerve injury. *European Journal of Neuroscience, 13* (11), 2105-2114.

Jay, G. W., & Barkin, R. L. (2014). Neuropathic pain: Etiology, pathophysiology, mechanisms, and evaluations. *Disease-a-Month, 60* (1), 6-47.

Jensen, T. S., Baron, R., Haanpää, M., Kalso, E., Loeser, J. D., Rice, A. S., et al. (2011). A new definition of neuropathic pain. *Pain, 152* (10), 2204-2205.

Jr Watkins, C. E. (2011). Toward a tripartite vision of supervision for psychoanalysis and psychoanalytic psychotherapies: Alliance, transference-countertransference configuration, and real relationship. *Psychoanalytic Review, 98* (4), 557-590.

Karibe, H., Arakawa, R., Tateno, A., Mizumura, S., Okada, T., Ishii, T., et al. (2010). Regional cerebral blood flow in patients with orally localized somatoform pain disorder: A single photon emission computed tomography study. *Psychiatry and Clinical Neurosciences, 64* (5), 476-482.

Kehlet, H., Jensen, T. S., & Woolf, C. J. (2006). Persistent postsurgical pain: Risk factors and prevention. *The Lancet, 367* (9522), 1618-1625.

Kim, H. Y., Park, C. K., Cho, I. H., Jung, S. J., Kim, J. S., Oh, S. B. (2008). Differential changes in TRPV1 expression after trigeminal sensory nerve injury. *The Journal of Pain, 9* (3), 280-288.

King, C. D., Goodin, B., Kindler, L. L., Caudle, R. M., Edwards, R. R., Gravenstein, N., et al. (2013). Reduction of conditioned pain modulation in humans by naltrexone: An exploratory study of the effects of pain catastrophizing. *Journal of Behavioral Medicine, 36*(3), 315-327.

Krause, S. J., & Backonja, M. M. (2003). Development of a neuropathic pain questionnaire. *The Clinical Journal of Pain, 19* (5), 306-314.

Krishna, V., Sammartino, F., & Rezai, A. L. (2018). A review of the current therapies, challenges, and future directions of transcranial focused ultrasound technology: Advances in diagnosis and treatment. *JAMA Neurology, 75* (2), 246-254.

Kropp, P., Meyer, B., Dresler, T., Fritsche, G., Gaul, C., Niederberger, U., et al. (2017). Relaxation techniques and behavioural therapy for the treatment of migraine: Guidelines from the German migraine and headache society. *Schmerz, 31* (5), 433-447.

Ladwig, K. H., Marten-Mittag, B., Erazo, N., & Gundel, H. (2001). Identifying somatization disorder in a population-based health examination survey: Psychosocial burden and gender differences. *Psychosomatics, 42* (6), 511-518.

Lawrence, A. J., Joshi, G. P., Michalkiewiczi, A., Blunnie, W. P., & Moriarty, D. C. (1992). Evidence for analgesia mediated by peripheral opioid receptors in inflamed synovial tissue. *European Journal of Clinical Pharmacology, 43* (4), 351-355.

Le Bars D. (2002). The whole body receptive field of dorsal horn multireceptive neurones. *Brain Research. Brain Research Reviews, 40* (1-3), 29-44.

Le Bars, D., Dickenson, A. H., & Besson, J. M. (1979). Diffuse noxious inhibitory controls (DNIC). I. Effects on dorsal horn convergent neurones in the rat. *Pain, 6* (3), 283-304.

Le Bars, D., Dickenson, A. H., & Besson, J. M. (1979). Diffuse noxious inhibitory controls (DNIC). II. Lack of effect on non-convergent neurones, supraspinal involvement and theoretical implications. *Pain, 6* (3), 305-327.

Leis, S., Weber, M., Schmelz, M., & Birklein, F. (2004). Facilitated neurogenic inflammation in unaffected limbs of patients with complex regional pain syndrome. *Neuroscience Letters, 359* (3), 163-166.

Leung, L., & Cahill, C. M. (2010). TNF-alpha and neuropathic pain—A review. *Journal of Neuroinflammation, 7,* 27.

Levine, J. D., Gordon, N. C., & Fields, H. L. (1978). The mechanism of placebo analgesia. *The Lancet, 2* (8091), 654-657.

Liu, Q., Vrontou, S., Rice, F. L., Zylka, M. J., Dong, X., & Anderson, D. J. (2007). Molecular genetic visualization of a rare subset of unmyelinated sensory neurons that may detect gentle touch. *Nature Neuroscience*，10（8），946.

Loeser，J. D.，& Treede，R. D.（2008）. The Kyoto protocol of IASP Basic Pain Terminology. *Pain*，137（3），473-477.

López-de-Uralde-Villanueva，I.，Martínez，A. G.，Fernández，P. C.，& De Andrés-Ares，J.（2018）. Validity and reliability of the Spanish-language version of the self-administered Leeds Assessment of Neuropathic Symptoms and Signs（S-LANSS）pain scale. *Neurologia*，33（8），505-514.

Macdonald，G.，& Leary，M. R.（2005）. Why does social exclusion hurt? The relationship between social and physical pain. *Psychological Bulletin*，131（2），202-223.

Mahn，F.，Hullemann，P.，Gockel，U.，Brosz，M.，Freynhagen，R.，Tolle，T. R.，et al.（2011）. Sensory symptom profiles and co-morbidities in painful radiculopathy. *PLoS One*，6（5），e18018.

Malfliet，A.，Coppieters，I.，Van Wilgen，P.，Kregel，J.，De Pauw，R.，Dolphens，M.，et al.（2017）. Brain changes associated with cognitive and emotional factors in chronic pain：A systematic review. *European Journal of Pain*，21（5），769-786.

Marchand，S.（2008）. The physiology of pain mechanisms：From the periphery to the brain. *Rheumatic Diseases Clinics of North America*，34（2），285-309.

Marchand，S.（2012）. *The Phenomenon of Pain*. Seattle：IASP Press.

Marchand，S.，& Arsenault，P.（2002）. Spatial summation for pain perception：Interaction of inhibitory and excitatory mechanisms. *Pain*，95（3），201-206.

Marinus，J.，Moseley，G. L.，Birklein，F.，Baron，R.，Maihöfner，C.，Kingery，W. S.，et al.（2011）. Clinical features and pathophysiology of complex regional pain syndrome. *The Lancet Neurology*，10（7），637-648.

Martin，P. R.（2016）. Stress and primary headache：Review of the research and clinical management. *Current Pain and Headache Reports*，20（7），45.

Martinon，F.，& Tschopp，J.（2004）. Inflammatory caspases：Linking an intracellular innate immune system to autoinflammatory diseases. *Cell*，117（5），561-574.

McMahon，S. B.，Koltzenburg，M.，Tracey，I.，& Turk，D.（2013）. *Wall & Melzack's Textbook of Pain：Expert Consult-online and Print.* New York：Elsevier Health Sciences.

Melzack，R.（1975）. The McGill Pain Questionnaire：Major properties and scoring methods. *Pain*，1（3），277-299.

Melzack，R.，& Wall，P. D.（1965）. Pain mechanisms：A new theory. *Science*，150（3699），971-978.

Melzack，R.，& Wall，P. D.（1970）. Evolution of pain theories. *International Anesthesiology Clinics*，8（1），3-34.

Merskey，H.（1965）. The characteristics of persistent pain in psychological illness. *Journal of Psychosomatic Research*，9（3），291-298.

Merskey，H.（1988）. Regional pain is rarely hysterical. *Archives of Neurology*，45（8），915-918.

Moalem，G.，& Tracey，D. J.（2006）. Immune and inflammatory mechanisms in neuropathic pain. *Brain Research Reviews*，51（2），240-264.

Moriarty，O.，McGuire，B. E.，& Finn，D. P.（2011）. The effect of pain on cognitive function：

A review of clinical and preclinical research. *Progress in Neurobiology，93*（3），385-404.

Mullally，W. J.，Hall，K.，& Goldstein，R.（2009）. Efficacy of biofeedback in the treatment of migraine and tension type headaches. *Pain Physician，12*（6），1005-1011.

Naylor，B.，Boag，S.，& Gustin，S. M.（2017）. New evidence for a pain personality? A critical review of the last 120 years of pain and personality. *Scandinavian Journal of Pain，17*（1），58-67.

Nestoriuc，Y.，Martin，A.，Rief，W.，& Andrasik，F.（2008）. Biofeedback treatment for headache disorders：A comprehensive efficacy review. *Applied Psychophysiology and Biofeedback，33*（3），125-140.

Ochoa，J. L.（2009）. Neuropathic pain：Redefinition and a grading system for clinical and research purposes. *Neurology，72*（14），1282-1283.

Olausson，H.，Lamarre，Y.，Backlund，H.，Morin，C.，Wallin，B.，Starck，G.，et al.（2002）. Unmyelinated tactile afferents signal touch and project to insular cortex. *Nature Neuroscience，5*（9），900-904.

Panksepp，J.（2003）. Neuroscience. Feeling the pain of social loss. *Science，302*（5643），237-239.

Peng，W. W.，Tang，Z. Y.，Zhang，F. R.，Li，H.，Kong，Y. Z.，Iannetti，G. D.，et al.（2019）. Neurobiological mechanisms of TENS-induced analgesia. *NeuroImage，195*，396-408.

Petrovic，P.，Kalso，E.，Petersson，K. M.，& Ingvar，M.（2002）. Placebo and opioid analgesia— Imaging a shared neuronal network. *Science，295*（5560），1737-1740.

Petrovic，P.，Petersson，K. M.，Ghatan，P. H.，Stone-Elander，S.，& Ingvar，M.（2000）. Pain-related cerebral activation is altered by a distracting cognitive task. *Pain，85*（1-2），19-30.

Pfau，D. B.，Klein，T.，Putzer，D.，Pogatzki-Zahn，E. M.，Treede，R. D.，& Magerl，W.（2011）. Analysis of hyperalgesia time courses in humans after painful electrical high-frequency stimulation identifies a possible transition from early to late LTP-like pain plasticity. *Pain，152*（7），1532-1539.

Portenoy，R.（2006）. Development and testing of a neuropathic pain screening questionnaire：ID pain. *Current Medical Research and Opinion，22*（8），1555-1565.

Price，D. D.（1999）. *Psychological Mechanisms of Pain and Analgesia.* Seattle：IASP Press.

Price，D. D.（2000）. Psychological and neural mechanisms of the affective dimension of pain. *Science，288*（5472），1769-1772.

Reicherts，P.，Gerdes，A. B. M.，Pauli，P.，& Wieser，M. J.（2016）. Psychological placebo and nocebo effects on pain rely on expectation and previous experience. *The Journal of Pain，17*（2），203-214.

Rief，W.，Zenz，M.，Schweiger，U.，Rüddel，H.，Henningsen，P.，& Nilges，P.（2008）. Redefining （somatoform）pain disorder in ICD-10：A compromise of different interest groups in Germany. *Current Opinion in Psychiatry，21*（2），178-181.

Rolke，R.，Baron，R.，Maier，C.，Tolle，T. R.，Treede，R. D.，Beyer，A.，et al.（2006）. Quantitative sensory testing in the German Research Network on Neuropathic Pain（DFNS）：Standardized protocol and reference values. *Pain，123*（3），231-243.

Rustamov，N.，Tessier，J.，Provencher，B.，Lehmann，A.，& Piche，M.（2016）. Inhibitory effects of heterotopic noxious counter-stimulation on perception and brain activity related to Abeta-fibre activation. *European Journal of Neuroscience*，*44*（1），1771-1778.

Said，G.（2007）. Diabetic neuropathy—A review. *Nature Clinical Practice：Neurology*，*3*（6），331-340.

Samad，T. A.，Moore，K. A.，Sapirstein，A.，Billet，S.，Allchorne，A.，Poole，S.，et al.（2001）. Interleukin-1β-mediated induction of Cox-2 in the CNS contributes to inflammatory pain hypersensitivity. *Nature*，*410*（6827），471-475.

Schramm，S. H.，Moebus，S.，Lehmann，N.，Galli，U.，Obermann，M.，Bock，E.，et al.（2015）. The association between stress and headache：A longitudinal population-based study. *Cephalalgia*，*35*（10），853-863.

Scott，D. J.，Stohler，C. S.，Egnatuk，C. M.，Wang，H.，Koeppe，R. A.，& Zubieta，J. K.（2008）. Placebo and nocebo effects are defined by opposite opioid and dopaminergic responses. *Archives of General Psychiatry*，*65*（2），220-231.

Sdrulla，A. D.，Guan，Y.，& Raja，S. N.（2018）. Spinal cord stimulation：Clinical efficacy and potential mechanisms. *Pain Practice*，*18*（8），1048-1067.

Seal，R. P.，Wang，X. D.，Guan，Y.，Raja，S. N.，Woodbury，C. J.，Basbaum，A. I.，et al.（2009）. Injury-induced mechanical hypersensitivity requires C-low threshold mechanoreceptors. *Nature*，*462*（7273），651-655.

Sharp，T. J.（2001）. Chronic pain：A reformulation of the cognitive-behavioural model. *Behaviour Research and Therapy*，*39*（7），787-800.

Ständer，S.，Steinhoff，M.，Schmelz，M.，Weisshaar，E.，Metze，D.，& Luger，T.（2003）. Neurophysiology of pruritus：Cutaneous elicitation of itch. *Archives of Dermatology*，*139*（11），1463-1470.

Steer，R. A.，Ball，R.，Ranieri，W. F.，& Beck，A. T.（1997）. Further evidence for the construct validity of the Beck Depression Inventory-Ⅱ with psychiatric outpatients. *Psychological Reports*，*80*（2），443-446.

Stefánsson，J. G.，Messina，J. A.，& Meyerowitz，S.（1976）. Hysterical neurosis，conversion type：Clinical and epidemiological considerations. *Acta Psychiatrica Scandinavica*，*53*（2），119-138.

Stein，C.（1995）. The control of pain in peripheral tissue by opioids. *New England Journal of Medicine*，*332*（25），1685-1690.

Stein，C.（2016）. Opioid receptors. *Annual Review of Medicine*，*67*（1），433-451.

Stein，C.，Hassan，A. H. S.，Lehrberger，K.，Giefing，J.，& Yassouridis，A.（1993）. Local analgesic effect of endogenous opioid peptides. *The Lancet*，*342*（8867），321-324.

Sundstrup，E.，Jakobsen，M. D.，Brandt，M.，Jay，K.，Persson，R.，Aagaard，P.，et al.（2014）. Workplace strength training prevents deterioration of work ability among workers with chronic pain and work disability：A randomized controlled trial. *Scandinavian Journal of Work，Environment and Health*，*40*（3），244-251.

Swieboda，P.，Filip，R.，Prystupa，A.，& Drozd，M.（2013）. Assessment of pain：Types，mechanism and treatment. *Annals of Agricultural and Environmental Medicine*，*Spec no. 1*，2-7.

Talbot, J. D., Marrett, S., Evans, A. C., Meyer, E., Bushnell, M. C., & Duncan, G. H. (1991). Multiple representations of pain in human cerebral cortex. *Science*, *251* (4999), 1355-1358.

Torrance, N., Smith, B. H., Bennett, M. I., & Lee, A. J. (2006). The epidemiology of chronic pain of predominantly neuropathic origin. Results from a general population survey. *The Journal of Pain*, *7* (4), 281-289.

Tracey, I. (2011). Can neuroimaging studies identify pain endophenotypes in humans? *Nature Reviews: Neurology*, *7* (3), 173-181.

Treede, R. D., Apkarian, A. V., Bromm, B., Greenspan, J. D., & Lenz, F. A. (2000). Cortical representation of pain: Functional characterization of nociceptive areas near the lateral sulcus. *Pain*, *87* (2), 113-119.

Treede, R. D., Jensen, T. S., Campbell, J. N., Cruccu, G., Dostrovsky, J. O., Griffin, J. W., et al. (2008). Neuropathic pain: Redefinition and a grading system for clinical and research purposes. *Neurology*, *70* (18), 1630-1635.

Treede, R. D., Meyer, R. A., & Campbell, J. N. (1998). Myelinated mechanically insensitive afferents from monkey hairy skin: Heat-response properties. *Journal of Neurophysiology*, *80* (3), 1082-1093.

Treede, R. D., Rief, W., Barke, A., Aziz, Q., Bennett, M. I., Benoliel, R., et al. (2015). A classification of chronic pain for ICD-11. *Pain*, *156* (6), 1003-1007.

Treede, R. D., Rief, W., Barke, A., Aziz, Q., Bennett, M. I., Benoliel, R., et al. (2019). Chronic pain as a symptom or a disease: The IASP Classification of Chronic Pain for the International Classification of Diseases (ICD-11). *Pain*, *160* (1), 19-27.

Von Hehn, C. A., Baron, R., & Woolf, C. J. (2012). Deconstructing the neuropathic pain phenotype to reveal neural mechanisms. *Neuron*, *73* (4), 638-652.

Wade, J. B., Dougherty, L. M., Archer, C. R., & Price, D. D. (1996). Assessing the stages of pain processing: A multivariate analytical approach. *Pain*, *68* (1), 157-167.

Walters, A. (1969). Psychogenic regional sensory and motor disorders alias hysteria. *Canadian Psychiatric Association Journal*, *14* (6), 573-590.

Wei, H., Zhou, L. L., Zhang, H. J., Chen, J., Lu, X. J., & Hu, L. (2018). The influence of expectation on nondeceptive placebo and nocebo effects. *Pain Research and Management*, *2018*, 8459429.

Weller, K., Reeh, P. W., & Sauer, S. K. (2011). TRPV1, TRPA1, and CB1 in the isolated vagus nerve—Axonal chemosensitivity and control of neuropeptide release. *Neuropeptides*, *45* (6), 391-400.

Willis, W. D. (1985). Nociceptive pathways: Anatomy and physiology of nociceptive ascending pathways. *Philosophical Transactions of the Royal Society of London B, Biological Sciences*, *308* (1136), 253-268.

Willis, W. D., & Westlund, K. N. (1997). Neuroanatomy of the pain system and of the pathways that modulate pain. *Journal of Clinical Neurophysiology*, *14* (1), 2-31.

Willis, W. D., Kenshalo, D. R., & Leonard, R. B. (1979). The cells of origin of the primate spinothalamic tract. *The Journal of Comparative Neurology*，188（4），543-573.

Woolf，C. J.（1983）. Evidence for a central component of post-injury pain hypersensitivity. *Nature*，306（5944），686-688.

Woolf，C. J.（2011）. Central sensitization：Implications for the diagnosis and treatment of pain. *Pain*，152（3），S2-S15.

Woolf，C. J.，& Salter，M. W.（2000）. Neuronal plasticity：Increasing the gain in pain. *Science*，288（5472），1765-1769.

Woolf，C. J.，& Thompson，S. W. N.（1991）. The induction and maintenance of central sensitization is dependent on N-methyl-D-aspartic acid receptor activation；Implications for the treatment of post-injury pain hypersensitivity states. *Pain*，44（3），293-299.

Zubieta，J. K.，Bueller，J. A.，Jackson，L. R.，Scott，D. J.，Xu，Y.，Koeppe，R. A.，et al.（2005）. Placebo effects mediated by endogenous opioid activity on mu-opioid receptors. *Journal of Neuroscience*，25（34），7754-7762.

第二章

疼痛理论与疼痛维度

　　疼痛在我们的生活中无处不在。正因为如此，它对我们来说是一个熟悉的陌生"人"。从日常经验来看，疼痛是一种感觉——痛觉。然而，疼痛似乎有着与其他感觉不同的特性。疼痛与视觉、听觉、触觉等感觉一样，都有强度、位置等感觉属性，但疼痛好像本质上就是让人不愉快的，而其他感觉则似乎并不会与某种情绪具有本质上的联系。这意味着即便疼痛是一种感觉，也是一种特殊的感觉；或者疼痛就不是一种感觉。那么，疼痛究竟是什么呢？

　　要完整地回答这一问题，我们需要了解疼痛理论的发展历史。与我们的日常经验有些相悖的是，疼痛最早被古希腊哲学家亚里士多德视为一种情绪（Perl，2007）。虽然也有部分人支持将疼痛当作感觉的观点，但直到中世纪，Avicenna（980—1037 年）才提出疼痛应该被当作一种独立的感觉（Perl，2007）。自 20 世纪起，疼痛是一种感觉的观点逐渐占了主导地位（Melzack & Casey，1968）。除了疼痛是感觉还是情绪的争论以外，疼痛的生理基础为何也引发了激烈的争论。特异性理论和模式理论针锋相对，就疼痛是否由特殊的感受器编码而展开辩论。1965 年，来自麻省理工学院的心理学家 Melzack 和神经科学家 Wall 在知名学术期刊 *Science*（《科学》）上发表了 "Pain mechanisms: A new theory" 一文，提出了疼痛的闸门控制理论，开辟了疼痛研究的新道路，揭示了心理因素通过中枢神经系统影响疼痛的新机制。不过，闸门控制理论对疼痛在大脑的加工机制刻画得并不清晰。之后，研究者发展出下行调节机制、神经矩阵理论等进一步解释疼痛加工的神经机制。在无数科学工作者的努力下，今天我们对疼痛的理解已经不止局限于一种感觉或情绪。疼痛是一种包括知觉、情绪、认知、行为等多个维度信息的复杂现象。这些不同的维度信息有其各自的生理基础，却相互影响、相互作用，最终形成了"疼痛"。

　　本章首先介绍人类在理解疼痛历史中的经典理论，然后着重介绍现在被广泛接受的疼痛多维度模型。当然，疼痛多维度模型并不一定是关于疼痛本质这一问题的最终答案，但它是我们进一步理解疼痛的基石。借助这一理论模型，我们可以从更加综合、全面的角度看待疼痛，并据此开发有效的镇痛方法。

第一节　疼　痛　理　论

疼痛是一种我们最熟悉也最陌生的现象。它在我们的生活中无处不在，以至于在语言层面上它几乎已经成了任何生理和心理上的消极结果的代名词：生理上的伤害让人感到"疼痛"，生活上的不幸让人"痛苦"，社会上的不公让人"痛心"。然而，疼痛又是那样神秘莫测：为什么打仗的时候中弹了，也可能感觉不到痛？为什么截肢之后，肢体都没了，却还会感到痛？为什么梦里好像不会感觉到痛？

要回答这些问题，真正了解"疼痛"这位熟悉的陌生"人"，我们需要知道它的本质是什么，它是怎样产生的。如同其他所有重要的问题一样，对于"疼痛的本质为何"这一难题的思索已经延续了几千年，但至今仍未得到明确的答案。前科学时代，人们对疼痛本质的思考主要是基于日常经验的哲学沉思。随着近代科学的发展，人们越来越从科学的角度研究这一问题，对疼痛的理解也聚焦于伤害性信息在神经系统中的传导和表征，并逐步认识到疼痛是一种包含感觉、认知、情绪等多个维度的现象。本节将简要介绍自近代科学发端以来发展出的这些疼痛理论。

一、特异性理论

在众多疼痛理论中，最经典的是 17 世纪法国哲学家笛卡儿（René Descartes）提出的特异性理论（specificity theory）。该理论认为感觉模态与感受器存在一一对应关系，即每一种感觉模态都有其特异的感受器和相关的感觉纤维（即初级传入纤维），而这种感觉纤维也只对这一种特定的刺激敏感（Dubner et al., 1978）。由于受到机械宇宙观的影响，笛卡儿认为人体也可以被视为一台机器，而疼痛系统则连接了皮肤和大脑，皮肤受到伤害性刺激后会通过特定的感觉纤维传导至大脑的特定区域，从而产生疼痛感。他以钟楼做比喻来解释他的理论："脚接近火以后，火焰中细小的粒子会快速移动，并且激活与它们相联系的部分脚上皮肤，之后再以同样的方式激活与这部分皮肤相连的纤维；同时，这些能量在纤维的结束处打开细孔，最终在大脑中产生疼痛的感觉。这也与钟楼敲铃的方式类似，即拉动绳

子的一端，引起绳子的另一端敲响钟铃"。（Descartes，1972）

后来，Müller 进一步发展了特异性理论，提出了神经特殊能量学说。根据该学说的观点，大脑只能依靠感觉神经来接收关于外界事物的信息，而各种感觉神经都具有特殊的能量，并且只能产生一种感觉（Müller，1843）。在此基础上，Von Frey（1896）提出，可以将体表感觉系统区分为触、热、冷和痛四种不同的感觉模态。与其他感觉模态相同，痛觉也有其独立的感觉系统，借由特异的外周感受器对伤害性信息做出反应，并且通过神经纤维把信号传递到大脑中的特定区域。

在这些理论的启发下，研究者已经发现了不同感觉模态与周围神经纤维之间的特定关系，比如，Aδ纤维和 C 纤维主要传递疼痛信息，Aβ 纤维主要传递触觉信息等。神经影像技术的发展则让我们打开了大脑的黑箱，证实了某些脑区与疼痛信息加工有密切关系，如初级躯体感觉皮层、次级躯体感觉皮层及丘脑等与疼痛的感觉层面信息加工相关（Wager et al.，2013），而前扣带回和脑岛等与疼痛的情感层面信息加工有关（Kragel et al.，2018）。

值得注意的是，S1、S2、脑岛和前扣带回等脑区也参与其他认知功能的加工，并不是特异地只表征疼痛（Davis，2011）。除此以外，中枢神经系统中的某些神经元（如广动力神经元）既能对伤害性刺激做出反应，也能对非伤害性刺激做出反应，而这与特异性理论的预测相悖。从逻辑上看，特异性理论认为外周伤害性感受器的激活是产生疼痛感的充要条件，然而 Aδ纤维或 C 纤维的激活与疼痛并无一一对应关系。一方面，安慰剂效应说明了外周感受器激活未必会导致疼痛，因此感受器激活不是产生疼痛的充分条件；另一方面，慢性疼痛等组织损伤康复之后疼痛仍持续存在的现象（Mansour et al.，2014），说明了疼痛的产生并不一定伴随着 Aδ纤维或 C 纤维的激活，即感受器激活不是产生疼痛的必要条件。可见，特异性理论有其局限性，无法完全解释疼痛现象。

二、模式理论

与特异性理论强调的一种感受器对应一种特定感觉的主张相反，模式理论（pattern theory）认为外周神经纤维会对许多刺激模态做出反应，而最终的感觉取决于中枢神经系统对不同神经纤维放电模式的解码结果（Moayedi & Davis，2012）。举例而言，感觉强度是中枢神经系统对神经纤维的放电频率或共同放电纤维的数量进行解码的结果。Goldscheider（1884）进一步指出，疼痛感知没有独立的系统，疼痛和触觉等其他感觉共享一些感受器，疼痛是由皮肤上神经冲动的叠加而成的特殊模式造成的。

模式理论与我们日常生活中的某些体验相符，如随着温度的增加，温热的感觉会逐渐变成烫，最后变成痛，而这一感受的变化是由于同一模态刺激的强度增加而导致的。按照特异性理论，相同模态的刺激应当激活相同的感觉纤维，引发同一感觉，而不应该使感觉从温觉转变为痛觉。除此以外，模式理论也提示了时间累积效应（重复接受同一强度的刺激导致疼痛感受增强）和空间累积效应（多个部位同时接受刺激导致疼痛感受增强）在疼痛感知中的特殊作用。不过，模式理论忽视了脊髓背角的确存在疼痛特异的神经元（Price et al., 2003），因而也存在着缺陷。

三、闸门控制理论

Melzack 和 Wall（1965）基于解剖学和生理学数据提出了闸门控制理论。该理论认为，脊髓背角存在三种相互联系的系统：闸门控制系统（gate control system）、中枢控制触发器（central control trigger）和运动系统（action system）（图 2-1）。闸门控制系统通过类闸门的方式调节伤害性信号的向上传输；中枢控制触发器反映了大脑活动对伤害性信息传输的影响；运动系统则负责产生一系列疼痛反应。

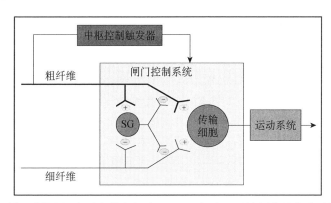

图 2-1 闸门控制理论简图。脊髓中的中间神经元 SG 细胞可以抑制信号传递到传输细胞。选择性激活粗纤维（如 Aβ 纤维）可以使 SG 细胞活跃，而细纤维（如 Aδ 纤维或 C 纤维）的激活可以抑制 SG 细胞的活动（见彩图 2-1）

在这三个系统中，闸门控制系统最为关键，它的作用机制依赖于外周传入神经、脊髓背角中的胶状质（substantia gelatinosa，SG）和向脑传输信号的初级中枢传输细胞/T 细胞（first central transmission cells，T cells）的相互作用。具体来说，负责传导伤害性信息的细纤维（Aδ纤维与 C 纤维）和负责传导非伤害性信息的粗纤维（如 Aβ 纤维）均会将神经冲动传导至 SG 和 T 细胞，其中细纤维对 SG 有抑制作用，粗纤维则对 SG 有激活作用，而 SG 本身具有抑制作用，能够在细纤维和粗纤维接触 T 细胞前抑制这两类神经纤维的活动。据此，如果个体接触伤害性刺激，Aδ纤维或 C 纤维会发放神经冲动，从而抑制 SG，使其无法抑制细纤维将神经冲动传递至 T 细胞，而 T 细胞进一步将伤害性信息传递至脑，最终就会产生疼痛感；如果个体在接触伤害性刺激的同时受到非伤害性触觉的刺激，粗纤维的激活会进一步激活 SG，从而抑制细纤维将伤害性信息传递至 T 细胞，最终起到缓解疼痛的作用。借由闸门控制系统，注意、记忆和情绪等心理变量也可调节疼痛感知。心理状态的变化会引起特定的大脑活动，继而通过中枢控制触发器调节闸门控制系统，起到缓解疼痛或加剧疼痛的作用。因此，闸门控制理论也提供了心理状态调节疼痛的生理机制。事实上，自从闸门控制理论被提出后，心理状态对疼痛感知的影响就越发受到重视，间接催生了大量相关理论。

虽然从今天的角度看闸门控制理论对于疼痛调节机制的刻画过于简化了，缺乏很多细节，但该理论的提出仍是疼痛领域内的一个重大事件。闸门控制理论关于激活粗纤维能抑制疼痛的核心理论预测已得到了大量研究的证实，并且开启了疼痛治疗的新方向，即触觉镇痛（Daniele & MacDermott，2009）。

四、下行调节机制

为了解释大脑活动对疼痛的调节作用，闸门控制理论构想了中枢控制触发系统，但未能细致地刻画中枢控制触发系统的内部结构和作用机制。随着神经科学研究的不断深入，今天我们已经对大脑调控疼痛的机制有所了解：从皮层、中脑、延髓一直延伸到脊髓的下行调节机制（descending modulation mechanism），可通过改变疼痛信号在脊髓背角的输入来调节疼痛（Eippert et al.，2009；Kwon et al.，2014）。

按照目前的了解，背外侧前额叶（dorsolateral prefrontal cortex，dlPFC）、喙侧前扣带皮层（rostral anterior cingulate cortex，rACC）、中脑导水管周围灰质（PAG）、延髓头端腹内侧区（rostral ventromedial medulla，RVM）等区域是下行调节系统中的重要组成部分（Tracey & Mantyh，2007）。其中，PAG 和 RVM 的作用尤其值得关注（Fields，1994）。动物实验最早发现了电刺激 PAG 可起到镇痛作用，如 Reynolds（1969）发现通过电刺激 PAG 可以实现在不使用任何形式麻醉的情况下对实验鼠实施腹部外科手术。后来的研究进一步验证了 PAG 在疼痛调节中的关键作用，如电针刺镇痛与 PAG 的激活有关（Zhao，2008），使用深部脑刺激（deep brain stimulation，DBS），PAG 可以缓解难治性疼痛病人的疼痛（Pereira et al.，2010）。RVM 中则存在着两类特殊的神经元，即兴奋性细胞（on-cell）和抑制性细胞（off-cell），它们的放电可分别导致疼痛加剧和疼痛缓解（Ossipov et al., 2010）。功能磁共振研究也证实了 RVM 的激活与疼痛缓解有关（Eippert et al., 2009）。

需要注意的是，下行调节系统对疼痛的调节是双向的：既能缓解疼痛，也能加剧疼痛（Zhuo, 2017）。因此，下行调节系统的损伤也可能会对慢性疼痛的发生和发展有所贡献（Zhuo, 2017）。从这一角度看，下行调节机制不仅具体阐明了疼痛调节的潜在脑机制之一，也对解决临床实践上的慢性疼痛问题有所启示，因此弥补了以往疼痛理论不注重病理性疼痛的缺点。

五、神经矩阵理论

闸门控制理论的理论核心在于脊髓的闸门控制系统，幻肢痛[①]却对该系统的必要性提出了挑战。幻肢痛是发生在截肢患者身上的一类特殊疼痛。这些患者的部分肢体已经截去，因而这些部位不再有伤害性感受器分布，相应的动作电位也不再有产生的生理基础。然而，临床观察发现，对于这些患者而言，已经截去的部位仍然可能产生和正常肢体一样的疼痛感。考虑到患者被截肢体的感受器已经不复存在，对于幻肢痛的存在，只能用中枢神经系统的活动加以解释。有鉴于此，闸门控制理论的提出者之一 Melzack（1989，1990）提出了神经矩阵理论，试图从脑的层面解释疼痛的产生。

Melzack 认为神经矩阵是在大脑中广泛分布的神经网络，由丘脑、皮层、边缘系统和躯体感觉系统等之间的环路组成。神经矩阵各个区域中神经元的突触连接和神经矩阵接受输入后产生的活动模式最初是由遗传决定的，但后来会受到经验和学习的影响。由于疼痛包含感觉、情感、评价等多维度信息[②]，神经矩阵中存在不同的部分负责疼痛的不同维度，这些相应的部分被称为神经模块。不同的神经模块对疼痛信息的加工是可以同时发生的，但是不同模块之间会相互影响，最终加工的结果经过整合就形成了特定的神经活动模式，即神经信号。神经信号会进一步传输至感知神经整合中心和运动系统。前者位于脑干中部，负责形成意识到的疼痛体验；后者包括骨骼、肌肉等在内的躯体系统，负责产生特定的疼痛行为。根据这一理论，幻肢痛可以被解释为截肢后在外周的输入信息缺失的情况下神经矩阵依然产生了神经信号，这一信号传递至神经整合中心后被神经系统解释为疼痛，并且神经信号在缺乏肢体反馈的情况下会变得更加强烈，以使不存在的肢体产生"运动"。

---

① 对于幻肢痛的详细介绍可参考本书第五章第四节关于"幻肢痛"的论述。
② 关于疼痛的多维度理论，详见下一节"疼痛维度"。

后来，神经矩阵理论经过进一步发展，形成了疼痛矩阵理论（Tracey & Mantyh，2007）。该理论认为大脑中存在一个包括 S1、S2、ACC、丘脑、脑岛和前额叶等区域在内的疼痛矩阵，可对疼痛信息进行特异性的加工（Apkarian et al.，2005）。然而，大量证据显示疼痛矩阵并非疼痛特异性的（Iannetti & Mouraux，2010）。例如，非疼痛的其他刺激（如视觉、听觉和非伤害性躯体感觉）只要具备足够的新异性，也可以激活这些脑区（Mouraux et al.，2011），而且给疼痛感觉丧失的先天无痛症患者施加伤害性刺激，也会激活相应的脑区（Salomons et al.，2016）。可见，虽然神经矩阵理论和疼痛矩阵理论的提出使得我们更加关注大脑在疼痛体验中的作用，但目前要找到特异性的编码疼痛的脑区或脑网络仍然非常困难（Hu & Iannetti，2016）。

六、总结

本节简要介绍了五种主要的疼痛理论，即疼痛的特异性理论、模式理论、闸门控制理论、下行调节机制和神经矩阵理论。从疼痛理论的演变过程可以看出，我们对疼痛的理解从单一的生理现象逐渐转变为受到生理、心理和社会等多重因素影响的复杂现象。疼痛包含感觉、认知、情绪等多维度信息的观念也得到了广泛的认同（Keefe & France，1999）。对疼痛认识的加深不仅在理论层面上推进了疼痛研究，也在实践层面上为疼痛治疗提供了启示和指导。

第二节　疼痛维度

疼痛对个体的生存至关重要。如果无法感知疼痛，儿童极有可能会在成年之前就夭亡。我们对疼痛的理解已逐渐从单一的生理现象发展到包括疼痛知觉、疼痛情绪、疼痛认知和疼痛行为等多个维度信息的复杂现象。疼痛知觉是"痛"的主观体验，涉及对伤害性刺激感觉层面信息的加工；疼痛情绪是个体对伤害性刺激的有正负性的主观评价，包括疼痛引起的短时情绪反应和长时情感变化；疼痛认知通常指疼痛和认知因素的相互影响；疼痛行为则是伤害性刺激引起的外在可观测的反应。通常来说，只有综合这几个维度才能完整地描述疼痛。诚然，疼痛各维度之间也存在复杂的相互关联，除了少数特殊的神经疾病（Grahek，2011）或实验操作外（Rainville et al.，1997；Rainville et al.，1999），要把疼痛某一个维度分离出来单独考察是十分困难的。本节将简要介绍疼痛的这几个维度。

一、疼痛知觉

疼痛知觉是对疼痛感觉信息（强度、位置、类型等）进行加工的过程和相应的结果。这些信息共同构成了疼痛的知觉维度，形成了独特的"痛"的主观感觉体验。从整体上来说，伤害性刺激会激活外周伤害性感受器，产生神经冲动，而神经冲动沿传入神经传导到脊髓，经过换元后进一步传导至大脑负责感觉信息加工的区域，最终产生疼痛感觉。

（一）疼痛知觉的外周神经机制

伤害性感受器是一类游离于皮肤表层之下的初级传入纤维神经末梢，负责传递身体组织已受到伤害或面临受伤风险的威胁性信号。由于伤害性刺激的特性，伤害性感受器的激活阈限通常比非伤害性感受器更高。一旦皮肤、肌肉、关节、内脏等组织的损伤超过了伤害性感受器的激活阈限，初级传入神经元就能将伤害性的机械、化学或者热刺激转换成动作电位，并将其传递至脊髓。

根据轴突传导速度的不同，传导伤害性信号的初级传入纤维可分为 Aδ 纤维和 C 纤维两类（Kunimoto，2012）。Aδ 纤维有髓鞘，直径较小，为 1～5μm，传导速度为 5～30m/s。Aδ 纤维主要传递快痛，又叫"一次疼痛"，是一种快速而尖锐的疼痛。C 纤维无髓鞘，直径很小，为 0.2～1.5μm，传导速度为 0.5～2m/s，比 Aδ 纤维慢得多。C 纤维主要传递慢痛，又叫"二次疼痛"，是快痛之后跟随的一种钝的、模糊的、持续时间较长的疼痛（罗非，2010）。

根据机械刺激、热刺激和化学刺激的敏感性不同，伤害性感受器可以被分为不同类型。C 纤维上对机械和热刺激敏感的伤害性感受器称为机械–热敏感 C 纤维伤害性感受器（C-fiber mechano-heat-sensitive nociceptors，CMH），A 纤维上对机械和热刺激敏感的伤害性感受器称为机械–热敏感 A 纤维伤害性感受器（A-fiber mechano-heat-sensitive nociceptors，AMH）（Ringkamp et al.，2013）。如果一根纤维对机械刺激或者热刺激做出反应，那么这根纤维在大多数情况下也会对化学刺激做出反应。因此，CMH 和 AMH 通常也可以指代多模态伤害性感受器。对机械刺激敏感的伤害性感受器叫作机械敏感伤害性传入纤维（mechanically sensitive nociceptive afferents，MSA），对机械刺激不敏感或者阈限极高的纤维则叫作机械不敏感传入纤维（mechanically insensitive afferents，MIA）。值得注意的是，C 纤维上的 MIA 虽然对机械刺激不敏感，但是对化学刺激的敏感程度却高于 CMH。因此，也可以认为 C 纤维上的 MIA 是对化学刺激敏感的伤害性感受器。

（二）疼痛知觉的中枢机制

1. 疼痛信号的上行传导通路

外周的 Aδ 纤维和 C 纤维所传递的疼痛信息通过脊髓背角神经节进入脊髓。外周传入神经元会在脊髓处的终端释放谷氨酸、P 物质等兴奋性神经递质来激活脊髓背角的第二级神经元。大多数第二级神经元的轴突可斜跨脊髓的中线直接到达脊髓腹侧面，进而将上行的疼痛传导信号通过脊髓丘脑束上传到大脑。脊髓丘脑束纤维可将疼痛信息并行地投射到丘脑腹内侧核后部（posterior portion of the ventral medial nucleus）、腹后核（ventral posterior nuclei）、腹外侧核（ventral lateral nucleus）、中央外侧核（central lateral nucleus）、束旁核（parafascicular nucleus）和背内侧核的腹尾部（ventral caudal portion of the medial dorsal nucleus）（Dostrovsky & Craig，2013）。脊髓丘脑束对疼痛信息的传导意义重大：刺激脊髓丘脑束可产生疼痛感觉，而损毁它则会导致对侧疼痛感觉的大幅减弱（Basbaum & Jessell，2012）。脊髓丘脑束是最主要的疼痛上行传导通路。除了它以外，疼痛上行传导通路还包括脊髓脑干束（spinomedullary and spinobulbar tracts）、脊髓下丘脑束（spinohypothalamic tract）、突触后背柱通路（post-synaptic dorsal column system）和脊髓颈丘脑通路（spinocervicothalamic pathway）（Dostrovsky & Craig，2013）等四条通路。

除了从外周到大脑的上行传导通路外，大脑内也存在着两条不同的疼痛上行通路：外侧通路（lateral pain pathway）和内侧通路（medial pain pathway）。在外侧通路中，外侧丘脑会将信息投射到初级躯体感觉皮层、次级躯体感觉皮层以及顶岛盖（parietal operculum）和后脑岛（posterior insula）等区域，负责处理疼痛感觉——辨别层面的信息，比如，疼痛的位置、持续时间等。在内侧通路中，内侧丘脑会将信息投射到与疼痛的情感——动机层面有关的脑区，如前脑岛（anterior insula，AI）、前扣带回和前额叶皮层（prefrontal cortex，PFC）（Jones et al.，2012；Morton et al.，2016）。

2. 疼痛知觉在大脑中的表征

大量功能脑影像研究发现，疼痛刺激能够稳定地激活初级躯体感觉皮层，刺激躯体感觉皮层、岛叶皮层、前扣带回、前额叶皮层和丘脑等区域（Apkarian et al.，2005；Tracey & Mantyh，2007），并且这些区域的被激活程度不仅与疼痛强度高度相关，还能够被可调节疼痛强度的因素调节（Iannetti & Mouraux，2010；Legrain et al.，2011）。基于这些原因，初级躯体感觉皮层、次级躯体感觉皮层、脑叶皮层、前扣带回等脑区常常被视为一个整体，统称为疼痛矩阵（Tracey & Mantyh，2007）。

然而，疼痛矩阵这一概念遭到了一些研究者的反对（Iannetti & Mouraux，2010；Legrain et al.，2011；Mouraux & Iannetti，2018）。他们认为这些脑区不是疼痛特异的脑区，而是与刺激新异性相关的脑网络（Legrain et al.，2011；Mouraux et al.，2011），因为疼痛感觉丧失的先天无痛症患者接受伤害性刺激也会激活相应的脑区（Salomons et al.，2016），而刺激新异性足够强的非疼痛刺激（如视觉、听觉和非伤害性躯体感觉）也可以激活这些脑区（Mouraux et al.，2011）。

近年来，一些研究者试图将模式识别、动态脑网络等方法引入疼痛脑影像领域，以挖掘出编码疼痛的特定大脑活动模式或动态脑网络（Kucyi & Davis，2015，2017；Wager et al.，2013）。例如，Wager（2013）应用模式识别方法，通过一系列功能磁共振成像（functional magnetic resonance imaging，fMRI）实验发现了与热痛强度知觉相关的大脑活动模式——疼痛神经标记物（neural pain signature，NPS）。NPS 中包括双侧的背侧后脑岛、次级躯体感觉皮层、前脑岛、腹外侧丘脑、内侧丘脑、下丘脑、背侧前扣带回等区域的特定激活模式。Wager（2013）还发现，NPS 可以准确区分热痛刺激与温热刺激、物理疼痛与社会排斥，并且对镇痛药物瑞芬太尼敏感。不过，该研究使用的热痛刺激和温热刺激在凸显性和强度上的匹配并不完善（Hu & Iannetti，2016；Mouraux & Iannetti，2018）。针对这一问题，Liang 等（2019）匹配了疼痛刺激和非痛刺激的凸显性和强度，发现在脑干、丘脑、脑岛、前扣带回、中扣带回和辅助运动区（supplementary motor area，SMA）等脑区的激活模式可区分疼痛刺激和非痛刺激。

除了疼痛强度以外，疼痛位置也是疼痛知觉中的一个重要方面。当个体受到疼痛刺激时，其注意力会自发地转移至疼痛部位（Van Damme et al.，2007）。这一过程依赖于迅速且准确地分辨出疼痛的部位在哪里。这种疼痛定位能力对于采取恰当措施应对疼痛非常重要，因此具有一定的演化意义。相关研究已初步揭示初级躯体感觉皮层和脑岛在疼痛定位中有重要作用（Bingel et al.，2004；Henderson et al.，2007；Kenshalo & Isensee，1983；Mazzola et al.，2009；Omori et al.，2013）。Kenshalo 和 Isensee（1983）发现，猕猴 S1 中不同的伤害性神经元可对不同皮肤位置上的热痛刺激产生反应。fMRI（Bingel et al.，2004）、脑电图（electroencephalogram，EEG）（Valentini et al.，2012）和脑磁图（magnetoencephalogram，MEG）（Omori et al.，2013）方面的研究则发现了 S1 中存在疼痛的体感地图：不同位置的疼痛刺激会激活 S1 中的不同部位。不仅如此，fMRI 研究还发现对前臂和大腿施加机械痛刺激可激活脑岛的不同部位（Henderson et al.，2007）。这意味着脑岛也可能是负责疼痛定位的脑区之一。以癫痫患者为被试的研究更进一步支持了这一假设：在癫痫患者脑岛中植入电极后，Mazzola 等（2009）则发现对脑岛不同部位施加电刺激，可使患者不同的身体部位（面部、上肢或下肢）产生疼痛感。

大多数疼痛研究都使用施加于皮肤表面的疼痛刺激作为刺激材料（Duerden & Albanese，2013），但除了体表的疼痛，疼痛还包括肌肉痛和内脏痛。人们对这几类疼痛的感觉体验有很大的不同（Strigo et al.，2002），因此它们在神经机制上必然存在一些差异。然而，不同传入神经在脊髓背角汇聚后，其携带的信息有相当程度的混合，而疼痛上行传导通路中均包含可对不同类型的疼痛做出反应的神经元（McMahon et al.，1995），即便是在对内脏痛特别重要的突触后背柱通路中，大多数神经元也对体表痛和内脏痛有反应（Bradshaw & Berkley，2000）。可见，不同类型疼痛的神经机制差异很可能体现在大脑对疼痛的加工中。神经影像研究验证了这一猜想。Strigo 等（2002）匹配内脏痛和体表热痛的强度后，发现体表痛可引起双侧前脑岛更高程度的激活，而且只有内脏痛可以激活腹外侧前额叶皮层（ventrolateral prefrontal cortex，vlPFC）。另外，只有内脏痛可激活双侧 S1 下部、双侧初级运动皮层和 ACC 前侧核。借助元分析的方法，Duerden 和 Albanese（2013）发现，相比体表痛，肌肉痛更可能会激活楔前叶（precuneus）、后扣带回、背外侧前额叶和小脑（cerebellum）；相比肌肉痛，体表痛则更可能会激活 S1 和腹内侧前额叶皮层（ventromedial prefrontal cortex，vmPFC）。

二、疼痛情绪

疼痛情绪成分可进一步划分为即时性疼痛情绪（immediate pain unpleasantness）和继发性疼痛情感（secondary pain affect）。前者与疼痛刺激密切相关，是伴随疼痛产生的一种短暂的情绪状态，如恐惧和不愉悦；后者是指与疼痛的长远结局相关的情绪，涉及高级神经活动过程，是一种持续性的情绪感受，与学习、记忆、想象和认知评价等过程高度相关（Price，2000）。由于研究上的便利性，对疼痛情绪加工神经机制的研究主要关注即时性疼痛情绪信息。大量关于人类和动物的研究揭示了内侧通路在疼痛情绪传递中的作用以及 ACC、杏仁核等脑区对疼痛情绪加工的重要意义。关于继发性疼痛情感的研究则发现，伴随疼痛出现的不良情绪体验（如灾难化、孤独、焦虑、恐惧甚至厌世等）会给患者带来无尽的痛苦，其程度甚至更甚于疼痛知觉本身（Bussone et al.，2012；Craig，2003）。

（一）即时性疼痛情绪

疼痛情绪主要由内侧通路传导（Price，2000）。该通路中的神经投射由脊髓背角浅层和深层及三叉神经脊束核复合体发出，经过内侧丘脑/髓板内核群到达 ACC。除了 ACC 以外，杏仁核也在疼痛情绪的加工过程中起着重要作用。

1. 疼痛情绪的传递——内侧通路

疼痛信息传递到脊髓背角时便分化为疼痛感觉和情绪，疼痛感觉信息主要由脊髓丘脑束上传，疼痛情绪信息则主要经脊髓脑干束向上传递。就目前的研究来说，大部分研究认为在脊髓背角浅层（Ⅰ/Ⅱ层）与深层（Ⅶ/Ⅷ层）存在伤害特异性神经元（nociceptive specific neuron，NS），可对伤害性刺激进行特异性反应。Ⅰ/Ⅱ层的伤害特异性神经元会投射到多个脑干结构，包括孤束核、延髓网状结构、臂旁核和被盖区，负责疼痛的原发性不愉快情绪。Ⅶ/Ⅷ层的伤害特异性神经元则主要投射到大部分延髓网状背侧亚核、丘脑髓板内核和中脑导水管周围灰质，负责编码疼痛的继发性疼痛情感（张玉秋，2005）。在三叉神经脊束核尾侧亚核的结构中也存在伤害特异性神经元，位于其结构浅层（Ⅰ/Ⅱ层）和深层（Hu，1990）。其中，位于浅层的伤害特异性神经元主要对躯体感觉的厌恶特性进行传导，而位于深层的伤害特异性神经元则主要对疼痛的情绪成分进行传导。

丘脑是感觉信息从脊髓到达大脑皮层的重要中继站，对痛觉信息的整合与传递尤为关键。疼痛情绪在丘脑中的代表区主要位于丘脑下部的下丘脑后核，该区域主要接受来自脊髓向上的投射，且大量来自三叉神经脊束核尾侧亚核向上投射的纤维也终止于此。此外，下丘脑后核也会向 PAG 的腹外侧和腹内侧区域投射。其中，腹外侧 PAG 负责编码情绪的动机成分，而腹内侧 PAG 则是编码恐惧动机的区域（Vertes & Crane，1996）。

疼痛的情绪信息从脊髓第Ⅶ/Ⅷ层和三叉神经复合核深层出发后，最终将到达与疼痛情绪相关的脑区，如 ACC 等。然而，脊髓、三叉神经复合核和下丘脑后核并没有纤维可以直接向 ACC 投射。丘脑是疼痛情绪信息传入前扣带回皮层前的必经之处。有研究认为，可能是丘脑板内核负责将疼痛情绪信息传递到 ACC。对大鼠、猫和猴子的研究证实了这一猜想：这些动物的 ACC 都接受来自丘脑束旁核、中央内侧核、中央外侧核和旁中央核的纤维投射（Thompson & Robertson，1987；Vogt et al.，1992）。

2. 与疼痛情绪相关的脑区

ACC 是参与疼痛情绪加工的关键脑区（Fuchs et al.，2014；Talbot et al.，1991；Xiao & Zhang，2018；Yamamura et al.，1996）。研究发现，伴有重度焦虑情绪的慢性疼痛患者在切除 ACC 之后，虽然焦虑情绪基本消失，但疼痛感受仍然存在（Foltz & White，1962），这表明 ACC 是疼痛焦虑情绪加工的重要脑区。神经影像方面的研究支也持了这一结论（Rainville et al.，1999；Rainville et al.，1997）。通常情况下，疼痛感觉和疼痛情绪难以分离，Rainville 等（1997）使用催眠技术选择性地操纵疼痛情绪，而不对疼痛感觉进行任何操纵。结果显示，虽然催眠过程本身对个体的疼痛体验和大脑活动不产生特殊的影响，但如果使用催眠技术暗示被试疼痛刺激的不愉悦度会发生改变，那么被试的不愉悦度评分和 ACC 激活水平会发生相应的变化，并且 ACC 的激活程度与不愉悦度评分呈显著正相关。可见，疼痛不愉悦度可能是在 ACC 进行编码的。对动物的相关研究也得出了相似的结论（Fuchs et al.，2014）：借助条件位置回避范式，La Graize 等（2004）发现电损毁 ACC 后部可减弱大鼠对脊髓 C5 结扎造成的疼痛的情绪反应，但不影响机械痛敏感性。

另一个参与疼痛情绪加工的重要脑区是杏仁核。研究表明，杏仁核可能是整合机体情绪的重要中枢。它先将外界的感觉信息整合为情绪反应的初级成分，进而投射到下丘脑和脑干中的核团，最后产生有意识的情绪情感反应。疼痛相关的研究表明，杏仁核更多地参与疼痛的负性情绪反应和逃避等动机的形成过程，而不参与疼痛强度的加工过程。在杏仁核中注入吗啡会抑制大鼠对疼痛刺激的不愉悦情绪反应（Nandigama & Borszcz，2003）；刺激大鼠杏仁核的基底外侧部分，会则增强大鼠对电刺激的情绪反应（Borszcz & Spuz，2010）。不仅如此，损毁杏仁核会导致大鼠对疼痛刺激的情绪反应减弱，但是不会改变疼痛阈限（Gao et al.，2004）。疼痛所诱发的杏仁核内部神经元敏化则会使患有关节炎的老鼠出现持续性的疼痛情绪（Neugebauer，2015）。类似地，对人类被试的研究也发现，持续性关节炎患者的杏仁核在疼痛期间会一直被激活，但是在急性实验型疼痛中，杏仁核却没有出现激活（Kulkarni et al.，2007）。

（二）继发性疼痛情感

相比疼痛造成的即时性不愉悦，继发性疼痛情感对个体的生活有着更为长远的消极影响。对于疼痛患者而言，在疾病和损伤后往往会伴随着疼痛情绪的产生，临床上通常表现为孤独、焦虑、恐惧、抑郁、愤怒、无力感、罪恶感和服从等。

根据持续时间长短，可以将疼痛分为慢性痛、急性痛和瞬时痛三大类。不同类型的疼痛伴随着不同的继发性疼痛情感，其影响也各不相同。由于多数慢性疼痛难以根治，慢性疼痛患者的疼痛长期处于复发、持续或恶化状态。反复而持久的疼痛不断折磨着患者的身心，使他们日渐衰弱，无法继续工作，不能享受家庭之乐和休闲之趣，进而会引发非常严重的情绪和行为紊乱（Gamsa，1990）。急性痛患者也可能会出现多种情绪紊乱，如愤怒、焦虑和抑郁等。伴随瞬时痛而产生的不良情绪则主要是不同程度的焦虑和恐惧，它们是机体对组织损伤所做出的反应，不会对患者造成特别大的伤害（Turk & Rudy，1990）。

疼痛的基础研究和临床研究证据一致表明，伴随疼痛而来的恐惧、焦虑、抑郁等不良情绪所造成的危害甚至超过了疼痛本身（Linton & Shaw，2011；Vlaeyen &

Linton，2000）。对于临床上疼痛恐惧情绪的评估和测量，当前使用较广的方法是量表测评法（Ramírez-Maestre，Esteve & López-Martínez，2014），如使用恐惧回避态度量表（fear-avoidance beliefs questionnaire，FABQ）来评估疼痛患者对身体活动和工作的态度，从而对疼痛的恐惧情绪进行量化评估（Waddell et al.，1993）。Wertli 等（2014）使用 FABQ 测量腰背痛患者的恐惧，结果发现，患者的恐惧回避信念越强，出现不良后果（恢复延迟和发展为慢性疼痛）的概率越大（Wertli et al.，2014）。Thibodeau 等（2013）利用疼痛焦虑症状量表（pain anxiety symptoms scale，PASS）（McCracken et al.，1992）测量了 95 名健康被试的疼痛焦虑程度。结果发现，被试的疼痛焦虑评分越高，对疼痛的感知越敏感。与疼痛相关的恐惧和焦虑情绪会给患者的生活带来很多负面影响，例如，使患者的自我疼痛报告评分增加，产生更加明显的疼痛行为（Nicassio et al.，1995），疼痛相关的无助感的出现频率也会明显增加（Zale et al.，2013）并且加大止痛药的使用剂量（Jacobsen & Butler，1996）。这一系列的反应都会降低患者的日常生活能力，并且扰乱患者的认知功能，进而阻碍其智力的正常发挥。当患者不得不使用更大剂量的止痛药时，可能会出现慢性间质性肾炎、肾功能不全、严重的胃肠反应、血小板的生理功能异常和粒细胞缺乏症等症状，进一步降低患者的生活质量。除了疼痛恐惧和焦虑以外，慢性疼痛患者往往会伴随着不同程度的抑郁症状，主要表现为精神不振、情绪低落、注意力难以集中、食欲和睡眠质量下降及全身乏力等，甚至还会有自杀倾向（Keefe et al.，2001）；部分慢性疼痛患者还表现出挫败、愤怒、无力感和情绪紊乱（Breivik et al.，2014）。研究表明，患者的抑郁状况与其对疼痛的厌恶程度呈显著的正相关（Berna et al.，2010），而抑郁对患者的生命具有很大的威胁性——与没有抑郁的患者相比，出现抑郁的患者有更严重的自杀倾向（Cheatle，2011；Vandivort & Locke，1979）。

三、疼痛认知

疼痛认知通常指认知因素和疼痛体验的相互影响（Ahles et al.，1983；Melzack & Casey，1968）。灾难化、注意、应对策略、期望等认知因素能调节个体的疼痛感受，而疼痛本身也会影响个体的记忆、注意、执行功能等认知功能。

（一）认知对疼痛的影响

1. 疼痛灾难化对疼痛的影响

疼痛灾难化是指"在经历实际或预期的疼痛体验时一种夸大的消极心理定式"（Sullivan et al.，2001），包括沉思、无助、悲观三个维度。例如，有疼痛灾难化认知的患者会错误地认为自己余生都会经历严重的疼痛，即便他的慢性疼痛程度不是很重并且已经接受了合适的治疗。疼痛灾难化通常与慢性疼痛患病率升高、疼痛评分上升、抑郁症状增多、镇痛药使用量增加等负性结果有正相关关系（Breivik et al.，2014；Feinstein et al.，2017；Jacobsen & Butler，1996；Khan et al.，2011；Sullivan et al.，2001；Turner et al.，2000；Turner et al.，2002）。不仅如此，减弱疼痛灾难化还有助于减轻慢性疼痛症状（Jensen et al.，2001；Smeets et al.，2006）。

2. 注意对疼痛的影响

注意是将认知资源指向并集中于某一对象的过程。根据指向对象是否是疼痛，注意可对疼痛起到不同的作用。如果指向疼痛以外的实物，注意可以减轻疼痛（Villemure & Bushnell，2002）。这一过程可以包括注意分散和无视疼痛。注意分散指的是将注意力转移至疼痛以外的其他事物上。日常经验告诉我们，注意分散是调节疼痛的有效策略（McCaul & Malott，1984）。总体来说，这一常识和实证研究的结果是一致的，特别是与急性疼痛研究的结果一致（Johnson，2005）。注意分散的效果在某种程度上取决于注意分散物是否可以有效地吸引个体的注意。近年来，虚拟现实技术的发展提供了分散注意的新方法。研究发现，虚拟现实技术对于减轻烧伤痛的效果尤为出众（Malloy & Milling，2010）。无视疼痛是将注意从疼痛上转移的过程。对运动员的研究发现，无视疼痛与在遭受疼痛时继续比赛的可能性相关，而且对疼痛的无视可以减弱疼痛强度对坚持比赛的影响（Deroche et al.，2011）。

另外，如果将注意指向于疼痛本身，注意的影响就不甚明确（Villemure & Bushnell，2002）。有的研究表明，集中注意于疼痛上会加剧疼痛（Miron et al.，1989），但也有研究发现，将注意聚焦到疼痛上会减轻疼痛（Keogh et al.，2000）。因此，注意对疼痛的影响并不单一，可能受到了其他因素的调节。

3. 应对策略对疼痛的影响

疼痛应对策略是个体为减少疼痛或降低疼痛的影响而采取的各类行为。上面提到的疼痛灾难化、注意分散和无视疼痛均可以被视为特定的应对策略（Haythornthwaite，2013）。除了这三种以外，另外一种特别值得关注的应对策略是坚持活动（Haythornthwaite，2013）。坚持活动指的是个体在遭遇疼痛时依然维持日常的活动水平（Jensen et al.，1995）。研究显示，这一应对策略是老年人应对疼痛时最常使用的策略之一（Ersek et al.，2006），并且其效果相对稳定，能有效地降低疼痛强度，缓解疼痛相关生理残障（pain-related disability）和抑郁症状（Garcia-Campayo et al.，2007；Jensen et al.，2011；Jensen et al.，1995；Tan et al.，2005）。

当然，应对策略不止这四类，吃药、休息、祷告等都可以被纳入应对策略的范畴（Flor & Turk，2013；Haythornthwaite，2013）。应当注意到，应对策略种类繁多，其中既有有效的，也有无效的，因此应对策略的使用并不意味着疼痛应对是成功的（Tunks & Bellissimo，1988）。不过，通常来说，积极应对策略（如注意分散、坚持活动等）的效果好于消极应对策略（如放弃活动、疼痛灾难化）（Jensen et al.，1991；Smith et al.，1997）。

4. 期望对疼痛的影响

期望是一种对未来可能发生的事件的信念。Atlas 和 Wager（2012）把与疼痛加工过程相关的期望分为三种类型：第一种是安慰剂镇痛期望，第二种是反安慰剂痛觉过敏期望，第三种是刺激期望。安慰剂镇痛期望指的是对某种治疗可以减缓疼痛的期望。反安慰剂疼痛过敏期望指的是如果患者相信一种治疗会引起疼痛或者加重症状，那么他感受到的疼痛强度也会增强。刺激期望指的是对疼痛刺激的期望。个体可以通过基本的联结学习形成条件反射，进而形成对疼痛刺激的期望，从而影响疼痛体验。

大量研究证实安慰剂镇痛期望、反安慰剂疼痛过敏期望和刺激期望都能调节疼痛体验（Atlas & Wager，2012；Forsberg et al.，2017；Palermo et al.，2015；Petersen et al.，2014）。值得注意的是，期望对疼痛的调节作用在患者身上也存在（Forsberg et al.，2017；Peerdeman et al.，2016）。例如，临床上对癌症患者的最新研究发现，相较于对疼痛减轻没有期望的患者，对疼痛减轻抱有高期望水平的患者疼痛评分更低（Matsuoka et al.，2017）。不仅如此，期望对患者疼痛的调节效果可能好于对健康人疼痛的调节效果（Forsberg et al.，2017）。脑影像的研究则显示，期望的疼痛调节作用可以通过 vmPFC、脑岛、杏仁核、下丘脑、PAG 等与疼痛有关的脑区活动来实现（Geuter et al.，2017）。

（二）疼痛对认知的影响

1. 疼痛对记忆的影响

与健康人群相比，慢性疼痛患者往往会表现出空间记忆、工作记忆能力、再认记忆和情景记忆受限（Oosterman et al.，2011）。慢性疼痛之所以会对个体的学习和记忆能力产生如此大的影响，可能是因为患者在疼痛状态下很难集中注意力去学习或记忆某一件事。研究还发现，慢性疼痛患者的自传体记忆也会受到影响（Oosterman et al.，2009）。其具体表现为：在自传体记忆中，慢性疼痛患者更倾向于提取与负性情绪或疼痛相关的自传体事件，而在回忆与积极情绪相关的自传体事件时相对困难。一些关于动物的研究也证明，持续的疼痛刺激会加深大鼠对不愉快经历的记忆（Albuquerque et al.，2013）。

2. 疼痛对注意的影响

疼痛刺激具有较强的刺激凸显性，可分散个体原本就有限的注意力。不仅如此，即便个体努力将注意力集中于需要注意的任务上，疼痛相关信息也可以自动进入我们的注意系统，从而影响个体在注意任务中的表现（Attridge et al.，2017）。例如，即使被告知要尽量忽视自身的疼痛并把注意力集中于注意任务上，自述疼痛水平高的患者在注意任务上的成绩仍比自述疼痛水平较低的患者更差（Vancleef & Peters，2006）。

疼痛自动吸引注意力的能力使得长期的疼痛可能会过度损耗注意力，从而导致注意缺陷和自上而下的注意力控制能力受损。事实上，慢性疼痛患者确实显示出一定的注意力缺陷（Dick et al.，2002；Oosterman et al.，2011）。其主要的表现是注意力转换受限，即当慢性疼痛患者将自己的思想或行为指向某一事物时，往往很难把有限的注意力转向另一事物。

3. 疼痛对执行功能的影响

在标准化认知测试中，与健康人群相比，慢性疼痛患者的反应时间相对较长；相对于正常人在有限的注意力范围内，相对于正常人，疼痛患者视觉上的空间协调能力和运动的准确性也较差（Harman & Ruyak，2005）。此外，疼痛还会减弱患者的自我调节能力，从而导致执行功能退化（Verdejo-García et al.，2009）。影像学研究结果显示，与健康者相比，纤维肌痛综合征患者在完成反应抑制任务时，前运动区、辅助运动区、额下回（inferior frontal gyrus，IFG）、中扣带回、壳核等与反应选择、运动准备和注意相关脑区的激活程度更低，脑相关部位神经元的激活程度更低（Glass et al.，2011）。

四、疼痛行为

疼痛行为是指能够表明个体正在经受疼痛的可观测的外在反应。在漫长的生命史中，个体演化出了声音、面部表情和肢体动作等行为以直接向外界传递疼痛信息（Turk et al.，1985），如通过躯体的活动或运动表达自己的不适，或通过言语和面部表情的改变表现自己的痛苦。除了这些外显行为反应以外，疼痛行为还包括那些外在、可观测的生理反应（Turk & Flor，1987），如心跳、呼吸、出汗等。

（一）外显行为反应

1. 疼痛声音

从出生起，只要我们感到疼痛就会本能地发出类似于"哎哟"的叫喊。这种对疼痛的声音反应不仅提示了疼痛的发生，还有助于抵御疼痛。Swee 和 Schirmer（2015）要求 56 名被试将手置于能让人感到疼痛的冷痛仪中，结果发现那些喊出声音的人比没有喊出声音的人能多忍受三分半钟的疼痛。鉴于单纯听到别人的叫喊声无法起到同样的效果，Swee 和 Schirmer（2015）猜测是叫喊时相关肌肉的运动影响了疼痛信号的传递，从而起到镇痛作用。这意味着言语能力受限的婴儿在经历疼痛时的哭喊可能也起到了一定的镇痛作用。

2. 疼痛表情

疼痛表情也是人类表达疼痛的方式之一，具有重要的生存适应和社会交流价值。Pool 和 Craig（1992）发现，即便被试口头否认疼痛，观察者也能通过被试的面部表情推断其是否在承受疼痛。面部的疼痛表情很难被隐藏和伪装，因此疼痛表情能够较为精确、可靠地传递疼痛信息。已经被明确编码的疼痛表情有眉猛烈下沉、两眉头之间的膨出、鼻根变宽、眼睛紧闭、上下唇的活动使嘴巴呈方形或矩形等（Izard，2002）。

疼痛表情和疼痛强度之间的关系是采用面部表情评分量表（face rating scale，FRS）评估疼痛的理论依据之一。该量表使用从快乐到悲伤及哭泣的 6 个不同表现的面容，让患者选择一张最能表达其疼痛的脸谱。这一评估方法简单、直观、形象，特别适用于文化程度较低、言语能力受限或认知功能受损的患者对疼痛进行评估。

3. 疼痛动作

除了声音和表情外，个体遭遇疼痛时也常常采取特定的肢体动作。例如，当膝盖磕破时，我们会下意识地用手轻抚膝盖；当手被门夹到时，我们会立刻甩动受伤的手。闸门控制理论（Melzack & Wall，1965）提示我们，这样的行为可以起到缓解疼痛的作用。特定动作和疼痛之间的关系也为测量动物的疼痛提供了一种可行的方法。关于动物的研究可以通过观察动物的疼痛动作来量化疼痛强度，比如，甩尾（大小鼠、家兔）、甩头（家兔）、缩足、跳跃等（Flecknell，2001）。

（二）外在生理反应

1. 心跳

在日常生活中，遭遇到剧烈疼痛时，我们通常能感觉到心跳的速度加快。实证研究得到了与我们的日常经验一致的结果：心率会随着疼痛刺激强度的增加而增加（Loggia et al.，2011）。鉴于此，心率常被当作测量婴儿疼痛的指标之一（McGrath & Unruh，2013）。不过，心率和疼痛的关系存在较大程度的个体差异（Tousignant-Laflamme et al.，2005），仅凭心率无法准确推断个体的疼痛程度，但将心率与其他指标相结合能够帮助我们更好地测量疼痛。

2. 呼吸

疼痛会使呼吸模式发生变化（Jafari et al.，2017）。短暂的疼痛会通过缩短吸气时间或增加吸入空气体积来增加吸气流量，而持续性疼痛则会增加每分钟吸入或呼出的空气量，即增加每分钟通气量（minute ventilation）（Jafari et al.，2017）。疼痛和呼吸模式的对应关系在健康人和慢性疼痛患者身上均存在，因此自发的呼吸速率变化也可作为衡量疼痛的一个指标（Jafari et al.，2017）。另外，有研究发现，放缓呼吸频率也能在一定程度上缓解疼痛（Park et al.，2013；Zautra et al.，2010）。

3. 出汗

疼痛的另一种外在生理反应是汗液分泌量的变化。Harpin 和 Rutter（1983）发现，疼痛刺激会使婴儿手掌的汗液分泌量增加。Gedaly-Duff（1989）则认为手掌上的汗腺量可作为衡量疼痛的指标之一。不过，疼痛以外的因素（如焦虑情绪）也可导致汗液分泌的变化，因此无法将出汗作为疼痛特异性指标，而只能作为判断疼痛程度的辅助指标，或用于测量无法获取言语报告的特殊人群的疼痛。

五、总结

疼痛是一种包含知觉、情绪、认知和行为等多个维度的复杂现象。本节从这几个维度入手，简要介绍了以下几个方面：①疼痛感觉信息的外周和中枢加工机制；②即时性疼痛情绪的神经机制和继发性疼痛情感对个体生活的影响；③疼痛灾难化、注意、应对策略、预期等认知因素对疼痛体验的影响，以及疼痛对个体的记忆、注意、执行功能等认知功能的影响；④个体经历疼痛时的声音、表情和动作等外显行为反应以及心跳、呼吸和出汗等外在生理反应。需要注意的是，虽然本节依次介绍了疼痛的四个维度，但它们之间并非相互独立的，而是存在复杂的内在联系。理解疼痛的多维度本质对于理解疼痛和治疗疼痛有重要意义。过度关注其中一个维度（如知觉维度）是片面的，既无法准确地描述个体经历疼痛时的复杂体验，也没有考虑到疼痛给患者带来的痛苦是多方面的。

参 考 文 献

罗非.（2010）. 疼痛的生理特异性及其心理调节. 见：隋南编著，*生理心理学*（p. 418）. 北京：中国人民大学出版社.

张玉秋.（2005）. 痛情绪和相关记忆产生的神经机制. *自然科学进展*，*15*（12），1409-1415.

Ahles，T. A.，Blanchard，E. B.，& Ruckdeschel，J. C.（1983）. The multidimensional nature of cancer-related pain. *Pain*，*17*（3），277-288.

Albuquerque，B.，Häussler，A.，Vannoni，E.，Wolfer，D. P.，& Tegeder，I.（2013）. Learning and memory with neuropathic pain：Impact of old age and progranulin deficiency. *Frontiers in Behavioral Neuroscience*，*7*，174.

Apkarian，A. V.，Bushnell，M. C.，Treede，R. D.，& Zubieta，J. K.（2005）. Human brain mechanisms of pain perception and regulation in health and disease. *European Journal of Pain*，*9*（4），463-484.

Atlas，L. Y.，& Wager，T. D.（2012）. How expectations shape pain. *Neuroscience Letters*，*520*（2），140-148.

Attridge，N.，Eccleston，C.，Noonan，D.，Wainwright，E.，& Keogh，E.（2017）. Headache impairs attentional performance：A conceptual replication and extension. *The Journal of Pain*，*18*（1），29-41.

Basbaum，A. I.，& Jessell，T. M.（2012）. Pain. In E. R. Kandel，J. H. Schwartz，T. M. Jessell，S. A. Siegelbaum，& A. J. Hudspeth（Eds.），*Principles of Neural Science*（5th ed.，pp.530-535）. New York：McGraw-Hill Education.

Berna，C.，Leknes，S.，Holmes，E. A.，Edwards，R. R.，Goodwin，G. M.，& Tracey，I.（2010）. Induction of depressed mood disrupts emotion regulation neurocircuitry and enhances pain unpleasantness. *Biological Psychiatry*，*67*（11），1083-1090.

Bingel，U.，Lorenz，J.，Glauche，V.，Knab，R.，Gläscher，J.，Weiller，C.，et al.（2004）. Somatotopic organization of human somatosensory cortices for pain：A single trial fMRI study. *NeuroImage*，*23*（1），224-232.

Borszcz，G. S.，& Spuz，C. A.（2010）. Hypothalamic control of pain vocalization and affective dimension of pain signaling. In Brudzynski，S. M.（Ed.），*Handbook of Behavioral Neuroscience*（Vol. 19，pp.281-291）. Amsterdam：Elsevier.

Bradshaw，H. B.，& Berkley，K. J.（2000）. Estrous changes in responses of rat gracile nucleus neurons to stimulation of skin and pelvic viscera. *The Journal of Neuroscience*，*20*（20），7722-7727.

Breivik，H.，Reme，S. E.，& Linton，S. J.（2014）. High risk of depression and suicide attempt among chronic pain patients：Always explore catastrophizing and suicide thoughts when evaluating chronic pain patients. *Scandinavian Journal of Pain*，*5*（1），1-3.

Bussone，G.，Grazzi，L.，& Panerai，A. E.（2012）. Pain，emotion，headache. *Headache：The Journal of Head and Face Pain*，*52*（s2），98-101.

Cheatle, M. D. (2011). Depression, chronic pain, and suicide by overdose: On the edge. *Pain Medicine*, *12* (suppl 2), S43-S48.

Craig, A. D. (2003). A new view of pain as a homeostatic emotion. *Trends in Neurosciences*, *26*(6), 303-307.

Daniele, C. A., & MacDermott, A. B. (2009). Low-threshold primary afferent drive onto GABAergic interneurons in the superficial dorsal horn of the mouse. *The Journal of Neuroscience*, *29* (3), 686-695.

Davis, K. D. (2011). Neuroimaging of pain: What does it tell us? *Current Opinion in Supportive and Palliative Care*, *5* (2), 116-121.

Deroche, T., Woodman, T., Stephan, Y., Brewer, B. W., & Le Scanff, C. (2011). Athletes' inclination to play through pain: A coping perspective. *Anxiety, Stress, and Coping*, *24* (5), 579-587.

Descartes, R. (1972). *Treatise of Man*. Cambridge: Harvard University Press.

Dick, B., Eccleston, C., & Crombez, G. (2002). Attentional functioning in fibromyalgia, rheumatoid arthritis, and musculoskeletal pain patients. *Arthritis and Rheumatism*, *47* (6), 639-644.

Dostrovsky, J. O., & Craig, A. D. (2013). Ascending projection systems. In S. B. McMahon, M. Koltzenburg, I. Tracey, & D. C. Turk (Eds.), *Wall and Melzack's Textbook of Pain* (6th ed., pp.182-197). Philadelphia: Saunders.

Dubner, R., Sessle, B. J., & Storey, A. T. (1978). *The Neural Basis of Oral and Facial Function*. Boston: Springer.

Duerden, E. G., & Albanese, M. C. (2013). Localization of pain-related brain activation: A meta-analysis of neuroimaging data. *Human Brain Mapping*, *34*, 109-149.

Eippert, F., Bingel, U., Schoell, E. D., Yacubian, J., Klinger, R., Lorenz, J., et al. (2009). Activation of the opioidergic descending pain control system underlies placebo analgesia. *Neuron*, *63* (4), 533-543.

Eippert, F., Finsterbusch, J., Bingel, U., & Büchel, C. (2009). Direct evidence for spinal cord involvement in placebo analgesia. *Science*, *326* (5951), 404.

Ersek, M., Turner, J. A., & Kemp, C. A. (2006). Use of the chronic pain coping inventory to assess older adults' pain coping strategies. *The Journal of Pain*, *7* (11), 833-842.

Feinstein, A. B., Sturgeon, J. A., Darnall, B. D., Dunn, A. L., Rico, T., Kao, M. C., et al. (2017). The effect of pain catastrophizing on outcomes: A developmental perspective across children, adolescents, and young adults with chronic pain. *The Journal of Pain*, *18*(2), 144-154.

Fields, H. L. (1994). Central nervous system mechanisms of pain modulation. In P. D. Wall & R. Melzack (Eds.), *Textbook of Pain* (pp.243-257). New York: Chruchill Livingston.

Flecknell, P. A. (2001). Analgesia of small mammals. *Veterinary Clinics of North America: Exotic Animal Practice*, *4* (1), 47-56.

Flor, H., & Turk, D. C. (2013). Cognitive and learning aspects. In S. B. McMahon, M. Koltzenburg, I. Tracey, & D. C. Turk (Eds.), *Wall and Melzack's Textbook of Pain* (6th ed., pp.256-272). Philadelphia: Saunders.

Foltz, E. L., & White, L. E. (1962). Pain "relief" by frontal cingulumotomy. *Journal of Neurosurgery*,

19（2），89-100.

Forsberg，J. T.，Martinussen，M.，& Flaten，M. A.（2017）. The placebo analgesic effect in healthy individuals and patients：A meta-analysis. *Psychosomatic Medicine*，*79*（4），388-394.

Fuchs，P. N.，Peng，Y. B.，Boyette-Davis，J. A.，& Uhelski，M. L.（2014）. The anterior cingulate cortex and pain processing. *Frontiers in Integrative Neuroscience*，*8*，35.

Gamsa，A.（1990）. Is emotional disturbance a precipitator or a consequence of chronic pain? *Pain*，*42*（2），183-195.

Gao，Y. J.，Ren，W. H.，Zhang，Y. Q.，& Zhao，Z. Q.（2004）. Contributions of the anterior cingulate cortex and amygdala to pain-and fear-conditioned place avoidance in rats. *Pain*，*110*（1），343-353.

Garcia-Campayo，J.，Pascual，A.，Alda，M.，& Ramirez，M. T. G.（2007）. Coping with fibromialgia：Usefulness of the chronic pain coping inventory-42. *Pain*，*132*，S68-S76.

Gedaly-Duff，V.（1989）. Palmar sweat index use with children in pain research. *Journal of Pediatric Nursing*，*4*（1），3-8.

Geuter，S.，Koban，L.，& Wager，T. D.（2017）. The cognitive neuroscience of placebo effects：Concepts，predictions，and physiology. *Annual Review of Neuroscience*，*40*（1），167-188.

Glass，J. M.，Williams，D. A.，Fernandez-Sanchez，M. L.，Kairys，A.，Barjola，P.，Heitzeg，M. M.，et al.（2011）. Executive function in chronic pain patients and healthy controls：Different cortical activation during response inhibition in fibromyalgia. *The Journal of Pain*，*12*（12），1219-1229.

Goldscheider，A.（1884）. The specific energy of the sensory nerves of the skin. In H. Handwerker（Ed.），*Classical German Contributions to Pain Research*（pp.47-69）. Hassfurt：Tagblatt-Druckerie KG.

Grahek，N.（2011）. *Feeling Pain and Being in Pain*（2nd ed.）. Cambridge：MIT Press.

Harman，K.，& Ruyak，P.（2005）. Working through the pain：A controlled study of the impact of persistent pain on performing a computer task. *The Clinical Journal of Pain*，*21*（3），216-222.

Harpin，V. A.，& Rutter，N.（1983）. Making heel pricks less painful. *Archives of Disease in Childhood*，*58*（3），226-228.

Haythornthwaite，J. A.（2013）. Assessment of pain beliefs，coping and funciton. In S. B. McMahon，M. Koltzenburg，I. Tracey，& D. C. Turk（Eds.），*Wall and Melzack's Textbook of Pain*（6th ed.，pp.328-338）. Philadelphia：Saunders.

Henderson，L. A.，Gandevia，S. C.，& Macefield，V. G.（2007）. Somatotopic organization of the processing of muscle and cutaneous pain in the left and right insula cortex：A single-trial fMRI study. *Pain*，*128*（1），20-30.

Hu，J. W.（1990）. Response properties of nociceptive and non-nociceptive neurons in the rat's trigeminal subnucleus caudalis（medullary dorsal horn）related to cutaneous and deep craniofacial afferent stimulation and modulation by diffuse noxious inhibitory controls. *Pain*，*41*（3），331-345.

Hu，L.，& Iannetti，G. D.（2016）. Painful issues in pain prediction. *Trends in Neurosciences*，*39*

（4），212-220.

Iannetti，G. D.，& Mouraux，A.（2010）. From the neuromatrix to the pain matrix（and back）. *Experimental Brain Research*，205（1），1-12.

Izard，C. E.（2002）. Continuity and change in infants' facial expressions following an unanticipated aversive stimulus. *Behavioral and Brain Sciences*，25（4），463-464.

Jacobsen，P. B.，& Butler，R. W.（1996）. Relation of cognitive coping and catastrophizing to acute pain and analgesic use following breast cancer surgery. *Journal of Behavioral Medicine*，19（1），17-29.

Jafari，H.，Courtois，I.，Van den Bergh，O.，Vlaeyen，J. W. S.，& Van Diest，I.（2017）. Pain and respiration：A systematic review. *Pain*，158（6），995-1006.

Jensen，M. P.，Moore，M. R.，Bockow，T. B.，Ehde，D. M.，& Engel，J. M.（2011）. Psychosocial factors and adjustment to chronic pain in persons with physical disabilities：A systematic review. *Archives of Physical Medicine and Rehabilitation*，92（1），146-160.

Jensen，M. P.，Turner，J. A.，& Romano，J. M.（2001）. Changes in beliefs，catastrophizing，and coping are associated with improvement in multidisciplinary pain treatment. *Journal of Consulting and Clinical Psychology*，69（4），655-662.

Jensen，M. P.，Turner，J. A.，Romano，J. M.，& Karoly，P.（1991）. Coping with chronic pain：A critical review of the literature. *Pain*，47（3），249-283.

Jensen，M. P.，Turner，J. A.，Romano，J. M.，& Strom，S. E.（1995）. The chronic pain coping inventory：Development and preliminary validation. *Pain*，60（2），203-216.

Johnson，M. H.（2005）. How does distraction work in the management of pain? *Current Pain and Headache Reports*，9（2），90-95.

Jones，A. K. P.，Huneke，N. T. M.，Lloyd，D. M.，Brown，C. A.，& Watson，A.（2012）. Role of functional brain imaging in understanding rheumatic pain. *Current Rheumatology Reports*，14（6），557-567.

Keefe，F. J.，& France，C. R.（1999）. Pain：Biopsychosocial mechanisms and management. *Current Directions in Psychological Science*，8（5），137-141.

Keefe，F. J.，Lumley，M.，Anderson，T.，Lynch，T.，& Carson，K. L.（2001）. Pain and emotion：New research directions. *Journal of Clinical Psychology*，57（4），587-607.

Kenshalo，D. R.，& Isensee，O.（1983）. Responses of primate SI cortical neurons to noxious stimuli. *Journal of Neurophysiology*，50（6），1479-1496.

Keogh，E.，Hatton，K.，& Ellery，D.（2000）. Avoidance versus focused attention and the perception of pain：Differential effects for men and women. *Pain*，85（1），225-230.

Khan，R. S.，Ahmed，K.，Blakeway，E.，Skapinakis，P.，Nihoyannopoulos，L.，Macleod，et al.（2011）. Catastrophizing：A predictive factor for postoperative pain. *The American Journal of Surgery*，201（1），122-131.

Kragel，P. A.，Kano，M.，van Oudenhove，L.，Ly，H. G.，Dupont，P.，Rubio，A.，et al.（2018）. Generalizable representations of pain，cognitive control，and negative emotion in medial frontal cortex. *Nature Neuroscience*，21（2），283-289.

Kucyi，A.，& Davis，K. D.（2015）. The dynamic pain connectome. *Trends in Neurosciences*，*38*（2），86-95.

Kucyi，A.，& Davis，K. D.（2017）. The neural code for pain：From single-cell electrophysiology to the dynamic pain connectome. *The Neuroscientist*，*23*（4），397-414.

Kulkarni，B.，Bentley，D. E.，Elliott，R.，Julyan，P. J.，Boger，E.，Watson，A.，et al.（2007）. Arthritic pain is processed in brain areas concerned with emotions and fear. *Arthritis & Rheumatism*，*56*（4），1345-1354.

Kunimoto，M.（2012）. The peripheral mechanism of physiological pain. *Brain and Nerve*，*64*（11），1205-1214.

Kwon，M.，Altin，M.，Duenas，H.，& Alev，L.（2014）. The role of descending inhibitory pathways on chronic pain modulation and clinical implications. *Pain Practice*，*14*（7），656-667.

La Graize，S. C.，Labuda，C. J.，Rutledge，M. A.，Jackson，R. L.，& Fuchs，P. N.（2004）. Differential effect of anterior cingulate cortex lesion on mechanical hypersensitivity and escape/avoidance behavior in an animal model of neuropathic pain. *Experimental Neurology*，*188*（1），139-148.

Legrain，V.，Iannetti，G. D.，Plaghki，L.，& Mouraux，A.（2011）. The pain matrix reloaded：A salience detection system for the body. *Progress in Neurobiology*，*93*（1），111-124.

Liang，M.，Su，Q.，Mouraux，A.，& Iannetti，G. D.（2019）. Spatial patterns of brain activity preferentially reflecting transient pain and stimulus intensity. *Cerebral Cortex*，*29*（5），2211-2227.

Linton，S. J.，& Shaw，W. S.（2011）. Impact of psychological factors in the experience of pain. *Physical Therapy*，*91*（5），700-711.

Loggia，M. L.，Juneau，M.，& Bushnell，M. C.（2011）. Autonomic responses to heat pain：Heart rate，skin conductance，and their relation to verbal ratings and stimulus intensity. *Pain*，*152*（3），592-598.

Malloy，K. M.，& Milling，L. S.（2010）. The effectiveness of virtual reality distraction for pain reduction：A systematic review. *Clinical Psychology Review*，*30*（8），1011-1018.

Mansour，A. R.，Farmer，M. A.，Baliki，M. N.，& Apkarian，A. V.（2014）. Chronic pain：The role of learning and brain plasticity. *Restorative Neurology and Neuroscience*，（1），129-139.

Matsuoka，H.，Yoshiuchi，K.，Koyama，A.，Makimura，C.，Fujita，Y.，Tsurutani，J.，et al.（2017）. Expectation of a decrease in pain affects the prognosis of pain in cancer patients：A prospective cohort study of response to morphine. *International Journal of Behavioral Medicine*，*24*（4），535-541.

Mazzola，L.，Isnard，J.，Peyron，R.，Guénot，M.，& Mauguière，F.（2009）. Somatotopic organization of pain responses to direct electrical stimulation of the human insular cortex. *Pain*，*146*（1），99-104.

McCaul，K. D.，& Malott，J. M.（1984）. Distraction and coping with pain. *Psychological Bulletin*，*95*（3），516-533.

McCracken，L. M.，Zayfert，C.，& Gross，R. T.（1992）. The pain anxiety symptoms scale：Development and validation of a scale to measure fear of pain. *Pain*，*50*（1），67-73.

McGrath，P. J.，& Unruh，A. M.（2013）. Measurement and assessment of paediatric pain. In S. B. McMahon，M. Koltzenburg，I. Tracey，& D. C. Turk（Eds.），*Wall and Melzack's Textbook of Pain*（6th ed.，pp.320-327）. Philadelphia：Saunders.

McMahon，S. B.，Dmitrieva，N.，& Koltzenburg，M.（1995）. Visceral pain. *British Journal of Anaesthesia*，*75*（2），132-144.

Melzack，R.（1989）. Phantom limbs，the self and the brain（the D. O. Hebb Memorial Lecture）. *Canadian Psychology*，*30*（1），1-16.

Melzack，R.（1990）. Phantom limbs and the concept of a neuromatrix. *Trends in Neurosciences*，*13*（3），88-92.

Melzack，R.，& Casey，K. L.（1968）. Sensory，motivational and central control determinants of pain：A new conceptual model. In D. Kenshalo（Ed.），*The Skin Senses*（pp.423-443）. Springfield：Charles C. Thomas.

Melzack，R.，& Wall，P. D.（1965）. Pain mechanisms：A new theory. *Science*，*150*（3699），971-978.

Miron，D.，Duncan，G. H.，& Bushnell，M. C.（1989）. Effects of attention on the intensity and unpleasantness of thermal pain. *Pain*，*39*（3），345-352.

Moayedi，M.，& Davis，K. D.（2013）. Theories of pain：From specificity to gate control. *Journal of Neurophysiology*，*109*（1），5-12.

Morton，D. L.，Sandhu，J. S.，& Jones，A. K. P.（2016）. Brain imaging of pain：State of the art. *Journal of Pain Research*，*9*，613-624.

Mouraux，A.，& Iannetti，G. D.（2018）. The search for pain biomarkers in the human brain. *Brain*，*141*（12），3290-3307.

Mouraux，A.，Diukova，A.，Lee，M. C.，Wise，R. G.，& Iannetti，G. D.（2011）. A multisensory investigation of the functional significance of the "pain matrix". *NeuroImage*，*54*（3），2237-2249.

Müller，J.（1843）. *Elements of Physiology*（Vol. 2）. Philadelphia：Lea and Blan Chard.

Nandigama，P.，& Borszcz，G. S.（2003）. Affective analgesia following the administration of morphine into the amygdala of rats. *Brain Research*，*959*（2），343-354.

Neugebauer，V.（2015）. Amygdala pain mechanisms. In H. G. Schaible（Ed.），*Pain Control*（pp.261-284）. Berlin：Springer Berlin Heidelberg.

Nicassio，P. M.，Schoenfeld-Smith，K.，Radojevic，V.，& Schuman，C.（1995）. Pain coping mechanisms in fibromyalgia：Relationship to pain and functional outcomes. *The Journal of Rheumatology*，*22*（8），1552-1558.

Omori，S.，Isose，S.，Otsuru，N.，Nishihara，M.，Kuwabara，S.，Inui，K.，et al.（2013）. Somatotopic representation of pain in the primary somatosensory cortex（S1）in humans. *Clinical Neurophysiology*，*124*（7），1422-1430.

Oosterman，J. M.，De Vries，K.，Dijkerman，H. C.，De Haan，E. H.，& Scherder，E. J.（2009）. Exploring the relationship between cognition and self-reported pain in residents of homes for the elderly. *International Psychogeriatrics*，*21*（1），157-163.

Oosterman，J. M.，Derksen，L. C.，Van Wijck，A. J. M.，Veldhuijzen，D. S.，& Kessels，R. P.

C.（2011）. Memory functions in chronic pain: Examining contributions of attention and age to test performance. *The Clinical Journal of Pain*, *27*（1）, 70-75.

Ossipov, M. H., Dussor, G. O., & Porreca, F.（2010）. Central modulation of pain. *The Journal of Clinical Investigation*, *120*（11）, 3779-3787.

Palermo, S., Benedetti, F., Costa, T., & Amanzio, M.（2015）. Pain anticipation: An activation likelihood estimation meta-analysis of brain imaging studies: Pain anticipation an activation likelihood estimation meta-analysis. *Human Brain Mapping*, *36*（5）, 1648-1661.

Park, E., Oh, H., & Kim, T.（2013）. The effects of relaxation breathing on procedural pain and anxiety during burn care. *Burns*, *39*（6）, 1101-1106.

Peerdeman, K. J., van Laarhoven, A. I. M., Keij, S. M., Vase, L., Rovers, M. M., Peters, M. L., & Evers, A. W. M.（2016）. Relieving patients' pain with expectation interventions: A meta-analysis. *Pain*, *157*（6）, 1179-1191.

Pereira, E. A. C., Lu, G. H., Wang, S. Y., Schweder, P. M., Hyam, J. A., Stein, J. F., et al.（2010）. Ventral periaqueductal grey stimulation alters heart rate variability in humans with chronic pain. *Experimental Neurology*, *223*（2）, 574-581.

Perl, E. R.（2007）. Ideas about pain, a historical view. *Nature Reviews Neuroscience*, *8*（1）, 71-80.

Petersen, G. L., Finnerup, N. B., Colloca, L., Amanzio, M., Price, D. D., Jensen, T. S., et al.（2014）. The magnitude of nocebo effects in pain: A meta-analysis. *Pain*, *155*（8）, 1426-1434.

Poole, G. D., & Craig, K. D.（1992）. Judgments of genuine, suppressed, and faked facial expressions of pain. *Journal of Personality and Social Psychology*, *63*（5）, 797-805.

Price, D. D.（2000）. Psychological and neural mechanisms of the affective dimension of pain. *Science*, *288*（5472）, 1769-1772.

Price, D. D., Greenspan, J. D., & Dubner, R.（2003）. Neurons involved in the exteroceptive function of pain. *Pain*, *106*（3）, 215-219.

Rainville, P., Carrier, B., Hofbauer, R. K., Bushnell, M. C., & Duncan, G. H.（1999）. Dissociation of sensory and affective dimensions of pain using hypnotic modulation. *Pain*, *82*（2）, 159-171.

Rainville, P., Duncan, G. H., Price, D. D., Carrier, B., & Bushnell, M. C.（1997）. Pain affect encoded in human anterior cingulate but not somatosensory cortex. *Science*, *277*（5328）, 968-971.

Ramírez-Maestre, C., Esteve, R., & López-Martínez, A.（2014）. Fear-avoidance, pain acceptance and adjustment to chronic pain: A cross-sectional study on a sample of 686 patients with chronic spinal pain. *Annals of Behavioral Medicine*, *48*（3）, 402-410.

Reynolds, D. V.（1969）. Surgery in the rat during electrical analgesia induced by focal brain stimulation. *Science*, *164*（3878）, 444-445.

Ringkamp, M., Raja, S. N., Campbell, J. N., & Meyer, R. A.（2013）. Peripheral mechanisms of cutaneous nociception. In S. B. McMahon, M. Koltzenburg, I. Tracey, & D. C. Turk（Eds.）, *Wall and Melzack's Textbook of Pain*（6th ed., pp.1-30）. Philadelphia: Saunders.

Salomons, T. V., Iannetti, G. D., Liang, M., & Wood, J. N.（2016）. The "pain matrix" in pain-free individuals. *JAMA Neurology*, *73*（6）, 755-756.

Smeets, R. J. E. M., Vlaeyen, J. W. S., Kester, A. D. M., & Knottnerus, J. A. (2006). Reduction of pain catastrophizing mediates the outcome of both physical and cognitive-behavioral treatment in chronic low back pain. *The Journal of Pain*, *7*（4）, 261-271.

Smith, C. A., Wallston, K. A., Dwyer, K. A., & Dowdy, W. (1997). Beyond good and bad coping: A multidimensional examination of coping with pain in persons with rheumatoid arthritis. *Annals of Behavioral Medicine*, *19*（1）, 11-21.

Strigo, I. A., Bushnell, M. C., Boivin, M., & Duncan, G. H. (2002). Psychophysical analysis of visceral and cutaneous pain in human subjects. *Pain*, *97*（3）, 235-246.

Sullivan, M. J., Rodgers, W. M., & Kirsch, I. (2001). Catastrophizing, depression and expectancies for pain and emotional distress. *Pain*, *91*（1-2）, 147-154.

Swee, G., & Schirmer, A. (2015). On the importance of being vocal: Saying "ow" improves pain tolerance. *The Journal of Pain*, *16*（4）, 326-334.

Talbot, J. D., Marrett, S., Evans, A. C., Meyer, E., Bushnell, M. C., & Duncan, G. H. (1991). Multiple representations of pain in human cerebral cortex. *Science*, *251*（4999）, 1355-1358.

Tan, G., Nguyen, Q., Anderson, K. O., Jensen, M., & Thornby, J. (2005). Further validation of the chronic pain coping inventory. *The Journal of Pain*, *6*（1）, 29-40.

Thibodeau, M. A., Welch, P. G., Katz, J., & Asmundson, G. J. (2013). Pain-related anxiety influences pain perception differently in men and women: A quantitative sensory test across thermal pain modalities. *Pain*, *154*（3）, 419-426.

Thompson, S. M., & Robertson, R. T. (1987). Organisation of subcortical pathways for sensory projections to the limbic cortex. I. Subcortical projections to the medial limbic cortex in the rat. *The Journal of Comparative Neurology*, *265*（2）, 175-188.

Tousignant-Laflamme, Y., Rainville, P., & Marchand, S. (2005). Establishing a link between heart rate and pain in healthy subjects: A gender effect. *The Journal of Pain*, *6*（6）, 341-347.

Tracey, I., & Mantyh, P. W. (2007). The cerebral signature for pain perception and its modulation. *Neuron*, *55*（3）, 377-391.

Tunks, E., & Bellissimo, A. (1988). Coping with the coping concept: A brief comment. *Pain*, *34*（2）, 171-174.

Turk, D. C., & Flor, H. (1987). Pain greater than pain behaviors: The utility and limitations of the pain behavior construct. *Pain*, *31*（3）, 277-295.

Turk, D. C., & Rudy, T. E. (1990). The robustness of an empirically derived taxonomy of chronic pain patients. *Pain*, *43*（1）, 27-35.

Turk, D. C., Wack, J. T., & Kerns, R. D. (1985). An empirical examination of the "pain-behavior" construct. *Journal of Behavioral Medicine*, *8*（2）, 119-130.

Turner, J. A., Jensen, M. P., & Romano, J. M. (2000). Do beliefs, coping, and catastrophizing independently predict functioning in patients with chronic pain? *Pain*, *85*（1）, 115-125.

Turner, J. A., Jensen, M. P., Warms, C. A., & Cardenas, D. D. (2002). Catastrophizing is associated with pain intensity, psychological distress, and pain-related disability among individuals with chronic pain after spinal cord injury. *Pain*, *98*（1）, 127-134.

Valentini, E., Hu, L., Chakrabarti, B., Hu, Y., Aglioti, S. M., & Iannetti, G. D. (2012). The primary somatosensory cortex largely contributes to the early part of the cortical response elicited by nociceptive stimuli. *NeuroImage*, *59* (2), 1571-1581.

Van Damme, S., Crombez, G., & Lorenz, J. (2007). Pain draws visual attention to its location: Experimental evidence for a threat-related bias. *The Journal of Pain*, *8* (12), 976-982.

Vancleef, L., & Peters, M. (2006). The interruptive effect of pain on attention. *The Journal of Pain*, *7* (1), 21-22.

Vandivort, D. S., & Locke, B. Z. (1979). Suicide ideation: Its relation to depression, suicide and suicide attempt. *Suicide and Life-Threatening Behavior*, *9* (4), 205-218.

Verdejo-García, A., López-Torrecillas, F., Calandre, E. P., Delgado-Rodríguez, A., & Bechara, A. (2009). Executive function and decision-making in women with fibromyalgia. *Archives of Clinical Neuropsychology*, *24* (1), 113-122.

Vertes, R. P., & Crane, A. M. (1996). Descending projections of the posterior nucleus of the hypothalamus: Phaseolus vulgaris leucoagglutinin analysis in the rat. *The Journal of Comparative Neurology*, *374* (4), 607-631.

Villemure, C., & Bushnell, C. M. (2002). Cognitive modulation of pain: How do attention and emotion influence pain processing? *Pain*, *95* (3), 195-199.

Vlaeyen, J. W. S., & Linton, S. J. (2000). Fear-avoidance and its consequences in chronic musculoskeletal pain: A state of the art. *Pain*, *85* (3), 317-332.

Vogt, L. J., Vogt, B. A., & Sikes, R. W. (1992). Limbic thalamus in rabbit: Architecture, projections to cingulate cortex and distribution of muscarinic acetylcholine, GABAA, and opioid receptors. *Journal of Comparative Neurology*, *319* (2), 205-217.

Von Frey, M. (1896). *Untersuchungen über die sinnesfunctionen der menschlichen haut: 1. abhandlung: Druckempfindung und Schmerz* (Vol. 23). Leipzig: S. Hirzel.

Waddell, G., Newton, M., Henderson, I., Somerville, D., & Main, C. J. (1993). A Fear-Avoidance Beliefs Questionnaire (FABQ) and the role of fear-avoidance beliefs in chronic low back pain and disability. *Pain*, *52* (2), 157-168.

Wager, T. D., Atlas, L. Y., Lindquist, M. A., Roy, M., Woo, C. W., & Kross, E. (2013). An fMRI-based neurologic signature of physical pain. *The New England Journal of Medicine*, *368* (15), 1388-1397.

Wertli, M. M., Rasmussen-Barr, E., Weiser, S., Bachmann, L. M., & Brunner, F. (2014). The role of fear avoidance beliefs as a prognostic factor for outcome in patients with nonspecific low back pain: A systematic review. *The Spine Journal*, *14* (5), 816-836.

Xiao, X., & Zhang, Y. Q. (2018). A new perspective on the anterior cingulate cortex and affective pain. *Neuroscience & Biobehavioral Reviews*, *90*, 200-211.

Yamamura, H., Iwata, K., Tsuboi, Y., Toda, K., Kitajima, K., Shimizu, N., Nomura, H., Hibiya, J., Fujita, S., & Sumino, R. (1996). Morphological and electrophysiological properties of ACCx nociceptive neurons in rats. *Brain Research*, *735* (1), 83-92.

Zale, E. L., Lange, K. L., Fields, S. A., & Ditre, J. W. (2013). The relation between pain-related fear and disability: A meta-analysis. *The Journal of Pain*，*14*（10），1019-1030.

Zautra，A. J.，Fasman，R.，Davis，M. C.，& Craig，A. D.（2010）. The effects of slow breathing on affective responses to pain stimuli: An experimental study. *Pain*，*149*（1），12-18.

Zhao，Z. Q.（2008）. Neural mechanism underlying acupuncture analgesia. *Progress in Neurobiology*，*85*（4），355-375.

Zhuo，M.（2017）. Descending facilitation: From basic science to the treatment of chronic pain. *Molecular Pain*，*13*，1-12.

第三章

疼 痛 测 量

疼痛是一种复杂而主观的身心感受和不愉快的情绪体验。它如同一把双刃剑，在对人类的生存起到保护和警示作用的同时，也可能因强度或时间超出人体承受范围而影响身心健康。迄今为止，有关疼痛的临床治疗已经取得令人欣慰的进展，除了传统的药物镇痛疗法外，各类新型的非药物镇痛疗法也在持续开发之中，例如，经皮神经电刺激、重复经颅磁刺激、韩式穴位神经刺激（Han's acupoint nerve stimulator，HANS）等（Han，2003；Lefaucheur et al.，2014；Tang et al.，2017），并在临床实践中获得了广泛应用。然而，由于疼痛本身带有强烈的个人主观性色彩，针对疼痛的客观测量，即疼痛评估结果不受个人主观报告风格和心理状态等方面影响的无偏差测量，始终是临床疼痛治疗中一大悬而未决的难题。有效的治疗必须立足于准确可靠的诊断，有失精准的疼痛评估可能会误导诊断，从而导致治疗不当而延误病情。就现阶段来说，医生对患者的疼痛评估仍然在很大程度上依赖于患者主观且不精确的疼痛主诉和医生本人的临床经验。诚然，这种疼痛评估方法过于片面且模糊，其可靠性和准确性无法得到保证，极大地阻碍了对疼痛的客观评估和科学诊断。值得注意的是，对疼痛进行客观评估的困难，究其根本在于疼痛的主观性和复杂性的本质。因此，要解决客观测量疼痛的问题，就必须考虑疼痛的两大特性。

一、遵循疼痛测量的原则：主体性和整体性

基于疼痛的主观性和复杂性的本质，疼痛测量必须遵循以下两个首要准则。

1）主体性原则。该原则强调患者是疼痛评估的唯一主体。疼痛是一种个人独有的体验，没有人比患者自己更清楚其疼痛的感受如何，因此能够对疼痛做出评价的人恰恰是被疼痛折磨的患者本人。值得注意的是，这可能会带来两方面的问题：一方面，对于力求精准测量的实验室研究人员而言，这种主观评估是片面且

不可信的；另一方面，因为疼痛感受本身和对疼痛的解释都是基于患者独特的个人体验，所以这种主观评估实际上又是难以避免的。

2）整体性原则。该原则强调疼痛评估要考虑疼痛对个体的整体影响，应结合患者的情绪、认知、行为和生活质量等多方面进行综合评价，而不是将疼痛与个体的身心状况完全剥离开来。随着研究的深入，人们对疼痛的认识和理解不断加深，疼痛逐步发展成为一个包含多维度的综合概念，并提出针对疼痛的多维度理论模型，即疼痛包含四种既彼此独立而又相互关联的成分，分别为感觉-辨别成分、情绪-动机成分、认知-评价成分和疼痛相关的行为（Loeser，1980；Loeser & Melzack，1999；Melzack & Wall，1965；Wade et al.，1996；Wade et al.，1992）。因此，疼痛评估并非单一维度的感觉功能评定，而是一个包含生理、心理、社会、行为多种成分的复杂的综合性难题。相关研究指出，不同类型的疼痛中各成分的比例是不一样的，占优势的成分往往成为治疗关注的重点（Price et al.，1987）。然而，不同疗法对疼痛各成分的影响千差万别。例如，苯二氮卓类镇静剂能够在不影响感觉-辨别成分的条件下显著降低情绪-动机成分；低剂量的麻醉剂只能降低情绪-动机成分，高剂量的麻醉剂则能同时降低感觉-辨别和情绪-动机这两种成分；安慰剂对情绪-动机成分的影响更显著（Gracely et al.，1978a；Marchand et al.，1993；Price et al.，1985）。鉴于此，构建基于多维度理论的疼痛评估系统，全面、准确、客观地测量疼痛，有助于进一步提高疼痛治疗的有效性。

二、明确疼痛测量的意义：诊断痛因和追踪疼痛进程

疼痛测量有两个重要目的，即诊断痛因和追踪疼痛进程。在临床上，疼痛是内在病理的外在表现，故根据疼痛部位找到病灶并对症下药，可有效地缓解疼痛。不仅如此，有时候单凭患者描述疼痛的用语便可诊断出痛因，例如，肌肉性口面痛往往是弥散的和沉重的，而神经性口面痛发作时则表现为灼烧般的或如电击一样的疼痛。这种对躯体疼痛（来自皮肤、肌肉或骨头）和神经病理性疼痛（由神经系统损伤所致）口头表达方式的差别，在一定程度上可以辅助医生进行专业的判断，并选择有针对性的治疗方法。然而，这些描述性用语通常不够严谨，且不具备良好的心理测量学特性，也无法准确衡量较为微小的疼痛感知的变化。在某些情况下，疼痛难以被诊断出痛因，这大大增加了治愈的难度。更重要的是，即使诊断明确，有些疾病也无法在短时间内治愈，而且治疗过程本身也会给患者带来诸多痛苦。此时，准确的疼痛测量就显得尤为必要，可用于实时评估疗效和监测疼痛的发展进程。

综上所述，疼痛包含生理、心理、社会、行为多个维度。疼痛会降低患者的

生理机能，如饮食、运动、睡眠质量等，进而影响整体生活质量。此外，患者的情绪、认知功能、社交行为等方面也会受到影响，更有甚者会发生抑郁、认知功能下降、社交障碍（Bonvanie et al.，2016；De Vries et al.，2013；Generaal et al.，2017；Sundstrup et al.，2014）。因此，有必要获取这些多维度的信息，全面了解患者的疼痛状况。若只关注生理成分，就会因过于偏向疼痛的感觉层面而忽视了疼痛的其他成分。这种做法往往是得不偿失的，不利于确定最佳的临床治疗方案，甚至会延误病情，极大地影响患者的预后恢复。本章将详细介绍如何在实验室和临床环境下进行疼痛多维度的综合测评。这些测量手段包括心理物理测量、神经电生理测量和神经影像测量等。同时，我们应该注意区分实验室疼痛和临床疼痛。实验室疼痛由刺激诱发产生，即诱发痛，相对比较简单，而临床疼痛是疾病发作的外在表现，即自发痛，成因往往比较复杂，这一显著的差异会直接影响疼痛测量方法及结果。因此，在对实验室研究结果进行解释和推论的时候，研究者应当充分考虑测量结果本身的生态效度。值得提倡的是，我们应该将实验室研究与临床研究相结合，有效利用二者的互补性，发挥各自的优势，相互验证，从而将实验室研究的结论更为有效地推广至临床实践中，指导临床治疗的开展（陈睿等，2015）。

第一节　疼痛的感觉-辨别测量

19 世纪 60 年代，Fechner 首次提出"心理物理学"这一概念，用于科学客观地测量人类的感知觉（Stevens，1961），并被推广使用。在疼痛测量领域，对于这一方法，有三种不同的应用方式（Price，1999）：

1）测量疼痛感知能力的基本参数，包括绝对阈限（absolute threshold）、差别阈限（differential threshold/just noticeable difference）和耐受阈限（tolerance threshold）。

2）将疼痛知觉和神经活动对应起来，揭示疼痛产生的神经生理基础。

3）将疼痛知觉量化。

其中，第三种应用方式在临床疼痛管理中显得尤为重要，因为对疼痛的有效诊断和治疗必须建立在客观准确的疼痛测量的基础上。有关疼痛的心理物理测量法主要包括以下五种（Price，1999）。

1）测量疼痛绝对阈限，即刚刚能引起疼痛感受的最小刺激量。

2）测量疼痛差别阈限，即刚刚能引起疼痛差异感受的刺激的最小变化量。

3）测量疼痛耐受阈限，即能忍耐疼痛的最大刺激量。

4）用数字或描述性词语来评估疼痛强度。

5）使用跨模态匹配技术衡量疼痛，例如，让患者用视觉类比量表中的线段长度来表示疼痛强度。

前三种方法所测量的都是刺激诱发产生的疼痛（即实验室疼痛），而不是患者自身的疼痛，所以它们很少被用于临床疼痛评估。尽管如此，采用这类定量评定方法对比病灶处与非病灶处的疼痛感知差异，对评估病情的严重程度和监测慢性疼痛的发展进程具有一定的辅助参考价值。考虑到诱发痛与自发痛的差异，本节将基于实验室测量和临床评估两种视角分类介绍常用的疼痛评估指标及方法。

一、疼痛的实验室测量

（一）测量指标

1. 疼痛阈限

根据心理物理学理论，疼痛阈限（pain threshold）被定义为能产生疼痛感受的最低刺激强度，是一个绝对阈值。与其他感觉阈限不同的是，低于这一强度的刺激一般也能够引起个体产生相应的感觉，只是无法产生痛感（Hardy et al.，1952）。疼痛阈限在人类样本测试中相对比较稳定，例如，热痛阈限一般都在 42.7～45.7℃，平均为 44.5℃（Gracely et al.，1978a），并且对灵长类动物的测量结果与人类相似（Hardy et al.，1952）。疼痛阈限与脊髓中的伤害性感受纤维传导活动息息相关，且激活伤害性感受器所需的热量与引起疼痛反应的热量相近（Price & Browe，1975）。因此，疼痛阈限可用于表征对刺激的伤害性属性的辨别能力（Rollman & Harris，1987）。实验中常用经典的评价任务来确定疼痛阈限，且有多种不同的测量程序，如极限法（method of limits）、迫选法（forced-choice method）等。无论采用何种方法，被试一般均需要从强度连续变化的刺激序列中识别出一个临界点，将疼痛与非疼痛体验分离开来。然而，临床上极少应用疼痛阈限来评估镇痛效果，因为临床上有效剂量的止痛药往往不能显著地改变疼痛阈限（Chapman et al.，1965）。

2. 疼痛差别阈限

对于疼痛差别阈限（differential pain threshold），可通过经典的辨别任务进行测量。以热痛刺激为例，在辨别任务中，刺激温度是先增加到预先设定的热痛温度 T_1，然后缓慢上升至 T_2，T_1 和 T_2 之间的时间和温度差异随机设置，被试需要通过控制操纵杆的按键来辨别自己所感受到的差异。与疼痛阈限相比，疼痛差别阈限在实验室研究中可以帮助我们评估某些镇痛方法在感觉-辨别成分上的镇痛效果；在临床上，对比健康部位和患病部位或健康群体和患者的疼痛差别阈限，能够有效地追踪疾病在空间上的扩散程度和在时间上的发展进程。然而，疼痛差别阈限似乎对安慰剂效应高度敏感，尤其是受期望、指导语等心理因素的影响较大（Chapman et al.，1985），因而也存在着一定的反应偏差。

3. 疼痛耐受阈限

疼痛耐受阈限（pain tolerance）指被试能够承受的最大的疼痛刺激强度，也可以解释为被试想马上停止接受疼痛刺激的最低刺激强度（Wolff，1978）。与疼痛阈限只适用于短时疼痛测量（可清楚地分辨疼痛开始和结束，类似于实验室诱发的疼痛）不同，疼痛耐受阈限更适用于长时疼痛测量（具有持续性和迁延性的特点，类似于慢性疼痛）。此外，疼痛耐受阈限往往会受到多种因素的影响，如药物、动机、刺激重复、催眠暗示等。当给予一定剂量的镇静剂时，个体的疼痛耐受阈限会显著升高，而疼痛阈限则保持不变（Chapman & Feather，1973）；在一定范围内，个体忍受疼痛的动机越强，其疼痛耐受阈限越高（Blitz & Dinnerstein，1968；Chapman et al.，1985）。同样地，刺激重复和催眠暗示也能提高疼痛耐受阈限。总之，疼痛耐受阈限对镇静剂、动机、刺激重复和催眠暗示都较为敏感，因而与疼痛的情绪-动机成分之间存在着更为紧密的联系。

4. 疼痛强度

与通过表征刺激物理属性来间接反映疼痛感受能力的阈限值不同，疼痛强度（pain intensity）是直接衡量个体疼痛体验强弱的指标。通常，疼痛强度可以由被试接受疼痛刺激后口头报告获得。依据测量时所使用的参照点和单位的差异，常用的疼痛强度量表可分为顺序量表和比率量表。其中，顺序量表中的数字与数轴中的数值具有相同的顺序性，可表示测量对象的等级、大小、程度的差异，例如，疼痛等级评定表要求被试根据个人体验将疼痛强度划归为0～3四种不同等级，每种等级对应一个强度描述词，依次分别表示没有疼痛、轻微疼痛、中等疼痛和剧烈疼痛。值得一提的是，在顺序量表中容易出现一个问题，就是任意的描述词都可以分布在相同的感觉间隔内，造成这种随意排布描述词的顺序量表在不同刺激强度上有不同的灵敏度（Price，1999）。为避免这一问题，最好先试测一个样本并从中找出描述词的排布规律（Gracely et al.，1978c）。比率量表则主要依据个体对感觉强度的量化来对刺激进行评价，且相等感觉量的差值具有相同的含义。比率量表遵循 Fechner 定律，即感觉量与物理量的对数值成正比。换句话说，感觉量的增加落后于物理量的增加，物理量成几何级数增长，而感觉量成算术级数增长。由此可见，感觉的变化具有非等距性，因此若要评估使用镇痛剂后疼痛缓解的情况，比率量表往往是最恰当的选择，常用的有数字评定量表（numeric rating scale，NRS）、视觉类比量表。NRS 通常采用 0～10 或 0～100 的全距来表示疼痛强弱，其中 0 表示无任何疼痛体验，10 或 100 表示不能忍受的最强疼痛。VAS 则用一条无刻度的线段作为感觉模态的类比物，具有两个突出的特征：①用准确的描述词在线段的两端界定了极值；②线段最长在 10～15cm，有利于被试将线段的长短类比为感觉的强弱，可保持较小的测量偏差。这使得 VAS 具有很高的效度，再加之施测简单，VAS 被广泛应用于实验室和临床疼痛的测量（Price，1999）。同时，VAS 也存在固有的缺陷，即虽然在线段的两端限定了极值，但对诸如阈限这些中间成分没有明确的界定，造成被试缺乏评估的参考标准且极易受指导语的影响（Price et al.，1983）。有一种特别的方法可以做到两全其美，即将 VAS 和数字/描述词结合在一起使用，让被试更好地理解测验本身，同时也给被试可供参照的评价标准，减少指导语对测量结果的可靠性的影响。

5. 疼痛的时间累积效应

疼痛的时间累积效应是指以某一频率重复施加某一固定强度的伤害性刺激，疼痛知觉会逐渐增强，这一频率需不低于 0.33Hz，并且 TS（temporal summation）指的是 C 纤维控制的二次疼痛的时间累积效应（Vierck，et al.，1997；Mendell，1966；Price et al.，1977），常用于探测中枢敏化机制。目前，实验室研究主要通过在身体某一部位以一定频率重复施加数个伤害性刺激诱发 TS 效应。不过，不同实验所使用的实验参数不尽相同，主要包括以下几个方面：①疼痛刺激类型。其通常包括热刺激（Ribeiro-Dasilva et al.，2012）、机械刺激（Sarlani & Greenspan，2002；Staud et al.，2003）、电刺激（Obermann et al.，2009；Rhudy et al.，2012）和 PinPrick 刺激（Robinson et al.，2010）等。②刺激频率。大量研究已证明，诱发出该效应重复施加的刺激时间间隔最长不能超过 3s（即频率要高于 0.33Hz），因此实验研究中一般使用的频率有 0.33Hz、1Hz 等，另外实验中还会使用不能产生该效应的刺激频率（如 0.17Hz）作为控制组对照研究。③刺激位置。其主要包括表层皮肤（Vierck et al.，1997）、深层组织（Nie et al.，2005）和肌肉（Tada et al.，2015）等。身体不同部位对疼痛的敏感性不尽相同，例如，背部的 TS 效应要高于上下肢（Robinson et al.，2010）。④评估 TS 效应的计算方法。计算 TS 效应的常用方法有最后一个刺激评分和第一个刺激评分的绝对差异（Granot et al.，2006；Robinson et al.，2004）、最大值评分和第一个刺激评分的绝对差异（Hastie et al.，2005）、最后一个刺激评分和第一个刺激评分的比率（Uhl et al.，2011）、最大值评分和第一个刺激评分的相对比率。即使在相同条件下，TS 响应的大小和比率也出现了显著的差别，特别是有些出现了天花板效应或地板效应。尽管如此，TS 仍具有较好的重测信度，是一种可靠的探索中枢敏化机制的实验方法（Cathcart et al.，2009；Kong et al.，2013）。不同的实验范式为探索 TS 提供了不同的视角，但不同的实验参数也给不同研究结果的相互比较造成了困难，因此要深入发展实验研究，实验范式的标准化有待加强。

6. 疼痛的空间累积效应

疼痛的空间累积效应指的是随着施加于皮肤表面的疼痛刺激面积的增大，相同强度的疼痛刺激诱发痛觉体验增强的现象。该效应的产生依赖于来自不同区域（通常在树突上）的多个突触前神经元的信号输入，引发突触后神经元动作电位的发放。实际上，空间累积效应是多个电位的代数总和产生的综合效果。其中，兴奋性突触后电位（excitatory postsynaptic potentials）的总和可增加神经元膜电位达到阈值并产生放电的可能性，而抑制性突触后电位（inhibitory postsynaptic potentials）的总和可以阻止神经元产生动作电位。此外，树突的信号输入越接近轴丘，对突触后神经元发放动作电位的潜在影响越大（Nakanishi，1994）。不同于时间累积效应表征重复性伤害性刺激的整合能力，空间累积效应往往表征的是整合来自大面积的伤害性刺激输入的能力。广泛而持久的疼痛是许多慢性疼痛综合征的主要特征之一，这表明空间和时间累积效应在慢性疼痛中具有重要作用。研究表明，空间累积效应可以增强伤害性刺激的时间累积效应，这一作用在压力刺激诱发的长时疼痛中表现得尤为显著（Nie et al.，2009）。

（二）测量方法

来源不同的疼痛刺激信息输入由不同类型的感受器传导，因此根据刺激源属性的不同，疼痛刺激可分为热痛刺激、冷痛刺激、机械性痛刺激（静态或动态）、电诱发痛刺激、化学性痛刺激（辣椒素）和缺血性痛刺激等多种。不同类型的刺激通过不同的实验方法诱发，因而测量方法也有所差别。下文将分类介绍各类疼痛刺激的诱发方式以及与疼痛感觉–辨别成分相关的各类测量指标。

1. 热痛刺激

热痛刺激是一种可重复性高、可控制的实验室常用的痛觉刺激，其特异性高，能够测评传导热痛和冷痛的 Aδ纤维和 C 纤维的功能。实验室研究中有三种常用的刺激方式，即激光刺激、接触式热刺激和聚焦光刺激。其中，激光刺激和接触式热刺激常被用于皮肤痛觉诱发电位的研究，即激光诱发电位和接触式热痛诱发电位（contact heat evoked potentials，CHEPs）；聚焦光刺激难以标准化，故不太常用，本节不做具体介绍。

（1）激光刺激

在疼痛的基础研究中，研究者常用激光刺激器来诱导被试产生热痛感觉。由激光刺激器产生一定强度的辐射热脉冲，可以通过调整激光参数选择性地激活人类皮肤浅表层中的 Aδ纤维和 C 纤维神经末梢的感觉神经元，产生一次痛觉（快痛）诱发电位（刺痛感）和二次痛觉（慢痛）诱发电位（弥散性的热痛感）。激光刺激能够避免 Aβ 纤维的激活，因此 LEPs 在诱发方式上具有疼痛特异性（Svensson et al.，2011）。激光刺激器发出的激光脉冲时间非常短暂（在数毫秒内），而且激光所导致的皮肤升温速度极快，可重复使用，往往成为实验室研究中诱发电位的首选方法之一（Lu et al.，2012）。在正式实验前，主试应先做好仪器准备，预先设置激光脉冲的时间、激光的光斑大小以及输出能量。通常，激光器发生装置产生激光，再通过光纤传递至发射手柄上，因此主试在进行实验操作时需要手握发射手柄向被试施加激光刺激。施加刺激时，先选定某一刺激部位（手臂、手背以及脚背为常用的刺激区域），然后用激光器指向该部位，注意激光器的发射手柄需与皮肤保持适当的距离。触发开关使预先设定的激光脉冲发射至被试的皮肤上，要求被试及时报告该刺激的疼痛强度。在每次施加刺激后，激光束指向的刺激位置需在随机方向上偏移约 1cm，以避免伤害性感受器疲劳或敏化（Hu et al.，2014；Hu & Iannetti，2019；Hu et al.，2015；Huang et al.，2013；Jin et al.，2018；Valentini et al.，2012；Xia et al.，2016；Zhang et al.，2012）。在测量被试的热痛阈限时，一般使用阶梯法逐渐增加或减小激光的能量，寻找使被试产生疼痛的临界刺激能量值，并记录其疼痛评分，以确定疼痛阈限。

然而，该方法存在一些不足之处。首先，皮肤对不同波长的激光的吸收率不等。CO_2 激光器产生的远红外激光在皮肤中可被全部吸收，而近红外或中红外激光器产生的激光波长较短，在皮肤中的吸收率很低且反射率极高。其次，皮肤色素的分布、皮肤表面温度和环境温度均会严重影响疼痛刺激的结果（Plaghki & Mouraux，2003）。因此，实际测量时需同时测量被试受测部位的皮肤表面温度和肤色以及环境温度，在统计分析相关数据时可将其作为协变量纳入。

（2）接触式热刺激

除激光刺激外，常见的热刺激还有接触式热刺激，使用接触性热痛仪施加刺激，仪器具有较高的可信度和敏感度。此仪器由温度控制器、反馈性可控传感器以及显示器组成。该仪器能控制温度的变化速率，可设定在每秒 1～70℃，并且能长时间给予持续性热刺激。目前，一般的接触式热刺激仪都是基于珀尔帖效应来控制温度的变化（Kenshalo & Bergen，1975）。接触式热刺激仪由接触热盘、制冷元件和温度传感器三部分组成。接触热盘的实质是一个电阻器，当有电流通过时，接触热盘迅速将电功率转化为热量，透过皮肤传递给伤害性感受器并激活。

接触式热刺激仪的接触热盘一般紧密贴合在珀尔帖制冷元件之后，以实现短暂疼痛刺激后迅速降低表面温度的目的。此外，应将温度传感器放置于接触热盘上。接触式热刺激器仪可以通过温度传感器将接触热盘上的温度实时传递给计算机，并由计算机控制温度的上升和下降。测量热痛阈限时，首先将传感器固定在被试的测试部位。然后，控制温度以每秒 1～2℃ 的速度从 32℃ 开始逐渐上升（Arendt-Nielsen & Chen，2003）。要求被试一旦感觉到热痛，就快速做出按键反应，刺激温度就会立刻停止上升，记录此时的温度。被试的体验由温觉转变为痛觉时的温度即为热痛阈限，而被试所体验到的痛觉不能忍受时的温度即为热痛耐受阈限。

相较于激光而言，接触式热刺激的接触面积大，能激活较多数量的伤害性感受器，并且接触式热刺激能够持续不断地施加长时间的刺激，方便被应用于基于区组设计的实验研究。激光刺激的锁时性好，一般多被应用于基于事件相关设计（event-related design）的实验研究中，但该技术也存在一些不足：首先，接触式热刺激仪必须接触皮肤，所以不可避免地会激活阈值更低的机械性感受器，从而对疼痛研究造成干扰。其次，由于热量传递不易控制，接触式热刺激仪极为依赖压紧皮肤来确保热量的传递，这样就进一步加剧了机械性感受器对疼痛信号的影响（Plaghki & Mouraux，2003）。此外，伤害性感受器在皮肤中的分布范围为 20～570μm（Spiegel et al.，2000），因此对加热盘的精确控温并不等于对皮肤下伤害性感受器所在区域温度的精确控制。

2. 冷痛刺激

冷觉（sensation of cool）是由皮肤温度低于生理基线温度 1.5℃ 及以上时所引起的感觉（Harrison & Davis，1999），更低的温度则会诱发冷或冰冷的感觉，而温度低于 20℃ 时可以引发刺痛和持续的冷痛感（Campero & Bostock，2010）。实验室一般使用接触式冷刺激和冷压刺激来诱发冷痛。

（1）接触式冷刺激

接触式冷刺激仪可以实现快速的温度变化，降温速率高达每秒 20℃。利用接触式冷刺激仪可以进行接触式冷痛诱发电位（contact cold evoked potentials，CCEPs）的研究，也可以通过接触式冷刺激仪进行冷痛阈限的测量。通过极限法测量冷痛阈值的方法如下：将热电极温度维持在 34℃（基线温度），直到被试表示达到热中性状态，即不冷不热。然后，开始以每秒 1.5℃ 的速率逐步降低温度。当被试感到疼痛时，要求其快速做出按键反应以表示疼痛的发生，记录此时的温度值。一旦被试做出按键反应后，电极温度会立即回到基线。如此重复至少三次，试次的间隔时间为 15～20s，取多次的温度均值作为冷痛阈限（Harrison & Davis，1999）。

（2）冷压刺激

冷压实验（cold-pressor task/test，CPT）是实验室常用的疼痛研究手段，通过冷水仪实现。该方法操作简单，是简便、有效的痛觉研究范式。实验进行时，被试将其前臂或手掌放入冷水中，手臂就会产生一种随着时间延长慢慢增强的疼痛感。疼痛感在被试把手从水里缩回后会迅速消失。它是与临床疼痛性质较为接近的实验室疼痛诱发手段，而且有着较高的信度和效度。冷痛阈限的测量方法具体如下：要求被试以非利手完成 CPT 测试，先将手浸于常温水中约 30s 以消除手温差异。之后，让被试以同一只手迅速放入 2±0.1℃的冷水中，水面需没过手腕，且手不能与冷水仪容器的底部或者边缘接触（时间点 1）；告知被试当疼痛感第一次出现时，口头报告"疼"（时间点 2）；之后，尽最大努力坚持，直至不能忍受时自行将手抽出（时间点 3）。然后，主试立即让被试评定抽手时和整个过程中最疼的时候的疼痛强度等级。测验中，主试不与被试交流，手持秒表站在被试视线以外的侧后方，时间点 1 和时间点 2 之间的间隔为疼痛阈限，时间点 1 和时间点 3 之间的间隔为疼痛耐受阈限。为避免组织冻伤，忍耐的时间上限一般设置为5min，但不能事先告知被试。

与冷水仪相比较而言，接触式冷刺激仪的优势在于施加刺激的锁时性较强，故可以与 EEG、fMRI 等神经影像技术相结合，研究冷痛的认知神经机制；冷水仪在使用时由于需要长时间的刺激，故刺激的锁时性较差，通过冷水仪诱发痛觉测量得到的冷痛阈限一般多被作为行为指标使用。

3. 机械性痛刺激

机械刺激是诱发伤害性感受的经典方法。PinPrick 刺激可以激活 Aδ 纤维，产生"一次疼痛"，是诱发机械痛的主要方法。机械痛阈（mechanical pain threshold，MPT）的测量方法如下：使用定制的 7 个 PinPrick 针管（刺激强度为 8mN、16mN、32mN、64mN、128mN、256mN 和 512mN）产生刺激，按照递增顺序依次将 PinPrick刺激施加在被试的皮肤上，刺激时间为 2s，直至出现锐利的痛感（Rolke et al.，2006）。值得一提的是，PinPrick 刺激主要用于检测痛觉过敏的患者，如神经病理性疼痛，并不常用于健康人。

此外，压力也可激活伤害性感受器并致痛。压痛阈限（pressure pain threshold，PPT）是指人体组织在外部施加的压力刺激下产生疼痛的最小压力值，最开始被用于研究肌肉疼痛。研究指出，压痛阈限与临床疼痛症状的关联程度较高，因此压痛阈限被认为是一种生态效度良好的实验模型（Fischer，1987）。在实验研究中，压痛阈限可以广泛地被用于身体不同部位的疼痛评估。手持式压力测痛仪是目前测量压痛阈限的常用工具。测量时，将压力测痛仪探头垂直放在测痛点上，缓慢稳定地加压。被试刚开始感受到的是压觉，无疼痛感；随着压力刺激的增加，被试的压觉会逐渐增大，直至被试感到压力刺激产生痛感，记录此时压力测痛仪显示器上的读数。每个测试点均重复测量至少 3 次，测量间隔为 10～15s，最后计算多次测量平均值作为被试的压痛阈限（Chesterton et al.，2003）。诚然，压痛阈限测量也存在一些不足。由于身体不同部位的组织生理学特征差别较大，如皮下组织厚度因个体、年龄、性别、营养、疾病等而有显著的差异，一般以腹部和臀部最厚且脂肪组织最丰富，手背和足背最薄且不含脂肪组织，这对压痛阈限测量结果有很大的影响。压痛阈限在临床上主要用于痛因诊断，最常见的是用于诊断纤维肌痛综合征，也可用于对肌筋膜炎激发点和压痛点（肌肉、韧带以及其他组织）的检测。由于疼痛的缓解情况与压痛阈限呈正相关，压痛阈限也可以被用于对阻断治疗、物理治疗以及药物治疗等各类方法的临床疗效观察中（Fischer，1998）。

4. 电诱发痛刺激

一定强度的电流作用于皮肤表面可以诱发痛觉。作为一种传统实验室疼痛诱发技术，电刺激价格低廉、操作简便，故而得到广泛应用。经皮神经电刺激是一种非侵入式的通过电流脉冲来激活外周感觉神经纤维的实验技术。实验时，被试需要在同侧身体部位（如手臂或者手背）佩戴一对电极贴片，两贴片间距约 3cm（Moran et al.，2011）。尤其需要注意的是，两个电极片不能贴在身体异侧，因为贴片位于身体两侧会使得电流流过心脏，容易诱发心律失常甚至心脏骤停，发生生命危险。佩戴完成后，将电刺激器的正负电极分别与两个电极贴片相连，开始进行电刺激。在测试过程中，要求被试全程闭眼，通过不断变化电流强度（以固定步长递增或递减）施加电刺激，一旦体验到痛感就立刻进行口头报告，至少测试 3 次，并将每次"痛觉出现"及"痛觉消失"的电流强度记录下来，计算多次电流的平均值，并将其作为疼痛阈限。电刺激的缺点是电流不仅会激活伤害性感受器，还会激活阈值更低的机械感受器，从而造成干扰。Tommaso 等通过比较电刺激和 CO_2 激光刺激诱发疼痛的差异发现，电刺激可能同时激活了 Aβ 纤维（De et al.，2011）。然而，有研究者提出，低强度的表皮内电刺激（intra-epidermal electrical stimulation，IES）可以选择性地激活伤害性纤维——Aδ 纤维。IES 可通过一种特殊的不锈钢同心双极针电极片施加电流而产生电刺激（Inui et al.，2002）。该电极片由中心呈针状的阴极电极（长度：0.1mm，直径：0.2mm）和围绕在周围的若干圆柱形阳极电极（长度：0.1mm，直径：1.4mm）组成，通过将电极片轻轻按压在皮肤上，针电极可插入表皮中。IES 由两个快速连续的恒定电流方波脉冲组成，脉冲间隔为 10ms，每个脉冲持续 50μs（Inui et al.，2002；Inui et al.，2006）。

IES 选择性激活伤害性感受器已被 Mouraux 等（2010）的研究证实。具体而言，该方法的原理依赖于伤害性感受纤维和非伤害性感受纤维在人体皮肤组织中空间分布位置的差异。其中，伤害性感受纤维主要分布于表皮层中，而非伤害性感受纤维则分布于更深的真皮层中，因此适宜强度的电流仅流过表皮层，进而选择性地激活伤害性感受器（Inui & Kakigi，2012）。

5. 化学性痛刺激

化学刺激诱发的疼痛属于化学感觉的一种，由化学类感觉神经元介导。口腔、咽部和鼻腔黏膜等组织部位含有较多的化学类感觉神经元，但它们对刺激的敏感性各不相同，如将化学刺激物从舌尖向后移 1～2cm，刺激响应的潜伏期和感受强度就会发生显著的变化。只有化学刺激物持续存在并且达到一定浓度时，才能产生相应的感觉神经冲动。

辣椒素（capsin）是实验室研究中最常见的用于诱发化学性疼痛的刺激物。辣椒素最早由科学家 Thresh 于 1876 年从辣椒果实中分离出来，是一种香草酰胺类衍生物。辣椒素主要通过与辣椒素受体结合发挥作用。辣椒素受体，即瞬态电压感受器阳离子通道 V 类亚型的一员（transient receptor potential cation channel, subfamily V，member 1，TRPV1），是由人类基因 TRPV1 所编码的一种蛋白质，广泛分布于外周初级感觉神经元的无髓鞘 C 纤维和有髓鞘 Aδ 纤维上。TRPV1 激活后可引发炎性介质如 P 物质（substance P，SP）、降钙素基因相关肽（calcitonin gene-related peptide，CGRP）的大量合成和释放，从而产生致痛作用。在实验室研究中，研究者可通过皮肤表面涂抹、皮内注射、肠道灌注、硬膜外注射、深部肌肉注射等多种方式应用辣椒素诱发疼痛，因而辣椒素在疼痛模型的研究中具有相当大的优势。其中，表面涂抹是最常用的方法。实验前先清洗刺激部位的皮肤，一般选择手臂或双鼻唇沟外，将适宜大小的两层滤纸放置于指定的皮肤表面，然后在滤纸上滴入浓度为 $1 \times 10^{-4}\%$ 的辣椒素 50μL，并持续 2min，记录被试涂抹辣椒素后的感觉变化及强度评分（Yu et al.，2012）。皮内注射辣椒素，最初会在注射处产生烧灼感，进而引起热痛觉过敏，然后会出现针刺样疼痛，并常常伴有因皮肤浅表毛细血管扩张引起的皮肤潮红反应，随后邻近未接触的皮肤区域也会出现继发的痛觉过敏或异样的疼痛。这种疼痛的感觉与神经病理性疼痛中的触诱发痛或痛觉过敏的表现极其相似，可用于人体神经病理性疼痛机制的研究，并且经研究证明这种疼痛是由中枢敏化引发的（Baron，2000；Baron，2006；Entrena et al.，2009；Joshi et al.，2006）。值得一提的是，辣椒素诱发的疼痛不具有"平台期"，往往是快速出现并且快速消退。此外，辣椒素也可通过肠道灌注的模式用于研究人体的内脏痛模型。相关研究曾报告，通过肠道灌注使辣椒素作用于人体小肠黏膜，可引发持续性的、强烈的内脏疼痛和牵涉性的躯干疼痛（Drewes et al.，2003；Gonzalez et al.，1998）。与皮内注射辣椒素相比，辣椒素引起的内脏疼痛持续时间较短，一般约为7min。尽管如此，辣椒素诱发的人体内脏疼痛模型对内脏痛的实验室研究和临床研究均具有重要的价值，例如，可将其用来筛选缓解内脏疼痛的药物（Drewes et al.，2003）。

除辣椒素外，特定浓度的芥子油（Curatolo et al.，2000）、乳酸（Wu et al.，2003）、薄荷醇（Yamazaki & Sone，2017）等也可用于实验室诱发化学性疼痛。然而，化学刺激诱发的疼痛在实验室疼痛评估研究中并不常用，尤其并不适合用于ERP研究中，因为化学刺激难以精确控制，而且撤销刺激后，可能会有残留的痛觉感受。

6. 缺血性痛刺激

组织缺血能够诱发疼痛，因为缺血会引起缺氧，缺氧会导致局部无氧代谢增强，产生酸性物质而出现疼痛。研究者利用这一原理开发出了局部缺血性疼痛的实验范式。通过此种方法可对缺血性耐受性（ischemic pain tolerance，IPTO）进行测量。具体实施方法是：首先，让被试把一只手举过头顶，再用血压计的袖带扎紧该手臂（为确保袖带与手臂充分接触，扎紧后要求被试短时间内活动一下该手臂），然后将血压计加压至200mmHg，以阻断前臂的动脉血流，开始计时，直至被试不能忍受疼痛立刻停止，所记录的这段时间（最多20min）即为被试的疼痛耐受阈限（Dasupta et al.，2009）。

这种方法诱发的疼痛强度随时间而逐渐变化，因此具有可靠、敏感以及痛点明确的优点，其缺点是重复测试花费的时间较长，而且不能特异性地诱发疼痛信号，可应用的测试部位较为有限（Polianskis et al.，2002）。

二、自发痛的整体评估

上述疼痛测量方法也适用于临床疼痛的评估。对于临床疼痛而言，各类型的疼痛大多属于自发痛，了解患者疼痛的空间因素（部位）、时间因素（急性疼痛或慢性疼痛）、严重程度特征和心理社会因素（人格特征、社会文化背景等），对于疼痛治疗来说很重要。因此，医生对患者的初次诊断要保证时间足够长，以准确、全面地收集信息，并根据这些信息进行详细诊断和分析，确保治疗的有效性。一般来说，医生在最初诊断的时候就必须考虑到疼痛可能包含的所有方面。为了便于理解，我们总结了有关自发痛的6类临床特征，分别为强度、空间、时间、性质、严重程度和心理和社会因素。

（一）疼痛强度

有关疼痛强度的常规评估，通常使用标准化的强度评定量表，例如，使用数字评定量表或视觉模拟量表让患者进行主观评分。值得强调的是，视觉模拟量表更适用于对有认知或交流障碍的人群的疼痛评估（Herr et al.，2007）。

（二）疼痛的空间特征

疼痛的空间特征其实就是疼痛的部位和范围。根据患者的主诉，医生可以很轻松地确定患者的疼痛的空间特征。虽然疼痛部位是诊断其潜在病理因素的重要线索，但是仅依靠它尚不足以进行充分的诊断。事实上，很多疼痛会辐射到远离病灶的其他部位，这种情况在内脏疼痛中更常见，比如，心绞痛会引起左手臂疼痛。

如果能了解诱发疼痛减弱或者增强的事件，就可以大致确定疼痛的部位。比如，如果腰痛患者在腰部伸展的时候感觉更疼，那么疼痛很有可能来自椎间关节；如果是在腰部弯曲的时候感觉更疼，那么疼痛很有可能来自关节盘。准确了解疼痛部位是探索疼痛成因及其解剖学结构的第一步。值得注意的是，患者口述的位置不一定准确，最恰当的做法是由患者将具体部位指明给医生看，再由医生结合其他症状特征进行专业的判断（Resnick et al.，2019）。

收集疼痛的空间信息可以借助于电生理或神经影像学技术，简单的如肌电图（electromyogram，EMG）、神经传导功能检测和 X 射线检查，复杂的如近红外热成像（near infrared thermal map）、计算机断层扫描、正电子发射计算机断层扫描（positron emission computed tomography，PET）和磁共振成像。但是，仅依靠这些电生理学或神经影像学的结果尚不足以做出诊断，还需要配合临床检查和一套完整的疼痛评估程序才能对患者的疼痛做出全面诊断。

（三）疼痛时间特征

医生可从对患者的某些询问中获得疼痛的时间特征，如"什么时候开始疼的""以前有没有这样疼过""疼痛是周期性的吗""疼痛程度是不是一直在变化"。诸如此类的时间特征问题能够帮助我们区分急性疼痛和慢性疼痛，这对于疼痛治疗来说非常重要。因为即使对于同种类型的疼痛，急性疼痛和慢性疼痛的治疗方法也极其不同，所以疼痛的时间信息有助于医生选择有针对性的治疗方案。一般来说，按照疼痛时长分类，可以划分为短暂性疼痛（短时间的痛觉发作，且很快消失）、急性疼痛（急剧、短暂而局部的疼痛，不超过 30 天）和慢性疼痛（持续 3 个月以上）。此外，在不同时间，医生可以根据疼痛强度的变化来及时调整治疗，如增加或减少药物用量等，以确保在恰当的时间发挥最佳的药效。

（四）疼痛性质

根据性质分类，疼痛可分为钻顶样痛、爆裂样痛、跳动样痛、撕裂样痛、牵拉样痛、压榨样痛等。如前所述，患者对疼痛性质的描述在一定程度上可以辅助医生进行痛因诊断。例如，肌肉性口面痛往往是弥散的和沉重的，而神经性口面痛发作时则表现为灼烧般的或如电击一样的疼痛。

（五）严重程度特征

相比其他特征，严重程度特征是集合了疼痛感觉-辨别、情绪-动机、认知-评价等多维度的评估以及医生的临床总体印象而形成的综合等级评定的结果，通常可简单地划分为轻度、中度、重度三类，以辅助后续的诊断和治疗。目前，McGill疼痛问卷是临床中使用较广泛的综合评定表（Melzack，1975）。该问卷共包含 4类、20 组疼痛相关的描述词，每组词按照程度递增的顺序排列。其中，1～10 组为感觉类（sensory）描述词，11～15 组为情绪类（affective）描述词，16 组为评价类（evaluation）描述词，17～20 组为其他相关类（miscellaneous）描述词。被试需要根据个人体验从每组词中选择与自身疼痛感觉程度最接近的词（当没有符合的描述词时可不选），最终可得到 3 种测量指标，分别为疼痛评估指数（pain rating index，PRI）、疼痛相关的描述词量（number of words chosen）以及现时疼痛强度（present pain intensity，PPI）。由于 MPQ 包含的内容繁多、测试耗时长，简版的MPQ 应运而生（short form of MPQ，SF-MPQ）。SF-MPQ 仅由 11 个感觉类和 4个情绪类对应的疼痛描述词、PPI 以及 VAS 组成。其中，所有描述词均用 0～3 分别表示无、轻、中、重四个不同等级。与 MPQ 一样，SF-MPQ 也是一种可靠的疼痛评估工具，其结果与 MPQ 具有较高的相关性，并且可用于对不同的疼痛综合征的鉴别和诊断。

（六）心理和社会特征

疼痛还具有心理和社会特征。例如，患者的人格特征会对疼痛感知产生极大的影响，抑郁的慢性疼痛患者与情绪稳定的慢性疼痛患者对疼痛治疗的反应存在显著的差异。患者所处的社会文化背景也会极大地影响疼痛感知，如对治疗的期望和对疾病的恐惧。因此，医生和家人一定要了解患者对康复的期望程度以及治疗能够达到的实际效果，让其对治疗抱有合理期待。另一个需要澄清的要点是有关治愈的副作用。长期疼痛的患者往往也能从疼痛本身中获益，而摆脱罹患多年的疼痛可能会给患者带来一些意想不到的副作用，大致可以分成以下几种：害怕回去从事自己不喜欢的职业，害怕不能再与配偶联系，害怕其他人怀疑自己疼痛的真实性等。将康复的益处和负面的忧虑进行对比，帮助患者认识到这些副作用，有利于克服这些负面忧虑，促进其康复。由此可见，医生在评估患者的疼痛时，考虑心理和社会因素的影响是非常必要的。

三、总结

疼痛是一种日常生活中和临床情境下都很常见的现象，涉及生理、心理、社会和行为等多个方面的复杂的主观体验。在实验室环境下，疼痛是由伤害性刺激诱发所产生的感觉。这些伤害性刺激包括热痛刺激、冷痛刺激、机械性痛刺激、电诱发痛刺激和化学性痛刺激等。通过一系列心理物理法测量疼痛阈限、疼痛差别阈限、疼痛耐受阈限等，我们可以将由不同类型的刺激诱发的个体疼痛知觉量化。值得注意的是，不同的疼痛评估指标各具特点，优势与缺陷并存，在实际运用时应根据研究目的恰当选择。针对各维度的指标进行综合、系统的测评，是目前疼痛评估的一大趋势。此外，尽管实验室疼痛测量方法也适用于临床疼痛评估，但由于二者存在巨大差异（自发痛和诱发痛有本质差别），且临床疼痛相比实验室疼痛更加复杂多变，因此在进行临床疼痛评估时，除强度、空间、时间等基本特征，对于临床疼痛的诱因、性质、严重程度和心理社会因素等方面须格外重视，有助于判断疼痛病因并指导治疗方案的制订。为了更好地揭示疼痛的生理学基础，疼痛测量工具也在持续更新。例如，德国神经病理性疼痛研究机构（German Research Network on Neuropathic Pain）已经发布了针对神经病理性疼痛患者的标准化测量方法和各项指标的评定标准，即定量感觉测试，并进行了关于神经病理性疼痛多中心的联合研究（Geber et al.，2011；Maier et al.，2010；Rolke et al.，2006）。这些多中心的联合研究取得了极大的进展，为临床判断不同神经病理性疼痛的表现，如痛觉减退、痛觉过敏和触诱发痛提供了参考标准。总之，日益完善的评估工具为疼痛的精确测量提供了客观的方法，同时结合疼痛相关的认知神经生理学机制，未来有望开发出更多且更为有效的疼痛治疗方法。

第二节　疼痛的情绪-动机测量

疼痛的情绪-动机成分往往与慢性疼痛存在着紧密的联系，这一联系根植于有关疼痛的生物-心理-社会的理论模型中。该模型强调对疼痛的评估应该是全面而系统的，包括感觉、情绪和认知等多个维度（Gatchel et al.，2007a），尤其是当疼痛逐渐转变为慢性时，心理和社会类因素会变得越来越重要。由此可见，这种多维模型不仅承认慢性疼痛是一种由身体和心理社会特征之间持续交互作用所致的动态过程，还强调了疼痛多维度的本质，且各维度之间高度相关。如果说对强度的感知可以代表个体对疼痛感觉-辨别成分的准确估计，那么对不愉快的感知则体现了个体对疼痛情绪-动机相关的意义的解读和动机的表达。通过这种方式，相同的疼痛在不同的生理、行为和社会环境背景下可能具有非常不同的意义，进而影响了对疼痛强度的感知。这可以通过"反调节"（counterconditioning）的实验范式来验证，其中疼痛刺激反复出现在某种愉快的奖励之前，当个体知道了疼痛刺激和奖励之间的关联时，尽管个体仍保持对疼痛的正常感知能力，但其对疼痛的主观强度评分和厌恶程度均会显著下降（Pearce & Dickinson，1975）。实际上，这种现象有时被作为一种策略用于临床疼痛的心理治疗中（Lumley et al.，2011；Slifer et al.，1995）。由此可见，疼痛的情绪-动机成分是疼痛本身不可忽略的一维，不仅是疼痛测量的重要组成部分，同时也可能成为临床疼痛治疗的潜在重要靶点。本节将分类介绍疼痛情绪-动机成分包含的各类因素，尽管这种分类是人为划分的，但希望借此能让读者更易于理解每个因素对疼痛的影响。

一、疼痛不愉悦度

疼痛不愉悦度（pain unpleasantness）指的是能被意识所觉察的由疼痛引发的不愉快或厌恶的情绪体验。这一指标是实验室疼痛研究中最常用的评估指标之一，与疼痛强度具有很高的正相关性，因而往往与疼痛强度评分联合使用。通常，疼痛不愉悦度可以用0~10或0~100的数字评定量表（NRS）或视觉模拟量表（VAS）进行评价，其中0表示无任何不愉悦感，10或100表示不能忍受的极度不愉悦感。研究证明，NRS和VAS等比率量表可有效地测量疼痛不愉悦度（Gracely et al.，1978a；Gracely et al.，1978b；Marchand & Arsenault，2002；Marchand et al.，1993；Rainville et al.，1992），不仅在被试内和被试间具有较高的重测信度，也具备优良的效度。此外，面部表情疼痛量表包含了表现疼痛程度逐渐增强的一系列面部表情图片，常用于对那些无法进行有效沟通的群体的疼痛评估，比如，儿童和认知功能障碍者。研究表明，修订版的面部表情疼痛量表能够有效地测量儿童的疼痛状况，其中面部情绪量表主要用于测量儿童疼痛的不愉悦度成分，适用于5岁及以上儿童（Mcgrath & Gillespie，2001）；面部疼痛量表主要用于测量疼痛的强度成分，适用于4~5岁儿童（Garra et al.，2010；Hicks et al.，2001）。值得一提的是，这两个量表也同样适用于对患有认知功能障碍的老年群体的疼痛评估。

二、疼痛抑郁

抑郁是与疼痛相关的主要的情绪状态（Dersh et al.，2002；Gatchel et al.，2007）。在大多数临床调查中，慢性疼痛患者的抑郁发病率为 20%～70%，是其他疾病患者抑郁发病率的 3～5 倍（Bair et al.，2008；Demyttenaere et al.，2007）。这一关联在不同年龄组的慢性疼痛患者中都得到了证实（Egger et al.，1999；Galvez-Sánchez et al.，2019；Kashikar-Zuck et al.，2008；Kayhan et al.，2016；Lenze et al.，2000；McWilliams et al.，2004；Raphael et al.，2006）。此外，超过 50% 的重性抑郁发作的患者都伴随有疼痛症状（Demyttenaere et al.，2006）。一项大型的国际前瞻性队列研究表明，原发性慢性疼痛可预测心理障碍（尤其是抑郁等情绪问题）的发生，正如心理障碍能预测慢性疼痛发生一样（Gureje et al.，2001）。毋庸置疑，慢性疼痛会引发抑郁症，而抑郁症也成为疼痛发作和慢性化的诱发因素（Edwards et al.，2011；Goldenberg，2010；Jarvik et al.，2005；Kroenke et al.，2011；Shim et al.，2018）。由此可见，在临床疼痛治疗中，一大核心问题是识别抑郁情绪或抑郁症的存在。然而，对于长期疼痛的患者而言，他们通常不太愿意表达或承认抑郁问题的存在，这对于疼痛相关的抑郁情绪评估而言是一个巨大的挑战。但无论面临的挑战如何，评估疼痛患者抑郁情绪发生的可能性是至关重要的，因为治疗抑郁本身会带来诸多无可争议的好处，有助于缓解甚至治愈疼痛。

BDI 是临床和基础研究中常用的评估量表（Beck，1967）。BDI 将抑郁划分为 21 个"症状–态度类别"，每个条目即代表一个类别，包括悲观、失败感、罪恶感等。其目的是评价抑郁的严重程度。有关每个类别的描述按其所显示的症状严重程度排序，分为无、轻、中、重四级，级别赋值为 0～3 分，总分范围为 0～63 分（Beck et al.，1961；Kendall et al.，1987）。虽然判断抑郁严重程度的临界值因研究目的而异，但通常以下标准可作为判断的参考依据：<4 分，表示无抑郁或有极轻微的抑郁情绪；5～13 分，提示轻度抑郁；14～20 分，提示中度抑郁；≥21 分，则显示重度抑郁。BDI 在国外研究中获得了广泛的应用，信、效度良好（Beck & Steer，1984；Beck et al.，1996；Beck et al.，1988）。BDI 中文版第 2 版在抑郁症患者群体的测试中也具有较好的信、效度，Cronbach's α 系数为 0.94，各条目间的相关系数在 0.18～0.71，各条目与 BDI 总分的相关系数在 0.56～0.82，重测相关系数为 0.55（王振等，2011）；其信、效度在健康人群中也得到了验证，Cronbach's α 系数分别为 0.89 和 0.93，各条目间的相关系数分别在 0.14～0.45 和 0.03～0.69，各条目与总分的相关系数分别为 0.42～0.65 和 0.12～0.75，重测相关系数分别为 0.76 和 0.56（杨文辉等，2014）。值得一提的是，患者的心理状态对该问卷的测试

有极大的影响。如果让患者按照测试当天的情况作答，BDI 评价的即是状态性抑郁，其评估的稳定性较差，因而通常会要求患者按照过去一周的情况作答，能增强 BDI 评定结果的稳定性（Kendall et al.，1987）。由于 BDI 具备良好的心理测量学特性，也常被用作编制新量表的验证工具，与其他抑郁量表如流调中心抑郁量表（center for epidemiologic studies depression scale，CES-D）评分的相关性极高（0.50～0.80）（Beck et al.，1988；杨文辉等，2014；王振等，2011）。总之，BDI 是最常用的抑郁自评量表，适用于各个年龄段，但用于老年人时会存在一些不足，因为 BDI 涉及许多躯体症状，而这些症状在老年人当中可能是与抑郁无关的其他疾病或者衰老的表现（Kendall et al.，1987）。

与 BDI 不同的是，CES-D 可用于评定当前抑郁的状态，着重评定抑郁情绪或心境，适用于不同时间点的横断面研究结果的比较（Orme et al.，1986；Roberts，1980）。该量表共有 20 个条目，涵盖了抑郁状态的 6 个表现维度，分别是抑郁心情、罪恶感和无价值感、无助与无望感、精神运动性迟滞、食欲下降、睡眠障碍。其中，有 4 个条目的描述词指向非抑郁状态，以用于检测并筛选出可能存在胡乱作答行为的被试。测试时，要求被试根据最近一周内症状出现的频率进行作答，包括"偶尔或无"（少于 1 天）、"有时"（1～2 天）、"经常或一半时间"（3～4 天）、"大部分时间或持续"（5～7 天），每个频率的赋值为 0～3 分。总分范围为 0～60 分，分数越高，表示抑郁情绪或心境出现得越频繁，抑郁程度也就越严重。研究表明，CES-D 具有较高的信、效度。①内部一致性好，分半信度系数在患者组为 0.85，在健康对照组为 0.77，Cronbach's α 系数和 Spearman-Brown 系数均在 0.90 以上。②可接受的重测信度：连续 4 周的重测信度为 0.67，12 个月的重测信度为 0.32。③较好的聚合效度：在患者群体中，CES-D 与 Hamilton 抑郁评定量表评分的相关系数为 0.44～0.56，经过 4 周治疗后，该相关系数提高到 0.69～0.75；在健康人群中，CES-D 与 BDI 有高度正相关性（0.81），且与负性生活事件呈现出正相关（Hertzog et al.，1990；Knight et al.，1997；严梦琴等，2016）。除了用于成人测试外，CES-D 还有一个适用于儿童的测验版本，即流调中心儿童抑郁量表（center for epidemiologic studies depression scale for children，CES-DC）（Faulstich，1986），常用于青少年群体抑郁症相关的调查研究。需要注意的是，CES-D 更适用于对健康人群的调查而不是患者，无法用于监测临床治疗过程中抑郁严重程度的变化，因为它评价的是抑郁心情而不是整个抑郁症状群。

汉密尔顿抑郁量表（Hamilton depression rating scale，HAMD）由 Hamilton 于 1960 年编制（Hamilton，1960），是目前临床上评定抑郁时使用最普遍的量表。与 BDI、CES-D 最大的不同在于，HAMD 是他评量表，而非自评量表，评定者需具备一定的专业知识且经过规范训练后方能对他人施测。该量表包含抑郁情绪、自罪感、自杀等共 24 个条目，经过多次修订后，也同时发行了 21 项和 17 项的简版，本节以 24 项版本为例。其中，大部分条目采用 0～4 分的 5 级评分法，即 0 表示无，1 表示轻度，2 表示中度，3 表示重度，4 表示极重度；少数项目采用 0～2 分的 3 级评定法，即 0 表示无，1 表示轻/中度，2 表示重度。除第 8、9 和 11 项（分别考察迟缓、激惹、精神性焦虑）需依据对患者的观察进行评定外，其余各项均依据患者主诉进行评分即可；对于第 1、7、16 和 22 项（抑郁情绪、工作/兴趣、体重减轻、能力减退感），需两者兼顾并结合患者家属或病房医护人员所提供的信息进行综合评定（Hamilton，1960）。通常应由经过训练的 2 名评定者采用交谈与观察方式对被试进行 HAMD 联合测评，待测评结束后，由这 2 名评定者分别独立评分。若需要比较治疗前后抑郁症状和病情变化，则需要在入组当天评定当时或入组前一周的情况，接受治疗后 2～6 周再次评定，因研究设计而异。每次评定需要 15～20min，主要取决于患者的病情严重程度及其配合度。HAMD 总分是一项很重要的参考数据，能较好地反映病情的严重程度，即病情越轻，总分越低；病情越重，总分越高。当总分≥35 分时，可视为重度抑郁；总分≥20 分，可能为轻/中度抑郁；总分＜8 分，则没有抑郁症状。在实际应用中，研究者往往把 HAMD 总分作为对被试的一项入组筛选标准。此外，HAMD 可归纳为 7 类因子，分别为：①焦虑/躯体化（anxiety/somatization），由精神性焦虑、躯体性焦虑、胃肠道症状、疑病和自知力 5 个项目组成；②体重，即体重减轻 1 项；③认识障碍（cognitive disturbance），由自罪感、自杀、激惹、人格或现实解体、偏执症状和强迫症状 6 项组成；④日夜变化（diurnal variation），仅日夜变化 1 项；⑤迟缓（retardation），由抑郁情绪、工作/兴趣、迟缓和性症状 4 项组成；⑥睡眠障碍（sleep disturbance），由入睡困难、睡眠不深和早醒 3 项组成；⑦绝望感（hopelessness），由能力减退感、绝望感和自卑感 3 项组成。这样既可以更简单明了地反映患者病情的实际特点，也可以反映靶症状群的治疗效果（Williams，1988）。HAMD 的信、效度在抑郁症、躁郁症、焦虑症患者中的信效度检验显示，2 名评定员之间的一致性相当好，其总分的评分者信度系数为 0.99，各单项条目的评分者信度系数为 0.78～0.98（李文波等，2006）。HAMD 的平行效度也很高，其总分能较好地反映疾病严重程度。研究显示，HAMD 与大体评定量表（global assessment scale，GAS）的相关系数高达 0.84，且 HAMD 用于评定抑郁症严重程度的经验真实性系数为 0.92（严梦琴等，2016；李文波等，2006）。综上所述，HAMD 是经典的抑郁评定量表，常用不衰，系公认的"金标准"之一（Bagby et al.，2004）。若要开发新的抑郁量表，往往需要与 HAMD 做平行效度的检验。HAMD 也具有方法简单、标准明确、便于掌握的特点，可用于对抑郁症、双相情感障碍、焦虑症等多种精神疾病的抑郁症状的评定，尤其适用于对抑郁症的评定。通过 HAMD 因子分析，可以具体反映抑郁患者的精神病理学特点。然而，该量表不能较好地鉴别和诊断抑郁症与焦虑症，因为二者的总分与健康人群评分相比都有类似的增高。

三、疼痛焦虑

相对于抑郁而言，尽管研究者对焦虑的关注较少，但越来越多的研究支持焦虑与慢性疼痛综合征之间也存在着显著的关联这一观点（Asmundson & Katz 2009；Kroenke et al.，2013）。尤其是在头痛、纤维肌痛和腹部疼痛中，无论老少，焦虑症或惊恐发作都可能会出现（Raphael et al. 2006；Lenze et al. 2000；McWilliams et al. 2004）。此外，慢性疼痛患者焦虑的患病率可高达 35%～50%（Kroenke et al.，2013；McWilliams et al. 2004），尤其是对于慢性腰背痛患者而言，其焦虑的患病率往往是非疼痛人群焦虑患病率的 2～3 倍（Demyttenaere et al.，2007）。值得一提的是，焦虑可以通过多种方式表达，例如，对疼痛的夸大效应，表现为疼痛阈限的降低（Rhudy & Meagher，2000）和对各类感知觉体验关注的增强（Carter et al.，2002），这一点在疑病症（hypochondriasis）患者中表现得尤为明显，对疼痛体验相关的紧张焦虑和过分关注往往会导致这类患者反复要求进行临床医学检查。焦虑也可以表现为躯体疼痛状态，如肌肉紧张、压抑感或者非典型胸痛症状，后者在惊恐发作时表现得更明显（Huffman & Pollack 2003）。实际上，大多数惊恐发作的患者会报告一种甚至多种与疼痛相关的症状（Schmidt et al.，2002）。惊恐发作常表现在 PTSD 的患者中，因而 PTSD 也被视作一种焦虑症。在 PTSD 患者中，有关慢性疼痛的报告非常多（McWilliams et al.，2004），尤其是在退伍军人这一特殊群体中，其慢性疼痛患病率高达 50%～80%（Asmundson et al.，2002）。由此可见，焦虑症与慢性疼痛具有极为惊人的高共病率。鉴于焦虑与疼痛的紧密关联以及其对疼痛体验和患者整体生活质量的影响（Asmundson & Katz，2009；Kroenke et al.，2013），在进行疼痛评估的同时，充分考察焦虑的作用并系统地评估焦虑显得尤为必要。

BDI 主要评定被试受多种焦虑症状烦扰的程度，适用于具有焦虑症状的成年人，能比较准确地反映被试主观感受到的焦虑程度，对心理门诊、精神科门诊或住院患者均可应用（Beck et al.，1988）。BAI 有 21 个自评项目，采用 1～4 分的 4 级评分法，1 表示无；2 表示轻度，无多大烦恼；3 表示中度，感到不适但尚能忍受；4 表示重度，只能勉强忍受。其要求被试就最近一周的自我体验进行作答。BAI 以总分≥45 分为临界标准，判断是否存在焦虑症状。该量表同样具备较高的信、效度，其中 BAI 与 SAS（self-rating anxiety scale）的相关系数为 0.83，表明 BAI 与 SAS 客观评定的总分呈显著正相关（Osman et al.，2002；严梦琴等，2016）。

总之，BAI 是焦虑症状的自评量表，项目内容简明、容易理解、操作和分析方便，其总分能充分反映焦虑状态的严重程度，有助于了解患者近期的心境体验及治疗期间焦虑症状变化的情况。因此，BAI 可作为临床心理工作中了解焦虑症状的常用检测工具。

随着焦虑相关研究的进展，Cattell 和 Spielberger 提出了状态焦虑（state anxiety）和特质焦虑（trait anxiety）的概念（Gaudry et al.，1975；Spielberger，1966）。状态焦虑描述了一种不愉快的情绪体验，如紧张、恐惧、忧虑和神经质，伴有自主神经系统的功能亢进，一般为短暂性的；特质焦虑则用来描述相对稳定的一种人格特质且具有个体差异的焦虑倾向。在该理论的基础上，Spielberger 等编制了状态–特质焦虑问卷（state-trait anxiety inventory，STAI），旨在为临床医学家、行为学家和心理学家提供一种工具，以区别评定短暂的焦虑情绪状态和人格特质性的焦虑倾向，为不同的研究目的和临床实践服务。STAI 由 2 个分量表共 40 个条目组成。第 1～20 项为状态焦虑量表（state anxiety inventory，SAI），其中半数为描述负性情绪的条目，半数为描述正性情绪的条目，主要用于评定即刻的或最近某一特定时间或情景的恐惧、紧张、忧虑和神经质的体验或感受，也可用来评价应激情况下的状态焦虑。第 21～40 项为特质焦虑量表（trait anxiety inventory，TAI），用于评定个体平时的情绪体验，其中有 11 项为描述负性情绪的条目，9 项为正性情绪的条目。STAI 每一项使用 1～4 分的 4 级评分法，其中在 SAI 子量表里，1 表示完全没有，2 表示有些，3 表示中等程度，4 表示非常明显；在 TAI 中，1 表示几乎没有，2 表示有些，3 表示经常，4 表示几乎总是如此。被试根据个人体验选择最合适的分值代表其焦虑程度。凡正性情绪项目均为反向计分。最后，分别计算 SAI 和 TAI 量表的累加分，总分范围为 20～80 分，反映状态或特质焦虑的程度，总分越高，表示焦虑程度越严重（Gaudry et al.，1975；Spielberger，1966）。国内关于 STAI 信度、效度的重测信度检测表明，SAI 的重测信度为 0.88，TAI 的重测信度为 0.90；且 SAI 与 TAI 评分之间的相关系数，初测为 0.84，复测为 0.77，具有满意的内部一致性（李文利和钱铭怡，1995）。STAI 为自评量表，内容简明，操作方便，易于理解和掌握，可以分别评定状态焦虑与特质焦虑，优于其他焦虑量表。目前，STAI 已被广泛应用于评定内科、外科、心身疾病及精神疾病患者的焦虑情绪，也可用来筛查高校学生、军人和其他职业人群的焦虑问题，以及用于评价心理治疗和药物治疗的效果。

汉密尔顿焦虑量表（Hamilton anxiety scale，HAMA）由 Hamilton 于 1959 年编制，是精神科中应用较为广泛的他评量表之一，主要用于评定神经症患者的焦虑症状的严重程度。HAMA 共包括 14 个项目，如焦虑心境、紧张、害怕等，采用 0～4 分的 5 级评分法，其中 0 表示无症状；1 表示有轻微症状；2 表示有中度症状，即有肯定的症状，但不影响生活与活动；3 表示有重度症状，需要加以处理，或已影响生活和活动；4 表示有极重度症状，严重影响了其生活。与 HAMD 类似，HAMA 需要由经过训练的 2 名评定员采用交谈与观察的方式进行联合检查并各自独立评分。除第 14 项（会谈时的行为表现）需结合观察外，其他项目均根据患者的主诉进行评分。HAMA 特别强调被试个人的主观体验，以此作为衡量病情的标准。该量表的总分能较好地反映病情严重程度，总分≥29 分，表示可能为严重焦虑；总分≥21 分，表示肯定有明显焦虑；总分≥14 分，表示肯定有焦虑；总分≥7 分，表示可能有焦虑；总分<7 分，表示没有焦虑症状。此外，HAMA 还可以分为躯体性和精神性两大类因子结构：①躯体性焦虑（somatic-anxiety），由肌肉系统症状、感觉系统症状、心血管系统症状、呼吸系统症状、胃肠道症状、生殖泌尿系症状和自主神经系症状 7 项组成；②精神性焦虑（psychic-anxiety），由焦虑心境、紧张、害怕、失眠、认知功能、抑郁心境以及会谈时的行为表现 7 项组成（Maier et al., 1988）。通过计算组成该因子各项目的总分与该因子结构的项目数的比值可获得因子分，用于进一步了解患者的焦虑特点。研究表明，HAMA 用于测量抑郁症、焦虑症、强迫症患者的焦虑症状的信、效度良好，2 名评定员之间的一致性高，其总分的评分者信度系数为 0.93，各单项症状评分的信度系数为 0.83～1.00，可见 HAMA 也具备令人满意的信、效度（王纯等，2011）。HAMA 评定方法简单易行，可用于评估焦虑症，但不太适宜评估其他精神疾病的焦虑状态。同时，与 HAMD 相比较，HAMA 包含一些重复项目，如抑郁心境、躯体性焦虑、胃肠道症状及失眠等，故 HAMA 与 HAMD 一样，都无法很好地对焦虑症与抑郁症进行鉴别。即使 HAMA 不尽理想，但在所有同类量表中，它的使用历史最长、被用得最多，对于临床和研究工作者来说也最为熟悉，是最经典的焦虑量表。HAMA 能很好地衡量治疗效果，以及对比治疗前后症状的变化。若利用因子分析法进行疗效分析，还能确切地反映各靶症状群的变化情况和患者的精神病理学特点。

　　值得一提的是，疼痛焦虑症状量表（PASS）是直接测量个体因疼痛产生的焦虑症状的自评量表（Coons et al., 2004；McCracken et al., 1992；Wong et al., 2012）。该量表共有 20 个条目，采用 0～5 分的 6 级评分法（0=从不，5=经常）。通常将量表总分作为衡量个体焦虑水平的指标，总分越高，表示个体的焦虑症状越严重。PASS 具有良好的内部一致性（Cronbach's α 系数为 0.72～0.92），并且与抑郁、焦虑、疼痛强度等呈现出显著的正相关性（Wong et al., 2012），表明该量表的信度、效度良好。

四、疼痛恐惧

　　疼痛恐惧（fear of pain，FOP）或疼痛相关的恐惧（pain-related fear）是指个

体在预感或体验组织损伤时所产生的恐惧和紧张的情绪反应，这一反应往往伴随着个体对疼痛的灾难化信念或负性解释（Gatchel et al.，2007b；Turk & Wilson，2010）。有关慢性疼痛的恐惧-回避模型（fear-avoidance model）强调，疼痛恐惧作为一种情绪类的人格特质，会引起个体对潜在的疼痛诱发因素的过度注意和警觉，甚至对疼痛无关信息也过度关注，诱发不恰当的恐惧回避行为，进而增加患者滥用镇痛药、罹患抑郁以及机体功能丧失的风险（Asmundson & Hadjistavropoulos，2007；Dawson et al.，2011；Vlaeyen & Linton，2000；Vlaeyen & Linton，2012；Volders et al.，2015）。疼痛恐惧对疼痛知觉的影响已得到大量实证研究的支持。关于健康人群的研究发现，具有高水平疼痛恐惧的健康人更倾向于把常温温度诱发的感觉体验报告为热或热痛（Kirwilliam & Derbyshire，2008；Parr et al.，2012）。临床研究也显示，疼痛恐惧程度能够预测慢性疼痛患者知觉到的疼痛强度（Riva et al.，2014）。同时，疼痛恐惧不仅能提高患者的疼痛敏感性（Crombez et al.，2013），而且能够部分调节疼痛强度对患者功能损伤的影响（Gay et al.，2015；Marshall et al.，2017）。一项元分析通过考察 46 个独立样本共 9597 名急性/慢性疼痛患者的疼痛恐惧和功能丧失的关系发现（Zale et al.，2013），疼痛恐惧与患者的功能丧失之间存在中等偏上水平的正相关（r=0.42）。这一结果定量地验证了疼痛恐惧在慢性疼痛和功能丧失中的作用。疼痛相关的恐惧情绪、行为反应与躯体感知觉的交互作用形成了恶性循环，从而加剧了疼痛，长此以往，这种情形就可能会导致疼痛慢性化（Trost et al.，2011）。由此可见，疼痛恐惧对于慢性疼痛的形成、维持与发展有重要的作用（Vlaeyen & Linton，2012；王小玲等，2017），因此在疼痛评估中纳入对个体疼痛恐惧水平的评价也显得极为重要。

有关疼痛恐惧的评估有两类测评方法：一类是对特质性疼痛恐惧，即把疼痛恐惧作为一种人格特质，通常使用疼痛恐惧问卷（fear of pain questionnaire-Ⅲ，FPQ-Ⅲ）进行测评（McNeil & Rainwater，1998）。FPQ-Ⅲ共 30 个条目，包括严重疼痛（severe pain，项目 1、3、5、6、9、10、13、18、25、27）、轻微疼痛（minor pain，项目 2、4、7、12、19、22、23、24、28、30）、医疗疼痛（medical pain，项目 8、11、14、15、16、17、20、21、26、29）3 个因子。量表的内部一致性系数为 0.93，4 周后的重测信度系数为 0.82，且与疼痛焦虑症状量表、疼痛警惕和意识问卷以及疼痛灾难化问卷的总分具有显著正相关，能较好地区分出不同疼痛恐惧水平的个体，表明该量表具有良好的信、效度（Asmundson et al.，2008；Osman et al.，2002；杨周等，2013）。因此，FPQ-Ⅲ适用于测量个体的疼痛恐惧水平，有助于临床疼痛治疗者及时了解患者的情况，采用预防和干预措施。另一类是状态性疼痛恐惧（即在特定情境下的疼痛恐惧情绪）可通过个体的皮肤电反应（galvanic skin response，GSR）、眨眼、惊吓反应、肌电和心率等生理指标反映

（Meulders et al.，2012）。在实验室环境下，状态性疼痛恐惧可通过经典条件反射范式和启动范式诱发。经典条件反射范式通过条件刺激（conditioned stimulus，CS）与非条件刺激（unconditioned stimulus，US）的配对训练诱发疼痛恐惧（Klinger et al.，2010；Williams & Rhudy，2007）。个体在适应性行为发展过程中通过 CS 与 US 的连接，建立起 CS 与 US 一致性关系的认知，从而学会对 CS 做出条件性反应（conditioned response，CR）（Vlaeyen & Linton，2012）。因而，该任务通过事先告知个体 CS 和 US 之间存在一致性关系，使个体有意识地学会对 CS 做出 CR 应对，从而形成疼痛恐惧。其中，疼痛属于 US，研究者常用的疼痛刺激类型包括冷压痛（cold pressor task，CPT）、温度刺激、热辐射和电刺激等，而与疼痛无关的中性线索为 CS。启动范式则主要通过声音、图片和指导语等方式启动疼痛恐惧，考察疼痛恐惧对个体疼痛感受性的影响（Jackson，et al.，2005；Kirwilliam & Derbyshire，2008），具体实验任务的设计请参考相关文献。

五、疼痛共情

共情（empathy）是指通过感受他人的处境来理解他人的感受和情绪，是成功人际交往的核心成分，并且在道德推理、激发亲社会行为的动机及控制冲动行为方面起着重要作用（Decety & Lamm，2006；Decety & Moriguchi，2007）。根据所涉及的心理加工过程的不同，共情可分为情绪共情（emotional empathy）和认知共情（cognitive empathy）两个独立成分（Eisenberg et al.，2005；Gladstein，1983；Zaki & Ochsner，2012）。前者指个体无意识的情绪感染和情绪识别，是较原始、初级的共情维度，是刺激驱动的自动化过程；后者指对他人的情感的理解，包括心理状态和原因，涉及更多的高级认知活动。

在共情研究涉及的诸多方面（疼痛、厌恶、触觉、嗅觉等）中，疼痛共情（pain empathy）是研究的热点。疼痛共情是指对他人疼痛的"感同身受"，即对他人疼痛的感知、体验以及情绪反应，是经典共情的一种。对他人疼痛的共情可以调节个体和社会团体的行为，能够使个体从他人的角度理解别人的不幸和痛苦，使自己的心理状态和所处的社会环境协调一致，并调节自己的行为，做出助人的亲社会行为或者做出远离危险的自我保护举动（Forgiarini et al.，2011）；缺乏对他人的疼痛共情则可能会出现一系列不利于个人和社会发展的问题，如暴力行为、物质滥用、人际关系和群际关系恶化（Batson et al.，2002）。由定义可以发现，疼痛共情是对他人疼痛的感知和体验，因此与疼痛知觉本身有着很大的联系。Leonard和 Cano（2006）的研究发现，疼痛共情的准确性（通过观察判断的疼痛和真实的疼痛之间的差异）越高的配偶，在面对疼痛患者时的负性情绪反应会越少，且能给患者提供更多的情感支持，进而提高疼痛患者的生活满意度（Leonard & Cano，2006）。研究还发现，纤维肌痛患者在接受医生深入的共情交流后，其对治疗的满意度和积极性都有所提高，有助于缓解疼痛，促进康复（Graugaard et al.，2004）。由此可见，患者（信息发出者）和照料者（信息接收者）之间的共情交流能够缓解患者的疼痛反应。这些研究结果也得到了疼痛的社会交流理论的支持。共情是相互的，作为一种媒介，良好的疼痛共情能为缓解患者的痛苦提供一定的帮助。因此，疼痛共情也是疼痛评估中不可或缺的一部分。

研究者可利用量表、行为任务、电生理信号记录等方法从多个层面对共情的不同维度进行测量（任巧悦等，2019）。不同测量方法的测量重点有所不同，有的可能只测量情绪共情或认知共情，有的则可能同时测量情绪共情和认知共情。下面简要介绍几种最为常用的共情测量方法。

（一）量表测评

目前，使用最广泛的测量情绪共情的量表是 Mehrabian 和 Epstein 于 1972 年编制的情绪倾向量表［emotional empathic tendency scale，EETS，又称为情绪共情量表（questionnaire measure of emotional empathy，QMEE）］（Mehrabian & Epstein，1972）。在该量表中，情绪共情指"对他人情绪体验的反应"。QMEE 的编制基于以下假设：情绪共情水平更高的人对他人的情绪感受有更强的反应性，即在注意到他人的痛苦时，具备高情绪共情水平的人更不可能有攻击行为，而更可能有帮助行为。该量表的 33 个条目共涉及情绪感染敏感性、对陌生人情绪的理解、极端情绪反应、积极情绪感动的倾向、消极情绪感动的倾向、同情倾向、自愿接触不幸他人的倾向 7 个因子。测量认知共情的经典量表是霍根共情量表（Hogan empathy scale，HES）（Hogan，1969）。在该量表中，共情指"在没有真正体验到他人感受的情况下，对他人的状况或心态的想象和理解"。该量表共有 64 个条目，涉及社会自信、温和、敏感性和不一致性 4 个因子。研究中最常使用的同时测量情绪共情和认知共情的量表是 Davis 编制的人际反应指针量表（interpersonal reactivity index，IRI）。IRI 包括共情关注（empathic concern）、个人痛苦（personal distress）、观点采择（perspective taking）和想象（fantasy）4 个分量表（Davis，1983）。其中，共情关注评估对他人情绪的关心程度，个人痛苦评估对他人的痛苦产生的负性感受，观点采择评估在认知上理解他人想法的倾向，而想象主要评估对书籍、电影或戏剧中的角色的情绪认同。Davis 认为共情关注和个人痛苦测量的是情绪共情维度，而观点采择和想象测量的是认知共情维度（Davis，1983）。值得注意的是，虽然该量表能够较好地反映被试对自身共情的主观评价，但其准确性容易受到社会赞许、反应偏差以及被试的表达能力、觉察能力等因素的影响。因此，使用量表评估共情时，需要特别注意这些问题，尽可能地排除无关因素对共情测量结果的影响。

（二）行为任务测评

共情不仅被视为一种相对稳定的特质或能力，还被视为一种具备可变性的状态，受到认知负荷和情绪等因素的影响（Han et al.，2009；Rameson et al.，2012）。基于这种观念，目前常用的疼痛共情的实验范式主要有图片诱导和线索诱导两种，其中前者是应用更为普遍的范式。所谓图片诱导，是指向被试呈现一系列视频片段或者图片资料（这些资料呈现了他人的肢体或者面部受痛的情景，例如，被试观看视频画面中的人物面部被针扎或者棉签触碰的画面及被针扎/被棉签触碰时的面部表情，以引发被试的疼痛共情）。这些实验范式的基本逻辑是给被试呈现直接或间接反映他人情绪、心理状态或所处情境的实验材料，然后要求被试对实验材料所诱发的自身情绪或心理状态进行评分，或者对实验材料中他人的情绪或心理状态进行评分。常用的共情实验材料包括符号、图片、视频、叙述性文字等（Barraza & Zak，2009；Greitemeyer et al.，2010；Jackson et al.，2005；Singer et al.，2004）。

根据共情的分类，上述实验范式可大致分为测量情绪共情、测量认知共情以及同时测量情绪共情和认知共情三类。测量情绪共情的行为范式往往从情绪诱发、情绪识别等角度探索个体的情绪共情能力，并在实验设计时选取简单明了且具有明显情绪线索的实验材料，减少甚至排除推理等高级认知活动的干扰。例如，在疼痛情绪共情行为范式中，通常使用含有明显伤害性、威胁性内容（如刀割手指）的静态图片（Jackson et al.，2005）或痛苦的面孔表情（Saarela et al.，2007），甚至是动态的情绪性视频（如一个人讲述不幸的处境）（Barraza & Zak，2009）直接诱发被试的情绪唤醒，然后向被试施加疼痛刺激，要求被试对感受到的疼痛程度进行评估。

测量认知共情的行为范式则重点考察被试对他人心理状态的推理能力。因此，认知共情任务的实验材料往往缺乏直接、明确的情绪线索，被试需要调动更多的高级认知过程对他人的心理状态进行理解。例如，在二阶错误信念任务（second-order false belief task）中，实验材料是简笔漫画，其中缺乏直接的情绪状态线索，被试需要理解漫画中的多人情境并推理人物的心理状态（Schnell et al.，2011）。

除了单独的情绪共情任务和认知共情任务外，研究者还开发了能同时考察情绪共情和认知共情的行为范式，其中较有代表性的是多维共情测验（multifaceted empathy test，MET）。在该行为范式中，实验材料是图片，但其中一半图片呈现的是人物在特定情境下的情绪性经历（如伤心、害怕或痛苦），另一半图片仅呈现相应的情境而没有人物（Dziobek et al.，2008）。被试观看图片后，需要回答一系列的问题。对于纯情境图片，被试只需要对唤醒度进行评分；对于人物情境图片，被试需要先推断图片中人物的心理状态，得到正确答案的反馈后，再对图片的唤醒度进行评分，最后对共情关注程度进行评分。这些不同的评分测量了不同的共情维度：唤醒度评分是对情绪共情的内隐测量，共情关注程度评分是对情绪共情的外显测量，而对人物心理状态的推断则是对认知共情的测量。

（三）电生理测量

共情量表和行为任务能够从主观评分的角度测量共情水平，而电生理技术和脑成像技术则从客观层面提供共情相关的生理指标。关于人类（Dimberg et al.，2000）和灵长类动物的研究（Mancini et al.，2013）都发现，观察者会对被观察者进行快速的面部表情模仿（facial mimicry）。面部模仿过程中骨骼肌收缩时产生的面部肌电可量化面部模仿情况，肌电也可作为测量共情的指标（Neumann et al.，2015）。能反映共情的面部表情主要涉及皱眉肌、颧肌、上唇提肌、眼轮匝肌等面部肌肉的活动（Neumann et al.，2015）。除此以外，脑电信号也可以在一定程度上反映共情水平。例如，有研究者普遍把 N1 和 N2 当作反映早期的情绪分享过程的指标，而把 P3 和 LPP 当作反映晚期的共情认知评估过程的指标（Decety et al.，2010；Han et al.，2008）。

功能磁共振研究也发现了一些与共情加工相关的脑区。情感共情主要与负责情绪状态匹配和情感共享的脑区有关，如脑岛、前扣带回、杏仁核和额下回等（Hurlemann et al.，2010；Marsh et al.，2013；Shamay-Tsoory et al.，2009；Singer et al.，2009）；认知共情则更多地与参与精细、可控的认知加工的脑区相关，如腹内侧前额叶皮层等（Walter，2012）。不过，虽然电生理和磁共振技术在共情研究中的应用对共情的客观测量有重要意义，但生理信号记录的有效性依赖于其与量表得分和行为反应的相关性。因此，使用生理信号作为衡量共情的指标时，应当考虑生理信号与行为结果之间的一致性。

六、述情障碍

情感障碍者倾向于通过躯体症状表达痛苦，这一倾向与述情障碍（alexithymia）的概念密不可分。从字面意思理解，述情障碍指的是"不能适当地表达情绪"，主要表现为情绪识别、理解和表达的困难（Nemiah & Sifneos，1970）。与情感障碍不同的是，述情障碍并非一种具备独立诊断的精神疾病，但可将其理解成一种人格特征或倾向，是某些躯体或精神疾病中较为常见的继发症状，并与某些疾病的治疗和预后有关。与述情障碍紧密关联的另一个概念是躯体化（Mattila et al.，2008）。Lipowski（1988）曾提出了一种被广泛使用的躯体化定义，即通过身体反应（例如，疼痛）表达内心与心理社会相关的痛苦体验，并不断寻求医疗帮助和咨询（Lipowski，1988）。简而言之，带有躯体化症状的个体通过身体的渠道表达精神上的痛苦体验，并且常常戴上了"疼痛"的"面具"。疼痛是躯体化的主要表现模式，这在不同的社会文化背景中均适用（Gureje et al.，2001），并且疼痛在很大程度上与情绪存在着共同的神经生物学或神经心理学基础（Apkarian et al.，2005；Roy et al.，2009）；对情绪意识和表达的困难是述情障碍这一概念强调的核心现象（Egger et al.，1999；Katon et al.，2007），这使得述情障碍本身又与情感障碍（尤其是抑郁症）中那些可以经常观察到的躯体症状表征联系到一起（Joukamaa et al.，2008；Mehta et al.，2013）。由此可见，述情障碍和躯体化是疼痛相关的评估中无法绕开的话题，也必须得到足够的关注。

Taylor 等（1985）制订的多伦多述情障碍量表（Toronto alexithymia scale，TAS），经国内测试具有较高的信度和效度（夏朝云等，1991），可以较为全面而正确地评估述情障碍的存在和严重程度，并可用于临床，达到辅助治疗某些疾病的目的，因此应用较广。原版的 TAS 共 26 个条目（TAS-26），此后 Taylor 等对其进行了修订，开发了 20 个条目的简本 TAS-20，经检验也具备良好的信、效度，并且避免了 TAS-26 在使用过程中的不足（Bagby et al.，1994；Parker et al.，2003；Taylor et al.，2003）。该量表采用 1～5 分的 5 级评定法，1 代表完全不同意，2 代表基本不同意，3 代表不同意也不反对，4 代表基本同意，5 代表完全同意。该量表可计算总分和因子分，其中包括 3 个因子，因子 1 表示识别情绪和躯体感受的能力（条目 1、3、6、7、9、13、14）；因子 2 表示描述情感的能力（条目 2、4、11、12、17）；因子 3 表示外向型思维，缺乏透露内在的态度、感受、愿望和欲念的能力，执着于外界事物的细枝末节（条目 5、8、10、15、16、18、19、20）。TAS 是一种自评量表，使用简便易行，可帮助研究者了解被试有无述情障碍，从而对患者采取不同的治疗措施，使之更为有效。

七、依恋风格

基于 Bowlby 的假设，个体在早期与照顾者的经历所形成的关系模型可被个体长久习得，并应用到成年后的人际关系中（Bowlby，1977），这一假设被称为

"依恋理论"（attachment theory）。研究证明，与躯体化和创伤相关的情绪障碍可能会影响人际交往，表现为不安全型依恋风格（Landa et al.，2012）。人际交往脆弱、对拒绝高度敏感以及难以建立稳定的信任关系是不安全型依恋风格个体的标志性特征，这也与在临床实践中对慢性疼痛患者人际关系的观察结果一致（Ciechanowski et al.，2002）。然而，建立人际关系的困难反过来又可能会制约患者与医生之间治疗联盟的建构，影响整体的疼痛治疗效果（Lampe et al.，2003；Meredith et al.，2008；Porter et al.，2007）。研究表明，不安全型的依恋风格会导致疼痛强度的增加和出现更多的功能残疾（Meredith et al.，2008）。此外，不安全型依恋风格也与高水平的抑郁、焦虑和疼痛灾难化有关，并且与儿童和成人的躯体化倾向有关（Landa et al.，2012；Porter et al.，2007）。总体来说，依据慢性疼痛的依恋-素质模型的观点，依恋障碍是表征疼痛适应不良的易感性因素（Eisenberger，2012；Meredith et al.，2008）。

八、总结

本节围绕疼痛的情绪-动机层面分类介绍了各类因素与疼痛的关联及其测量方法。我们从中可以看到，个体的抑郁、焦虑、恐惧、疼痛共情、情绪表达能力以及依恋风格等均深刻地影响着个体的疼痛体验。这警示我们，在临床疼痛实践中不能轻视和低估这些因素对治疗的抵抗力。然而，当前临床治疗目标仍然主要停留在针对纯生理性镇痛的初级阶段，当患者发生与疼痛相关的情绪问题时，出于保护患者个人隐私的需要以及临床治疗理念的固有缺陷，这些患者往往难以被转诊至专业的心理咨询门诊或机构获得有效的心理疏导。随着一系列有关慢性疼痛的综合和发展模型的不断提出，一种新的治疗理念和趋势悄然兴起（Landa et al.，2012；Meredith et al.，2008），医护人员正逐渐意识到增加对负性情绪的调节（抑郁、焦虑等）、建立人际信任关系的能力、痛苦表达能力的关注，有助于更好地理解慢性疼痛患者，并帮助他们走出疼痛的阴影。一项近期的系统综述也强调了心理治疗对缓解疼痛的益处（Williams et al.，2012）。这些都有赖于未来加强对疼痛情绪-动机层面各因素的准确评估，从而更好地指导治疗，促进患者康复。

第三节　疼痛的认知-评价测量

疼痛对个体的影响无疑是广泛而深刻的，涉及社会环境背景下个体对经验的学习和理解，因此，疼痛不只是一种单纯的疾病症状或者感觉体验。事实上，疼痛不仅包含了生理过程和情绪反应,还整合了一系列与学习相关的认知-评价反应及行为表现。Meichenbaum 和 Turk(1976)率先系统地认识到了认知相关的因素在疼痛中的作用。Turk 基于认知应对训练对急性疼痛的疗效研究结果提出,个体评估疼痛的方式可能会对他们的疼痛感知产生重大影响,尤其是对疼痛耐受性的影响更大(Turk et al.,1983;Turk,1999)。根据 Turk 的观点,个体是信息的积极处理者而非被动反应者,其思维过程(如评价、预期)可以引发或调节情绪,影响生理反应甚至周围环境,并成为个体行为的内在驱动力,而情绪、生理、环境等因素又可以反过来影响思维过程本身(Meichenbaum & Turk,1976;Turk et al.,1983;Turk,1999)。目前,研究已经发现诸如灾难化、预期/期望、信念/态度、应对策略、注意等认知因素可以调节慢性疼痛(Turk et al.,1983;Turk,1999;Flor & Turk,2011),本节将围绕疼痛的认知-评价层面来分类介绍各个因素。

一、疼痛灾难化

疼痛灾难化通常被定义为一种对实际或预期的疼痛经历夸大的负面认知(Sullivan et al.,2001)。这一概念包含 3 个维度:夸大(magnification)、反刍思维(rumination)和无助感(helplessness)。其中,夸大是指放大或夸大疼痛感觉的威胁性或严重程度的倾向;反刍思维指的是忧虑、恐惧和无法转移注意力到痛苦之外的思维模式;无助感则反映的是应对疼痛时与悲观和无助相关的因素(Flor et al.,1993;Sullivan et al.,1995;Linton & Shaw,2011)。Gracely 等(2004)的研究发现,在介导纤维肌痛综合征患者疼痛相关的情感、运动和认知加工的脑区中,急性疼痛刺激诱发的脑响应和疼痛灾难化之间存在密切关系,提示疼痛灾难化参与到了大脑对疼痛刺激的信息加工过程中并且相互作用。此外,临床研究也表明,疼痛灾难化与各类疼痛综合征的慢性化有显著关联,包括慢性腰背痛、纤维肌痛、幻肢痛等,并且可以预测疼痛强度以及功能损伤(Linton & Shaw,2011;Wertli et al.,2014;Vase et al.,2012;Campbell et al.,2010)。一项系统综述总结了包括纤维肌痛在内的风湿性疾病中疼痛、疼痛灾难化与抑郁之间的关系,并强调灾难化和抑郁是导致与疼痛相关的各种不良后果的风险因素,如身体残疾、疼痛加剧和疼痛敏感性增强等(Edwards et al.,2011)。实际上,在慢性疼痛患者中,疼痛灾难化可以增强患者的疼痛体验并引发各种心理社会功能障碍(Linton & Shaw,2011)。只要未经任何干预,疼痛灾难化的认知倾向总是趋于稳定,不会随时间的变化而变化(Turner et al.,2004)。因此,这就不难理解在影响各类慢性疼痛综合征的认知和情感因素中,灾难化可谓是关键的决定因素(Smeets et al.,2006),并与那些可预测继发的抑郁或功能残疾水平的情绪及行为反应(如疼痛相关的恐惧和回避）相关联（Leeuw et al.，2007）。以上有关实验室和临床的实证研究证据支持了疼痛灾难化与疼痛之间有密不可分的联系。然而，有趣的是，一项调查系统评价了疼痛灾难化这一指标对腰背痛患者预后的影响，却得出了不一致的结果，即灾难化与疼痛和功能残疾的发展过程不存在显著的关联，并据此提出灾难化对疼痛的影响具有"剂量依赖性"效应（Wertli et al.，2014）。随着灾难化概念的发展和相关研究的深入，有学者提出了另一种理论模型，即疼痛灾难化的社区模型，指出疼痛灾难化是个体向重要他人表达痛苦体验的一种方式，但在寻求同情和支持的同时，疼痛灾难化也经常会引发患者在社会环境中的消极应对态度（Cano et al.，2009）。尽管关于疼痛灾难化概念的确切定位仍有争议，但其作为一种独立的疼痛标志，为疼痛治疗提供了一个新的目标，如通过认知-行为疗法纠正灾难化的不合理思维模式以达到缓解疼痛的目的，因而在疼痛评估中也应该给予其足够的重视。

疼痛灾难化量表（pain catastrophizing scale，PCS）是评估疼痛灾难化最常用的量表。它由 Sullivan 在 1995 年编制而成（Sullivan et al.，1995），已在国内外得到广泛应用，显示出了良好的信、效度。PCS 由 13 个条目组成，包含夸大、反刍思维、无助感 3 个维度。测试时，要求被试根据个人感受评估他们经历不同的疼痛相关的思维和体验的频率，采用 0～4 分的 5 级评分方式，其中 0 表示完全没有，4 表示总是/一直存在。PCS 的测量结果包含两类分数：①总分，通过计算所有 1～13 个条目的分数总和获得；②因子分，通过分别计算各维度的得分总和获得，其中夸大维度包括项目 6、7 和 13，反刍思维维度包括项目 8～11，无助感维度包含项目 1～5 和 12（Yap et al.，2008）。大量国内外的临床和实验室研究均支持 PCS 测量疼痛灾难化具有可靠性和有效性（Osman et al.，2000；Osman et al.，1997；Van Damme et al.，2002；Yap et al.，2008）。

二、疼痛期望/预期

在影响疼痛知觉的一系列认知相关的因素中，期望/预期（expectation/anticipation）是被研究得最深入而系统的，并且已被证实是各类安慰剂和反安慰剂效应镇痛机制的核心之一（Price，2000；Price et al.，2008；Tracey，2010）。简而言之，期望通常会使个体的感知偏向于期望预期的方向：如果所期望的疼痛程度高于实际所造成的疼痛程度，则个体通常会感觉更疼，对轻度或无疼痛的期望往往会减轻实际的疼痛。期望的信息来源是多种多样的，从 Pavlovian 条件反射中隐含的信息到明确的口头指导语以及大量的实验操作均证明了期望效应的普遍性和复杂性（Voudouris et al.，1989；Montgomery & Kirsch，1997；Price et al.，1999；

Benedetti et al.，2005）。在这种明显的复杂性下，可能存在着相对简单的模型，即期望可以被视作一种信念，这种信念又可以被形式化为关于疼痛信息可能的概率分布（McMahon et al.，2013）。该分布的相关性来自各类信息（如强度、时长、不确定性等）如何与疼痛体验本身相结合，尽管对于这种整合的确切机制尚未明确，但一种可能的最合理的理解是有关疼痛的预期效应与其他感觉模态的预期效应类似，即将接收的感觉信息输入本身也看作一种概率分布（Yuille & Kersten，2006；Feldman & Friston，2010）。通过这种方式，疼痛感知成为一种推理问题，即个体试图在给定的两个信息源（期望和实际疼痛）的情况下推断外部伤害性感受事件的强度，而每个信息源都具有其各自的不确定性。从统计角度来看，实现此推理的最佳方法是使用贝叶斯定理，该定理仅需要进行两个分布的简单乘法，即个体观察到更确定的预期（即更窄的概率分布）对其随后的疼痛主观体验产生更强的影响（Brown，et al.，2008）。总之，众多实验室和临床研究已证实期望对疼痛的影响是不言而喻的，同时也受到多种生理、心理、社会因素的调节（Pariente et al.，2005；Pollo et al.，2001；Wei et al.，2018；Zhou et al.，2019）。鉴于此，关于期望的评估也是疼痛测量中重要的一环。尽管实验室研究中可通过经典的诱发安慰剂效应范式操作被试的期望水平，但仅适用于研究期望对安慰剂效应的影响，目前尚缺乏直接测量个体期望的工具或者行为任务。一种常用的方法是直接采用单个自陈式条目进行测评，其中 0～10 或 0～100 的数字评定量表和视觉类比量表的使用最为广泛，0 表示无期望，10 或 100 表示有极高期望水平。除期望水平外，对于期望涉及的内容也可以通过单个条目分类逐一列出，让被试根据个人感受做出恰当的选择。测试时，通常要求被试对预感的疼痛（低/中/高痛）做出评价并对具体的期望水平进行口头评分。

三、疼痛信念/态度

在临床上，我们常常可以观察到，即使拥有类似的疼痛病史和疼痛主诉，不同的慢性疼痛患者对疼痛的看法也往往大相径庭。从某种程度上来说，情绪和行为反应不仅受到事件本身的客观特征的影响，还受到个体对事件解读的影响（Turk & Okifuji，1996；Turk et al.，1996）。因此，尽管生理病理学上不存在任何明显的客观差异，不同患者的疾病相关的行为和残疾会因他们对症状产生原因的解释的不同而相异。Spiegel 和 Bloom（1983）的研究就曾报告，癌症患者的疼痛严重程度不仅可以通过镇痛药使用量和患者本人的情感状态来预测，还可以通过他们对疼痛体验的解释进行预测。那些将疾病恶化归因于疼痛的患者，尽管其疾病严重程度与持有良性态度的患者相当，但他们往往会报告出更多的疼痛。这类对疼痛体验本身、病因、治疗、控制感以及对疼痛所造成的不良后果（如残疾）的意义解读或态度被称为疼痛信念/态度（pain beliefs/attitudes），其成为个体疼痛反应和疼痛相关残疾的重要决定性因素（Wiech et al.，2008；Walsh & Radcliffe，2002；Ward & Hernandez，1994；Williams & Thorn，1989；Turk et al.，2016；Thompson & McCracken，2011）。以下将分类介绍在临床和实验室研究中常用的一些测量工具。

疼痛态度问卷（survey of pain attitudes，SOPA）由 Jensen 等于 1987 年研制，用来测量慢性疼痛患者在长期的治疗过程中针对疼痛控制感、情绪影响疼痛、疼痛引发残疾以及疼痛治疗等方面的相关态度（Jensen et al.，1987；Jensen et al.，1994）。经过多次修正和发展之后，Jensen 等开发出了简版的 SOPA（SOPA-14），共 14 个条目、7 个维度，分别为医疗救治信念、控制信念、获得支持信念、功能丧失信念、药物信念、情绪信念、生理损伤信念（Jensen et al.，2003；Jensen et al.，2000）。采用 0~4 分的 5 级评分法，0 表示"与我的情况完全不符"，4 表示"与我的情况非常相符"。各维度得分为所属条目的得分总和，分数越高，代表患者持有的相应的信念越强。此后，SOPA-14 由黄永成等引入国内，并验证了该量表具有良好的信度和区分效度，其中内部一致性系数为 0.77（Wong et al.，2011）。此外，将 SOPA-14 用于测量癌痛患者的信念与依从性行为的相关研究显示，疼痛信念对癌症患者的依从性行为有显著影响，并且 SOPA-14 在癌痛患者中测试的内部一致性系数为 0.93（李小妹等，2003）。目前，该量表已被应用于多个群体的疼痛信念/态度的测量，包括癌性疼痛患者、慢性肌肉痛患者、慢性腰背痛患者、因脊髓病变致残的青少年群体等，均证明该量表具有良好的信度、效度（Bostick et al.，2013；Duquette et al.，2005；Engel et al.，2012）。该量表条目少，填写简单，适用于疼痛程度严重或耐力较低的患者。

疼痛信念问卷（pain beliefs questionnaire，PBQ）由 Edwards 等于 1992 年编制，用以测量慢性疼痛患者对疼痛病因、疼痛体验的信念。该问卷共有 12 个条目，分 2 个维度，即生理信念和心理信念。其中，前者测量个体对疼痛原因及可控性的信念，包含 8 个条目；后者测量心理因素对控制疼痛影响的信念，包含 4 个条目。采用 0~4 分的 5 级评分法，0 代表"从不这样认为"，4 代表"总是这样认为"，得分越高，代表患者在疼痛体验中认为疼痛不可控的程度越高，或者心理因素对疼痛程度的影响越大（Edwards et al.，1992）。PBQ 同样具备良好的信度、效度，其内部一致性系数为 0.75~0.76，已被广泛用于慢性腰背痛、关节炎等患者群体的疼痛测量中（Pons et al.，2012；Walsh & Radcliffe，2002）。

自我效能（self-efficacy）最早由美国著名的心理学家班杜拉提出，指的是个体在特定情况下成功地执行目标行为以产生预期结果的一种个人信念（Bandura，1977）。在疼痛领域，自我效能代表了个体应对疼痛的信心，与伤害性/厌恶刺激的控制感密切相关,是用于预测疼痛后果的最具一致性的因素之一(Bandura et al.,1987;Benyon et al.,2010),尽管它与疼痛强度的相关并不显著(Benyon et al.,2010;Nicholas,2007)。研究表明,自我效能感高的个体报告残疾和抑郁的水平较低,并且高自我效能可用于鉴别能够从自我管理干预中获益最多的患者(Miles et al.,2011)。有关自我效能的测量通常包括多个维度,且大多数量表包含特定类型的行为以及一些外延更宽泛的概念,例如,"疼痛应对",因此,Nicholas等(2007)专门开发了针对疼痛的自我效能问卷(pain self-efficacy questionnaire,PSEQ),其中包括对一般活动的信心的评分(例如,"尽管经常疼痛,我仍然像往常一样与朋友或家人交流")。PSEQ是一个包含10个条目的自陈式问卷,用于评估慢性疼痛患者的自我效能感的强度,以及患者对完成一系列日常活动的信心。每个项目以0~6分的7级利克特量表进行评分,从0(代表"完全没有信心")到6(代表"完全自信"),总得分越高,表明自我效能信念越强,最高分为60分(Lim et al.,2007;Nicholas,2007)。在有关国内慢性疼痛患者的研究中,PSEQ的中文译本都表现出令人满意的信度、效度,其中各条目与问卷总分之间的相关系数为0.70~0.85,重测信度系数为0.75,且具有较高的内部一致性(Cronbach's α 系数为0.93~0.94),并与医院焦虑和抑郁量表(hospital anxiety and depression scale)、罗兰-莫里斯残疾问卷(Roland-Morris disability questionnaire)、疼痛灾难化量表(pain catastrophizing scale)等总分均存在中等偏上的显著相关性(Lim et al.,2007;Miles et al.,2011;Theofilou et al.,2013;Vong et al.,2009)。有关疼痛的自我效能测量,国外常用的其他量表还包括慢性疼痛自我效能量表(chronic pain self-efficacy scale)(Anderson et al.,1995)和关节炎自我效能量表(arthritis self-efficacy scale)(Lorig et al.,1989),但由于这些量表缺乏可靠的中文译本的信、效度检验或者只单一针对某种特殊类型患者群体(如关节炎)进行测量,并不具有广泛的适用性,故在这里不再具体介绍。

四、疼痛应对策略

个体如何应对慢性疼痛是决定科研人员和医务人员能否一致性预测疼痛体验各个维度的一个重要因素,包括疼痛严重程度、残疾水平、整体生理功能以及心理适应等方面(Benyon et al.,2010;Jensen et al.,1991)。值得一提的是,Van Damme及其合作者曾指出,在有关应对问题的研究中,人的目标取向是不可忽略的一大因素,因为其在很大程度上决定了个体既定的应对策略是否具有适应性(Crombez et al.,2012;Van Damme et al.,2008)。许多研究已经证明,如果指导个体使用适应性的应对策略,个体的疼痛强度评分会显著降低,并且疼痛耐受性会随之增加

（Jensen et al.，2004；Jensen et al.，1991；Roditi et al.，2010；Smith et al.，1997）。目前，用于测量疼痛应对策略的工具都各有优缺点。基于认知-行为理论强调慢性疼痛患者在特定情境下的应对的重要性，Rosenstiel 和 Keefe（1983）制定了应对策略问卷（coping strategies questionnaire，CSQ），重点评估认知应对策略，包括评估灾难化的思维模式（Rosenstiel & Keefe，1983），也是目前在慢性疼痛研究中使用最多的问卷。慢性疼痛应对问卷（chronic pain coping inventory，CPCI）旨在测量特定的疼痛应对行为，包括休息、放松、锻炼和伸展、寻求社会支持等方面，用以弥补 CSQ 聚焦于认知应对策略的不足（Jensen et al.，1995）。然而，一些学者对使用这类问卷或量表进行疼痛应对的测量的有效性提出了质疑，认为疼痛应对策略具有复杂性，会随着时间的推移而迅速变化，简单的量表测验无法衡量这种时间变化性。在此基础上，他们提出使用自传体式的日常生活日记（daily diaries）来测量疼痛应对，有利于阐明其复杂性，并且能够追踪数小时或数天内疼痛应对策略对个体的影响（Lefebvre & Keefe，2002）。由于纸质日记经常无法按照计划及时完成（Stone et al.，2002），将一些电子监控设备扩展到疼痛应对的评估领域，毫无疑问具有重要的作用，能够切实地解决这一问题（Peters et al.，2000；Sorbi et al.，2006）。诚然，尽管这些评估方法并没有被作为重要的测评手段始终如一地融入临床治疗决策中，但对研究者而言却具有重大的价值，并且也可能在未来获得更多的临床关注和认可（Marceau et al.，2010）。

五、疼痛注意

注意是心理活动或意识对一定对象的指向和集中，其基本功能包括三个方面：①注意偏向/定向，即从大量外界刺激中选择重要信息；②注意保持与转移；③注意抑制，即在进行信息加工的同时，需要对无关刺激进行抑制或排除无关刺激的干扰。以往有关注意的研究较多集中在精神疾病领域，并证实了精神疾病患者对特定信息的注意偏向并非一种偶然、个别的现象，而是具有一定的普遍性和稳定性（Brooks et al.，2011；Field & Cox，2008）。在疼痛研究领域，疼痛注意偏向也是研究的一大热点。疼痛本身可以被视为一种威胁性信息，警示个体可能面临的危险，并敦促个体采取应对方式。注意对威胁性信息的优势捕获可以帮助个体适应复杂的环境，使个体对危险信息更为警觉、敏感，进而趋利避害。因此，与精神疾病中注意偏向研究不同的是，疼痛注意偏向具有积极的、适应性的一面，健康人群也会表现出对疼痛信息的注意偏向（Schoth et al.，2014；Schrooten et al.，2012）。通常，注意选择可分为两种模式，分别为自下而上或刺激驱动的注意、自上而下或目标导向的注意（Legrain et al.，2013；Legrain et al.，2002；Legrain et al.，

2009；Van Damme et al.，2010）。注意选择的发生基于刺激本身的新异性水平，即捕获注意的能力，取决于刺激与其背景信息/临近刺激的差异、与当前认知和行为目标/动机的相关性（Legrain, et al.，2009；Van Damme et al.，2010）。以上两种选择性机制的平衡受到下列因素的影响：①自上而下的注意受到工作记忆的制约，其中工作记忆保持激活任务执行中的目标和待处理信息特征。关于目标的所有特征被定义为注意集合（attentional set），这些特征可辅助注意从外界环境中搜索并识别目标相关信息。注意集合激活的后果之一是那些与待处理目标具备一个甚至多个共同特征的分心刺激同样也会成为注意的焦点（Crombez et al.，2013；Van Ryckeghem et al.，2013）。②在信息选择性加工的过程中，注意资源或多或少会被分配到不同的刺激上，即所谓的注意加载（attentional load）。高水平的注意加载（即获得的注意资源分配多）可使注意选择的范围缩小至相关信息的处理，并排除分心刺激的干扰；相反，低水平的注意加载（即获得的注意资源分配少）会减弱信息处理的选择性，使得分心刺激更易被感知，此时分心刺激控制认知活动的能力往往取决于个体执行功能抑制干扰的能力（Legrain et al.，2013）。

慢性疼痛的认知-行为模式认为，认知因素尤其是认知偏向（如对疼痛信息的处理加工偏向）是慢性疼痛产生、维持和发展的重要原因之一（Wood et al.，2012）。不同个体对疼痛的认知评估差异会影响其对疼痛刺激的加工与行为反应，其中的一个突出表现是疼痛恐惧与焦虑使得个体对疼痛信息过分关注，导致个体对疼痛信息的敏感化，进而会加速疼痛慢性化（Dehghani et al.，2003；Eccleston & Crombez，1999）。具体而言，疼痛本身带有威胁性和警示功能，作为一种新异性信息可自下而上地捕获注意。然而，对于慢性疼痛患者而言，长期过度关注疼痛，不仅会使个体自下而上的注意受损，表现为注意难以对疼痛以外的信息重新定向，同时也会损伤个体自上而下的注意执行控制功能，使其难以将注意转向疼痛以外的目标（Torta et al.，2017）。因此，疼痛的注意特性也是一个重要的疼痛评估维度。随着研究的深入，一系列成熟的实验范式逐步形成。本节将围绕注意偏向重点介绍几种常用的关于疼痛注意的评估方法。

（一）Stroop 实验范式

Stroop 实验范式是研究不同的心理加工过程相互干扰的经典范式（MacLeod，1991）。经典的 Stroop 实验范式要求被试报告颜色词的颜色或语义。例如，对于"红"这一颜色词，可采用红色或绿色随机呈现，实验时要求被试报告颜色词的色彩或颜色词的发音，实验的目的是观察被试在不同条件下的反应时和正确率。疼痛刺激是个体觉察内源性或外源性危险的一个重要线索，能够在很大程度上调动个体的注意资源，引起警觉、动作准备、回避等行为反应，并伴随相应的情绪变化。研究者推测，疼痛相关信息可能会引起注意系统的自动化激活。Stroop 实验范式正是基于这种理论假设，不同类型的词汇会引起不同的注意加工，并且对色彩命名过程的影响也不同，突出表现为疼痛信息比中性信息对个体的唤醒程度更高，更容易引起个体注意系统的自动激活。由此可以推测，个体在急性疼痛过程中或慢性疼痛状态下对疼痛相关的信息会更加敏感。事实上，已经有研究证实，相对于健康对照被试而言，慢性疼痛患者命名感觉类疼痛单词与情绪类疼痛单词的色彩时间较中性词短，表现出慢性疼痛患者对疼痛单词的注意偏向（Payne et al.，2005）。Roelofs 等的元分析结果也支持了这一发现（Roelofs et al.，2002）。

（二）点探测范式

该范式能较好地观察注意的空间定向功能，通常用来测查注意资源的空间分配特点。在疼痛研究中，常用的是单纯视觉点探测任务（Asmundson et al.，1997）。其设计方法具体如下：一对线索刺激（词汇或图片）同时呈现在计算机屏幕的左右两侧或上下两端，其中一个是疼痛相关刺激（如受伤肢体的图片或疼痛词汇），另一个则为中性刺激。当线索刺激对消失后，一个探测点（如圆点或星号）会随机出现在其中一个线索刺激的位置上，被试需要尽可能快地判断出探测点出现的位置并进行按键反应（Asmundson et al.，2005）。有疼痛注意偏向的被试往往对疼痛刺激的注意表现出优势分配和维持倾向。因此，当探测点出现在疼痛刺激曾经出现的位置上时，被试的反应更快；反之，当探测点出现在中性刺激曾经出现的位置上时，被试的反应却变慢。此外，该范式的变式，即点探测掩蔽任务，可用于衡量个体在不同意识水平下对疼痛信息的注意加工特点。例如，Koegh 等（2001）采用疼痛的视觉点探测掩蔽任务在被试的阈下知觉水平呈现刺激，探查个体在非意识状态下对疼痛信息的加工。与普通的点探测范式不同的是，点探测掩蔽任务中会先呈现线索刺激对，然后以一串任意组合的符号"@#$＄%"覆盖线索刺激对，直到符号对消失后再出现探测点，要求被试尽可能快地对探测点的呈现位置进行判断，并做按键反应。

与疼痛 Stroop 实验范式类似，疼痛的视觉点探测范式不仅适用于考察各类慢性疼痛患者的注意偏向，同时还适用于考察具有疼痛恐惧或疼痛焦虑个体的注意偏向（Keogh et al.，2001）。但点探测范式有一个比 Stroop 实验范式更显著的优点，即它将刺激的呈现阶段与被试反应的阶段分离，使得实验者可以根据实验目的自行设定不同的刺激呈现时长，在较短的刺激呈现时长条件下产生的注意偏向可能代表了注意对疼痛信息的起始指向，而较长的刺激呈现时长可能反映的是注意对疼痛信息的维持特点。然而，也正因为这一点，点探测范式的刺激类型和时长的设置形式多样，实验程序的异质性严重，造成诸多不一致的实验结果，并且彼此之间缺乏可比性。例如，Schoth 等总结了 10 个应用点探测范式的研究并进行元分析发现，与健康对照被试相比，疼痛患者对疼痛信息的注意偏向显著偏高，但 Crombeza 等的元分析却没有得出一致的结论，即两组人群在疼痛注意偏向上没有显著的差异（Crombeza et al.，2013）。

（三）空间线索化范式

空间线索化范式是点探测范式的另一种变式。在该范式中，线索刺激也包括疼痛相关的刺激和中性刺激两种，并由两种不同颜色的色块代替，色块本身并没有任何意义。在正式实验前，将色块与疼痛线索刺激或中性刺激反复匹配，使二者分别条件化。任务开始时，线索刺激首先出现在两个可能的位置之一，随后线索刺激消失，探测点出现在两个可能的位置之一，被试需要尽可能快地判断探测点的位置并按键做出反应。与前两种范式不同的是，线索刺激和探测点可能出现在同一位置（有效条件）或不同位置上（无效条件）。前面已经提过，当被试对疼痛信息有明显的注意偏向时，疼痛相关的线索对被试的注意具有优势捕获和解脱困难的作用。其中，优势捕获表现为当疼痛线索有效时，被试的反应更快；解脱困难表现为当疼痛线索无效时，被试的反应变慢。因此，疼痛线索在无效条件下的反应时与有效条件下的反应时之间的差值要高于中性线索，以此衡量疼痛相关的注意偏向。除了具有视觉点探测范式中可操控刺激呈现时长的优点之外，这一变式的突出优点还在于能对疼痛线索进行更精确的控制。在前两种范式中，疼痛线索都是疼痛相关的图片或词汇，对于不同的个体而言，可能具有不同的意义和不同的激活图式，其情感效价也会因人而异；但在空间线索化范式中，疼痛线索刺激或中性线索刺激经过色块处理进行条件化，即使对于不同被试而言，在同一实验中两个色块作为线索刺激所代表的意义也是相同的，疼痛相关刺激更好地与疼痛本身建立了联结，并且这种联结在被试间具有高度同质性，即疼痛相关的刺激被"标准化"（Notebaert et al.，2011；Schrooten et al.，2012；Van Ryckeghem et al.，2012）。由此可见，空间线索化范式具有诸多优点，在疼痛注意偏向研究领域是最富有潜力的范式。

（四）视觉多源干扰任务

视觉多源干扰任务（multisource interference task，MSIT）由 Bush 等最先设计并使用（Bush et al.，2003）。典型的实验设计包括 3 个指定的靶刺激（如视觉符号或数字）和 3 个靶刺激可能出现的位置。要求被试对屏幕上出现的 3 个靶刺激进行搜索探测，并对不同于其他 2 个的靶刺激进行操作反应。MSIT 通过空间位置、大小和侧翼数字特征等引入冲突变量，并控制任务难度。如图 3-1 所示，在敲打条件（A）下，被试只需对星号的位置做出反应，并且在随后的试次中，星号只是从左向右移动（即出现在第 1、第 2 或第 3 位置），因此不涉及认知冲突。在其他条件（即 B、C、D）下，研究者通过操纵靶刺激的侧翼、空间位置和大小特征以增加认知冲突，分别设置出三种不同难度等级（简单、中等、高等）的任务。在简单任务中，由 2 个"○"和 1 个数字组成，且目标数字会出现在其正确的对应位置上，即靶刺激和按键的位置一致（如 1○○，正确反应为"1"）。在中等难度任务中，主要利用侧翼和空间位置特征，目标数字可能会出现或不出现在其正确的对应位置上，但各数字大小保持一致（如 233，正确反应为"2"）。在高等难度任务中，主要利用侧翼、空间位置和大小特征，目标数字可能会出现或不出现在其正确的对应位置上，且其中一个非目标数字的大小远超过目标数字的大小（如 233，正确反应为"2"）。该实验范式可用于考察疼痛对个体运动控制与认知冲突的影响，提供了认知加工、运动控制与认知冲突等多个研究角度。Seminowitz 和 Davis 利用该范式研究了疼痛相关的认知冲突，发现在经皮神经电刺激诱发明显疼痛的状态下，被试的疼痛感觉会受到认知任务的调控，而认知任务不受疼痛状态的影响（Seminowicz & Davis，2007b）。此外，疼痛与认知任务同时被加工时，疼痛通过调动注意网络系统来调制对认知任务的加工（Seminowicz & Davis，2007a）。

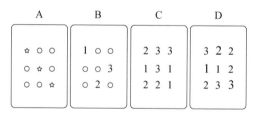

图 3-1　视觉多源干扰任务

（五）视觉搜索任务

与其他实验范式相比，视觉搜索任务（visual search task）更多地关注注意资源占用，如分心刺激对疼痛刺激信息的影响（Veldhuijzen et al.，2006）。典型的视觉搜索任务是在视野中呈现一个靶刺激与多个分心刺激，判断呈现的图片中是否包含靶刺激。这个实验任务可以设定不同的认知负荷，一般情况下，将在少数分心刺激中搜索靶刺激的任务作为低认知负荷条件，将在多数分心刺激中搜索靶刺激的任务作为高认知负荷条件，因而该实验范式还可以考察不同认知负荷条件下选择性注意的特性。疼痛研究者认为，疼痛相关信息的唤醒程度比中性信息更高，并且会引起人脑的自动化加工。在高负荷认知任务中，由于认知负荷较重，注意无法分配到其他任务上，因而与中性刺激相比，疼痛刺激不会表现出加工差异；在低负荷认知任务中，只需要一部分注意资源就能够完成认知任务的操作，故当疼痛信息出现时，一部分注意资源会对疼痛信息自动加工，从而表现出注意偏向。

六、总结

基于生物–心理–社会理论模型，疼痛是一种涵盖生理、心理、社会等多个成分且错综复杂的经验（Flor & Turk，2011），对其中任何一种因素的忽略，都可能会导致对疼痛理解的片面性和偏差。本节重点回顾了疼痛认知–评价层面的各个维度，强调在特定的时间和环境中，个体的认知状态，包括灾难化、信念/态度、应对策略及注意等方面与疼痛感知有着千丝万缕的联系，并深刻影响着个体的疼痛体验。需要注意的是，我们并不否认疼痛感觉–辨别层面的重要性，也不否认疼痛情绪–动机相关因素对疼痛的影响，相反，我们强调的是疼痛认知–评价因素对于个体在适应和应对环境威胁中所起的作用，应超越伤害性感受的纯粹生理性概念，并定义一个理论框架，综合考虑感觉、情绪、认知之间的协同作用，并且给予各个成分同等的重视，才能更好地理解和评估疼痛，进而治愈疼痛。

第四节　基于神经影像技术的疼痛评估

疼痛是一种包含生理、心理、社会、行为等多维度的复杂的主观体验。目前，临床上的疼痛测量仍依赖于患者的主观评价。就传统的疼痛测量方法而言，临床上较多使用各种量表进行心理、物理测量，其中包括顺序量表（如疼痛等级评定量表）、比率量表（以 NRS 和 VAS 为代表）、多维度的综合评定问卷（如经典的 McGill 疼痛问卷）等（Gracely et al.，1978a；Gracely et al.，1978b；Marchand & Arsenault，2002；Marchand et al.，1993；Rainville et al.，1992）。另外，行为测定法可用于疼痛相关行为（比如，呻吟、抚摸和逃避等）的测量，在沟通不便的群体中较为常用，例如，使用面部表情量表评估婴幼儿或认知功能障碍者疼痛相关的行为（Hicks et al.，2001）。如前所述，虽然这些方法在一定程度上能评估疼痛及其相关成分，但由于疼痛本身的复杂性，传统的疼痛测量方法难免存在诸多局限，主要体现在以下几个方面：①主观的口头报告不够客观、精确，而且很多行为反应指标不具有疼痛特异性；②在评估过程中，被试往往需要回忆疼痛体验，这种回顾式的评定结果容易产生偏差；③无法对连续变化的长期疼痛进行实时监测；④对疼痛各成分的测量不够充分有效；⑤缺乏针对患有意识障碍或认知功能障碍等特殊患者的有效的疼痛评估方法。因此，客观而精确的疼痛测量方法正亟待开发（Schulz et al.，2012）。

近年来，随着神经影像学技术的快速进步与发展，包括基于电磁信号检测的脑电图和脑磁图、基于血氧水平依赖性测量的功能磁共振成像、PET、基于代谢水平测量的近红外光谱（near-infrared spectroscopy，NIRS）技术、有创的侵入式颅内神经元放电信号及皮层脑电图（electrocorticography，ECoG）测量等，研究者正逐步揭示疼痛产生的神经生理机制，不断挖掘与疼痛相关的各类神经影像学指标，在基础研究和临床实践中均发挥了重要的作用。毋庸置疑，与传统的疼痛测量手段相比，这些新兴技术为客观而精确的疼痛测量提供了强大的技术支持，有望弥补上述传统方法的不足，促进科学、客观的疼痛评估体系的构建，从而极大地推动疼痛研究和临床治疗的发展。

一、基于传统生理学的疼痛测量

疼痛会伴随显著的生理变化，包括皮肤电反应和温度变化、心跳加快、瞳孔反射以及肌肉收缩等（Chapman & Feather，1973）。故而，在传统生理学测量方面，研究者通过记录皮肤电反应、皮温、心率、眼动（electro-oculography，EOG）和肌电等信号来探测疼痛刺激下自主神经系统响应的特征和肌肉生物电活动，并且提取与疼痛相关的生理指标（Colloca et al.，2006；Donaldson et al.，2003）。研究发现，心率和皮肤电水平的变化都与刺激强度以及被试对该刺激的疼痛评分显著相关（Loggia et al.，2011），此外，瞳孔直径的变化幅度也能反映疼痛刺激强度的大小（Chapman et al.，1999）。这说明心率、皮肤电（Donaldson et al.，2003；Hullett et al.，2009；Ledowski et al.，2007；Loggia et al.，2011；Treister et al.，2012）、瞳孔直径（Chapman et al.，1999；Donaldson et al.，2003；Ellermeier & Westphal，1995；Höfle et al.，2008；Oka et al.，2007）等自主神经系统响应在一定程度上可以预测疼痛知觉强度。例如，Loggia 等（2011）在 39 名男性被试的手臂上施加不同温度的热刺激，并同时采用生物运动描记器记录他们的心率和皮肤电。研究结果表明，随着疼痛刺激温度的升高，被试的心率和皮肤电也随之提高。在个体间水平上（即在同一温度的热痛刺激下，对每个个体的疼痛强度评分和心率进行相关性分析），心率与疼痛强度呈显著的正相关。这表明心率可能对疼痛敏感性的个体差异具有较好的预测能力。但就单个个体而言，皮肤电的变化更能够准确地预测疼痛强度评分。这说明皮肤电对个体内疼痛感知的变化更加敏感。近期的另一项研究（Geuter et al.，2014）同时采用生物反馈仪和眼动仪记录被试在不同时长（长时刺激 20s 和短时刺激 8s）和温度（45℃、46℃和 47℃）的热痛刺激下的皮肤电与瞳孔直径变化的生理数据。该组研究者首先通过主成分分析得到不同试次的生理反应时间剖面曲线的主成分权重，然后再将这些主成分权重作为预测因子进行线性回归分析，最后在单个试次水平上实现了对疼痛的较为精确的预测（对长时疼痛和短时疼痛的预测准确率分别为 70% 和 63%）。之后，他们再将这一回归模型用于预测另一批被试接受长时热痛刺激后的疼痛强度评分。结果显示，被试的疼痛强度评分和预测的疼痛强度评分呈显著相关，预测准确率为 52%。由此可见，自主反应（皮肤电、瞳孔直径变化）的时域特性可以作为疼痛相关的生理指标，适用于对人体疼痛强度参数的预测。

此外，与疼痛相关的肌肉生物电活动也可为疼痛测量提供客观的参考依据。EMG 可用于记录疼痛引起的肌肉生物电响应，而这种响应也能较为准确地表征患者疼痛知觉的强弱。例如，一项 EMG 研究以 19 名健康男性为被试，考察由谷氨酸盐诱发的疼痛对颞肌或颈部肌肉 EMG 活动的影响（Svensson et al.，2004）。该研究表明，实验所诱发的颞肌疼痛与被试颈部 EMG 活动的增强有关。

虽然疼痛与这些生理变化之间存在密切联系，但是很多生理指标并不是疼痛特异相关的。例如，处于紧张或者应激状态时，人体也会出现与疼痛类似的自主反应。再者，这些自主反应的变化与疼痛的持续时长之间也没有明显的对应关系。因此，在实际应用的时候，研究者应该充分考虑这些生理指标的局限。

二、基于 EEG 的疼痛测量

激光诱发电位（laser-evoked potentials，LEPs）已被广泛用于研究伤害性信息输入的外周和中枢机制（Iannetti et al.，2003；Treede et al.，2003）。激光辐射热脉冲可选择性地激活皮肤中的伤害性感觉神经纤维——Aδ 纤维和 C 纤维，进而在大脑中诱发形成相关电活动（Bromm & Treede，1983）。在时域上，LEPs 包含多个成分，如 N1、N2-P2 和 P4（Carmon et al.，1976；Hu et al.，2010；Valentini，Hu et al.，2012；Hu et al.，2014）。值得一提的是，LEPs 中最明显且最稳定的响应是一对双向的负-正复合波，即 N2-P2 波，它在头顶电极的波峰幅值最大（Bromm & Treede，1983；Hu et al.，2010；Tarkka & Treede，1993；Valentini et al.，2012），主要起源于双侧脑岛、前扣带回和中扣带回（Garcia-Larrea et al.，2003）。大量研究表明，N2-P2 波幅（Bromm & Treede，1990；Garcí-Larrea et al.，1997；Iannetti et al.，2005；Kakigi et al.，1989）和潜伏期（Iannetti et al.，2005）均与疼痛知觉

强度显著相关。基于 LEPs 和疼痛之间的相关性，Huang 等（2013）开发出了一种新方法，实现了在单试次水平上对疼痛的精确预测。他们首先通过综合运用共空间模式（Koles，1991；Koles et al.，1990）和多重线性回归算法（Mayhew et al.，2006），从单试次的 LEPs 中挖掘出一系列指标（Hu et al.，2011），客观度量了 N2-P2 复合波的峰值和潜伏期。然后，基于单试次 LEPs 的特征值，他们运用贝叶斯分类法（Witten et al.，2011）和多重线性预测模型分别实现对疼痛刺激强度高低的分类预测和对疼痛知觉强度的连续估计。这两类方法对个体内和个体间的疼痛预测都获得了较高的精度，预测准确率分别高达 86.3% 和 80.3%，有效地验证了运用单试次 N2-P2 波幅和潜伏期评估疼痛的可行性（Huang et al.，2013）。这些方法使快速而可靠的疼痛评估成为可能，有利于进一步优化疼痛的预防、监测和治疗，尤其是对于患有沟通障碍或意识障碍的患者来说有着莫大的帮助（Schnakers et al.，2010；Schulz et al.，2011）。因此，这些方法在基础研究和临床应用中具有潜在的应用价值。

在时频域上，激光等伤害性刺激还可以诱发与疼痛相关的神经振荡活动，囊括了从低频（<0.1Hz）到高频（30~100Hz）的广泛的频率范围（Ploner et al.，2017）。其中，γ 频段的神经振荡活动（30~100Hz）尤为引人注目（Gross et al.，2007；Hauck et al.，2007）。在疼痛电生理研究中，人类大脑的初级躯体感觉皮层（primary somatosensory cortex，S1）、脑岛和前额叶皮层（PFC）均存在 γ 频段的事件相关同步化（event-related synchronization，ERS）活动，即 γ-ERS，这些区域的 γ-ERS 振荡活动均与疼痛信息处理过程有关。γ-ERS 与个体的主观疼痛强度呈显著正相关（Gross et al.，2007；Hauck et al.，2007；Schulz et al.，2011；Zhang et al.，2012），这表明 γ-ERS 可以直接反映大脑皮层的疼痛感知。另外，伤害性刺激也能使 S1 产生 α 频段（8~12Hz）的神经振荡活动（Ploner et al.，2006），而且 α 频段的事件相关去同步化（event-related desynchronization，ERD），即 α-ERD 也可能与疼痛信息加工有关（Babiloni et al.，2006；Hu et al.，2013；Ohara et al.，2004）。然而，一些研究却发现，激光刺激所诱导的 α-ERD 并不具有疼痛特异性，它还参与了其他复杂的心理活动，如持续性注意和记忆加工等（Iannetti et al.，2008；Valentini et al.，2011）。因此，相比较而言，γ-ERS 比 α-ERD 能更直接、有效地反映个体的疼痛感知强度。事实上，最新的研究表明，S1 中的 γ-ERS 能准确且特异地预测个体的疼痛敏感性，不仅能较好地反映个体内的疼痛敏感性（同一个体对不同强度疼痛的感受差异），亦能稳定、可靠地刻画个体间的疼痛敏感性（不同个体对同一强度疼痛的感受差异），其预测的疼痛强度评分与真实疼痛强度评分的相关性高达 0.93，并且该结果在人类和大鼠中具有跨物种一致性（Hu & Iannetti，2019）。值得一提的是，疼痛体验无论在个体内还是个体间水平一直存在着巨大的

差异，这种变异对探索疼痛的客观评估方法和标准提出了挑战。Hu 等所采用的该类跨物种研究的方法，充分验证了人类研究中发现的 γ-ERS 振荡活动特异编码疼痛的可靠性和啮齿类动物模型运用的合理性。因此，利用该类跨物种研究方法开展对疼痛敏感性的系列研究，毫无疑问将成为解决这一难题的强有力手段。

诚然，从上述研究中通过比较 EEG 研究中与疼痛相关的各类诱发电位，我们可以看到 γ 频段的神经振荡活动在预测和客观地评估疼痛方面有巨大的优势和广阔的应用前景，但也存在一些问题。γ 频段神经振荡活动在大脑结构中普遍存在，与诸多脑功能有关（Bosman et al.，2014）。不同皮层区域的 γ 频段振荡活动可能在神经网络激活模式上存在相当大的差异，因而可能涉及不同的机制和功能相关性（Whittington et al.，2011）。在疼痛相关研究中，相当数量的研究支持将 γ-ERS 振荡活动与疼痛知觉相关联（Gross et al.，2007；Hu & Iannetti，2019；Liu et al.，2015；Zhang et al.，2012），也有研究直接反对将 γ-ERS 振荡活动与疼痛知觉联系在一起，认为 γ-ERS 振荡活动反映的是自下而上的刺激加工或者自上而下的认知加工的整合，并不能等同于疼痛本身或客观地表征疼痛知觉（Rossiter et al.，2013；Tiemann et al.，2018；Tiemann et al.，2015）。这种争议的出现，在很大程度上是由于缺乏有力的实证依据和技术局限，表现为：①γ 频段的神经振荡活动本身存在一些突出问题，例如，低信噪比、较低且不一致的能量水平、对刺激特征的依赖、传导迟滞和尖峰相关活动造成的污染，使得对 γ 振荡活动的提取和相位的准确估计存在很大困难（Ray & Maunsell，2015）；②缺少足够的理论支持。大脑中任何频段的神经振荡同步活动均可以发生在脑区内部和脑区之间（Gross，2016；Siegel et al.，2012），因此有关这种神经振荡活动的功能和意义的解释在不同研究背景下有很大差异，常被认为与各类感知觉、认知和行为功能有关（Ploner et al.，2017），对于疼痛研究中的 γ 频段神经振荡同步化活动而言尤其如此，至今难有定论。不过，基于预测理论的相关研究指出，在信息流中的 γ 频段振荡活动调节前馈信号，而 α/β 振荡活动调节反馈信号（Mejias et al.，2016；Michalareas et al.，2016）；γ 频段神经振荡活动的增加表征预测错误（Bauer et al.，2014；Brodski et al.，2015）。这提示大脑神经振荡活动很可能与动态的信息流有关，进而参与到个体的感知觉、高级认知和行为活动中（Fries，2015；Mejias et al.，2016；Saalmann et al.，2012）。这些观点或许能为加深我们对疼痛领域神经振荡活动的理解提供一个新的视角（Ploner et al.，2017）。虽然对于 γ 频段振荡活动是否能反映大脑感觉信息处理仍存在争议（Ray & Maunsell，2015），但它仍然可能是一个兴奋性和抑制性神经活动相互作用的有用标记，作为重要的神经机制影响着大脑的疼痛信息处理过程，且其活动变化可能揭示了慢性疼痛的病理发展状态（May et al.，2018；Zhou et al.，2018），因此 γ 频段振荡活动有望成为对疼痛进行评估和诊断的强大工具

（Uhlhaas & Singer，2006；Uhlhaas & Singer，2010；Uhlhaas & Singer，2012）。

三、基于 fMRI 的疼痛测量

借助于 fMRI 高空间分辨率的优点，研究者将 fMRI 与机器学习（machine learning）理论相结合（Marquand et al.，2010），从而精确地探知了不同认知状态下大脑网络激活模式的空间分布差异。很多研究者将这种方法应用于疼痛评估的研究中，并将其与支持向量机（support vector machine，SVM）（Formisano et al.，2008；Miyawaki et al.，2008）以及其他机器学习算法相结合，以期对疼痛做出较为准确的评估。例如，在 Brown 等（2011）的研究中，他们首先对 24 名被试施加疼痛和无痛的热刺激，然后从中挑选出 8 名被试的全脑激活模式图，用于构建并训练一个线性 SVM 分类器模型，最后再用该模型来预测未经训练的其他 16 名被试的数据，以此来检验该模型的有效性。结果表明，该模型区分疼痛刺激和非疼痛刺激的正确率达到 81%，且其性能主要受疼痛信息加工相关的脑区活动的影响，包括 S1、S2、IC、初级运动皮层和前扣带回等；对感兴趣区域（region of interest，ROI）的分析显示，与单个脑区局部激活模式相比，全脑激活模式所构建的分类器模型对结果的预测更加精确。由此可见，将 fMRI 数据与 SVM 算法相结合，可以较为准确地区分高强度与低强度的疼痛刺激，这为不依赖于个体主观报告的客观疼痛评估提供了可行的操作方法。如今，以 SVM 为代表的机器学习算法在 fMRI 数据解码中的应用越来越广泛。例如，Wager 等（2013）的研究发现，通过将 fMRI 和机器学习理论相结合，可以有效地评估对健康人群由伤害性热刺激诱发的疼痛。他们还通过借鉴使用机器学习的分析方法识别出了一种与热痛相关的脑网络激活模型，包括丘脑、脑岛、S1、ACC 和 PAG，且这种模型预测疼痛的敏感性和特异性的准确率都高达 94%。此外，该模型还可以用于区别社会性疼痛与热刺激诱发的生理性疼痛，其辨别敏感性和特异性的准确率分别为 85% 和 73%。除此之外，fMRI 结合机器学习的方法还可用于评估镇痛药物的疗效。由此可见，这种方法具有广阔的应用前景。然而，由于多数 fMRI 相关研究都侧重于疼痛与非疼痛的分类问题，预测结果不可避免地会受到分类决策的影响。为了弥补这一缺陷，研究者使用多变量回归和概率分类这两种定量预测方法来评估高斯过程模型对疼痛的预测能力（Williams & Barber，1998），并得到了预测结果的概率分布图（Marquand et al.，2010），通过比较发现，高斯模型比使用最广泛的 SVM 算法和相关向量回归更加有效。上述研究都致力于结合 fMRI 和机器学习理论来构建一套基于神经生理性指标的疼痛预测方法，即多变量模式分析（multivariable pattern analysis，MVPA）。该方法的特点主要表现为：①MVPA 适用于探测不同认知状态下大脑激活响应的整体空间分布模式（Haynes & Rees，2006），但对处于不同认知状态下大脑平均激活程度的差异却不太敏感（Coutanche，2013）；②MVPA 更适合用于对个体内疼痛的预测。因为 MVPA 依赖于个体大脑响应的空间分布模式（Norman et al.，2006），所以无论是用于构建模型训练分类器还是测试分类器，fMRI 数据都应来自空间分布模式相同或相近的同一个体。如果要采用 MVPA 方法来实施个体间的疼痛测量，就需要采取一系列措施（如对 fMRI 脑响应信号进行归一化处理）来消除个体间空间分布模式差异对其造成的干扰（Haynes & Rees，2006）。

毋庸置疑，通过 fMRI 等神经影像技术结合机器学习算法识别具有疼痛特异性的神经标记物，并基于大脑活动预测个体主观的疼痛感知，无论是对于基础研究还是临床实践而言，都具有巨大的应用价值，且意义非凡（Haxby et al.，2014；Lindquist et al.，2017；Naselaris & Kay，2015）。虽然机器学习这类复杂的分析方法给疼痛研究领域带来了新的曙光，但其在结果的解释上却隐藏着诸多困难，对该算法在疼痛研究领域的应用和拓展提出了严峻的挑战。针对这一挑战，笔者和 Iannetti 教授对机器学习算法应用于疼痛领域的脑成像数据分析的缺陷进行了系统总结，并提出相关建议，具体包括：①在运用机器学习算法识别疼痛特异性的神经标记物时，由于疼痛刺激激活的相关脑区能被具有同等新异性水平但非痛的刺激（如听觉、触觉和视觉刺激）所激活，此时通过反向推理判断这些激活的脑网络模式特异性地表征疼痛是错误的做法；即使通过简单地利用信号幅值（各脑区的激活水平）的显著差异成功识别出疼痛强度，也不能反映该信号具有表征疼痛的特异性，并且上述应用反向推理进行结果解释的做法也存在同样的问题。因此，我们推荐的做法是摒弃使用简单的信号幅值进行分析，而采用多体素模式分析（multivoxel pattern analysis）来确立信号的空间模式特征与疼痛之间的关系，同时需要通过与新异性水平相当的非痛刺激诱发的脑响应空间模式相比较，以检验其特异性，排除相同脑响应空间模式反映的是新异性水平相当，却为不同模态感觉刺激的可能性。②当机器学习算法被用于预测疼痛时，上述问题就显得不那么重要了，此时应尽可能地利用编码疼痛感知的所有相关的信号特征加入预测是推荐的分析原则。因此，无论是信号幅值还是信号的空间特征都可以保留并用于预测，因为它们具有同等的编码疼痛信息的潜力（Hu & Iannetti，2016）。此外，笔者还特别探讨了信号标准化策略在识别疼痛特异性指标中的应用和个体差异（包括个体内和个体间）影响疼痛预测的相关问题。总之，上述研究及观点提示我们，机器学习是一种具有广泛应用前景的工具，但只有通过合理的运用才能充分发挥其优势，来推动关于疼痛客观评估的发展。

四、总结

目前，针对疼痛的客观测量仍存在诸多不足。首先，实验室疼痛和临床疼痛之间有很大的差别，主要表现在：①疼痛的诱因和刺激性质不同。实验室疼痛是由外部刺激诱发的，主要有激光刺激、电刺激、温度刺激以及机械性刺激等，而引发临床疼痛的刺激主要来源于内外伤或者炎症等潜在的组织损伤，是在没有外部刺激的情况下自发产生的，所以两者在刺激信号的神经传导方式和传导速度上可能不完全相同。②刺激强度和持续时间不同。相比真实环境中经常出现的慢性疼痛，实验条件下所诱发的疼痛往往强度更低、持续时间更短，而且实验环境下被试的身心状态与现实生活中长期受到疼痛症状困扰的患者的状态也不完全相同。因此，实验室疼痛研究和临床疼痛评估之间存在很大差异，这导致实验室研究结果往往很难被直接应用于现实的临床疼痛评估中。例如，一项研究针对慢性腰背痛（chronic back pain，CBP）患者的自发痛及其脑机制进行了探索（Baliki et al.，2006）。患者在接受 fMRI 扫描时，通过 0～10 的 NRS 来评定他们的实时疼痛强度（没有施加任何外部刺激）或热痛刺激的强度，对于与患者年龄和性别匹配的正常被试，同样是在其接受 fMRI 扫描时，评定热痛刺激的强度。结果显示，患者的自发痛可分为两种成分，即高持续性疼痛和逐渐增强的疼痛，其中高持续性疼痛导致内侧前额叶皮层（medial prefrontal cortex，mPFC）的活动增强，并且 mPFC 的活动与患者的自发痛强度呈显著正相关；逐渐增强的疼痛则激活了脑岛，并且脑岛活动强度与腰背疼痛的患病时间呈显著正相关。另外，研究者还将患者的自发痛与正常人的热诱发痛进行对比，结果发现，mPFC 只与自发痛的强度有关，而脑岛只与热诱发痛的强度有关。由此可见，对于疼痛患者的自发痛与实验室的诱发痛，存在不同的信号处理机制。

其次，疼痛的神经生理指标的特异性并不强，这主要表现在：①很多生理性指标本身就不具有疼痛特异性，而且这些生理指标可能也不稳定；②LEPs 的大部分信号也受注意力的调节（Lorenz & Garcia-Larrea，2003），不具有疼痛特异性，并不能直接反映大脑皮层中负责编码疼痛知觉的神经活动；③大多数 fMRI 相关研究都侧重于分类问题，因此预测结果会不可避免地受到分类决策的影响。

为了实现更加客观、稳定的疼痛知觉预测以及测量手段的广泛应用，未来应进一步加强临床研究，并尽可能地缩小实验室疼痛研究与临床疼痛研究之间的差距，以便将实验研究所得到的结论更有效地推广至临床实践中。通过整合基础生理信息、EEG 和 fMRI 信号，在可获取的生理指标中，尽可能全面地挖掘与疼痛相关的指标和特征，研究者可以实现具有更高特异性和敏感性的疼痛知觉预测。除了上述宏观水平的生理信号之外，研究者也可以在微观水平上记录外周伤害性神经冲动，即人体外周单纤维记录技术（Ørstavik et al.，2006；Ørstavik et al.，2003；Schmidt et al.，1995；Torebjörk & Hallin，1974）。运用该技术，研究者能够获取与伤害性刺激呈显著相关的神经传导的动作电位。虽然在实验室研究和临床应用中该技术可能存在一些不足之处，比如，具有侵入式的测量方式以及无法度量疼痛的主观性成分，但在疼痛的客观测量方面，它仍然具有一定的可行性。

临床疼痛的复杂性远高于实验室刺激所引发的疼痛，所以研究者需要在不同的水平上对疼痛进行全面的评估。在当前以及可预见的将来，在实验室以及临床研究中，神经影像学测量手段都无法也不应该完全取代传统的疼痛测量方法，而是应该将其作为传统测量手段的有效补充。现阶段，众多研究者已经开始结合传统的主观报告、行为测定、生理测量以及认知神经等多方面的指标来综合评估疼痛。这种方式既考虑了患者的主体性原则，也考虑了患者的整体性原则，有利于实现对疼痛的整体而准确的测量，而且能使研究者更加深入、客观地探究疼痛的本质，并进一步探索治疗疼痛的方法，因此具有潜在的应用价值。只有这样才能指导临床治疗决策和推动临床干预的发展，以尽可能地实现对疼痛的客观、有效的评价。

参 考 文 献

陈睿，唐丹丹，胡理.（2015）. 基于神经生理学的疼痛测量. *心理科学, 38*（5），1256-1263.

李文波，许明智，高亚丽.（2006）. 汉密顿抑郁量表6项版本（HAMD-6）的信度及效度研究. *中国神经精神疾病杂志, 32*（2），117-120.

李文利，钱铭怡.（1995）. 状态特质焦虑量表中国大学生常模修订. *北京大学学报（自然科学版），31*（1），108-114.

李小妹，施齐芳，李津.（2003）. 对癌症病人疼痛信念及遵医行为的研究. *护理研究, 17*（9），996-999.

任巧悦，孙元淼，吕雪靖，黄超，胡理.（2019）. 基于心理生理学视角的共情研究：方法与特点. *科学通报, 64*（22），2292-2304.

王纯，楚艳民，张亚林，张宁，张捷，杨华，等.（2011）. 汉密尔顿焦虑量表的因素结构研究. *临床精神医学杂志, 21*（5），299-301.

王小玲，唐丹丹，靳晴晴，彭微微，胡理.（2017）. 疼痛恐惧的神经机制及其消退. *心理科学进展, 25*（10），1758-1768.

王振，苑成梅，黄佳，李则挚，陈珏，张海音，等.（2011）. 贝克抑郁量表第2版中文版在抑郁症患者中的信效度. *中国心理卫生杂志, 25*（6），476-480.

夏朝云，叶俊杰，张建平.（1991）. 述情障碍量表对488名大中专学生测试的初步报告（附与201名美国大学生的比较分析）. *丽水学院学报, 13*（4），72-77.

严梦琴，肖水源，胡宓.（2016）. 我国一些抑郁量表的中文翻译与信效度问题. *中国心理卫生杂志, 30*（7），501-505.

杨文辉，刘绍亮，周烃，彭芳，刘细梅，李莉，等.（2014）. 贝克抑郁量表第2版中文版在青少年中的信效度. *中国临床心理学杂志, 22*（2），240-245.

杨周，孟景，Jackson，T.，陈红.（2013）. 中文版疼痛恐惧问卷-Ⅲ的信效度. *中国临床心理学*

杂志, 21（5），768-770，773.

Anderson, K. O., Dowds, B. N., Pelletz, R. E., Edwards, W. T., & Peeters-Asdourian, C.（1995）. Development and initial validation of a scale to measure self-efficacy beliefs in patients with chronic pain. *Pain, 63*（1），77-83.

Apkarian, A. V., Bushnell, M. C., Treede, R. D., & Zubieta, J. K.（2005）. Human brain mechanisms of pain perception and regulation in health and disease. *European Journal of Pain, 9*（4），463-484.

Arendt-Nielsen, L., & Chen, A. C. N.（2003）. Lasers and other thermal stimulators for activation of skin nociceptors in humans. *Clinical Neurophysiology, 33*（6），259-268.

Asmundson, G. J., & Hadjistavropoulos, H. D.（2007）. Is high fear of pain associated with attentional biases for pain-related or general threat? A categorical reanalysis. *The Journal of Pain, 8*（1），11-18.

Asmundson, G. J., & Katz, J.（2009）. Understanding the co-occurrence of anxiety disorders and chronic pain: State-of-the-art. *Depression and Anxiety, 26*（10），888-901.

Asmundson, G. J., Bovell, C. V., Carleton, R. N., & McWilliams, L. A.（2008）. The Fear of Pain Questionnaire-Short Form（FPQ-SF）: Factorial validity and psychometric properties. *Pain, 134*（1-2），51-58.

Asmundson, G. J., Carleton, R. N., & Ekong, J.（2005）. Dot-probe evaluation of selective attentional processing of pain cues in patients with chronic headaches. *Pain, 114*（1-2），250-256.

Asmundson, G. J., Kuperos, J. L., & Norton, G. R.（1997）. Do patients with chronic pain selectively attend to pain-related information? Preliminary evidence for the mediating role of fear. *Pain, 72*（1-2），27-32.

Asmundson, G. J., Stein, M. B., & McCreary, D. R.（2002）. Posttraumatic stress disorder symptoms influence health status of deployed peacekeepers and nondeployed military personnel. *The Journal of Nervous and Mental Disease, 190*（12），807-815.

Babiloni, C., Brancucci, A., Percio, C. D., Capotosto, P., Arendt-Nielsen, L., Chen, A. C., et al.（2006）. Anticipatory electroencephalography alpha rhythm predicts subjective perception of pain intensity. *The Journal of Pain, 7*（10），709-717.

Bagby, R. M., Parker, J. D., & Taylor, G. J.（1994）. The twenty-item Toronto Alexithymia Scale—I. Item selection and cross-validation of the factor structure. *Journal of Psychosomatic Research, 38*（1），23-32.

Bagby, R. M., Ryder, A. G., Schuller, D. R., & Marshall, M. B.（2004）. The Hamilton Depression Rating Scale: Has the gold standard become a lead weight? *The American Journal of Psychiatry, 161*（12），2163-2177.

Bagby, R. M., Taylor, G. J., & Parker, J. D.（1994）. The twenty-item Toronto Alexithymia Scale—II. Convergent, discriminant, and concurrent validity. *Journal of Psychosomatic Research, 38*（1），33-40.

Bair, M. J., Wu, J. W., Damush, T. M., Sutherland, J. M., & Kroenke, K.（2008）. Association of depression and anxiety alone and in combination with chronic musculoskeletal pain in primary care patients. *Psychosomatic Medicine*, 70（8），890-897.

Baliki，M. N.，Chialvo，D. R.，Geha，P. Y.，Levy，R. M.，Harden，R. N.，Parrish，T. B.，et al. （2006）. Chronic pain and the emotional brain：Specific brain activity associated with spontaneous fluctuations of intensity of chronic back pain. *The Journal of Neuroscience*, 26 （47），12165-12173.

Bandura，A.（1977）. Self-efficacy：Toward a unifying theory of behavioral change. *Psychological Review*, 84（2），191-215.

Bandura，A.，O'Leary，A.，Taylor，C. B.，Gauthier，J.，& Gossard，D.（1987）. Perceived self-efficacy and pain control：Opioid and nonopioid mechanisms. *Journal of Personality and Social Psychology*, 53（3），563-571.

Baron，R.（2000）. Capsaicin and nociception：From basic mechanisms to novel drugs. *The Lancet*, 356（9232），785-787.

Baron，R.（2006）. Mechanisms of disease：Neuropathic pain—A clinical perspective. *Nature Reviews Neurology*, 2（2），95-106.

Barraza，J. A.，& Zak，P. J.（2009）. Empathy toward strangers triggers oxytocin release and subsequent generosity. *Annals of the New York Academy of Sciences*, 1167（1），182-189.

Batson，C. D.，Chang，J.，Orr，R.，& Rowland，J.（2002）. Empathy，attitudes，and action：Can feeling for a member of a stigmatized group motivate one to help the group? *Personality and Social Psychology Bulletin*, 28（12），1656-1666.

Bauer，M.，Stenner，M. P.，Friston，K. J.，& Dolan，R. J.（2014）. Attentional modulation of alpha/beta and gamma oscillations reflect functionally distinct processes. *The Journal of Neuroscience*, 34 （48），16117-16125.

Beck，A. T.（1967）. *Depression：Clinical，Experimental，and Theoretical Aspects*. Pennsylvania：University of Pennsylvania Press.

Beck，A. T.，Epstein，N.，Brown，G.，& Steer，R. A.（1988）. An inventory for measuring clinical anxiety：Psychometric properties. *Journal of Consulting and Clinical Psychology*, 56（6），893-897.

Beck，A. T.，& Steer，R. A.（1984）. Internal consistencies of the original and revised Beck Depression Inventory. *Journal of Clinical Psychology*, 40（6），1365-1367.

Beck，A. T.，Steer，R. A.，& Brown，G. K.（1996）. Beck depression inventory-Ⅱ. *San Antonio*, 78（2），490-498.

Beck，A. T.，Steer，R. A.，& Carbin，M. G.（1988）. Psychometric properties of the Beck Depression Inventory：Twenty-five years of evaluation. *Clinical Psychology Review*, 8（1），77-100.

Beck，A. T.，Ward，C. H.，Mendelson，M.，Mock，J.，& Erbaugh，J.（1961）. An inventory for measuring depression. *Archives of General Psychiatry*, 4（6），561-571.

Benedetti，F.，Mayberg，H. S.，Wager，T. D.，Stohler，C. S.，& Zubieta，J. K.（2005）. Neurobiological mechanisms of the placebo effect. *The Journal of Neuroscience*, 25（45），10390-10402.

Benyon，K.，Hill，S.，Zadurian，N.，& Mallen，C.（2010）. Coping strategies and self-efficacy as predictors of outcome in osteoarthritis：A systematic review. *Musculoskeletal Care*, 8（4），

224-236.

Blitz, B., & Dinnerstein, A. J. (1968). Effects of different types of instructions on pain parameters. *Journal of Abnormal Psychology*, *73* (3p1), 276.

Bonvanie, I. J., Oldehinkel, A. J., Rosmalen, J. G. M., & Janssens, K. A. (2016). Sleep problems and pain: A longitudinal cohort study in emerging adults. *Pain*, *157* (4), 957-963.

Bosman, C. A., Lansink, C. S., & Pennartz, C. M. A. (2014). Functions of gamma-band synchronization in cognition: From single circuits to functional diversity across cortical and subcortical systems. *European Journal of Neuroscience*, *39* (11), 1982-1999.

Bostick, G. P., Carroll, L. J., Brown, C. A., Harley, D., & Gross, D. P. (2013). Predictive capacity of pain beliefs and catastrophizing in whiplash associated disorder. *Injury*, *44* (11), 1465-1471.

Bowlby, J. (1977). The making and breaking of affectional bonds. I. Aetiology and psychopathology in the light of attachment theory. An expanded version of the Fiftieth Maudsley Lecture, delivered before the Royal College of Psychiatrists, 19 November 1976. *British Journal of Psychiatry*, *130*, 201-210.

Brodski, A., Paasch, G. F., Helbling, S., & Wibral, M. (2015). The faces of predictive coding. *The Journal of Neuroscience*, *35* (24), 8997-9006.

Bromm, B., & Treede, R. D. (1984). Nerve fibre discharges, cerebral potentials and sensations induced by CO_2 laser stimulation. *Human Neurobiology*, *3* (1), 33-40.

Bromm, B., & Treede, R. D. (1991). Laser-evoked cerebral potentials in the assessment of cutaneous pain sensitivity in normal subjects and patients. *Revue Neurologique*, *147* (10), 625-643.

Brooks, S., Prince, A., Stahl, D., Campbell, I. C., & Treasure, J. (2011). A systematic review and meta-analysis of cognitive bias to food stimuli in people with disordered eating behaviour. *Clinical Psychology Review*, *31* (1), 37-51.

Brown, J. E., Chatterjee, N., Younger, J., & Mackey, S. (2011). Towards a physiology-based measure of pain: Patterns of human brain activity distinguish painful from non-painful thermal stimulation. *PLoS One*, *6* (9), e24124.

Brown, S. A., Venkatesh, V., Kuruzovich, J., & Massey, A. P. (2008). Expectation confirmation: An examination of three competing models. *Organizational Behavior and Human Decision Processes*, *105* (1), 52-66.

Bush, G., Shin, L. M., Holmes, J., Rosen, B. R., & Vogt, B. A. (2003). The multi-source interference task: Validation study with fMRI in individual subjects. *Molecular Psychiatry*, *8* (1), 60-70.

Campbell, C. M., Kronfli, T., Buenaver, L. F., Smith, M. T., Berna, C., Haythornthwaite, J. A., et al. (2010). Situational versus dispositional measurement of catastrophizing: Associations with pain responses in multiple samples. *The Journal of Pain*, *11* (5), 443-453.e442.

Campero, M., & Bostock, H. (2010). Unmyelinated afferents in human skin and their responsiveness to low temperature. *Neuroscience Letters*, *470* (3), 188-192.

Cano, A., Leong, L., Heller, J. B., & Lutz, J. R. (2009). Perceived entitlement to pain-related support and pain catastrophizing: Associations with perceived and observed support. *Pain*, *147* (1-3), 249-254.

Carmon，A.，Mor，J.，& Goldberg，J.（1976）. Evoked cerebral responses to noxious thermal stimuli in humans. *Experimental Brain Research*，25（1），103-107.

Carter，L. E.，McNeil，D. W.，Vowles，K. E.，Sorrell，J. T.，Turk，C. L.，Ries，B. J.，et al.（2002）. Effects of emotion on pain reports，tolerance and physiology. *Pain Research and Management*，7（1），21-30.

Cathcart，S.，Winefield，A. H.，Rolan，P.，& Lushington，K.（2009）. Reliability of temporal summation and diffuse noxious inhibitory control. *Pain Research & Management the Journal of the Canadian Pain Society*，14（6），433-438.

Chapman，C. R.，Casey，K. L.，Dubner，R.，Foley，K.，Gracely，R.，& Reading，A.（1985）. Pain measurement：An overview. *Pain*，22（1），1-31.

Chapman，C. R.，Oka，S.，Bradshaw，D. H.，Jacobson，R. C.，& Donaldson，G. W.（1999）. Phasic pupil dilation response to noxious stimulation in normal volunteers：Relationship to brain evoked potentials and pain report. *Psychophysiology*，36（1），44-52.

Chapman，L. F.，Dingman，H. F.，& Ginzberg，S. P.（1965）. Failure of systemic analgesic agents to alter the absolute sensory threshold for the simple detection of pain. *Brain*，88（5），1011-1022.

Chapman，R. C.，& Feather，B. W.（1973）. Effects of diazepam on human pain tolerance and pain sensitivity. *Psychosomatic Medicine*，35（4），330-340.

Chesterton，L. S.，Barlas，P.，Foster，N. E.，Baxter，G. D.，& Wright，C. C.（2003）. Gender differences in pressure pain threshold in healthy humans. *Pain*，101（3），259-266.

Ciechanowski，P. S.，Walker，E. A.，Katon，W. J.，& Russo，J. E.（2002）. Attachment theory：A model for health care utilization and somatization. *Psychosomatic Medicine*，64（4），660-667.

Colloca，L.，Benedetti，F.，& Pollo，A.（2006）. Repeatability of autonomic responses to pain anticipation and pain stimulation. *European Journal of Pain*，10（7），659.

Coons，M. J.，Hadjistavropoulos，H. D.，& Asmundson，G. J. G.（2004）. Factor structure and psychometric properties of the Pain Anxiety Symptoms Scale-20 in a community physiotherapy clinic sample. *European Journal of Pain*，8（6），511-516.

Coutanche，M. N.（2013）. Distinguishing multi-voxel patterns and mean activation：Why，how，and what does it tell us? *Cognitive，Affective and Behavioral Neuroscience*，13（3），667-673.

Crombez，G.，Eccleston，C.，Van Damme，S.，Vlaeyen，J. W.，& Karoly，P.（2012）. Fear-avoidance model of chronic pain：The next generation. *The Clinical Journal of Pain*，28（6），475-483.

Crombez，G.，Van Ryckeghem，D. M. L.，Eccleston，C.，& Van Damme，S.（2013）. Attentional bias to pain-related information：A meta-analysis. *Pain*，154（4），497-510.

Crombez，G.，Viane，I.，Eccleston，C.，Devulder，J.，& Goubert，L.（2013）. Attention to pain and fear of pain in patients with chronic pain. *Journal of Behavioral Medicine*，36（4），371-378.

Curatolo，M.，Petersen-Felix，S.，& Arendt-Nielsen，L.（2000）. Sensory assessment of regional analgesia in humans：A review of methods and applications. *Anesthesiology*，93（6），1517-1530.

Das upta，E.，Zailinawati，A. H.，Lim，A. W.，Chan，J. B.，Yap，S. H.，Hla，Y. Y.，et al.（2009）. Are Indians and females less tolerant to pain? An observational study using a laboratory pain model. *The Medical Journal of Malaysia*，64（2），111-113.

Davis, M. H. (1983). Measuring individual differences in empathy: Evidence for a multidimensional approach. *Journal of Personality and Social Psychology, 44* (1), 113-126.

Dawson, A. P., Schluter, P. J., Hodges, P. W., Stewart, S., & Turner, C. (2011). Fear of movement, passive coping, manual handling, and severe or radiating pain increase the likelihood of sick leave due to low back pain. *Pain, 152* (7), 1517-1524.

De Tornmaso, M. M., Santostasi, R., Devitofrancesco, V., Franco, G., Vecchio, E., Delussi, M., et al. (2011). A comparative study of cortical responses evoked by transcutaneous electrical vs CO (2) laser stimulation. *Clinical Neurophysiology, 122* (12), 2482-2487.

De Vries, H. J., Reneman, M. F., Groothoff, J. W., Geertzen, J. H., & Brouwer, S. (2013). Self-reported work ability and work performance in workers with chronic nonspecific musculoskeletal pain. *Journal of Occupational Rehabilitation, 23* (1), 1-10.

De Williams, A. C., Eccleston, C., & Morley, S. (2012). Psychological therapies for the management of chronic pain (excluding headache) in adults. *Cochrane Database of Systematic Reviews, 11*, CD007407.

Decety, J., & Lamm, C. (2006). Human empathy through the lens of social neuroscience. *The Scientific World Journal, 6*, 1146-1163.

Decety, J., & Moriguchi, Y. (2007). The empathic brain and its dysfunction in psychiatric populations: Implications for intervention across different clinical conditions. *Biopsychosocial Medicine, 1* (1), 1-22.

Decety, J., Yang, C. Y., & Cheng, Y. W. (2010). Physicians down-regulate their pain empathy response: An event-related brain potential study. *NeuroImage, 50* (4), 1676-1682.

Dehghani, M., Sharpe, L., & Nicholas, M. K. (2003). Selective attention to pain-related information in chronic musculoskeletal pain patients. *Pain, 105* (1-2), 37-46.

Demyttenaere, K., Bonnewyn, A., Bruffaerts, R., Brugha, T., De Graaf, R., & Alonso, J. (2006). Comorbid painful physical symptoms and depression: Prevalence, work loss, and help seeking. *Journal of Affective Disorders, 92* (2-3), 185-193.

Demyttenaere, K., Bruffaerts, R., Lee, S., Posada-Villa, J., Kovess, V., Angermeyer, M. C., et al. (2007). Mental disorders among persons with chronic back or neck pain: Results from the world mental health surveys. *Pain, 129* (3), 332-342.

Dersh, J., Polatin, P. B., & Gatchel, R. J. (2002). Chronic pain and psychopathology: Research findings and theoretical considerations. *Psychosomatic Medicine, 64* (5), 773-786.

Dimberg, U., Thunberg, M., & Elmehed, K. (2000). Unconscious facial reactions to emotional facial expressions. *Psychological Science, 11* (1), 86-89.

Donaldson, G. W., Chapman, C. R., Nakamura, Y., Bradshaw, D. H., Jacobson, R. C., & Chapman, C. N. (2003). Pain and the defense response: Structural equation modeling reveals a coordinated psychophysiological response to increasing painful stimulation. *Pain, 102* (1), 97-108.

Drewes, A. M., Schipper, K. P., Dimcevski, G., Petersen, P., Gregersen, H., Funch-Jensen, P., et al. (2003). Gut pain and hyperalgesia induced by capsaicin: A human experimental model. *Pain, 104* (1-2), 333-341.

Duquette, J., McKinley, P. A., & Litowski, J. (2005). Test-retest reliability and internal consistency of the Quebec-French version of the survey of pain attitudes. *Archives of Physical Medicine and Rehabilitation*, *86* (4), 782-788.

Dziobek, I., Rogers, K., Fleck, S., Bahnemann, M., Heekeren, H. R., Wolf, O. T., & Convit, A. (2008). Dissociation of cognitive and emotional empathy in adults with Asperger syndrome using the Multifaceted Empathy Test (MET). *Journal of Autism and Developmental Disorders*, *38* (3), 464-473.

Eccleston, C., & Crombez, G. (1999). Pain demands attention: A cognitive-affective model of the interruptive function of pain. *Psychological Bulletin*, *125* (3), 356-366.

Edwards, L. C., Pearce, S. A., Turner-Stokes, L., & Jones, A. (1992). The pain beliefs questionnaire: An investigation of beliefs in the causes and consequences of pain. *Pain*, *51* (3), 267-272.

Edwards, R. R., Cahalan, C., Mensing, G., Smith, M., & Haythornthwaite, J. A. (2011). Pain, catastrophizing, and depression in the rheumatic diseases. *Nature Reviews: Rheumatology*, *7* (4), 216-224.

Egger, H. L., Costello, E. J., Erkanli, A., & Angold, A. (1999). Somatic complaints and psychopathology in children and adolescents: Stomach aches, musculoskeletal pains, and headaches. *Journal of the American Academy of Child and Adolescent Psychiatry*, *38* (7), 852-860.

Eisenberg, N., Cumberland, A., Guthrie, I. K., Murphy, B. C., & Shepard, S. A. (2005). Age changes in prosocial responding and moral reasoning in adolescence and early adulthood. *Journal of Research on Adolescence*, *15* (3), 235-260.

Eisenberger, N. I. (2012). The neural bases of social pain: Evidence for shared representations with physical pain. *Psychosomatic Medicine*, *74* (2), 126-135.

Ellermeier, W., & Westphal, W. (1995). Gender differences in pain ratings and pupil reactions to painful pressure stimuli. *Pain*, *61* (3), 435-439.

Engel, J. M., Jensen, M. P., Ciol, M. A., & Bolen, G. M. (2012). The development and preliminary validation of the pediatric survey of pain attitudes. *American Journal of Physical Medicine & Rehabilitation*, *91* (2), 114-121.

Entrena, J. M., Cobos, E. J., Nieto, F. R., Cendán, C. M., Gris, G., Del Pozo, E., et al. (2009). Sigma-1 receptors are essential for capsaicin-induced mechanical hypersensitivity: Studies with selective sigma-1 ligands and sigma-1 knockout mice. *Pain*, *143* (3), 252-261.

Faulstich, M. (1986). Depression-pediatric. *Psychiatry*, *143*, 1024-1027.

Faulstich, M. E., Carey, M. P., Ruggiero, L., Enyart, P., & Gresham, F. (1986). Assessment of depression in childhood and adolescence: An evaluation of the Center for Epidemiological Studies Depression Scale for Children (CES-DC). *The American Journal of Psychiatry*, *143* (8), 1024-1027.

Feldman, H., & Friston, K. J. (2010). Attention, uncertainty, and free-energy. *Frontiers in Human Neuroscience*, *4*, 215.

Field, M., & Cox, W. M. (2008). Attentional bias in addictive behaviors: A review of its development, causes, and consequences. *Drug and Alcohol Dependence, 97* (1-2), 1-20.

Fischer, A. A. (1987). Pressure algometry over normal muscles. Standard values, validity and reproducibility of pressure threshold. *Pain, 30* (1), 115-126.

Fischer, A. A. (1998). Algometry in diagnosis of musculoskeletal pain and evaluation of treatment outcome: An update. *Journal of Musculoskeletal Pain, 6* (1), 5-32.

Flor, H., Behle, D. J., & Birbaumer, N. (1993). Assessment of pain-related cognitions in chronic pain patients. *Behaviour Research and Therapy, 31* (1), 63-73.

Flor, H., & Turk, D. C. (2011). *Chronic Pain: An Integrated Biobehavioral Approach.* Seattle: IASP Press.

Forgiarini, M., Gallucci, M., & Maravita, A. (2011). Racism and the empathy for pain on our skin. *Frontiers in Psychology, 2,* 108.

Formisano, E., De Martino, F., Bonte, M., & Goebel, R. (2008). "Who" is saying "What"? Brain-based decoding of human voice and speech. *Science, 322* (5903), 970-973.

Fries, P. (2015). Rhythms for cognition: Communication through coherence. *Neuron, 88* (1), 220-235.

Galvez-Sánchez, C. M., Duschek, S., & Del Paso, G. A. R. (2019). Psychological impact of fibromyalgia: Current perspectives. *Psychology Research and Behavior Management, 12,* 117-127.

Garcia-Larrea, L., Frot, M., & Valeriani, M. (2003). Brain generators of laser-evoked potentials: From dipoles to functional significance. *Neurophysiology Clinique, 33* (6), 279-292.

Garcí-Larrea, L., Peyron, R., Laurent, B., & Mauguière, F. (1997). Association and dissociation between laser-evoked potentials and pain perception. *Neuroreport, 8* (17), 3785-3789.

Garra, G., Singer, A. J., Taira, B. R., Chohan, J., Cardoz, H., Chisena, E., et al. (2010). Validation of the Wong-Baker FACES pain rating scale in pediatric emergency department patients. *Academic Emergency Medicine: Official Journal of the Society for Acudmemic Emergency Medicine, 17* (1), 50-54.

Gatchel, R. J., Peng, Y. B., Peters, M. L., Fuchs, P. N., & Turk, D. C. (2007). The biopsychosocial approach to chronic pain: Scientific advances and future directions. *Psychological Bulletin, 133* (4), 581-624.

Gaudry, E., Vagg, P., & Spielberger, C. D. (1975). Validation of the state-trait distinction in anxiety research. *Multivariate Behavioral Research, 10* (3), 331-341.

Gay, C. W., Horn, M. E., Bishop, M. D., Robinson, M. E., & Bialosky, J. E. (2015). Investigating dynamic pain sensitivity in the context of the fear-avoidance model. *European Journal of Pain, 19* (1), 48-58.

Geber, C., Klein, T., Azad, S., Birklein, F., Gierthmuhlen, J., Huge, V., et al. (2011). Test-retest and interobserver reliability of quantitative sensory testing according to the protocol of the German Research Network on Neuropathic Pain (DFNS): A multi-centre study. *Pain, 152* (3), 548-556.

Generaal, E., Vogelzangs, N., Penninx, B. W., & Dekker, J. (2017). Insomnia, sleep duration, depressive symptoms, and the onset of chronic multisite musculoskeletal pain. *Sleep*, *40*（1），1-10.

Geuter, S., Gamer, M., Onat, S., & Buchel, C.（2014）. Parametric trial-by-trial prediction of pain by easily available physiological measures. *Pain*, *155*（5），994-1001.

Gladstein, G. A.（1983）. Understanding empathy: Integrating counseling, developmental, and social psychology perspectives. *Journal of Counseling Psychology*, *30*（4），467-482.

Goldenberg, D. L.（2010）. The interface of pain and mood disturbances in the rheumatic diseases. *Seminars in Arthritis and Rheumatism*, *40*（1），15-31.

Gonzalez, R., Dunkel, R., Koletzko, B., Schusdziarra, V., & Allescher, H. D.（1998）. Effect of capsaicin-containing red pepper sauce suspension on upper gastrointestinal motility in healthy volunteers. *Digestive Diseases and Sciences*, *43*（6），1165-1171.

Gracely, R. H., Geisser, M. E., Giesecke, T., Grant, M. A., Petzke, F., Williams, D. A., et al.（2004）. Pain catastrophizing and neural responses to pain among persons with fibromyalgia. *Brain*, *127*（Pt 4），835-843.

Gracely, R. H., McGrath, P., & Dubner, R.（1978a）. Ratio scales of sensory and affective verbal pain descriptors. *Pain*, *5*（1），5-18.

Gracely, R. H., McGrath, P., & Dubner, R.（1978b）. Validity and sensitivity of ratio scales of sensory and affective verbal pain descriptors: Manipulation of affect by diazepam. *Pain*, *5*（1），19-29.

Granot, M., Granovsky, Y., Sprecher, E., Nir, R. R., & Yarnitsky, D.（2006）. Contact heat-evoked temporal summation: Tonic versus repetitive-phasic stimulation. *Pain*, *122*（3），295-305.

Graugaard, P. K., Holgersen, K., & Finset, A.（2004）. Communicating with alexithymic and non-alexithymic patients: An experimental study of the effect of psychosocial communication and empathy on patient satisfaction. *Psychotherapy and Psychosomatics*, *73*（2），92-100.

Greitemeyer, T., Osswald, S., & Brauer, M.（2010）. Playing prosocial video games increases empathy and decreases schadenfreude. *Emotion*, *10*（6），796-802.

Gross, J.（2016）. Let the rhythm guide you: Non-invasive tracking of cortical communication channels. *Neuron*, *89*（2），244-247.

Gross, J., Schnitzler, A., Timmermann, L., & Ploner, M.（2007）. Gamma oscillations in human primary somatosensory cortex reflect pain perception. *PLoS Biology*, *5*（5），e133.

Gureje, O., Simon, G. E., & Von Korff, M.（2001）. A cross-national study of the course of persistent pain in primary care. *Pain*, *92*（1-2），195-200.

Hamilton, M.（1960）. A rating scale for depression. *Journal of Neurology, Neurosurgery, and Psychiatry*, *23*（1），56-62.

Han, J. S.（2003）. Acupuncture: Neuropeptide release produced by electrical stimulation of different frequencies. *Trends in Neurosciences*, *26*（1），17-22.

Han, S. H., Fan, Y., & Mao, L. H.（2008）. Gender difference in empathy for pain: An electrophysiological investigation. *Brain Research*, *1196*，85-93.

Han, S. H., Fan, Y., Xu, X., Qin, J., Wu, B., Wang, X., et al.（2009）. Empathic neural responses to others' pain are modulated by emotional contexts. *Human Brain Mapping*, *30*（10），

3227-3237.

Hardy, J. D., Wolff, H. G., & Goodell, H.（1952）. *Pain Sensations and Reactions*. Oxford: Williams & Wilkins.

Harrison, J. L., & Davis, K. D.（1999）. Cold-evoked pain varies with skin type and cooling rate: A psychophysical study in humans. *Pain, 83*（2）, 123-135.

Hastie, B. A., Iii, J. L. R., Robinson, M. E., Glover, T., Campbell, C. M., Staud, R., et al.（2005）. Cluster analysis of multiple experimental pain modalities. *Pain, 116*（3）, 227-237.

Hauck, M., Lorenz, J., & Engel, A. K.（2007）. Attention to painful stimulation enhances γ-band activity and synchronization in human sensorimotor cortex. *The Journal of Neuroscience, 27*（35）, 9270-9277.

Haxby, J. V., Connolly, A. C., & Guntupalli, J. S.（2014）. Decoding neural representational spaces using multivariate pattern analysis. *Annual Review of Neuroscience, 37*（1）, 435-456.

Haynes, J. D., & Rees, G.（2006）. Decoding mental states from brain activity in humans. *Nature Reviews Neuroscience, 7*（7）, 523-534.

Herr, K., Spratt, K. F., Garand, L., & Li, L.（2007）. Evaluation of the Iowa pain thermometer and other selected pain intensity scales in younger and older adult cohorts using controlled clinical pain: A preliminary study. *Pain Medicine, 8*（7）, 585-600.

Hertzog, C., Van Alstine, J., Usala, P. D., Hultsch, D. F., & Dixon, R.（1990）. Measurement properties of the Center for Epidemiological Studies Depression Scale（CES-D）in older populations. *Psychological Assessment: A Journal of Consulting and Clinical Psychology, 2*（1）, 64-72.

Hicks, C. L., Von Baeyer, C. L., Spafford, P. A., Van Korlaar, I., & Goodenough, B.（2001）. The Faces Pain Scale-Revised: Toward a common metric in pediatric pain measurement. *Pain, 93*（2）, 173-183.

Höfle, M., Kenntner-Mabiala, R., Pauli, P., & Alpers, G. W.（2008）. You can see pain in the eye: Pupillometry as an index of pain intensity under different luminance conditions. *International Journal of Psychophysiology, 70*（3）, 171-175.

Hogan, R.（1969）. Development of an empathy scale. *Journal of Consulting and Clinical Psychology, 33*（3）, 307-316.

Hu, L., & Iannetti, G. D.（2016）. Painful issues in pain prediction. *Trends in Neurosciences, 39*（4）, 212-220.

Hu, L., & Iannetti, G. D.（2019）. Neural indicators of perceptual variability of pain across species. *Proceedings of the National Academy of Sciences of the United States of America, 116*（5）, 1782-1791.

Hu, L., Cai, M. M., Xiao, P., Luo, F., & Iannetti, G. D.（2014）. Human brain responses to concomitant stimulation of Aδ and C nociceptors. *The Journal of Neuroscience, 34*（34）, 11439.

Hu, L., Mouraux, A., Hu, Y., & Iannetti, G. D.（2010）. A novel approach for enhancing the signal-to-noise ratio and detecting automatically event-related potentials（ERPs）in single trials. *NeuroImage, 50*（1）, 99-111.

Hu，L.，Peng，W. W.，Valentini，E.，Zhang，Z. G.，& Hu，Y.（2013）. Functional features of nociceptive-induced suppression of alpha band electroencephalographic oscillations. *The Journal of Pain*，*14*（1），89-99.

Hu，L.，Xia，X. L.，Peng，W. W.，Su，W. X.，Luo，F.，Yuan，H.，et al.（2015）. Was it a pain or a sound? Across-species variability in sensory sensitivity. *Pain*，*156*（12），2449-2457.

Hu，L.，Zhang，Z. G.，Hung，Y. S.，Luk，K.，Iannetti，G. D.，& Hu，Y.（2011）. Single-trial detection of somatosensory evoked potentials by probabilistic independent component analysis and wavelet filtering. *Clinical Neurophysiology*，*122*（7），1429-1439.

Huang，G.，Xiao，P.，Hung，Y. S.，Iannetti，G. D.，Zhang，Z. G.，& Hu，L.（2013）. A novel approach to predict subjective pain perception from single-trial laser-evoked potentials. *NeuroImage*，*81*，283-293.

Huffman，J. C.，& Pollack，M. H.（2003）. Predicting panic disorder among patients with chest pain：An analysis of the literature. *Psychosomatics*，*44*（3），222-236.

Hullett，B.，Chambers，N.，Preuss，J.，Zamudio，I.，Lange，J.，Pascoe，E.，et al.（2009）. Monitoring electrical skin conductance：A tool for the assessment of postoperative pain in children? *Pediatric Anesthesia*，*19*（5），556.

Hurlemann，R.，Patin，A.，Onur，O. A.，Cohen，M. X.，Baumgartner，T.，Metzler，S.，et al.（2010）. Oxytocin enhances amygdala-dependent，socially reinforced learning and emotional empathy in humans. *The Journal of Neuroscience*，*30*（14），4999-5007.

Iannetti，G. D.，Hughes，N. P.，Lee，M. C.，& Mouraux，A.（2008）. Determinants of laser-evoked EEG responses：Pain perception or stimulus saliency? *Journal of Neurophysiology*，*100*（2），815-828.

Iannetti，G. D.，Truini，A.，Romaniello，A.，Galeotti，F.，Rizzo，C.，Manfredi，M.，et al.（2003）. Evidence of a specific spinal pathway for the sense of warmth in humans. *Journal of Neurophysiology*，*89*（1），562-570.

Iannetti，G. D.，Zambreanu，L.，Cruccu，G.，& Tracey，I.（2005）. Operculoinsular cortex encodes pain intensity at the earliest stages of cortical processing as indicated by amplitude of laser-evoked potentials in humans. *Neuroscience*，*131*（1），199-208.

Inui，K.，& Kakigi，R.（2012）. Pain perception in humans：Use of intraepidermal electrical stimulation. *Journal of Neurology，Neurosurgery and Psychiatry*，*83*（5），551-556.

Inui，K.，Tran，T. D.，Hoshiyama，M.，& Kakigi，R.（2002）. Preferential stimulation of Adelta fibers by intra-epidermal needle electrode in humans. *Pain*，*96*（3），247-252.

Inui，K.，Tsuji，T.，& Kakigi，R.（2006）. Temporal analysis of cortical mechanisms for pain relief by tactile stimuli in humans. *Cerebral Cortex*，*16*（3），355-365.

Jackson，P. L.，Meltzoff，A. N.，& Decety，J.（2005）. How do we perceive the pain of others? A window into the neural processes involved in empathy. *NeuroImage*，*24*（3），771-779.

Jackson，T.，Pope，L.，Nagasaka，T.，Fritch，A.，Iezzi，T.，& Chen，H.（2005）. The impact of threatening information about pain on coping and pain tolerance. *British Journal of Health Psychology*，*10*（Pt 3），441-451.

Jarvik, J. G., Hollingworth, W., Heagerty, P. J., Haynor, D. R., Boyko, E. J., & Deyo, R. A. (2005). Three-year incidence of low back pain in an initially asymptomatic cohort: Clinical and imaging risk factors. *Spine, 30* (13), 1541-1548.

Jensen, M. P., Karoly, P., & Huger, R. (1987). The development and preliminary validation of an instrument to assess patients' attitudes toward pain. *Journal of Psychosomatic Research, 31* (3), 393-400.

Jensen, M. P., Keefe, F. J., Lefebvre, J. C., Romano, J. M., & Turner, J. A. (2003). One-and two-item measures of pain beliefs and coping strategies. *Pain, 104* (3), 453-469.

Jensen, M. P., Nielson, W. R., Turner, J. A., Romano, J. M., & Hill, M. L. (2004). Changes in readiness to self-manage pain are associated with improvement in multidisciplinary pain treatment and pain coping. *Pain, 111* (1-2), 84-95.

Jensen, M. P., Turner, J. A., & Romano, J. M. (2000). Pain belief assessment: A comparison of the short and long versions of the surgery of pain attitudes. *The Journal of Pain, 1* (2), 138-150.

Jensen, M. P., Turner, J. A., Romano, J. M., & Karoly, P. (1991). Coping with chronic pain: A critical review of the literature. *Pain, 47* (3), 249-283.

Jensen, M. P., Turner, J. A., Romano, J. M., & Lawler, B. K. (1994). Relationship of pain-specific beliefs to chronic pain adjustment. *Pain, 57* (3), 301-309.

Jensen, M. P., Turner, J. A., Romano, J. M., & Strom, S. E. (1995). The chronic pain coping inventory: Development and preliminary validation. *Pain, 60* (2), 203-216.

Jin, Q. Q., Wu, G. Q., Peng, W. W., Xia, X. L., Hu, L., & Iannetti, G. D. (2018). Somatotopic representation of second pain in the primary somatosensory cortex of humans and rodents. *The Journal of Neuroscience, 38* (24), 5538-5550.

Joshi, S., Hernandez, G., Mikusa, J., Zhu, C., Zhong, C., Salyers, A., et al. (2006). Comparison of antinociceptive actions of standard analgesics in attenuating capsaicin and nerve-injury-induced mechanical hypersensitivity. *Neuroscience, 143* (2), 587-596.

Joukamaa, M., Luutonen, S., Von Reventlow, H., Patterson, P., Karlsson, H., & Salokangas, R. K. (2008). Alexithymia and childhood abuse among patients attending primary and psychiatric care: Results of the RADEP Study. *Psychosomatics, 49* (4), 317-325.

Kakigi, R., Shibasaki, H., & Ikeda, A. (1989). Pain-related somatosensory evoked potentials following CO_2 laser stimulation in man. *Electroencephalography and Clinical Neurophysiology, 74* (2), 139-146.

Kashikar-Zuck, S., Parkins, I. S., Graham, T. B., Lynch, A. M., Passo, M., Johnston, M., et al. (2008). Anxiety, mood, and behavioral disorders among pediatric patients with juvenile fibromyalgia syndrome. *The Clinical Journal of Pain, 24* (7), 620-626.

Katon, W., Lin, E. H. B., & Kroenke, K. (2007). The association of depression and anxiety with medical symptom burden in patients with chronic medical illness. *General Hospital Psychiatry, 29* (2), 147-155.

Kayhan, F., Kucuk, A., Satan, Y., Ilgun, E., Arslan, S., & Ilik, F. (2016). Sexual dysfunction, mood, anxiety, and personality disorders in female patients with fibromyalgia. *Neuropsychiatric*

Disease and Treatment，*12*，349-355.

Kendall，P. C.，Hollon，S. D.，Beck，A. T.，Hammen，C. L.，& Ingram，R. E.（1987）. Issues and recommendations regarding use of the Beck Depression Inventory. *Cognitive Therapy and Research*，*11*（3），289-299.

Kenshalo，D. R.，& Bergen，D. C.（1975）. A device to measure cutaneous temperature sensitivity in humans and subhuman species. *Journal of Applied Physiology*，*39*（6），1038-1040.

Keogh，E.，Ellery，D.，Hunt，C.，& Hannent，I.（2001）. Selective attentional bias for pain-related stimuli amongst pain fearful individuals. *Pain*，*91*（1-2），91-100.

Kirwilliam，S. S.，& Derbyshire，S. W.（2008）. Increased bias to report heat or pain following emotional priming of pain-related fear. *Pain*，*137*（1），60-65.

Klinger，R.，Matter，N.，Kothe，R.，Dahme，B.，Hofmann，U. G.，& Krug，F.（2010）. Unconditioned and conditioned muscular responses in patients with chronic back pain and chronic tension-type headaches and in healthy controls. *Pain*，*150*（1），66-74.

Knight，R. G.，Williams，S.，McGee，R.，& Olaman，S.（1997）. Psychometric properties of the Centre for Epidemiologic Studies Depression Scale（CES-D）in a sample of women in middle life. *Behaviour Research and Therapy*，*35*（4），373-380.

Koles，Z. J.（1991）. The quantitative extraction and topographic mapping of the abnormal components in the clinical EEG. *Electroencephalography and Clinical Neurophysiology*，*79*（6），440-447.

Koles，Z. J.，Lazar，M. S.，& Zhou，S. Z.（1990）. Spatial patterns underlying population differences in the background EEG. *Brain Topography*，*2*（4），275-284.

Kong，J. T.，Josephson，K. A.，Balise，R. R.，& Mackey，S.（2013）. Test-retest reliability of thermal temporal summation using an individualized protocol. *The Journal of Pain*，*14*（1），79-88.

Kroenke，K.，Outcalt，S.，Krebs，E.，Bair，M. J.，Wu，J.，Chumbler，N.，et al.（2013）. Association between anxiety，health-related quality of life and functional impairment in primary care patients with chronic pain. *General Hospital Psychiatry*，*35*（4），359-365.

Kroenke，K.，Wu，J.，Bair，M. J.，Krebs，E. E.，Damush，T. M.，& Tu，W.（2011）. Reciprocal relationship between pain and depression：A 12-month longitudinal analysis in primary care. *The Journal of Pain*，*12*（9），964-973.

Lampe，A.，Doering，S.，Rumpold，G.，Solder，E.，Krismer，M.，Kantner-Rumplmair，W.，et al.（2003）. Chronic pain syndromes and their relation to childhood abuse and stressful life events. *Journal of Psychosomatic Research*，*54*（4），361-367.

Landa，A.，Peterson，B. S.，& Fallon，B. A.（2012）. Somatoform pain：A developmental theory and translational research review. *Psychosomatic Medicine*，*74*（7），717-727.

Ledowski，T.，Bromilow，J.，Wu，J.，Paech，M.，Storm，H.，& Schug，S.（2007）. The assessment of postoperative pain by monitoring skin conductance：Results of a prospective study. *Anaesthesia*，*62*（10），989-993.

Leeuw，M.，Goossens，M. E. J. B.，Linton，S. J.，Crombez，G.，Boersma，K.，& Vlaeyen，J. W.（2007）. The fear-avoidance model of musculoskeletal pain：Current state of scientific evidence. *Journal of Behavioral Medicine*，*30*（1），77-94.

Lefaucheur, J. P., André-Obadia, N., Antal, A., Ayache, S. S., Baeken, C., Benninger, D. H., et al. (2014). Evidence-based guidelines on the therapeutic use of repetitive transcranial magnetic stimulation (rTMS). *Clinical Neurophysiology*, *125* (11), 2150-2206.

Lefebvre, J. C., & Keefe, F. J. (2002). Memory for pain: The relationship of pain catastrophizing to the recall of daily rheumatoid arthritis pain. *The Clinical Journal of Pain*, *18* (1), 56-63.

Legrain, V., Crombez, G., Plaghki, L., & Mouraux, A. (2013). Shielding cognition from nociception with working memory. *Cortex*, *49* (7), 1922-1934.

Legrain, V., Damme, S. V., Eccleston, C., Davis, K. D., Seminowicz, D. A., & Crombez, G. (2009). A neurocognitive model of attention to pain: Behavioral and neuroimaging evidence. *Pain*, *144* (3), 230-232.

Legrain, V., Guérit, J. M., Bruyer, R., & Plaghki, L. (2002). Attentional modulation of the nociceptive processing into the human brain: Selective spatial attention, probability of stimulus occurrence, and target detection effects on laser evoked potentials. *Pain*, *99* (1-2), 21-39.

Legrain, V., Perchet, C., & García-Larrea, L. (2009). Involuntary orienting of attention to nociceptive events: Neural and behavioral signatures. *Journal of Neurophysiology*, *102* (4), 2423-2434.

Lenze, E. J., Mulsant, B. H., Shear, M. K., Schulberg, H. C., Dew, M. A., Begley, A. E., et al. (2000). Comorbid anxiety disorders in depressed elderly patients. *American Journal of Psychiatry*, *157* (5), 722-728.

Leonard, M. T., & Cano, A. (2006). Pain affects spouses too: Personal experience with pain and catastrophizing as correlates of spouse distress. *Pain*, *126* (1-3), 139-146.

Lim, H. S., Chen, P. P., Wong, T. C. M., Gin, T., Wong, E., Chan, I. S., et al. (2007). Validation of the Chinese version of Pain Self-efficacy Questionnaire. *Anesthesia and Analgesia*, *104* (4), 918-923.

Lindquist, M. A., Krishnan, A., López-Solà, M., Jepma, M., Woo, C. W., Koban, L., et al. (2017). Group-regularized individual prediction: Theory and application to pain. *NeuroImage*, *145* (Pt B), 274-287.

Linton, S. J., & Shaw, W. S. (2011). Impact of psychological factors in the experience of pain. *Physical Therapy*, *91* (5), 700-711.

Lipowski, Z. J. (1988). Somatization: The concept and its clinical application. *American Journal of Psychiatry*, *145* (11), 1358-1368.

Liu, C. C., Chien, J. H., Chang, Y. W., Kim, J. H., Anderson, W. S., & Lenz, F. A. (2015). Functional role of induced gamma oscillatory responses in processing noxious and innocuous sensory events in humans. *Neuroscience*, *310*, 389-400.

Loeser, J. (1980). Perspectives on pain. *Clinical Pharmacology and Therapeutics* (pp.313-316): Springer.

Loeser, J. D., & Melzack, R. (1999). Pain: An overview. *Lancet*, *353* (9164), 1607-1609.

Loggia, M. L., Juneau, M., & Bushnell, M. C. (2011). Autonomic responses to heat pain: Heart rate, skin conductance, and their relation to verbal ratings and stimulus intensity. *Pain*, *152* (3), 592-598.

Lorenz，J.，& Garcia-Larrea，L.（2003）. Contribution of attentional and cognitive factors to laser evoked brain potentials. *Neurophysiology Clinique*，*33*（6），293-301.

Lorig，K.，Chastain，R. L.，Ung，E.，Shoor，S.，& Holman，H. R.（1989）. Development and evaluation of a scale to measure perceived self-efficacy in people with arthritis. *Arthritis and Rheumatism*，*32*（1），37-44.

Lu，P. L.，Hsu，S. S.，Tsai，M. L.，Jaw，F. S.，Wang，A. B.，& Yen，C. T.（2012）. Temporal and spatial temperature distribution in the glabrous skin of rats induced by short-pulse CO_2 laser. *Journal of Biomedical Optics*，*17*（11），117002.

Lumley，M. A.，Cohen，J. L.，Borszcz，G. S.，Cano，A.，Radcliffe，A. M.，Porter，L. S.，et al.（2011）. Pain and emotion：A biopsychosocial review of recent research. *Journal of Clinical Psychology*，*67*（9），942-968.

MacLeod，C. M.（1991）. Half a century of research on the Stroop effect：An integrative review. *Psychological Bulletin*，*109*（2），163-203.

Maier，C.，Baron，R.，Tolle，T. R.，Binder，A.，Birbaumer，N.，Birklein，F.，et al.（2010）. Quantitative sensory testing in the German Research Network on Neuropathic Pain（DFNS）：Somatosensory abnormalities in 1236 patients with different neuropathic pain syndromes. *Pain*，*150*（3），439-450.

Maier，W.，Buller，R.，Philipp，M.，& Heuser，I.（1988）. The Hamilton Anxiety Scale：Reliability，validity and sensitivity to change in anxiety and depressive disorders. *Journal of Affective Disorders*，*14*（1），61-68.

Mancini，G.，Ferrari，P. F.，& Palagi，E.（2013）. Rapid facial mimicry in geladas. *Scientific Reports*，*3*，1527.

Marceau，L. D.，Link，C. L.，Smith，L. D.，Carolan，S. J.，& Jamison，R. N.（2010）. In-clinic use of electronic pain diaries：Barriers of implementation among pain physicians. *Journal of Pain and Symptom Management*，*40*（3），391-404.

Marchand，S.，& Arsenault，P.（2002）. Odors modulate pain perception：A gender-specific effect. *Physiology and Behavior*，*76*（2），251-256.

Marchand，S.，Charest，J.，Li，J. X.，Chenard，J. R.，Lavignolle，B.，& Laurencelle，L.（1993）. Is TENS purely a placebo effect? A controlled study on chronic low back pain. *Pain*，*54*（1），99-106.

Marquand，A.，Howard，M.，Brammer，M.，Chu，C.，Coen，S.，& Mourão-Miranda，J.（2010）. Quantitative prediction of subjective pain intensity from whole-brain fMRI data using Gaussian processes. *NeuroImage*，*49*（3），2178-2189.

Marsh，A. A.，Finger，E. C.，Fowler，K. A.，Adalio，C. J.，Jurkowitz，I. T.，Schechter，J. C.，et al.（2013）. Empathic responsiveness in amygdala and anterior cingulate cortex in youths with psychopathic traits. *Journal of Child Psychology and Psychiatry and Allied Disciplines*，*54*（8），900-910.

Marshall，P. W. M.，Schabrun，S.，& Knox，M. F.（2017）. Physical activity and the mediating effect of fear，depression，anxiety，and catastrophizing on pain related disability in people with chronic low back pain. *PLoS One*，*12*（7），e0180788.

Mattila，A. K.，Kronholm，E.，Jula，A.，Salminen，J. K.，Koivisto，A. M.，Mielonen，R. L.，et al.（2008）. Alexithymia and somatization in general population. *Psychosomatic Medicine*，*70*（6），716-722.

May，E. S.，Nickel，M. M.，Ta Dinh，S.，Tiemann，L.，Heitmann，H.，Voth，I.，et al.（2019）. Prefrontal gamma oscillations reflect ongoing pain intensity in chronic back pain patients. *Human Brain Mapping*，*40*（1），293-305.

Mayhew，S. D.，Iannetti，G. D.，Woolrich，M. W.，& Wise，R. G.（2006）. Automated single-trial measurement of amplitude and latency of laser-evoked potentials（LEPs）using multiple linear regression. *Clinical Neurophysiology*，*117*（6），1331-1344.

McCracken，L. M.，Zayfert，C.，& Gross，R. T.（1992）. The Pain Anxiety Symptoms Scale：Development and validation of a scale to measure fear of pain. *Pain*，*50*（1），67-73.

McGrath，P. A.，& Gillespie，J.（2001）. Pain assessment in children and adolescents. In D. C. Turk & R. Melzack（Eds.），*Handbook of Pain Assessment*（pp.97-118）. New York：The Guilford Press.

McMahon，S.，Koltzenburg，M.，Tracey，I.，& Turk，D.（2013）. *Wall & Melzack's Textbook of Pain：Expert Consult-online and Print*. New York，Elsevier Health Sciences.

McNeil，D. W.，& Rainwater，A. J.（1998）. Development of the Fear of Pain Questionnaire-Ⅲ. *Journal of Behavioral Medicine*，*21*（4），389-410.

McWilliams，L. A.，Goodwin，R. D.，& Cox，B. J.（2004）. Depression and anxiety associated with three pain conditions：Results from a nationally representative sample. *Pain*，*111*（1-2），77-83.

Mehrabian，A.，& Epstein，N.（1972）. A measure of emotional empathy 1. *Journal of Personality*，*40*（4），525-543.

Mehta，D.，Klengel，T.，Conneely，K. N.，Smith，A. K.，Altmann，A.，Pace，T. W.，et al.（2013）. Childhood maltreatment is associated with distinct genomic and epigenetic profiles in posttraumatic stress disorder. *Proceedings of the National Academy of Sciences of the United States of America*，*110*（20），8302-8307.

Meichenbaum，D.，& Turk，D.（1976）. The cognitive-behavioral management of anxiety，anger，and pain. In P. O. Davidson （Ed.），*The Behavioral Management of Anxiety，Depression and Pain*. New York：Brunner/Mazel.

Mejias，J. F.，Murray，J. D.，Kennedy，H.，& Wang，X. J.（2016）. Feedforward and feedback frequency-dependent interactions in a large-scale laminar network of the primate cortex. *Science Advances*，*2*，11.

Melzack，R.（1975）. The McGill Pain Questionnaire：Major properties and scoring methods. *Pain*，*1*（3），277-299.

Melzack，R.，& Wall，P. D.（1965）. Pain mechanisms：A new theory. *Science*，*150*（3699），971-979.

Mendell，L. M.（1966）. Physiological properties of unmyelinated fiber projection to the spinal cord. *Experimental Neurology*，*16*（3），316-332.

Meredith，P.，Ownsworth，T.，& Strong，J.（2008）. A review of the evidence linking adult attachment theory and chronic pain：Presenting a conceptual model. *Clinical Psychology Review*，*28*（3），

407-429.

Michalareas, G., Vezoli, J., Van Pelt, S., Schoffelen, J. M., Kennedy, H., & Fries, P. (2016). Alpha-beta and gamma rhythms subserve feedback and feedforward influences among human visual cortical areas. *Neuron, 89* (2), 384-397.

Miles, C. L., Pincus, T., Carnes, D., Homer, K. E., Taylor, S. J., Bremner, S. A., et al. (2011). Can we identify how programmes aimed at promoting self-management in musculoskeletal pain work and who benefits? A systematic review of sub-group analysis within RCTs. *European Journal of Pain, 15* (8), 775.e1-775.e11.

Miles, C. L., Pincus, T., Carnes, D., Taylor, S. J., & Underwood, M. (2011). Measuring pain self-efficacy. *The Clinical Journal of Pain, 27* (5), 461-470.

Miyawaki, Y., Uchida, H., Yamashita, O., Sato, M. A., Morito, Y., Tanabe, H. C., et al. (2008). Visual image reconstruction from human brain activity using a combination of multiscale local image decoders. *Neuron, 60* (5), 915-929.

Montgomery, G. H., & Kirsch, I. (1997). Classical conditioning and the placebo effect. *Pain, 72* (1-2), 107-113.

Moran, F., Leonard, T., Hawthorne, S., Hughes, C. M., Mccrumgardner, E., Johnson, M. I., et al. (2011). Hypoalgesia in response to transcutaneous electrical nerve stimulation (TENS) depends on stimulation intensity. *The Journal of Pain, 12* (8), 929-935.

Mouraux, A., Iannetti, G. D., & Plaghki, L. (2010). Low intensity intra-epidermal electrical stimulation can activate Aδ-nociceptors selectively. *Pain, 150* (1), 199-207.

Nakanishi, S. (1994). Metabotropic glutamate receptors: Synaptic transmission, modulation, and plasticity. *Neuron, 13* (5), 1031-1037.

Naselaris, T., & Kay, K. N. (2015). Resolving ambiguities of MVPA using explicit models of representation. *Trends in Cognitive Sciences, 19* (10), 551-554.

Nemiah, J. C., & Sifneos, P. E. (1970). Psychosomatic illness: A problem in communication. *Psychotherapy and Psychosomatics, 18* (1), 154-160.

Neumann, D. L., Chan, R. C., Boyle, G. J., Wang, Y., & Westbury, H. R. (2015). Measures of empathy: Self-report, behavioral, and neuroscientific approaches. In G. J. Boyle, D. H. Saklofske, & Malthews, G. (Eds.). *Measures of Personality and Social Psychological Constructs* (pp.257-289). San Diego: Elsevier.

Nicholas, M. K. (2007). The pain self-efficacy questionnaire: Taking pain into account. *European Journal of Pain, 11* (2), 153-163.

Nie, H., Arendt-Nielsen, L., Andersen, H., & Gravennielsen, T. (2005). Temporal summation of pain evoked by mechanical stimulation in deep and superficial tissue. *The Journal of Pain, 6* (6), 348-355.

Nie, H., Graven-Nielsen, T., & Arendt-Nielsen, L. (2009). Spatial and temporal summation of pain evoked by mechanical pressure stimulation. *European Journal of Pain, 13* (6), 592-599.

Norman, K. A., Polyn, S. M., Detre, G. J., & Haxby, J. V. (2006). Beyond mind-reading: Multi-voxel pattern analysis of fMRI data. *Trends in Cognitive Sciences, 10* (9), 424-430.

Notebaert, L., Crombez, G., Vogt, J., De Houwer, J., Van Damme, S., & Theeuwes, J. (2011). Attempts to control pain prioritize attention towards signals of pain: An experimental study. *Pain, 152* (5), 1068-1073.

Obermann, M., Pleger, B., De Greiff, A., Stude, P., Kaube, H., Diener, H. C., et al. (2009). Temporal summation of trigeminal pain in human anterior cingulate cortex. *NeuroImage, 46*(1), 193.

Ohara, S., Crone, N. E., Weiss, N., & Lenz, F. (2004). Attention to a painful cutaneous laser stimulus modulates electrocorticographic event-related desynchronization in humans. *Clinical Neurophysiology, 115* (7), 1641-1652.

Oka, S., Chapman, C. R., Kim, B., Nakajima, I., Shimizu, O., & Oi, Y. (2007). Pupil dilation response to noxious stimulation: Effect of varying nitrous oxide concentration. *Clinical Neurophysiology, 118* (9), 2016-2024.

Orme, J. G., Reis, J., & Herz, E. J. (1986). Factorial and discriminant validity of the Center for Epidemiological Studies Depression (CES-D) scale. *Journal of Clinical Psychology, 42* (1), 28-33.

Ørstavik, K., Namer, B., Schmidt, R., Schmelz, M., Hilliges, M., Weidner, C., et al. (2006). Abnormal function of C-fibers in patients with diabetic neuropathy. *The Journal of Neuroscience, 26* (44), 11287-11294.

Ørstavik, K., Weidner, C., Schmidt, R., Schmelz, M., Hilliges, M., Jørum, E., et al. (2003). Pathological C-fibres in patients with a chronic painful condition. *Brain, 126* (3), 567-578.

Osman, A., Barrios, F. X., Gutierrez, P. M., Kopper, B. A., Merrifield, T., & Grittmann, L. (2000). The pain catastrophizing scale: Further psychometric evaluation with adult samples. *Journal of Behavioral Medicine, 23* (4), 351-365.

Osman, A., Barrios, F. X., Kopper, B. A., Hauptmann, W., Jones, J., & O'Neill, E. (1997). Factor structure, reliability, and validity of the pain catastrophizing scale. *Journal of Behavioral Medicine, 20* (6), 589-605.

Osman, A., Breitenstein, J. L., Barrios, F. X., Gutierrez, P. M., & Kopper, B. A. (2002). The Fear of Pain Questionnaire-III: Further reliability and validity with nonclinical samples. *Journal of Behavioral Medicine, 25* (2), 155-173.

Osman, A., Hoffman, J., Barrios, F. X., Kopper, B. A., Breitenstein, J. L., & Hahn, S. K. (2002). Factor structure, reliability, and validity of the Beck Anxiety Inventory in adolescent psychiatric inpatients. *Journal of Clinical Psychology, 58* (4), 443-456.

Pariente, J., White, P., Frackowiak, R. S., & Lewith, G. (2005). Expectancy and belief modulate the neuronal substrates of pain treated by acupuncture. *NeuroImage, 25* (4), 1161-1167.

Parker, J. D. A., Taylor, G. J., & Bagby, R. M. (2003). The 20-Item Toronto Alexithymia Scale: III. Reliability and factorial validity in a community population. *Journal of Psychosomatic Research, 55* (3), 269-275.

Parr, J. J., Borsa, P. A., Fillingim, R. B., Tillman, M. D., Manini, T. M., Gregory, C. M., et al. (2012). Pain-related fear and catastrophizing predict pain intensity and disability independently using an induced muscle injury model. *The Journal of Pain*，13（4），370-378.

Payne，K. A.，Binik，Y. M.，Amsel，R.，& Khalife，S.（2005）. When sex hurts，anxiety and fear orient attention towards pain. *European Journal of Pain*，9（4），427-436.

Pearce，J. M.，& Dickinson，A.（1975）. Pavlovian countercondition：Changing the suppressive properties of shock by association with food. *Journal of Experimental Psychology：Animal Behavior Processes*，1（2），170-177.

Peters，M. L.，Vlaeyen，J. W. S.，& Van Drunen，C.（2000）. Do fibromyalgia patients display hypervigilance for innocuous somatosensory stimuli? Application of a body scanning reaction time paradigm. *Pain*，86（3），283-292.

Plaghki，L.，& Mouraux，A.（2003）. How do we selectively activate skin nociceptors with a high power infrared laser? Physiology and biophysics of laser stimulation. *Neurophysiologie Clinique*，33（6），269-277.

Ploner，M.，Gross，J.，Timmermann，L.，Pollok，B.，& Schnitzler，A.（2006）. Oscillatory activity reflects the excitability of the human somatosensory system. *NeuroImage*，32（3），1231-1236.

Ploner，M.，Sorg，C.，& Gross，J.（2017）. Brain rhythms of pain. *Trends in Cognitive Sciences*，21（2），100-110.

Polianskis，R.，Graven-Nielsen，T.，& Arendt-Nielsen，L.（2002）. Pressure-pain function in desensitized and hypersensitized muscle and skin assessed by cuff algometry. *Journal of Pain*，3（1），28-37.

Pollo，A.，Amanzio，M.，Arslanian，A.，Casadio，C.，Maggi，G.，& Benedetti，F.（2001）. Response expectancies in placebo analgesia and their clinical relevance. *Pain*，93（1），77-84.

Pons，T.，Shipton，E.，& Mulder，R.（2012）. The relationship between beliefs about pain and functioning with rheumatologic conditions. *Rehabilitation Research and Practice*，2012，206263.

Porter，L. S.，Davis，D.，& Keefe，F. J.（2007）. Attachment and pain：Recent findings and future directions. *Pain*，128（3），195-198.

Price，D. D.（1999）. *Psychological Mechanisms of Pain and Analgesia*. Seattle：IASP Press.

Price，D. D.（2000）. Psychological and neural mechanisms of the affective dimension of pain. *Science*，288（5472），1769-1772.

Price，D. D.，& Browe，A. C.（1975）. Spinal cord coding of graded nonnoxious and noxious temperature increases. *Experimental Neurology*，48（2），201-221.

Price，D. D.，Finniss，D. G.，& Benedetti，F.（2008）. A comprehensive review of the placebo effect：Recent advances and current thought. *Annual Review of Psychology*，59（1），565-590.

Price，D. D.，Harkins，S. W.，& Baker，C.（1987）. Sensory-affective relationships among different types of clinical and experimental pain. *Pain*，28（3），297-307.

Price，D. D.，Hu，J. W.，Dubner，R.，& Gracely，R. H.（1977）. Peripheral suppression of first pain and central summation of second pain evoked by noxious heat pulses. *Pain*，3（1），57-68.

Price，D. D.，McGrath，P. A.，Rafii，A.，& Buckingham，B.（1983）. The validation of visual analogue scales as ratio scale measures for chronic and experimental pain. *Pain*，17（1），45-56.

Price，D. D.，Milling，L. S.，Kirsch，I.，Duff，A.，Montgomery，G. H.，& Nicholls，S. S.（1999）.

An analysis of factors that contribute to the magnitude of placebo analgesia in an experimental paradigm. *Pain*, *83*（2）, 147-156.

Price, D. D., Von der Gruen, A., Miller, J., Rafii, A., & Price, C.（1985）. A psychophysical analysis of morphine analgesia. *Pain*, *22*（3）, 261-269.

Rainville, P., Feine, J. S., Bushnell, M. C., & Duncan, G. H.（1992）. A psychophysical comparison of sensory and affective responses to four modalities of experimental pain. *Somatosensory and Motor Research*, *9*（4）, 265-277.

Rameson, L. T., Morelli, S. A., & Lieberman, M. D.（2012）. The neural correlates of empathy: Experience, automaticity, and prosocial behavior. *Journal of Cognitive Neuroscience*, *24*（1）, 235-245.

Raphael, K. G., Janal, M. N., Nayak, S., Schwartz, J. E., & Gallagher, R. M.（2006）. Psychiatric comorbidities in a community sample of women with fibromyalgia. *Pain*, *124*（1-2）, 117-125.

Ray, S., & Maunsell, J. H. R.（2015）. Do gamma oscillations play a role in cerebral cortex? *Trends in Cognitive Sciences*, *19*（2）, 78-85.

Resnick, B., Boltz, M., Galik, E., Holmes, S., Vigne, E., Fix, S., et al.（2019）. Pain assessment, management, and impact among older adults in assisted living. *Pain Management Nursing*, *20*（3）, 192-197.

Rhudy, J. L., Martin, S. L., Terry, E. L., Delventura, J. L., Kerr, K. L., & Palit, S.（2012）. Using multilevel growth curve modeling to examine emotional modulation of temporal summation of pain（TS-pain）and the nociceptive flexion reflex（TS-NFR）. *Pain*, *153*（11）, 2274-2282.

Rhudy, J. L., & Meagher, M. W.（2000）. Fear and anxiety: Divergent effects on human pain thresholds. *Pain*, *84*（1）, 65-75.

Ribeiro-Dasilva, M. C., Goodin, B. R., & Fillingim, R. B.（2012）. Differences in suprathreshold heat pain responses and self-reported sleep quality between patients with temporomandibular joint disorder and healthy controls. *European Journal of Pain*, *16*（7）, 983-993.

Riva, P., Williams, K. D., & Gallucci, M.（2014）. The relationship between fear of social and physical threat and its effect on social distress and physical pain perception. *Pain*, *155*（3）, 485-493.

Roberts, R. E.（1980）. Reliability of the CES-D scale in different ethnic contexts. *Psychiatry Research*, *2*（2）, 125-134.

Robinson, M. E., Bialosky, J. E., Bishop, M. D., Price, D. D., & George, S. Z.（2010）. Supra-threshold scaling, temporal summation, and after-sensation: Relationships to each other and anxiety/fear. *Journal of Pain Research*, *3*, 25-32.

Robinson, M. E., Wise, E. A., Gagnon, C., Fillingim, R. B., & Price, D. D.（2004）. Influences of gender role and anxiety on sex differences in temporal summation of pain. *The Journal of Pain*, *5*（2）, 77-82.

Roditi, D., Waxenberg, L., & Robinson, M. E.（2010）. Frequency and perceived effectiveness of coping define important subgroups of patients with chronic pain. *Clinical Journal of Pain*, *26*（8）, 677-682.

Roelofs, J., Peters, M. L., Zeegers, M. P. A., & Vlaeyen, J. W. (2002). The modified stroop paradigm as a measure of selective attention towards pain-related stimuli among chronic pain patients: A meta-analysis. *European Journal of Pain*, 6 (4), 273-281.

Rolke, R., Baron, R., Maier, C., Tolle, T. R., Treede, R. D., Beyer, A., et al. (2006). Quantitative sensory testing in the German Research Network on Neuropathic Pain (DFNS): Standardized protocol and reference values. *Pain*, 123 (3), 231-243.

Rollman, G. B., & Harris, G. (1987). The detectability, discriminability, and perceived magnitude of painful electrical shock. *Perception and Psychophysics*, 42 (3), 257-268.

Rosenstiel, A. K., & Keefe, F. J. (1983). The use of coping strategies in chronic low back pain patients: Relationship to patient characteristics and current adjustment. *Pain*, 17 (1), 33-44.

Rossiter, H. E., Worthen, S. F., Witton, C., Hall, S. D., & Furlong, P. L. (2013). Gamma oscillatory amplitude encodes stimulus intensity in primary somatosensory cortex. *Frontiers in Human Neuroscience*, 7, 362.

Roy, M., Piche, M., Chen, J. I., Peretz, I., & Rainville, P. (2009). Cerebral and spinal modulation of pain by emotions. *Proceedings of the National Academy of Sciences of the United States of America*, 106 (49), 20900-20905.

Saalmann, Y. B., Pinsk, M. A., Wang, L., Li, X., & Kastner, S. (2012). The pulvinar regulates information transmission between cortical areas based on attention demands. *Science*, 337, 753-756.

Saarela, M. V., Hlushchuk, Y., Williams, A. C., Schurmann, M., Kalso, E., & Hari, R. (2007). The compassionate brain: Humans detect intensity of pain from another's face. *Cerebral Cortex*, 17 (1), 230-237.

Sarlani, E., & Greenspan, J. D. (2002). Gender differences in temporal summation of mechanically evoked pain. *Pain*, 97 (1-2), 163-169.

Schmidt, N. B., & Joiner, T. E. (2002). Structure of the Anxiety Sensitivity Index psychometrics and factor structure in a community sample. *Journal of Anxiety Disorders*, 16 (1), 33-49.

Schmidt, R., Schmelz, M., Forster, C., Ringkamp, M., Torebjork, E., & Handwerker, H. (1995). Novel classes of responsive and unresponsive C nociceptors in human skin. *The Journal of Neuroscience*, 15 (1), 333-341.

Schnakers, C., Chatelle, C., Majerus, S., Gosseries, O., De Val, M., & Laureys, S. (2010). Assessment and detection of pain in noncommunicative severely brain-injured patients. *Expert Review of Neurotherapeutics*, 10 (11), 1725-1731.

Schnell, K., Bluschke, S., Konradt, B., & Walter, H. (2011). Functional relations of empathy and mentalizing: An fMRI study on the neural basis of cognitive empathy. *NeuroImage*, 54 (2), 1743-1754.

Schoth, D. E., Yu, K. R., & Liossi, C. (2014). The role of threat expectancy in attentional bias and thermal pain perception in healthy individuals. *Journal of Health Psychology*, 19 (5), 653-663.

Schrooten, M. G. S., Van Damme, S., Crombez, G., Peters, M. L., Vogt, J., & Vlaeyen, J. W. (2012). Nonpain goal pursuit inhibits attentional bias to pain. *Pain*, 153 (6), 1180-1186.

Schulz, E., Tiemann, L., Schuster, T., Gross, J., & Ploner, M. (2011). Neurophysiological coding of traits and states in the perception of pain. *Cerebral Cortex*, *21* (10), 2408-2414.

Schulz, E., Zherdin, A., Tiemann, L., Plant, C., & Ploner, M. (2012). Decoding an individual's sensitivity to pain from the multivariate analysis of EEG data. *Cerebral Cortex*, *22* (5), 1118-1123.

Seminowicz, D. A., & Davis, K. D. (2007a). Interactions of pain intensity and cognitive load: The brain stays on task. *Cerebral Cortex*, *17* (6), 1412-1422.

Seminowicz, D. A., & Davis, K. D. (2007b). Pain enhances functional connectivity of a brain network evoked by performance of a cognitive task. *Journal of Neurophysiology*, *97* (5), 3651-3659.

Shamay-Tsoory, S. G., Aharon-Peretz, J., & Perry, D. (2009). Two systems for empathy: A double dissociation between emotional and cognitive empathy in inferior frontal gyrus versus ventromedial prefrontal lesions. *Brain*, *132* (Pt 3), 617-627.

Shim, E. J., Hahm, B. J., Go, D. J., Lee, K. M., Noh, H. L., Park, S. H., et al. (2018). Modeling quality of life in patients with rheumatic diseases: The role of pain catastrophizing, fear-avoidance beliefs, physical disability, and depression. *Disability and Rehabilitation*, *40* (13), 1509-1516.

Siegel, M., Donner, T. H., & Engel, A. K. (2012). Spectral fingerprints of large-scale neuronal interactions. *Nature Reviews Neuroscience*, *13* (2), 121-134.

Singer, T., Critchley, H. D., & Preuschoff, K. (2009). A common role of insula in feelings, empathy and uncertainty. *Trends in Cognitive Sciences*, *13* (8), 334-340.

Singer, T., Seymour, B., O'Doherty, J., Kaube, H., Dolan, R. J., & Frith, C. D. (2004). Empathy for pain involves the affective but not sensory components of pain. *Science*, *303* (5661), 1157-1162.

Slifer, K. J., Babbitt, R. L., & Cataldo, M. D. (1995). Simulation and counterconditioning as adjuncts to pharmacotherapy for invasive pediatric procedures. *Journal of Developmental and Behavioral Pediatrics*, *16* (3), 133-141.

Smeets, R. J. E. M., Vlaeyen, J. W. S., Kester, A. D. M., & Knottnerus, J. A. (2006). Reduction of pain catastrophizing mediates the outcome of both physical and cognitive-behavioral treatment in chronic low back pain. *The Journal of Pain*, *7* (4), 261-271.

Smith, C. A., Wallston, K. A., Dwyer, K. A., & Dowdy, S. W. (1997). Beyond good and bad coping: A multidimensional examination of coping with pain in persons with rheumatoid arthritis. *Annals of Behavioral Medicine*, *19* (1), 11-21.

Sorbi, M. J., Peters, M. L., Kruise, D. A., Maas, C. J., Kerssens, J. J., Verhaak, P. F., et al. (2006). Electronic momentary assessment in chronic pain I: Psychological pain responses as predictors of pain intensity. *Clinical Journal of Pain*, *22* (1), 55-66.

Spiegel, D., & Bloom, J. R. (1983). Group therapy and hypnosis reduce metastatic breast carcinoma pain. *Psychosomatic Medicine*, *45* (4), 333-339.

Spiegel, J., Hansen, C., & Treede, R. D. (2000). Clinical evaluation criteria for the assessment of impaired pain sensitivity by thulium-laser evoked potentials. *Clinical Neurophysiology*, *111*(4),

725-735.

Spielberger, C. D.（1966）. *Anxiety and Behavior*. Oxford: Academic Press.

Staud, R., Cannon, R. C., Mauderli, A. P., Robinson, M. E., Price, D. D., et al.（2003）. Temporal summation of pain from mechanical stimulation of muscle tissue in normal controls and subjects with fibromyalgia syndrome. *Pain, 102*（1-2）, 87-95.

Stevens, S. S.（1961）. To Honor Fechner and Repeal His Law: A power function, not a log function, describes the operating characteristic of a sensory system. *Science, 133*（3446）, 80-86.

Stone, A. A., Shiffman, S., Schwartz, J. E., Broderick, J. E., & Hufford, M. R.（2002）. Patient non-compliance with paper diaries. *British Medical Journal, 324*（7347）, 1193.

Sullivan, M. J. L., Bishop, S. R., & Pivik, J.（1995）. The pain catastrophizing scale: Development and validation. *Psychological Assessment, 7*（4）, 524-532.

Sullivan, M. J., Thorn, B., Haythornthwaite, J. A., Keefe, F., Martin, M., Bradley, L. A., et al.（2001）. Theoretical perspectives on the relation between catastrophizing and pain. *The Clinical Journal of Pain, 17*（1）, 52-64.

Sundstrup, E., Jakobsen, M. D., Brandt, M., Jay, K., Persson, R., Aagaard, P., & Andersen, L. L.（2014）. Workplace strength training prevents deterioration of work ability among workers with chronic pain and work disability: A randomized controlled trial. *Scandinavian Journal of Work, Environment and Health, 40*（3）, 244-251.

Svensson, P., Baad-Hansen, L., Pigg, M., List, T., Eliav, E., Ettlin, D., et al.（2011）. Guidelines and recommendations for assessment of somatosensory function in oro-facial pain conditions— A taskforce report. *Journal of Oral Rehabilitation, 38*（5）, 366-394.

Svensson, P., Wang, K. L., Sessle, B. J., & Arendt-Nielsen, L.（2004）. Associations between pain and neuromuscular activity in the human jaw and neck muscles. *Pain, 109*（3）, 225-232.

Tada, H., Torisu, T., Tanaka, M., Murata, H., De Laat, A., & Svensson, P.（2015）. Experimental low-level jaw clenching inhibits temporal summation evoked by electrical stimulation in healthy human volunteers. *Archives of Oral Biology, 60*（5）, 681-689.

Tang, Z. Y., Wang, H. Q., Xia, X. L., Tang, Y., Peng, W. W., & Hu, L.（2017）. Mechanisms and applications of transcutaneous electrical nerve stimulation in analgesia. *Sheng Li Xue Bao, 69*（3）, 325-334.

Tarkka, I. M., & Treede, R. D.（1993）. Equivalent electrical source analysis of pain-related somatosensory evoked potentials elicited by a CO_2 laser. *Journal of Clinical Neurophysiology, 10*（4）, 513-519.

Taylor, G. J., Bagby, R. M., & Parker, J. D.（2003）. The 20-Item Toronto Alexithymia Scale: IV. Reliability and factorial validity in different languages and cultures. *Journal of Psychosomatic Research, 55*（3）, 277-283.

Taylor, G. J., Ryan, D., & Bagby, R. M.（1985）. Toward the development of a new self-report alexithymia scale. *Psychotherapy and Psychosomatics, 44*（4）, 191-199.

Theofilou, P., Aroni, A., Tsironi, M., & Zyga, S.（2013）. Measuring pain self-efficacy and health related quality of life among hemodialysis patients in greece: A cross-sectional study. *Health*

Psychology Research，*1*（3），e30-e30.

Thompson，M.，& McCracken，L. M.（2011）. Acceptance and related processes in adjustment to chronic pain. *Current Pain and Headache Reports*，*15*（2），144-151.

Tiemann，L.，Hohn，V. D.，Ta Dinh，S.，May，E. S.，Nickel，M. M.，Gross，J.，et al.（2018）. Distinct patterns of brain activity mediate perceptual and motor and autonomic responses to noxious stimuli. *Nature Communications*，*9*（1），4487.

Tiemann，L.，May，E. S.，Postorino，M.，Schulz，E.，Nickel，M. M.，Bingel，U.，et al.（2015）. Differential neurophysiological correlates of bottom-up and top-down modulations of pain. *Pain*，*156*（2），289-296.

Torebjörk，H. E.，& Hallin，R. G.（1974）. Responses in human A and C fibres to repeated electrical intradermal stimulation. *Journal of Neurology*，*Neurosurgery & Psychiatry*，*37*（6），653-664.

Torta，D. M.，Legrain，V.，Mouraux，A.，& Valentini，E.（2017）. Attention to pain! A neurocognitive perspective on attentional modulation of pain in neuroimaging studies. *Cortex*，*89*，120-134.

Tracey，I.（2010）. Getting the pain you expect: Mechanisms of placebo，nocebo and reappraisal effects in humans. *Nature Medicine*，*16*（11），1277-1283.

Treede，R. D.，Lorenz，J.，& Baumgärtner，U.（2003）. Clinical usefulness of laser-evoked potentials. *Clinical Neurophysiology*，*33*（6），303-314.

Treister，R.，Kliger，M.，Zuckerman，G.，Aryeh，I. G.，& Eisenberg，E.（2012）. Differentiating between heat pain intensities: The combined effect of multiple autonomic parameters. *Pain*，*153*（9），1807-1814.

Trost，Z.，France，C. R.，& Thomas，J. S.（2011）. Pain-related fear and avoidance of physical exertion following delayed-onset muscle soreness. *Pain*，*152*（7），1540-1547.

Turk D. C.（1999）. The role of psychological factors in chronic pain. *Acta Anaesthesiologica Scandinavica*，*43*（9），885-888.

Turk，D. C.，Fillingim，R. B.，Ohrbach，R.，& Patel，K. V.（2016）. Assessment of psychosocial and functional impact of chronic pain. *The Journal of Pain*，*17*（9 Suppl），T21-49.

Turk，D. C.，Meichenbaum，D.，& Genest，M.（1983）. *Pain and Behavioral Medicine*: *A Cognitive-behavioral Perspective*（Vol.1）. New York: Guilford Press.

Turk，D. C.，& Okifuji，A.（1996）. Perception of traumatic onset，compensation status，and physical findings: Impact on pain severity，emotional distress，and disability in chronic pain patients. *Journal of Behavioral Medicine*，*19*（5），435-453.

Turk，D. C.，Okifuji，A.，Sinclair，J. D.，& Starz，T. W.（1996）. Pain，disability，and physical functioning in subgroups of patients with fibromyalgia. *The Journal of Rheumatology*，*23*（7），1255-1262.

Turk，D. C.，& Wilson，H. D.（2010）. Fear of pain as a prognostic factor in chronic pain: Conceptual models，assessment，and treatment implications. *Current Pain and Headache Reports*，*14*（2），88-95.

Turner，J. A.，Mancl，L.，& Aaron，L. A.（2004）. Pain-related catastrophizing: A daily process study. *Pain*，*110*（1-2），103-111.

Uhl, I., Krumova, E. K., Regeniter, S., Bär, K. J., Norra, C., Richter, H., et al. (2011). Association between wind-up ratio and central serotonergic function in healthy subjects and depressed patients. *Neuroscience Letters, 504*(2), 176-180.

Uhlhaas, P. J., & Singer, W. (2006). Neural synchrony in brain disorders: Relevance for cognitive dysfunctions and pathophysiology. *Neuron, 52*(1), 155-168.

Uhlhaas, P. J., & Singer, W. (2010). Abnormal neural oscillations and synchrony in schizophrenia. *Nature Reviews Neuroscience, 11*(2), 100-113.

Uhlhaas, P. J., & Singer, W. (2012). Neuronal dynamics and neuropsychiatric disorders: Toward a translational paradigm for dysfunctional large-scale networks. *Neuron, 75*(6), 963-980.

Valentini, E., Hu, L., Chakrabarti, B., Hu, Y., Aglioti, S. M., & Iannetti, G. D. (2012). The primary somatosensory cortex largely contributes to the early part of the cortical response elicited by nociceptive stimuli. *NeuroImage, 59*(2), 1571-1581.

Valentini, E., Torta, D. M. E., Mouraux, A., & Iannetti, G. D. (2011). Dishabituation of laser-evoked EEG responses: Dissecting the effect of certain and uncertain changes in stimulus modality. *Journal of Cognitive Neuroscience, 23*(10), 2822-2837.

Van Damme, S., Crombez, G., Bijttebier, P., Goubert, L., & Van Houdenhove, B. (2002). A confirmatory factor analysis of the pain catastrophizing scale: Invariant factor structure across clinical and non-clinical populations. *Pain, 96*(3), 319-324.

Van Damme, S., Crombez, G., & Eccleston, C. (2008). Coping with pain: A motivational perspective. *Pain, 139*(1), 1-4.

Van Damme, S., Legrain, V., Vogt, J., & Crombez, G. (2010). Keeping pain in mind: A motivational account of attention to pain. *Neuroscience and Biobehavioral Reviews, 34*(2), 204-213.

Van Ryckeghem, D. M., Crombez, G., Eccleston, C., Legrain, V., & Van Damme, S. (2013). Keeping pain out of your mind: The role of attentional set in pain. *European Journal of Pain, 17*(3), 402-411.

Van Ryckeghem, D. M., Crombez, G., Van Hulle, L., & Van Damme, S. (2012). Attentional bias towards pain-related information diminishes the efficacy of distraction. *Pain, 153*(12), 2345-2351.

Vase, L., Egsgaard, L. L., Nikolajsen, L., Svensson, P., Jensen, T. S., & Arendt-Nielsen, L. (2012). Pain catastrophizing and cortical responses in amputees with varying levels of phantom limb pain: A high-density eeg brain-mapping study. *Experimental Brain Research, 218*(3), 407-417.

Veldhuijzen, D. S., Kenemans, J. L., De Bruin, C. M., Olivier, B., & Volkerts, E. R. (2006). Pain and attention: Attentional disruption or distraction? *The Journal of Pain: Official Journal of the American Pain Society, 7*(1), 11-20.

Vierck, C. J., Cannon, R. L., Fry, G., Maixner, W., & Whitsel, B. L. (1997). Characteristics of temporal summation of second pain sensations elicited by brief contact of glabrous skin by a preheated thermode. *Journal of Neurophysiology, 78*(2), 992-1002.

Vlaeyen, J. W., & Linton, S. J. (2000). Fear-avoidance and its consequences in chronic musculoskeletal pain: A state of the art. *Pain, 85*(3), 317-332.

Vlaeyen, J. W., & Linton, S. J. (2012). Fear-avoidance model of chronic musculoskeletal pain: 12 years on. *Pain*, *153* (6), 1144-1147.

Volders, S., Boddez, Y., De Peuter, S., Meulders, A., & Vlaeyen, J. W. (2015). Avoidance behavior in chronic pain research: A cold case revisited. *Behaviour Research and Therapy*, *64*, 31-37.

Vong, S. K. S., Cheing, G. L. Y., Chan, C. C. H., Chan, F., & Leung, A. S. L. (2009). Measurement structure of the pain self-efficacy questionnaire in a sample of Chinese patients with chronic pain. *Clinical Rehabilitation*, *23* (11), 1034-1043.

Voudouris, N. J., Peck, C. L., & Coleman, G. (1989). Conditioned response models of placebo phenomena: Further support. *Pain*, *38* (1), 109-116.

Wade, J. B., Dougherty, L. M., Archer, C. R., & Price, D. D. (1996). Assessing the stages of pain processing: A multivariate analytical approach. *Pain*, *68* (1), 157-167.

Wade, J. B., Dougherty, L. M., Hart, R. P., Rafii, A., & Price, D. D. (1992). A canonical correlation analysis of the influence of neuroticism and extraversion on chronic pain, suffering, and pain behavior. *Pain*, *51* (1), 67-73.

Wager, T. D., Atlas, L. Y., Lindquist, M. A., Roy, M., Woo, C. W., & Kross, E. (2013). An fMRI-based neurologic signature of physical pain. *The New England Journal of Medicine*, *368* (15), 1388-1397.

Walsh, D. A., & Radcliffe, J. C. (2002). Pain beliefs and perceived physical disability of patients with chronic low back pain. *Pain*, *97* (1-2), 23-31.

Walter, H. (2012). Social cognitive neuroscience of empathy: Concepts, circuits, and genes. *Emotion Review*, *4* (1), 9-17.

Ward, S. E., & Hernandez, L. (1994). Patient-related barriers to management of cancer pain in Puerto Rico. *Pain*, *58* (2), 233-238.

Wei, H., Zhou, L. L., Zhang, H. J., Chen, J., Lu, X. J., & Hu, L. (2018). The influence of expectation on nondeceptive placebo and nocebo effects. *Pain Research and Management*, *2018*, 8459429.

Wertli, M. M., Eugster, R., Held, U., Steurer, J., Kofmehl, R., & Weiser, S. (2014). Catastrophizing—A prognostic factor for outcome in patients with low back pain: A systematic review. *The Spine Journal: Official Journal of the North American Spine Society*, *14* (11), 2639-2657.

Whittington, M. A., Cunningham, M. O., Le Beau, F. E. N., Racca, C., & Traub, R. D. (2011). Multiple origins of the cortical gamma rhythm. *Developmental Neurobiology*, *71* (1), 92-106.

Wiech, K., Ploner, M., & Tracey, I. (2008). Neurocognitive aspects of pain perception. *Trends in Cognitive Sciences*, *12* (8), 306-313.

Williams, A. E., & Rhudy, J. L. (2007). The influence of conditioned fear on human pain thresholds: Does preparedness play a role? *The Journal of Pain*, *8* (7), 598-606.

Williams, C. K. I., & Barber, D. (1998). Bayesian classification with Gaussian processes. *IEEE Transactions on Pattern Analysis and Machine Intelligence*, *20* (12), 1342-1351.

Williams, D. A., & Thorn, B. E. (1989). An empirical assessment of pain beliefs. *Pain*, *36* (3),

351-358.

Williams，J. B.（1988）. A structured interview guide for the Hamilton Depression Rating Scale. *Archives of General Psychiatry*，*45*（8），742-747.

Witten，I.，Frank，E.，& Hall，M.（2011）. *Data Mining：Practical Machine Learning Tools and Techniques*. San Francisco：Morgan Kaufmann Publishers Inc.

Wolff，B. B.（1978）. Behavioral measurement of human pain. *The Psychology of Pain*，*2*，121-151.

Wong，W. S.，Jensen，M. P.，Mak，K. H.，& Fielding，R.（2011）. Pain-related beliefs among Chinese patients with chronic pain：The construct and concurrent predictive validity of the Chinese version of the survey of pain attitudes-14（ChSOPA-14）. *Journal of Pain and Symptom Management*，*42*（3），470-478.

Wong，W. S.，McCracken，L. M.，& Fielding，R.（2012）. Factor structure and psychometric properties of the Chinese version of the 20-item Pain Anxiety Symptoms Scale（ChPASS-20）. *Journal of Pain and Symptom Management*，*43*（6），1131-1140.

Wood，D. W.，Haig，A. J.，& Yamakawa，K. S. J.（2012）. Fear of movement/（re）injury and activity avoidance in persons with neurogenic versus vascular claudication. *The Spine Journal*，*12*（4），292-300.

Wu，Y. Y.，Wang，X. M.，Zhou，Y. T.，Tan，Y. M.，Chen，D. L.，Chen，Y.，et al.（2003）. Correlation between stinging，TEWL and capacitance. *Skin Research and Technology*，*9*（2），90.

Xia，X. L.，Peng，W. W.，Iannetti，G. D.，& Hu，L.（2016）. Laser-evoked cortical responses in freely-moving rats reflect the activation of C-fibre afferent pathways. *NeuroImage*，*128*，209-217.

Yamazaki，F.，& Sone，R.（2017）. Desensitization of menthol-activated cold receptors in lower extremities during local cooling in young women with a cold constitution. *Journal of Physiological Sciences*，*67*（2），331-337.

Yap，J. C.，Lau，J.，Chen，P. P.，Gin，T.，Wong，T.，Chan，I.，et al.（2008）. Validation of the Chinese Pain Catastrophizing Scale（HK-PCS）in patients with chronic pain. *Pain Medicine*，*9*（2），186-195.

Yu，L. L.，Wang，X. M.，Zou，Y.，Fan，G. B.，Wu，P. L.，Zhang，Y. H.，et al.（2012）. Correlation between the capsaicin test and objective skin measurements in evaluating sensitive skin in Chinese females. *Journal of Dermatological Science*，*68*（2），108-109.

Yuille，A.，& Kersten，D.（2006）. Vision as Bayesian inference：Analysis by synthesis? *Trends in Cognitive Sciences*，*10*（7），301-308.

Zaki，J.，& Ochsner，K. N.（2012）. The neuroscience of empathy：Progress，pitfalls and promise. *Nature Neuroscience*，*15*（5），675-680.

Zale，E. L.，Lange，K. L.，Fields，S. A.，& Ditre，J. W.（2013）. The relation between pain-related fear and disability：A meta-analysis. *The Journal of Pain*，*14*（10），1019-1030.

Zhang，Z. G.，Hu，L.，Hung，Y. S.，Mouraux，A.，& Iannetti，G. D.（2012）. Gamma-band oscillations in the primary somatosensory cortex—A direct and obligatory correlate of subjective pain intensity. *The Journal of Neuroscience*，*32*（22），7429-7438.

Zhou，L. L.，Wei，H.，Zhang，H. J.，Li，X.，Bo，C.，Wan，L.，et al.（2019）. The influence of expectancy level and personal characteristics on placebo effects: Psychological underpinnings. *Frontiers in Psychiatry*，10，20.

Zhou，R.，Wang，J.，Qi，W.，Liu，F. Y.，Yi，M.，Guo，H.，et al.（2018）. Elevated resting state gamma oscillatory activities in electroencephalogram of patients with post-herpetic neuralgia. *Frontiers in Neuroscience*，12，750.

第四章

伤害性疼痛的认知神经机制

　　伤害性疼痛往往在冷、热、机械性或者化学性的有害刺激后出现，且这种感觉是短暂的。无论是动物还是人类都能够感觉到疼痛，进而对这些有害刺激做出适当的反应，这是生存中所不可或缺的，例如，当我们的手被火烧到的瞬间，我们能感觉到疼痛并迅速做出缩手反应，从而避免更严重的伤害。然而，某些疼痛却是有害的，例如，在一些外伤、疾病或手术后，会出现明显的急性疼痛，这时就需要采取适当治疗，以减少疼痛对病人的生活质量和健康状况所造成的损害。按照来源，伤害性疼痛可以分为躯体疼痛、内脏疼痛和炎性疼痛。由于炎症性疼痛也涵盖在躯体疼痛和内脏疼痛中，本章将主要对躯体疼痛和内脏疼痛进行分类介绍。

　　值得一提的是，疼痛治疗离不开对疼痛机制的探讨。对疼痛机制的研究主要包括外周、脊髓和大脑三个方面。其中，外周机制主要涉及伤害性感受纤维的活动，如 Aδ纤维和 C 纤维；脊髓涉及疼痛信息的初步整合和传导；对大脑的研究则主要关注疼痛的认知加工过程。对疼痛的认知神经机制进行探讨，具有基础研究和临床研究的双重意义，一方面有助于研究者进一步深入了解疼痛的机制；另一方面能帮助医护人员开发出有针对性的疼痛治疗方案。本章将介绍伤害性疼痛的中枢神经机制、动物模型以及常见的一些伤害性疼痛（躯体疼痛、内脏疼痛），并在认知神经机制方面重点讨论伤害性疼痛所诱发的脑响应特征及相关的功能。

第一节　伤害性疼痛的中枢神经机制

　　伤害性疼痛是在生理状态下，伤害性刺激直接兴奋伤害性感受器而引起的疼痛，因此也称为"生理性疼痛"。伤害性感受器存在于皮肤、内脏器官、肌肉、关节以及脑和脊髓周围的膜中。伤害性感受器会被一定强度的冷痛刺激、热痛刺激、机械性痛刺激（压力、冲击或剪切伤）或化学性刺激所激活。

从伤害性刺激开始，到感知到疼痛，机体会经过一系列电化学反应，我们可将其分为四个不同的阶段：感觉转换、信息传输、信息调节和感知（Basbaum & Fields，1979）。在感觉转换阶段，各类伤害性感受器将刺激转换为感觉神经末梢中的神经冲动；在信息传输阶段，神经冲动以三级序列的形式传输，即由外周神经到脊髓，由脊髓到脑干和丘脑，最后由丘脑到大脑皮层；在信息调节阶段，大脑皮层的神经元会对伤害性信息做出调整；在感知阶段，个体会根据当前的情绪状态和早期经验来解释当前疼痛的意义，从而产生疼痛感觉。本节的主要内容就是介绍这些过程的中枢神经机制。

一、上行通路与下行通路

疼痛信息的输入和传出主要有上行和下行两种通路，上行通路主要是将外周的疼痛刺激产生的信号传递至大脑各脑区，下行通路主要是参与疼痛的调节。上行通路主要有两条平行通路，其中第一条通路主要参与感觉信息的辨别和疼痛强度的感知，第二条通路主要参与疼痛相关的情绪和认知的传递和编码。下行通路有很多，这里将介绍最主要的四条。

（一）上行通路

第一条上行通路起始于伤害性感受器的激活。感受器激活后产生疼痛信号，疼痛信号沿着伤害性神经细胞的轴突传播到脊髓的背角。三叉神经传入的信号会传入丘脑腹后内侧核（VPM），其他神经传入的信号则会传递至丘脑腹后外侧核（VPL）和丘脑腹后下核（ventroposterior inferior nucleus，VPI）。VPL 将信息投射至初级躯体感觉皮层，VPI 将信息投射至次级躯体感觉皮层。丘脑内侧和后侧核团则主要投射至边缘结构，例如，前扣带回和脑岛（Coghill et al.，1994；Talbot et al.，1991；Valentini et al.，2012）。其中，经丘脑外侧（即 VPL 和 VPI）传入 S1 和 S2 的通路也称为外侧痛觉系统，而经丘脑内侧传入 ACC 和 IC 的通路称为内侧痛觉系统。外侧痛觉系统主要负责加工伤害性信息的位置、强度和性质等信息；内侧痛觉系统主要与伤害性刺激所诱发的情绪体验有关（Wang et al.，2003）。

第二条上行通路在脊髓背角之前与第一条通路一样，从脊髓背角出发后，投射到延髓、中脑网状结构和下丘脑，或者通过脑桥的突触连接到杏仁核（Bernard et al.，1995）。其中，网状结构主要与警觉、弥散性皮层激活有关，下丘脑与身体调节有关，而杏仁核则与情绪活动信息的编码有关。

在疼痛信息的处理中，从脊髓出发的神经冲动不仅会激活上述的两条平行通路，还会同时激活皮层-边缘系统的通路，可以认为这条通路是对第一条通路的延续，也称为顺序通路（Friedman et al.，1986）。这条通路是从初级和次级躯体感觉皮层投射到脑岛，继而投射至皮层下的边缘系统（如杏仁核、嗅皮层和海马等）。最终，它将与另外一条直接投射到边缘系统和皮层下结构的脊髓上行通路汇合。这种汇合可以被认为是顺序通路和平行通路的信息交换，也可以被认为是多个神经结构共同参与疼痛情绪编码的证据。无论如何，这都表明躯体感觉通路对疼痛情绪的编码至关重要（Friedman et al.，1986）。一些研究也证实了这一结论，如躯体感觉皮层的损伤会造成疼痛感觉和不愉快感的缺失（图 4-1）（Price，1999；Price，2000）。

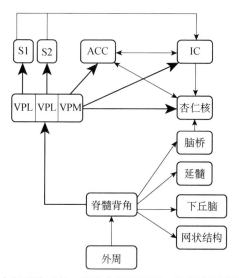

图 4-1 疼痛信号的上行通路（红、蓝色为平行通路，绿色为顺序通路）（见彩图 4-1）

（二）下行通路

个体对疼痛做出的反应是由下行通路调控和执行的。疼痛的下行调节通路主要有四条：第一条为大脑皮层将疼痛信息直接传递到下丘脑弓状核（hypothalamic arcuate nucleus，ARN）来调节疼痛；第二条为脑干下行抑制系统，大脑皮层通过导水管周围灰质、延髓头端腹内侧区（RVM）将疼痛信息传递到脊髓（Holmes，2016）；第三条为大脑皮层发出疼痛信号作用于蓝斑，蓝斑通过释放去甲肾上腺素将信息传递给脊髓（Li et al.，2002）；第四条是从丘脑中央下核（thalamic nucleus submedius，Sm）到腹外侧眶皮层（ventrolateralorbital cortex，VLO）再到导水管周围灰质的通路。这些通路在疼痛的下行抑制和下行易化过程中起重要作用。其中，下行抑制系统通过减弱疼痛信号来达到镇痛的目的，下行易化系统则通过放大疼痛信号来引起疼痛过敏。上行信号和下行信号在脑干汇合，许多止痛药，例如，类罂粟碱物质和抗抑郁药，一般都主要作用于这个连接处（Holmes，2016）（图 4-2）。

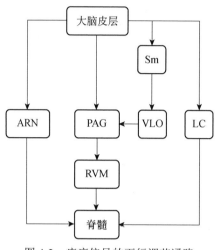

图 4-2　疼痛信号的下行调节通路

二、疼痛相关脑区

随着功能神经影像技术的发展，研究者可以利用功能神经影像技术直观地观测到疼痛相关脑区的激活情况。如果结合具体的实验设计和数据处理方法，脑区的激活情况可用于进一步分离疼痛的不同成分（例如，感觉、情绪、认知和行为成分）所对应的脑区，或考察与疼痛处理相关的功能连接区域。常见的神经影像学技术有 fMRI、PET 等。

疼痛感觉的产生与多个大脑结构有关，这些大脑结构共同构成了疼痛的神经网络，并编码疼痛的不同维度，如感觉辨别和情感-动机维度等。大体来说，疼痛的感觉辨别维度的加工涉及外侧中位丘脑核、S1、S2 和后脑岛等脑区（Worthen et al.，2011）；而情感-动机维度的加工可能与内侧丘脑核、ACC、前额叶皮层和前脑岛等脑区有关（Peltz et al.，2011）。下面具体介绍疼痛神经网络中各脑区的结构、功能、意义以及脑区之间的投射情况。

需要注意的是，一直以来，关于疼痛神经网络的激活是否反映的是疼痛本身存在很大争议。早期的研究发现，疼痛神经网络的确反映了"疼痛信号"本身（Hayes & Northoff，2012），但近年来一些研究却得出了不同的结论。例如，Mourax

等发现只要具备一定的刺激新异性，非疼痛的触觉刺激、听觉刺激和视觉刺激也能激活所谓的疼痛神经网络（Mouraux et al.，2011）。因此，这一神经网络反映的可能是刺激的新异性，而非疼痛。虽然最近 Liang 和 Su 等控制了刺激的新异性之后，发现可使用机器学习的方法从脑网络的激活模式中区分出疼痛和非疼痛的刺激（Liang et al.，2019），但也有研究发现对疼痛感觉丧失的先天无痛症患者施加伤害性刺激也会激活其相应的疼痛脑网络（Salomons et al.，2016）。疼痛神经网络各主要脑区如图 4-3 所示。

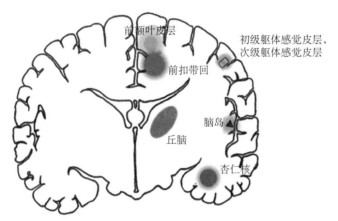

图 4-3　疼痛神经网络各主要脑区（见彩图 4-3）

（一）躯体感觉皮层

从神经投射的角度来看，S1 接受丘脑外侧核群，特别是 VPL 的投射；S1 靠前的位置的 BA3a 主要接受来源于无髓伤害性感受器的传入，而其后部 BA3b/1 主要接受有髓纤维（包括伤害性感受器）的传入（Vierck et al.，2013）。从功能的角度来看，S1 主要反映了疼痛刺激的位置信息（Vogt & Sikes，2000），而与疼痛程度的相关性较小（Vierck et al.，2013）。动物实验也证实，BA3b 区与 1 区之间，以及 1 区和 2 区之间表达有编码伤害性刺激的神经元，这些神经元感受野小、定位精确，在痛觉信息编码中负责编码感觉的强度和时间、空间信息（Wang et al.，2003）。进一步的研究表明，S1 可能还是对不同来源的传入信息进行整合的部位。此外，S1 的相关活动也会受到认知因素的影响，如被试的注意力转移会造成 S1 的信号减少。

S2 的伤害性神经元则主要位于 BA7b，主要是接受 VPI 的传入，但也接受丘脑外侧核群的伤害性传入。此外，S2 还发出纤维经脑岛投射到颞叶的边缘系统，这表明 S2 可能和疼痛相关的学习和记忆有关。S2 的伤害神经元的感受野比

S1 的大，而且具有双侧性（Wang et al.，2003）。在功能上，早期的一些研究表明，S2 不具有疼痛特异性，如各种无害的躯体刺激也能激活 S2，如触觉刺激——毛刷的刺激（Iadarola et al.，1998）、电刺激（Frot & Mauguière，1999）、振动刺激（Coghill et al.，1994），非伤害性热刺激（Craig et al.，1996）以及嗅觉刺激（Small et al.，1999）。但是，很多功能神经影像学研究均报道了疼痛刺激期间双侧的 S2 中脑血流量（cerebral blood flow，CBF）的增加。并且，S2 的活动似乎反映了热刺激的强度，如 Casey 等的研究证实了伤害性热刺激会激活 S2（Casey et al.，1994），Coghill 等的研究进一步证实了 S2 的局部脑血流量随着热刺激的强度逐渐增加而增加（Coghill et al.，1999）。因此，至少在热痛刺激的情况下，S2 可能参与了刺激强度的编码。这一结论与临床上的报道相符：S2 的损伤会影响痛觉阈限，而且 S2 损伤的患者既不能辨别物体的触觉，也不能识别疼痛刺激的性质（Caselli，1993）。

临床研究发现，S1 和 S2 受到损伤的患者会出现痛觉的感觉障碍，对于施加在前臂的伤害性热刺激，患者既不能辨别刺激的位置，也不能报告刺激的强度，但是会产生难以描述的不愉快感（Greenspan et al.，1999）。这不仅反映了 S1 和 S2 编码痛觉的感觉信息，并且说明了 S1 和 S2 的损伤不会影响情绪的编码，同时也印证了 S1 和 S2 主要参与感觉辨别的观点。

（二）脑岛

神经解剖学证明，脑岛接受内侧丘脑以及 S2 的信息传入，并投射到杏仁核和海马。从功能上划分，脑岛主要和痛的情绪成分有关，并参与伤害性刺激所引起的内脏反应以及与痛相关的学习和记忆（Yu & Wei，2006）。研究表明，损毁脑岛可以显著减少痛的情绪反应。临床上发现，脑岛损毁可能会导致痛感知的不均衡，即疼痛的感觉表现正常，但有关疼痛的回避行为和情绪反应减弱（Wang et al.，2003）。

从结构上来看，脑岛分前、后两部分，早期的功能神经影像和电生理研究都支持疼痛有关的活动位于脑岛前部（Craig et al.，1996）。然而，有研究发现，前脑岛与刺激的新异性有关，并提出前脑岛与中扣带回共同组成了"新异性网络"（salience network）（Wiech et al.，2010）。后来，Oertel 等的研究发现，在脑岛的后部可以鉴定出疼痛独有的激活（Oertel et al.，2012），这种激活不随刺激强度的增强而增强。后来有研究者采用辣椒素诱发的持续热痛进行了 CBF 研究，发现背腹侧脑岛的激活程度与被试的疼痛评分呈正相关，这说明了背腹侧脑岛能够特异反映疼痛的信息（Segerdahl et al.，2015）。此外，Hu 等通过对比短暂的疼痛与非疼痛刺激以及长时的疼痛刺激发现，相比非疼痛刺激，前脑岛对短时的疼痛刺激输入更加敏感；相比短时的疼痛刺激，后脑岛则对长时的疼痛刺激响应更多（Hu et al.，2015）。

（三）前扣带回

在脑区之间的投射关系上，前扣带回（ACC）主要接受来自丘脑内侧核群的纤维投射。ACC 神经元的感受野大，对于伤害性刺激的反应不呈现特定的躯体分布特征。经常与 ACC 共同激活并且可能是信息输入来源的有丘脑、S1、S2、BA40、前脑岛、前额叶 BA10、BA46 和 PAG，这表明 ACC 在痛觉信息加工及痛觉调制中均扮演着重要的角色（Wang et al.，2003）。

ACC 参与疼痛是由 Jones 等通过 PET 技术首次发现的（Jones et al.，1991），但有关疼痛的研究发现，ACC 不是疼痛特异激活的脑区。不仅伤害性机械刺激、热刺激等可以激活 ACC，而且一些非伤害性刺激（如温觉刺激、叩击刺激等）也能够激活 ACC。另外，ACC 也不编码疼痛的感觉特征，如刺激位置、刺激类型等（Kulkarni et al.，2015）。

目前的研究普遍认为 ACC 是对疼痛情绪进行编码的主要脑区（Johansen et al.，2001）。早在 1997 年，Rainville 等的 PET 研究结果就揭示了疼痛情绪的改变会激活 ACC（Rainville et al.，1997）。Tölle 等进一步发现，疼痛不愉快与 ACC 的后部的激活呈正相关（Tölle，1999）。这一结果与相关研究的结果一致：在对以厌恶的面部表情（Morris et al.，1998）、可怕的动物（Fredrikson et al.，1995）、令人愉快的音乐不协调（Blood et al.，1999）或带有否定性的词语语义内容（George et al.，1994）等材料诱发的不愉悦情绪的研究中，ACC 的激活也主要位于中部和后部。然而，由于疼痛的情绪反应在很大程度上依赖于刺激强度，痛情绪的产生很可能会受到 ACC 以外的其他脑区活动的影响。Price 就认为疼痛的不愉悦的情绪依赖于感觉皮层和边缘皮层的相互作用——尤其是当这种不愉快感与刺激强度密切相关时（Price，2000）。

除了疼痛情绪加工以外，ACC 也参与了一些其他的认知过程，如不同的信息加工过程（注意的保持、朝向、不愉快情绪等）都与 ACC 有关（Peyron et al.，2000）。研究发现，在施加疼痛刺激时，ACC 的前部负责机体的注意，ACC 的后部（即BA24）参与疼痛的编码（Wang et al.，2003），而中扣带回激活一般被认为是与认知过程相关，特别是反应选择和运动抑制（Vogt et al.，1996）。

（四）前额叶

前额叶可以划分为内侧前额叶（mPFC）、腹外侧前额叶、背外侧前额叶

（dlPFC）。其中，dlPFC 和 mPFC 二者之间存在大量的皮层到皮层的纤维投射。

在功能上，mPFC 与杏仁核一起参与情绪调控，而 dlPFC 更多地参与认知行为的调节（Pavuluri et al., 2005）。此外，前额叶与注意力和执行功能的关系非常密切。在涉及注意力、工作记忆和目标导向的研究中，经常报道有前额叶的激活（Peyron et al., 2000）。在疼痛研究中，目前研究者认为背外侧前额叶的激活有可能参与疼痛认知维度的加工（Peyron et al., 1999）。在接受疼痛刺激时，前额叶双侧都有激活，但是往往表现出不对称的分布，并且无论刺激的方位是什么，都是右半球被激活的程度较高（Peyron et al., 2000）。

（五）丘脑

丘脑接受外周的伤害性信息的传入，并且将其进一步投射给大脑的相关脑区。一般来说，丘脑外侧核投射至 S1 和 S2 以传递躯体的疼痛感觉，内侧核则投射至脑岛以传递内脏痛觉（Coghill et al., 1994；Talbot et al., 1991；Valentini et al., 2012）。由于疼痛研究中丘脑通常是双侧都被激活，它可能不仅仅起到传递感觉信息的作用，还能对伤害性刺激进行编码与整理。另外，注意过程和警惕性可以增加双侧丘脑的活动（Fredrikson et al., 1995），因此，疼痛研究中丘脑的活动增强也可能反映的是机体对疼痛的全面"唤醒"的状态（Peyron et al., 1999）。总的来说，疼痛刺激时的丘脑血流动力学变化特性提示丘脑可能参与了疼痛处理中涉及的感觉辨别和注意的部分。

（六）其他脑区

除了上述脑区之外，疼痛的加工过程还涉及其他几个与疼痛行为有关的脑区，如疼痛刺激会导致豆状核（lentiform nucleus）、尾状核（caudate nucleus）、小脑（蚓体）和辅助运动区在血流动力学上发生改变。一些研究甚至发现初级运动皮层（M1）也与疼痛信息加工相关（Peyron et al., 1999）。虽然早期的研究通常无法确定 M1 是否可以独立于 S1 起作用，也难以确认 M1 是否能够反映疼痛的行为（如运动激活、运动抑制等）（Peyron et al., 2000）。

三、伤害性疼痛的电生理学特征

随着电生理技术的发展，如脑磁图、脑电图，推动了疼痛的电生理研究。在实验室条件下的疼痛电生理研究中，一般采用人为诱发疼痛的方法来对疼痛的脑响应进行探究。常见的实验室诱发疼痛的方法有激光（热痛）、接触式刺激（冷痛、热痛)、电刺激等。因为激光刺激器产生的热辐射脉冲能选择性地激活皮肤浅表层中疼痛特异的 Aδ 纤维和 C 纤维神经末梢,而不会产生触觉的干扰,所以激光是一种实验条件下较为理想的疼痛诱发方法。

激光诱发的疼痛信号经复杂的神经通路传导,最终在大脑中产生 LEPs。波峰潜伏期与 Aδ 纤维传导速率相吻合的 LEPs 被称为 Aδ-LEPs 或晚期 LEPs (Treede et al.,1988),与 C 纤维传导速率相吻合的 LEPs 被称为 C-LEPs 或超晚期 LEPs (Iannetti et al.,2003)。在时域上,前期的研究提出了三个典型的 Aδ-LEPs 成分,即 Aδ-N1、Aδ-N2 和 Aδ-P2 (Carmon et al.,1976)。后来,Hu 等发现了 Aδ-LEPs 的第四个瞬时成分:Aδ-P4 (Hu et al.,2014b)。在时频域上,与 Aδ-LEPs 相关的时频成分包括 α 频段的事件相关去同步化 (α-ERD) 和 γ 频段的事件相关同步化 (γ-ERS)(Bromm & Treede,1984)。关于 C-LEPs,目前已提取出了 C-N1、C-N2 和 C-P2 三个成分 (Hu et al.,2014a;Jin et al.,2018)。这些 LEPs 成分的电生理特征均与疼痛知觉相关,是疼痛研究与疼痛治疗效果评价的良好指标,在很多基础研究中也有广泛应用 (Bromm & Treede,1984)。下面简要介绍 Aδ-LEPs 和 C-LEPs 的神经电生理学特征。

(一) Aδ-LEPs 的神经电生理学特征

1. Aδ-LEPs 的时域特征

在时域上,Aδ-LEPs 主要包括四个瞬时成分,即 Aδ-N1、Aδ-N2、Aδ-P2 和 Aδ-P4。如图 4-4 所示 (Hu et al.,2014b),最早的成分是 Aδ-N1,峰值出现在刺激后 160 ms (激光刺激施加在手背上时),在刺激对侧的中心区域被记录到,但由于波峰峰值较小,提取较为困难 (Hu et al.,2010)。这一早期的单侧化响应可能起源于刺激引起的初级躯体感觉皮层以及对侧盖脑岛皮层的电生理活动 (Bromm & Treede,1984)。有研究报道,Aδ-N1 除了编码疼痛的位置信息外,也与疼痛强度编码有关 (Iannetti et al.,2005)。

在 Aδ-N1 之后出现的是一对晚期的负-正复合波 Aδ-N2/P2,峰值出现在刺激后 200~350ms,且在头顶电极处的波峰幅值最大 (Bromm & Treede,1983;Tarkka & Treede,1993)。这一复合成分可能反映了双侧次级躯体感觉皮层、双侧脑岛以及前、中部扣带回等皮层的电生理活动 (Bromm & Treede,1984)。研究发现,Aδ-N2、Aδ-P2 的幅值与激光刺激强度、疼痛感知强度均具有显著的强相关 (Iannetti et al.,2006),而且 Aδ-N2 和 Aδ-P2 的潜伏期也与疼痛感知强度相关 (Iannetti et al.,2005)。这意味着 Aδ-N2 和 Aδ-P2 可能是与疼痛感知相关的电生理指标。

继早期的 Aδ-N1、中晚期的 Aδ-N2 和 Aδ-P2 成分之后,最新研究报道了一个

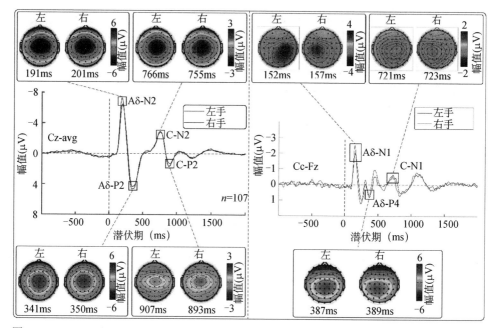

图 4-4　Aδ-LEPs 和 C-LEPs 的时域成分。图中左半部分显示了 Cz 电极减去平均参考获得的 Aδ-N2/P2 以及 C-N2/P2 成分的时域波形图及相应时刻的头皮地形分布；右半部分显示了 Cc 电极减去 Fz 电极获得的 Aδ-N1、Aδ-P4 以及 C-N1 的时域波形图及相应时刻的头皮地形分布（见彩图 4-4）

新的晚期正成分 Aδ-P4（Hu et al.，2014b）。对于施加在手背和脚背的刺激，Aδ-P4 的潜伏期分别为 390～410ms 和 430～450ms。Aδ-P4 成分的空间分布是随刺激位置的改变而变化的：手部刺激的 Aδ-P4 分布在两侧区域，脚部刺激的 Aδ-P4 分布在中央区域。溯源分析发现，Aδ-P4 成分可能和 Aδ-N1 成分同源，反映了刺激对侧 S1 的电生理变化（Hu et al.，2014b）。Aδ-P4 的被发现意味着 Aδ-LEPs 至少应该包含 Aδ-N1、Aδ-N2、Aδ-P2 和 Aδ-P4 四个主要成分。

　　然而，很多研究表明，Aδ-LEPs 受注意等多种因素的影响（Lorenz & Garcia-Larrea，2003）。例如，Legrain 等（2003，2002）采用 Oddball 范式发现，比起未被注意的刺激，当刺激得到注意加工时，所诱发的 Aδ-N1、Aδ-N2 波幅更大，这表明自上而下的注意机制能调节 Aδ-N1 和 Aδ-N2 波幅；Aδ-P2 的波幅还受到刺激出现概率的调节，这说明该成分对自下而上的、刺激驱动的注意定向机制较为敏感。另外，研究还发现，诱发刺激的新异性（新颖性和突显性）是 Aδ-LEPs 的主要决定性因素（Bromm & Treede，1984）。例如，当以 1s 的固定时间间隔连续三次施加同一激光刺激（三次同样的刺激 S1、S2、S3）时，与 S1 相比，S2 和 S3 所诱发的 Aδ-LEPs 会显著减小，但知觉到的疼痛强度几乎不变。因为 S2 和 S3 在时间、空间和强度等多个维度都具有更高的可预测性，所以刺激的新颖性显著降低。Ronga 等通过操作刺激强度（低强度、中等强度、高强度）来检验刺激的新颖性和突显性对 Aδ-LEPs 波幅的影响（Ronga et al.，2013）。结果发现，刺激的新颖性不足以决定 Aδ-LEPs 的出现，刺激的突显性也对 Aδ-LEPs 有重要影响。这与 Mouraux 和 Iannetti 的发现类似：强烈的非伤害性感觉刺激也能诱发类似于 Aδ-N2/P2 的颅顶电位（Mouraux & Iannetti，2009）。可见，这一复合成分可能反映了与新异性相关的神经加工过程，而这一神经加工过程可能也涉及监测感觉环境的改变（Downar et al.，2000）。因此，Aδ-LEPs 不能反映伤害性疼痛的特异性神经生理特征，而是反映了大脑对环境变化的监控和早期预警，从而实现对人体的有效保护。

2. Aδ-LEPs 的时频域特征

为了全面探讨 Aδ-LEPs 的神经电生理学特征，研究者不仅要研究伤害性激光刺激所诱发的 ERP，也要研究其非锁相的振荡信息。借助时频分析方法（time-frequency analysis），激光引发的 EEG 时域信号可转化为时频振荡图谱（Hu et al.，2014b），从而揭示 EEG 信号中的非锁相信息。

在时频域上，神经振荡信号包含了在特定频带范围内的瞬时 EEG 能量增强（ERS）和能量减少（ERD）（Mouraux et al.，2003；Mouraux & Iannetti，2008）。ERS 和 ERD 的功能和意义取决于它们所出现的时间范围、空间位置和频谱特征（Ohara et al.，2004）。例如，在 α 频带范围内（8～12Hz）出现的 ERD 反映了大脑皮层的激活或去抑制化（Pfurtscheller & Lopes da Silva，1999），而在 γ 频带范围内（30Hz 以上）出现的 ERS 则可能反映了多个大脑皮层区域活动的信息整合（Rodriguez et al.，1999；Tallon-Baudry et al.，1997）。如图 4-5 所示（Hu et al.，2014b），Aδ-LEPs 的时频谱主要包含两个重要时频响应特征：短暂的高频 ERS（γ 振荡，100～300ms，60～90Hz，γ-ERS）和其后持久的低频 ERD（α 振荡，400～900ms，8～12Hz，α-ERD）（Gross et al.，2007；Hauck et al.，2007）。

α-ERD 可分为两大类——感觉相关 α-ERD（sensory-related α-ERD）和任务相关 α-ERD（task-related α-ERD），前者与刺激模态（如视觉、听觉）有关，后者与认知加工（如工作记忆）有关（Bromm & Treede，1984）。在疼痛研究中，研究者同时发现了感觉相关 α-ERD 和任务相关 α-ERD（Bromm & Treede，1984），这表明疼痛知觉包含了感觉辨别成分和认知成分。研究者深入探讨了与疼痛知觉有关的 α-ERD 的功能性特征（Hu et al.，2013）。研究发现，在刺激后 250～350ms，α-ERD 主要分布于刺激对侧的中心电极，可能反映了感觉运动皮层的有关活动；在刺激后 400～750ms，α-ERD 主要涉及后顶叶和枕叶处的电极，可能反映了双侧枕叶皮

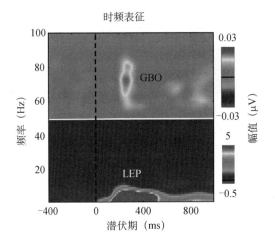

图 4-5 Aδ-LEPs，即图例中的高频 ERS 的时频谱。图中显示 Aδ-LEPs 主要包含两个重要时频锁时非锁相响应特征：短暂的高频 ERS（γ 振荡，100～300ms，60～90Hz，γ-ERS，也称为 Gamma banl oscillatms，GBO）和其后持久的低频 ERD（α 振荡，400～900ms，8～12Hz，α-ERD）（Hu et al.，2014b）（见彩图 4-5）

层的有关活动。另外，α-ERD 还受到刺激前 α 频带神经振荡能量水平的影响（Tu et al.，2016），这说明个体在接受刺激之前的状态会影响 α-ERD 能量。这些结果表明，α-ERD 与疼痛处理过程密切相关，且涉及除感觉之外的更为复杂的心理操作。

除了 α-ERD 以外，γ-ERS 成分（Gross et al.，2007；Hauck et al.，2007）也与疼痛加工有关，并与主观疼痛强度呈显著正相关。然而，疼痛刺激的突显性特征会随主观疼痛强度的增强而增加，所以这些发现可能混淆了刺激突显性这一潜在因素（Iannetti & Mouraux，2010；Legrain et al.，2011）。为了澄清这一问题，Zhang 等（2012）使用四种激光刺激强度，以 1s 的固定时间间隔向被试的手背施加三个同一能量的伤害性刺激（三个刺激：S1、S2、S3）。虽然重复施加相同的刺激会影响刺激的突显性特征，但不会影响其主观疼痛强度。结果发现，主观疼痛强度与刺激能量呈正相关；S1 所产生的 γ 振荡（ERS，100～300ms，60～90Hz）与主观疼痛强度呈显著正相关，且不随刺激的重复而变化（Zhang et al.，2012）。后来，Peng 等在大鼠的激光痛模型中也发现了激光痛诱发的 γ-ERS 与大鼠的行为呈显著的相关（Peng et al.，2018）。最新的研究发现，疼痛刺激所诱发的 γ-ERS 不仅能够反映个体的疼痛敏感性，还能够特异性地预测个体内和个体间的疼痛敏感性，并且这一结果具有跨物种一致性（Hu & Iannetti，2019）。可见，无论在人类还是动物身上，γ-ERS 均能有效地反映疼痛。

（二）C-LEPs 的神经电生理学特征

相较于 Aδ 纤维，C 纤维的传导速率较慢，仅为 0.5～2 m/s（Iannetti et al.，2003），

因此 C-LEPs 峰的潜伏期较长。当激光刺激施加于手背时，C-LEPs 峰潜伏期为 750～1150ms（Magerl et al.，1999；Mouraux et al.，2003）。在时域上，C-LEPs 和 Aδ-LEPs 有相似的形态、空间分布和共同的起源（Opsommer et al.，2001；Towell et al.，1996），且均受到注意和个体觉醒状态的调节（Bromm & Treede，1984）。因此，C-LEPs 在时域上可能也包括 C-N1、C-N2、C-P2 和 C-P4 四种成分。但由于 C-LEPs 的信噪比很低，目前研究者只能清晰地提取出 C-LEPs 中的 C-N1、C-N2 及 C-P2 成分（Hu et al.，2014a；Jin et al.，2018）。如图 4-4 所示，当刺激施加于手上时，C-N1 成分的空间分布是偏侧化的，在刺激对侧的中央区最大，其潜伏期约为 730ms（激光施加于手上），来源是刺激对侧的 S1（Jin et al.，2018）；C-N2/P2 是一对负-正复合波，其空间地形为中央分布，最大值位于顶叶，并且潜伏期为刺激后的 830～1500ms（激光施加于手上）（Opsommer et al.，2001）。

由于 C-LEPs 的信噪比不高，研究者开发了相应的技术，以提高 C-LEPs 的信噪比。通过对激光热刺激诱发的 EEG 响应实施波峰校准（peak alignment）和时频分析，研究者发现了 C-LEPs 的多重响应特征：C-LEPs 的幅值随刺激能量和主观感觉的增加而增大，并且当刺激能量大约达到个体的快疼阈限时，C-LEPs 的信噪比最高（蔡敏敏等，2015）。这提示我们，若将刺激能量从个体的感受阈限逐渐增加到一次快疼阈限，同时记录这些刺激的响应，就可以描绘出 C 纤维通路功能的刺激-响应曲线特征。这为评估小直径神经纤维的神经生理功能提供了重要的技术支持，在基础研究和临床实践中都有重要的指导意义。

四、总结

本节从伤害性疼痛形成的生理以及心理过程出发，阐述了伤害性疼痛的认知神经机制和心理过程之间的相互关系。第一部分介绍了伤害性疼痛的上行、下行通路；第二部分解释了疼痛神经网络以及疼痛的中枢神经机制，并通过各类 fMRI 的研究介绍了与疼痛信息处理有关的脑区；第三部分以 LEPs 研究为代表，介绍了伤害性疼痛的电生理学特征及其可能的应用。

第二节　伤害性疼痛的动物模型

人类疾病的发生和发展是十分复杂的。很多实验无法直接在人体上进行，因此要深入探讨疾病的内在病理生理机制，就需要借助非人体的实验载体来进行研究，模拟人类疾病表现的动物模型由此应运而生。动物模型主要被应用于实验生理学、实验病理学和实验治疗学。通过建立动物模型，研究者能够更加方便而有效地认识人类疾病的发生和发展规律，并深入系统地探究相关防治措施。动物模型的优点主要在于，实验条件可以控制，实验结果可以重复，同时又可以避免伦理道德和方法学上的许多问题（Jaggi et al.，2011）。

　　基于人类疾病诱发的疼痛，研究者找到相同或相似的致病原理，将其应用于动物，开发出了疼痛的动物模型。在疼痛研究中，最常用的是诱发性动物模型。诱发性动物模型是指研究者综合采用物理、化学、生物等方法，作用于动物，对动物组织或器官造成一定的伤害，使其出现某些特定要求的功能或形态结构方面的改变。诱发性动物模型的制备方法简便，实验条件可以人工控制，重复性良好，因此得到了广泛应用。但该类动物模型也有缺点，即由于疼痛包含性质、强度等多个维度，并且往往与自主神经系统、躯体运动反应、心理和情绪反应联系在一起，所以它既不是简单地与躯体某一部分的变化有关，也不是由神经系统某个单一的传导束、神经核和神经递质来进行传递，因此很难将某种客观指标与疼痛直接联系起来。此外，疼痛是在意识水平的感觉，但我们无法确定动物是否具有真正意识水平的痛觉。因此，在疼痛的动物模型中，我们只能根据该研究中的动物对伤害性刺激的逃避反应和保护性行为来推测它们的疼痛程度。这些对伤害性刺激的逃避反应或保护性行为被视作衡量动物伤害性感受的指标。因此，在动物疼痛研究中，我们通过动物行为得到的都是伤害性感受阈，而不能称为疼痛阈。当给动物施加伤害性刺激时，如果这种伤害性刺激是可以回避的，研究者可以通过观察动物对伤害性刺激的逃避反应来量化，如甩尾（大小鼠、家兔）、甩头（家兔）、缩足、跳跃等（沃格尔，2001）。如果动物遇到无法逃避的伤害性刺激，或者引起情绪反应，它就会发出嘶叫声，在伤害性刺激下引起的嘶叫反应也可以被作为伤害性感受阈的测量指标。

　　本节将介绍六大类常用的疼痛模型（机械性痛刺激、热痛刺激、冷痛刺激、电诱发痛刺激、化学性痛刺激和光遗传模型）的刺激诱发方式或模型构建方法，并且结合激光痛模型，详细介绍电生理指标在认知神经科学研究中的应用。

一、常用伤害性疼痛的动物模型

（一）机械性痛刺激

　　一般来说，机械性痛刺激可以诱发动物的伤害性感受。与人类研究一样，机械性痛刺激可以诱发两种类型的疼痛：第一种是针刺皮肤诱发的点状样痛觉；第二种是皮肤或深部组织压力诱导的静态痛觉。在动物模型中则主要是对点状样痛觉的研究，因为在动物伤害性疼痛模型中，针刺刺激更易实施，动物的反应也易观察和记录（范世成，2017）。常见的动物机械痛觉测量方法有以下两种。

第一种方法是冯费雷纤毛机械刺激针法（Von Frey filaments），一套 Von Frey 是由 20 根纤毛机械刺激针组成的，它可提供 0.008～300g 的触觉刺激力度（Schmidt et al.，1997）。进行实验时（以大鼠为例），根据实际情况选择 Von Frey 纤毛机械刺激针，垂直地刺激后足 6～8s，直到纤毛丝弯曲，表明已完全受力，然后观察动物的缩足行为来确定其是否产生了疼痛（Chaplan et al.，1994）。实验过程中，可通过更换不同粗细的纤毛来调整刺激强度的大小。这种方法操作简单、易实施且可以定量施加刺激，是常用的机械痛测量方法。

第二种方法是使用 Randall-Selitto 鼠爪压力疼痛测痛仪（Randall-Selitto paw pressure test apparatus mice and rats），这种仪器施加的刺激类似于人类的压痛。其原理是通过逐步提高作用在动物爪上的机械压力，记录动物产生逃避反应（缩足）时的瞬间最大压力，以测定动物机械钝痛的伤害性感受阈（范世成，2017）。其具体做法是：将动物置于特制的塑料固定筒内，用 Randall-Selitto 测痛仪给鼠后足跖部施加以恒定速率连续递增的压力。当其后足缩回时，即停止加压并读取此时的压力数值（mmHg 或 g），以此压力-缩腿阈（paw-withdrawal threshold，PWT）作为伤害性感受阈。较 Von Frey 而言，这种方法较为复杂，但测到的数据精度更高。

（二）热痛刺激

热痛刺激，一方面作为痛觉诱发的事件，可以用于研究热痛的神经反应；另一方面，也以用来测量动物的温觉伤害性感受阈。

常见的热痛刺激源有三种。第一种是热辐射的光照，以大鼠为例，将大鼠固定在特制的塑料筒中，并使其后肢暴露在外。待动物安静后，用同样的辐射光源照射其后足掌底部；或令大鼠自由站立于玻璃板或亚克力板上，将辐射光源置于玻璃板下，隔玻璃照射足底，测定其逃避反应（抬足或缩足行为）出现的潜伏期。早期研究中经常采用高功率灯泡（蔺兴遥等，2007），将经透镜聚焦后发射的光束作为刺激。现在多采用热刺痛仪，因为热刺痛仪能够自动记录动物缩足的潜伏期。第二种是激光，作为光源，其实验操作与热辐射相同，测量抬足或缩足行为（大鼠）出现的潜伏期。第三种是热板，就是将动物放在一个温度恒定的金属板上，测量其舔足（大鼠）或跳起（小鼠）的潜伏期（陈奇，2006）。

对于各类热刺激的方式，激光刺激的优点是锁时性好，而且激光刺激能够避免触觉刺激，从而特异性地激活热感受器，但是由于激光的波长范围很小，在实验时需要根据不同的需求选用适当波长的激光器。热刺痛仪的优点是能够全自动完成施加刺激和记录潜伏期，但是由于其灵敏度较高，实验时大鼠无意的抬脚也会被记录，所以需要删除无关数据。热板法的优点是操作简便且成本较低。需要注意的是，激光和热辐射只能刺激局部位置，如前后足、尾部，而热板法刺激的是整体，所以在实验中研究者需要根据具体要求选择相应的方法。

（三）冷痛刺激

同样地，冷痛刺激，一方面作为痛觉诱发的事件，可以围绕该冷痛事件进行相关研究；另一方面，也能用来测量动物的冷觉伤害性感受阈。但冷刺激的锁时性较差，所以较少将其作为事件进行事件相关研究，经常用来测量伤害性感受阈。常用的冷痛刺激源有三种，即冷板、冷水以及化学试剂（丙酮、氯仿）。

冷板刺激使用的是金属板，此方法与热板类似，具体实施方法为：将大鼠或小鼠置于温度保持在 1~5℃的金属板上，观测动物在一定时间内缩足、添足的次数及后足保持在空中的时间，或者测量动物舔足或跳起的潜伏期，以此来衡量动物对冷刺激的敏感性（蔺兴遥等，2007）。

当将冷水作为冷痛刺激源时，实验动物可以是大鼠或小鼠。刺激部位可以选择尾尖或后足。将动物适当固定后，让尾尖或后足自然下垂。待动物安静后，将被刺激部位浸于 10℃的冷水中，记录从开始浸入到被刺激部位逃离水面或出现明显挣扎行为之间的时长，以此作为伤害性感受阈（Carlton et al.，1994）。

当将化学试剂作为刺激源时（Chung et al.，2015），需要将大鼠或小鼠固定，用微型喷雾器将丙酮或氯仿（三氯甲烷）喷洒至大鼠或小鼠两后足的足底皮肤，每足喷 3 次，从开始喷试剂算起，计量一定时间内缩足或腾足的次数，两足先后进行。需要注意的是，由于氯仿的毒性较强，一般多采用丙酮作为刺激源。

在上述三种冷痛刺激方法中，冷板是应用最为广泛的实验方法，且操作简便易行，而化学试剂的气味会额外产生嗅觉刺激，在实验时需要对"气味"这一变量进行对照实验。需要注意的是，在这三种冷痛刺激中，冷水和化学试剂是针对具体部位来施加刺激，而冷板是对所有接触金属板的部位进行冷刺激，在实验中研究人员需要根据具体要求选择相应的方法。

（四）电诱发痛刺激

电诱发痛刺激法经常以大小鼠或家兔为实验对象，刺激部位可以是大鼠的后足或尾部、小鼠的尾部以及家兔的齿髓（蔺兴遥等，2007）。在进行电刺激时，一般用嘶叫作为测量痛行为的指标。具体做法是：首先将动物固定，然后将一对不锈钢针刺激电极插入待测部位，两极间距约 1cm，待动物安静后给刺激电极通电（例如，频率为 50Hz 的脉冲波）来进行刺激，之后逐渐增大电流强度，记录动物开始发出嘶叫时的刺激强度，以此作为伤害性感受阈（陈奇，2006）。需要注意的是，若动物戴有在体电生理记录装置，需要事先评估电刺激对在体电生理设备及信号产生的影响。该方法简便易行，疼痛反应指标明确、重现性好，但个体差异较大。

（五）化学性痛刺激

1. 福尔马林（急性痛模型）

该模型的目的是在动物身上模拟急性组织损伤所导致的持续性疼痛，一般以大鼠为实验对象。在动物一肢的足背皮下注射稀释的福尔马林溶液，使动物的行为产生改变，例如，运动时的跛行、安静时的屈腿以及舔足等。这些行为的程度（如舔足时长）与注射中所用福尔马林的浓度成正比。一般认为出现这些行为是疼痛的象征。此外，其他行为如理毛、探索和运动等活动也会受到福尔马林注射的影响。

该模型的疼痛反应为两个时期，分别代表不同类型的疼痛，第一时相是指 0～5min 时，此时疼痛为甲醛直接刺激神经末梢所产生，即伤害性疼痛；第二时相是 20～30min 时，此时疼痛为炎症介质产生并释放所致，即炎症痛。两相均可用于实验，但第二相更为常用。一般认为，福尔马林最适宜的浓度范围是 0.5%～2.5%，使用 1.5% 浓度的福尔马林再加上综合的评分方法，对痛程度的分辨较好（Clavelou et al.，1995）。该模型是目前国际公认的一种较好的研究药物镇痛作用的动物模型，可用于筛选镇痛药（张玉玲和佟继铭，2009）。

2. 醋酸（扭体模型）

该模型可将小鼠或大鼠作为实验对象。多种刺激物都可以诱发动物扭体（writhing）行为。最常见的刺激物是醋酸（acetic acid）或酒石酸锑钾溶液（蔺兴遥等，2007），该模型可以模拟腹腔炎症引起的腹痛症状（陈奇，2006），常用于镇痛药物的筛选。以醋酸为例，在浓度为 1% 的 9ml 醋酸溶液中加入 1g 阿拉伯胶（arabic gum），配置好溶液后，将 9ml 的溶液注入实验动物的体内，一般在注射醋酸后 3～5min，小鼠会出现明显的扭体反应。观察注射后 90min 期间每 15min 内出现典型扭体症状的次数。扭体模型的优点是操作简便、行为反应明显，需要注意的是，不同的温度的注射液会对扭体模型产生影响，所以在实验时需要控制注射液的温度。

3. 白陶土-鹿角菜胶（炎症模型）

白陶土-鹿角菜胶常用于模拟亚急性炎症所引起的疼痛。白陶土是一种细颗粒状物质，化学成分为氧化铝，在该模型中起机械刺激作用；鹿角菜胶是从水生植物鹿角菜中提取的胶体物质，具有致敏作用。鹿角菜胶单独用于实验即可诱发炎症，若与白陶土合并使用，则产生的炎症症状会更为严重（Setnikar et al.，1991）。

该模型可将家兔或大鼠作为实验对象。将动物麻醉后，由一侧后肢足底注入4%的白陶土混悬液 0.1ml，并按摩 5min 使其在组织中分散。在第一次注射的 1h 后，再注入 2%的鹿角菜胶溶液 0.05ml 并按摩 5min（Yang et al.，1996）。以第一次注射的时间作为致炎开始时间。炎症过程一般在第一次注射后 2h 内开始。动物后足明显红肿，皮温显著升高，PWT 值显著降低，呈现出类似于痛敏的症状。这些症状一般能持续至第一次注射后 12h 以上，24h 后基本复原。该模型也可以采用关节腔注射的方法造模。

4. 蜂毒（炎症模型）

蜂毒（bee venom，BV），一般指工蜂尾部螫刺腺体中排出的毒汁，可以用于模拟炎症所引起的疼痛。采用该模型可以研究蜂毒诱致的自发痛以及痛敏的情况。相比白陶土模型，蜂毒模型起效较快，但持续时间短。蜂毒模型的造模方法（以大鼠为例）如下：将 0.2mg 的 BV 溶解在 50μl 的生理盐水中，采用皮下注射的方式注射在大鼠前足的足底（Sun et al.，2005）。

蜂毒诱发的炎性痛一般在注射后 5min 开始出现，并且可以持续 1～2h。若要测量自发痛的情况，需要记录在皮下注射后 1h 内，每 5min 内的爪子退缩行为的次数（Chen et al.，1999）；若要测量痛敏的情况，则需要在蜂毒模型起效期间通过 Von Frey 来进行机械刺激或热刺激测量伤害性感受阈值（Chen et al.，2006）。

（六）光遗传模型

光遗传学（optogenetics）是一种生物技术，该技术先通过基因修饰目标细胞以表达光敏离子通道，再用光来控制已经被遗传修饰的活组织的目标细胞。它结合了光学和遗传学技术，用来控制和监测活体组织中的个体神经元的活动，甚至可以被应用于自由移动的动物，并且能够实时精确地通过特定波长的光来控制动物行为（Tye et al.，2011）。光遗传学中使用的关键试剂是光敏蛋白。

光遗传学在疼痛模型中的应用主要可以分为两类：一类是通过光遗传学改造中枢特定脑区的细胞，从而直接控制脑区的激活来进行研究；另一类是通过光遗传学改造外周的痛觉感受器，达到精确控制特定的痛觉感受器的目的。在痛觉研究中，可以采用调控外周来产生疼痛或疼痛样的刺激。

在外周光遗传学的痛觉模型中，较为经典的有 Scott 实验室发明的外周疼痛模型（Iyer et al.，2014）。他们的做法是用 AAV6 病毒（一种腺相关病毒），通过 Syn1

启动子调控，表达 ChR2 蛋白（一种光控阳离子通道蛋白），用 eYFP（一种黄色荧光蛋白）做标记物，然后将 AAV6-hSyn-ChR2-eYFP 注射到小鼠的坐骨神经中。结果发现，用蓝光（1mW/mm²）照射小鼠的足底后爪时，小鼠表现出了缩足、嘶叫或舔爪这些与疼痛相关的行为。同时，研究还发现，用能量较弱的蓝色光照射小鼠足底，其不会立即出现缩足、嘶叫或舔爪这些行为，这说明疼痛的光遗传诱导是可以通过刺激的强度来调节的。他们还构建了一种位置规避行为的装置：一个笼子被分成两间，每一间的底部都有 LED 阵列照明，两间的 LED 分别是红色（波长为 625nm）和蓝色（波长为 475nm）光的阵列照明。该实验表明，注射 AAV6-hSyn-ChR2-eYFP 的小鼠，更愿意待在红色 LED 中。该光遗传学模型的特点是能够较为锁时地施加刺激，并且能够应用于多种行为范式。但是，该模型的不足之处在于，hSyn 启动子是神经系统的广谱启动子，并不是疼痛特异蛋白（例如，Trpv1，热痛感受蛋白）的启动子，所以动物产生的各类行为，不能严格地被认为是疼痛特异行为；若采用 Trpv1 的启动子，则可以认为动物产生的各类行为是疼痛特异的行为（Li et al.，2015）。

二、激光痛模型在认知神经科学研究中的应用

以往的研究大多利用动物模型的行为指标进行药理学或病理学的研究，而利用动物模型的电生理指标进行认知神经科学研究是近年来的研究热点，激光痛模型就是一个很好的例子。在上一部分的疼痛模型中已经介绍了激光可以用来产生伤害性热刺激，来评估动物的伤害性热刺激敏感性或阈限。这一部分主要是介绍利用激光痛模型的电生理特征来进行认知神经科学的研究。

激光刺激器是时间精确度高、刺激准确的疼痛实验研究工具，它可以选择性地激活 Aδ-纤维和 C-纤维上的伤害性感受器，并在不诱发触觉的情况下引发疼痛的感觉。目前，激光刺激被认为是研究疼痛心理生理学，尤其是电生理学的有效指标（Hu et al.，2015）。

常见的激光刺激器有二氧化碳激光器、Nd：YAG 激光器等。传统的激光刺激的做法是：将激光照射在大鼠的前足、后足、尾根或尾尖上，促使大鼠缩足或嘶叫，并记录缩足或嘶叫的数据（Wiesenfeld-Hallin，1984）。若采用恒定的刺激强度时，也可以记录动物行为的时间潜伏期（Chen et al.，1999）。常用的大鼠疼痛行为 NRS 评分方法为：0 分，没有明显行为；1 分，转头或抬头；2 分，退缩，如身体抽动；3 分，缩足，受到刺激的爪子缩回；4 分，舔受到刺激的部位，并且全身都在动（Fan et al.，2009）。

利用激光刺激，可以进行疼痛的激光诱发脑响应的研究，研究者可以通过计

算激光诱发电位的潜伏期及峰值来对疼痛进行评估。因为 Aδ-纤维和 C-纤维的传导速度不同，Aδ-纤维的传导速度约为 10m/s，C-纤维的传导速度约为 1m/s，所以在 LEPs 潜伏期与 Aδ-纤维传导速度相符的成分为 Aδ-LEP，与 C-纤维传导速度相符的成分为 C-LEP。在人类实验中，研究者已发现了四个 Aδ-LEP 时域成分，以及三种 C-LEP 时域成分（Hu et al.，2014a），这在其他章节已经做了详尽的介绍，本节将重点介绍以大鼠为被试的 LEPs 成分及其特性。

1. 模型优化

与人类的 LEPs 实验类似，研究者进行了许多动物激光痛的脑响应实验。然而，当 Hu 等将激光痛应用在电生理研究中时，他们发现激光诱发的 Aδ-LEPs 的潜伏期并不会随刺激位置的改变而变化。实验中，Hu 等分别对大鼠的尾根和尾尖进行激光刺激后发现，在时域上，尾根和尾尖两个部位 C-LEPs 的潜伏期有明显的差异，但是 Aδ-LEPs 的潜伏期并没有差异；接下来，Hu 等在施加激光刺激的过程中，播放 90dB 的白噪声，他们惊讶地发现 Aδ-LEPs 消失了，只能得到 C-LEPs，这极大地引起了他们的注意。经过理论分析和逻辑推理，他们发现所谓的 Aδ-LEPs 的潜伏期与声音诱发电位（auditory evoked potentials，AEPs）极其相似，并推测 Aδ-LEPs 可能是由声音诱发的脑响应。于是，他们进行了一个大胆的尝试：将激光刺激施加在大鼠周围的笼子上。因为当激光照射在物体表面时，由于其能量较大，会使物体表面产生形变，而这种形变的过程会产生"声音"，由于这种声音的频率过高，属于超声范围，人耳听不到，但是大鼠能够听到（Li et al.，2006；Burn，2008）。所以，当激光刺激施加在笼子上时，理论上会产生大鼠能听到的声音，如果所谓的 Aδ-LEPs 真的是听觉响应，那么照射笼子应该能诱发该脑响应。实验的结果验证了 Hu 等的猜想，即照射笼子能够引发所谓的 Aδ-LEPs，这说明前人关于大鼠 Aδ-LEPs 的研究是有误的（Hu et al.，2015）。

这项研究说明，大部分研究者都把关注点放在动物和人相似的地方，对于物种间的差异性重视不足，事实上，不同物种间感觉通道的敏感性差异很大，这种敏感性差异可能会对跨物种研究的结果解释与转化产生影响（Tsilidis et al.，2013），忽略这种影响可能会造成对结果的错误解释。所以，我们在进行跨物种研究时，必须要小心处理不同物种间感觉通道的敏感性差异，并在进行实验设计时予以控制，否则可能会造成严重的错误。

为了避免激光照射物体表面产生的声音所造成的干扰，Hu 等提出了在激光刺激的过程中播放白噪声的方法。此方法能够有效地降低 AEPs 的干扰，获得稳定的 C-LEPs。在后来的激光痛脑响应研究中，研究者多采用这种方法来得到纯粹的痛觉 LEPs 响应。

2. 疼痛指标

在激光痛模型的众多指标中，常用的能够反映疼痛的脑响应指标有时域上的 C-N1、C-N2 和 C-P2 的幅值以及时频域上的 γ-ERS。

在时域上，如图 4-6 所示，能够反映疼痛的指标主要有 C-LEPs 的 C-N1、C-N2 和 C-P2 三个成分（Xia et al.，2016；Jin et al.，2018）。其中，N1 的波峰值潜伏期约为 125ms（激光照射前爪）和 230ms（激光照射后爪），N1 成分反映的是初级躯体感觉皮层相关的活动，并且 N1 的幅值随着刺激能量的增加而增大。N2 的波峰值潜伏期约为 164ms（激光照射前爪）和 235ms（激光照射后爪），在颅顶的电极最容易得到，N2 成分反映了双侧次级躯体感觉皮层和岛叶的活动。P2 的波峰出现在 186～189ms（激光照射前爪）和 258ms（激光照射后爪），在额叶上方的电极最容易获得，P2 成分反映了前扣带回皮层的活动（Xia et al.，2016）。

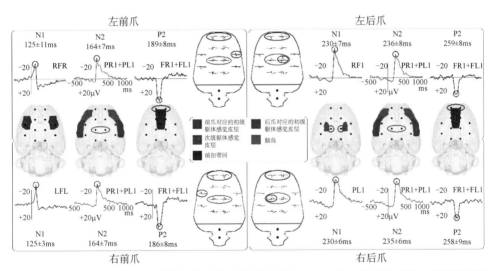

图 4-6　大鼠 C-LEPs 的三个时域成分。图中显示了大鼠 C-LEPs 的三种时域成分与疼痛脑网络的对应关系（Xia et al.，2016）（见彩图 4-6）

在以往的研究中，很多研究者已经证明了 LEPs 时域波形的幅值与刺激强度和动物的痛行为相关，并且存在线性关系（Xia et al.，2016；Peng et al.，2018），这说明在时域上波形的幅值信息可以作为评估大鼠痛行为的客观、有效的指标。一般情况下，利用幅值信息评估行为的时候，通常采用顶叶的电极的信号（主要计算的是 N2 的幅值），如图 4-7 所示。然而，时域的信息虽然能够反映刺激强度和痛行为，但是它也有一定的缺陷，即不能够反映个体间的疼痛敏感性的差异，且不是疼痛特异性的脑响应（Hu & Iannetti，2019）。因此，就需要进一步挖掘电生理信号中的时频特征，进而研究心理生理特性，为找到疼痛特异性的脑响应提供可能。

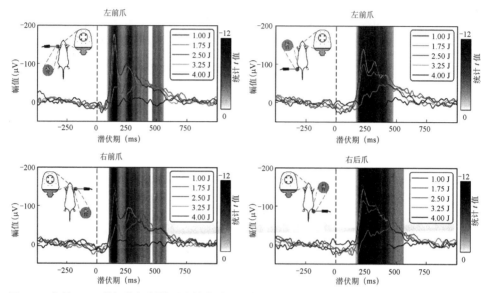

图 4-7　大鼠 LEPs 的幅值与刺激强度的关系。图中显示了大鼠 LEPs 时域波形的幅值与激光刺激的能量之间的关系（t 通过线性混合模型获得，p 经 FDR 校正）（Xia et al.，2016）（见彩图 4-7）

在时频域上，除了 LEPs 的信息，我们还能够得到 δ 或 θ 频段的事件相关去同步化（δ/θ-ERD）、δ 或 θ 频段的事件相关同步化（θ/α-ERS）以及 γ 频段的事件相关同步化信息（γ-ERS），如图 4-8 所示。其中，δ/θ-ERD 的提取范围是 500～1500ms，1～8Hz；θ/α-ERS 的提取范围是 300～600ms，4～12Hz；γ-ERS 的提取范围是 100～400ms，50～100Hz。

研究证明，γ-ERS 无论与激光刺激强度还是与大鼠痛行为都有一定的相关性（图 4-9，图 4-10）（Peng et al.，2018；Hu et al.，2019）。此外，Hu 和 Iannetti 的最新研究发现，γ-ERS 能特异性地表征个体间的疼痛敏感性，不编码具有同等凸显性水平的听觉、视觉和触觉刺激的感觉敏感性，并且在人类和大鼠中具有跨物种一致性。这说明 γ-ERS 这一可靠稳定的个体间疼痛敏感性指标，是一种与疼痛密切相关的电生理指标，有较为广泛的应用范围（Hu & Iannetti，2019）。对 γ-ERS 进行进一步的研究，能够加深我们对疼痛感知觉和认知内在机制的理解，并能为临床实践中的个体化疼痛评估和管理提供启示。

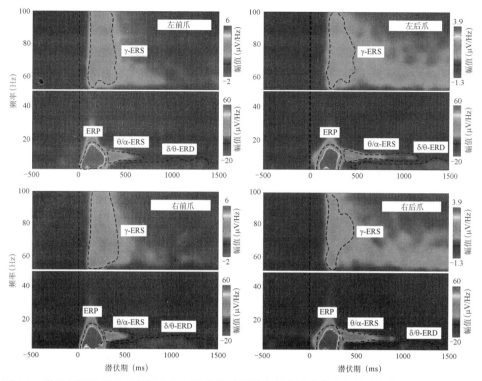

图 4-8 激光刺激诱发的时频域特征。图中显示了激光刺激诱发的大鼠的脑电的时频域信息，该结果由大鼠顶叶的电极（FL2、FR2、PL1 和 PR1 电极）获得（Peng et al.，2018）（见彩图 4-8）

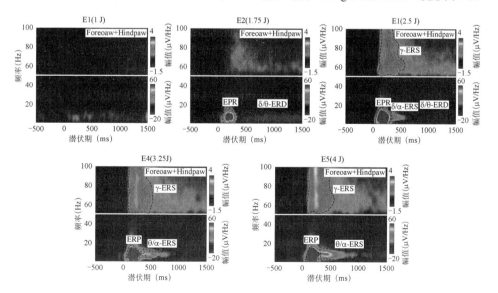

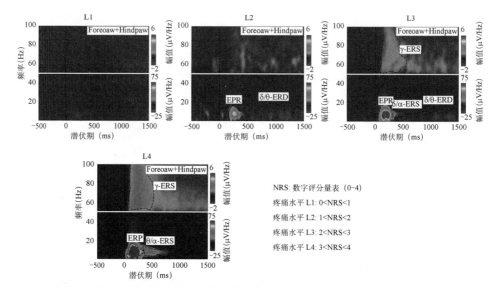

图 4-9　各刺激能量和行为反应指标对应的时频域特征。图中显示了单次试的 EEG 响应在不同刺激能量（E1～E5）和不同疼痛相关行为水平（L1～L4）的时频分布。疼痛相关行为水平 L1：0≤NRS＜1；L2：1≤NRS＜2；L3：2≤NRS＜3；L4：3≤NRS≤4（Peng et al.，2018）（见彩图 4-9）

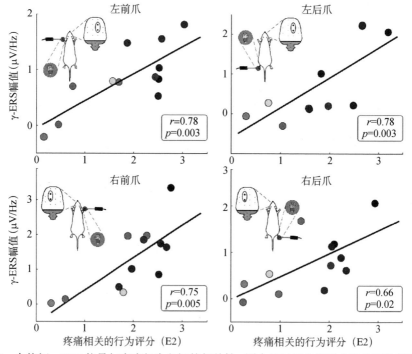

图 4-10　个体间 γ-ERS 能量与疼痛行为之间的相关性。图中显示了分别对大鼠的四肢施加激光刺激时，γ-ERS 能量与疼痛行为之间存在显著关系。彩色圆点代表不同主体的值，黑色线代表线性拟合结果（Peng et al.，2018）（见彩图 4-10）

三、总结

疼痛是多种疾病的症状，建立动物疼痛模型对研究疼痛以及相关疾病的病理或药理都具有重要的理论意义，也能够为相应的疼痛性疾患的诊断、治疗和研究提供帮助。本节介绍了一些经典的动物疼痛模型的建模及评估方法，并且具体结合激光痛模型，分析了电生理特征在认知神经科学研究中的应用，探讨了激光痛模型在认知神经科学研究中的价值，为相关的转化研究提供了理论指导和技术支持。需要注意的是，不同类型的疼痛模型，其中枢过程可能存在一定的差异，因此从不同模型得到的数据必须根据该模型的特点去分析和解释，并且依据具体的实验情况来进行相应的调整。

第三节 躯 体 疼 痛

躯体疼痛是躯体某一部位局部性的疼痛。由于躯体伤害性感受器分布广泛、有序，且数量众多，因而躯体疼痛往往具有定位清晰、疼痛性质明确的特点。常见的躯体疼痛包括撕裂伤、术后疼痛、腰背痛、颈肩痛、骨折、烧伤、烫伤等。伤害性躯体痛一般在躯体受到损伤和伤害的时候产生，如外伤、手术等。本节主要介绍伤害性躯体痛的生理及认知神经机制以及常见的临床评估和治疗方法。

一、生理及认知神经机制

当机体出现损伤之后，各类伤害性感受器被激活，产生了具体的、定位清晰的、性质明确的痛觉，随着伤口周围的炎性细胞因子的释放，个体会感受到伴随而来的急性炎症性疼痛。因此，在生理机制上，伤害性的躯体疼痛包括损伤引起的伤害性疼痛和炎症引起的急性炎症性疼痛。接下来，我们分别从伤害性感觉的产生与传导机制、炎症性疼痛机制以及认知神经机制几个方面进行介绍。

（一）伤害性感觉的产生与传导机制

本章的第一节已经详细介绍了痛觉传导的神经机制，即外周的伤害性感受器产生疼痛信号，经由脊髓背根神经节传入至丘脑及各个下游脑区。这一部分主要介绍疼痛信号是如何在外周的伤害性感受器中产生并传导出去的。

1. 感受器的分类和分布

躯体感觉是由不同的感受器产生的，这些感受器分布在皮肤和黏膜上，接受外界施加在机体组织上的各类刺激。在各类具体感觉中，潘申尼环层小体主要感受压觉，触觉小体和触盘感受触觉，克劳氏球状小体感受冷觉，鲁菲尼氏小体感受热觉，而痛觉在游离神经末梢产生（贾建平和陈生弟，2018）。各类伤害性感受的产生，是由于各类感受器中特定的蛋白结构检测到组织损伤并将其转换为电信号，进而上行传递直至中枢系统。这些感受器中伤害性感觉特异的蛋白种类繁多，下面将介绍四类有关伤害性躯体痛的蛋白。

（1）电压门控钠离子通道

电压门控离子通道（voltage-gated ion channel）主要有钠、钾、钙等离子通道，当跨膜电位发生变化时，电敏感器在电场力的作用下产生位移，响应膜电位的变化，造成闸门的开启或关闭，从而引起膜电位的变化。其中，抗河豚毒素（tetrodotoxine-resistant，TTX-R）亚组和河豚毒素敏感（tetrodotoxine-sensible，TTX-S）亚组的电压门控钠离子通道调节伤害性感受器的兴奋性和电生理特性，并与生理和病理环境中的伤害感受相关（Aurilio et al, 2008）。目前，已经发现了三种 TTX-R 亚组电压门控钠离子通道与疼痛有关，即 NaV1.7、NaV1.8 和 NaV1.9 离子通道。其中，NaV1.7 似乎与慢性疼痛机制有关，NaV1.8 参与不同的适应性和神经可塑性相关机制，NaV1.9 对机械刺激和炎症刺激的传入敏感性有着重要的调控作用（Pace et al.，2018）。

（2）三磷酸腺苷门控离子通道

三磷酸腺苷（adenosine triphosphate，ATP）门控离子通道，在与 ATP 结合时 P2X 通道打开，允许阳离子通过，是非选择性的配体门控离子通道。当机体受到伤害或神经损伤后释放大量 ATP，激活突触前膜 P2X 受体，引起大量钙离子内流，导致兴奋性突触后电流的产生。在 ATP 门控离子通道家族中，P2X3 目前被认为是机械痛的感受器，P2X3 受体表达上调可导致痛敏形成（杨艳和张玉秋，2014）；P2X4 和 P2X7 可能与炎症性疼痛有关（肖智和李尤艳，2015），而 P2X7 还与神经病理性疼痛和癌症痛有关（Hansen et al.，2011）。

（3）瞬时受体电位通道

瞬时受体电位（transient receptor potential，TRP）离子通道是膜受体的异质组，其对阳离子是非选择性渗透的。TRP 离子通道涉及热痛刺激、冷痛刺激以及机械性痛刺激（Klein et al.，2015）。迄今已检测到 28 种不同的通道，分为 7 个亚组：TRPC、TRPV、TRPM、TRPP、TRPN、TRPA 和 TRPML。在这些 TRP 离子通道中，TRPV1、TRPV2、TRPM3 与热痛感受相关，TRPM8 与冷痛感受相关，而 TRPA1 在热痛、冷痛以及机械性痛信号的产生中都有参与（Benham et al.，2003；Pace et al.，2018）。

（4）G 蛋白偶联受体

G 蛋白偶联受体（G-protein coupled receptors，GPCR）是在伤害性感受器表面上表达的最具代表性的受体家族。当组织损伤发生时，它们被激活，这些介质可以被受损组织、神经纤维释放，也可以被病变触发的炎症级联（inflammatory cascade）中招募的免疫细胞释放。活化的受体通过磷脂酶 C 促进二酰基甘油三酯和三磷酸肌醇中磷脂酰肌醇二磷酸的水解。在 GPCR 中，内源性大麻素受体，特别是大麻素受体 1（cannabinoid type-1，CB1）和大麻素受体 2（cannabinoid type-2，CB2）这两种受体是与疼痛关系密切的一类受体，并且参与许多与疼痛相关的生理功能，例如，痛敏、慢性炎症以及神经性疼痛（Hsieh et al.，2011；Khasabova et al.，2012）。

2. 伤害性感觉的传导通路

当机体受到伤害性刺激时，各类伤害性刺激特异的蛋白被激活，将各类刺激转化为神经冲动，神经冲动沿着初级感觉传入纤维至脊髓背角，初级感觉神经元会与二级感觉神经元或投射神经元进行突触传递，并投射到上行传导通路。随后，组织损伤所造成的急性炎症反应会释放炎症因子，一些特异的炎症因子也会通过激活化学刺激的感受器来进一步向中枢传递炎症痛的信息。

（二）炎症性疼痛机制

炎症反应可以发生于机体各部位的组织和器官，是具有血管系统的活体组织对各种致炎因子引起的损伤所发生的以防御反应为主的病理过程。炎症性疼痛（也称炎性痛）主要是由于局部急性炎症或是慢性炎症刺激神经引起的疼痛，是机体在清除机体炎性因子时所产生的反应。引起急性炎症局部疼痛的主要因素有两个：一是渗出物压迫神经末梢引起的疼痛，属于神经压迫疼痛，是压痛的一种；二是炎症介质的直接作用产生的疼痛。按照来源，炎性介质可以分为细胞源性介质和血浆源性介质。常见的细胞源性介质有组织胺、5-羟色胺、前列腺素、细胞因子（如干扰素、白介素、TNF-α、IL-1β、IL-6、TGF-β、IL-8、IL-10 等）以及溶酶体释放的介质等；常见的血浆源性介质有激肽系统类、补体系统类（如 C3a 和 C5a）。

在上述这些介质中，与疼痛相关的主要是缓激肽、前列腺素 E2（PGE2）、P 物质这三种炎性介质。缓激肽是由激肽原在机体遭受组织损伤、缺氧、炎症等病理刺激时，在激肽释放酶的作用下转化而成的。它能够调控疼痛相关的离子通道、敏化感觉神经元（Shin et al.，2002），从而导致疼痛产生。PGE2 是一种重要的细胞生长和调节因子，是前列腺素（PG）的一种。PGE2 可增强 P2X3 受体激动剂激发的内向电流，对 P2X3 受体的功能起急性上调作用；而且 PGE2 的水平升高，可作用于突触前后，易化突触传递，增强神经兴奋性，从而产生痛觉敏化（Sugita et al.，2016）。P 物质是广泛分布于细神经纤维内的一种神经肽。当神经接受刺激后，P 物质可在中枢端和外周端末梢释放。一方面，P 物质作为伤害性传入神经末梢释放的兴奋递质，在中枢端由脊髓背角释放，通过初级感觉神经纤维向上传递至脊髓中枢，参与脊髓水平的痛觉传导和调制；另一方面，外周受到伤害性刺激会释放更多的 P 物质，这些 P 物质作为神经源性介质，刺激肥大细胞释放组胺等炎症因子，刺激血小板释放 5-羟色胺，引起炎性细胞浸润，使得痛觉感受器的敏感性增强（Lisowska et al.，2016）。

此外，炎症反应的一个重要特征就是引起周围组织发生酸化，而酸化后的细胞外的 pH 甚至可以达到 5.4 左右。组织酸化可以直接引发持续性疼痛，并且与炎症过程中的痛觉过敏现象有关，而引起上述现象的重要原因之一就是由于裂解细胞释放的氢离子直接打开了一种去极化阳离子通道——酸敏感通道（Waldmann et al.，1997），从而增强酸敏感通道的电流强度，并且增加表达酸敏感通道的神经元的数量，最终导致感觉神经元的兴奋性增强，疼痛增加（Mamet et al.，2002）。

（三）认知神经机制

对于躯体痛来说，不同类型的躯体痛，其痛觉传导通路都是类似的，即伤害性感受器所产生的神经冲动以三级序列的形式传输，分别由外周神经到脊髓背角，再由脊髓背角到脑干和丘脑，最后由丘脑到大脑皮层。负责疼痛信息加工和处理的脑区有丘脑、初级躯体感觉皮层、次级躯体感觉皮层、脑岛、前扣带回等脑区（Peltz et al.，2011）。伤害性疼痛具体的传导及认知加工过程已经在前文的"上行通路与下行通路"部分做了详尽的介绍，故本节不再赘述，仅讨论不同类型的躯体疼痛在中枢处理过程中的差异。

前文分别介绍了在外周中不同的感受器及它们介导的疼痛类型，而不同类型的躯体痛则会激活不同位置、不同类型的感受器，如烧烫伤主要会激活热痛感受器，而撕裂伤则主要由机械痛感受器介导。总的来说，各类躯体痛发生的位置、伤害性刺激的性质不一样，所以有关各类躯体痛在中枢机制的差异主要在于伤害性刺激位置及性质的编码。

1. 伤害性刺激位置的编码

目前，关于疼痛的研究，普遍认为编码刺激位置的脑区主要是 S1 和 S2（S1 的具体结构如图 4-11 所示）。一些研究结果表明，不同身体部位的疼痛刺激会激活不同的 S1 区域，如来源于皮肤的疼痛刺激一般会激活 S1 的内侧（3b 区和 1 区），然而来源于深部组织（肌肉、骨骼）的疼痛刺激更多激活的是 S1 的顶部（3a 区）及底部（2 区）；来源于下肢的疼痛刺激激活的是 S1 的内侧，而来源于上肢的疼痛刺激一般激活的是 S1 的外侧（Metherate et al.，1988；Valentini et al.，2012；Vierck et al.，2013）。也有一些研究表明，S2 参与了刺激位置的编码。研究者采用脑磁图技术发现，当使用激光分别刺激被试的手背和手臂时，双侧 S2 的激活不一样（Raij et al.，2004）。

2. 伤害性刺激性质的编码

对于不同类型的躯体痛，诱发疼痛的伤害性刺激类型不一样，常见的刺激源主要有发炎、外伤或潜在的组织损伤等。由于刺激的时间模式、传入纤维活动、时空感知等多种特征的不同，不同性质的刺激会引发 S1 活动的不同改变（Casey et al.，1996）。所以，目前大部分的观点认为 S1 能对刺激的性质进行编码，如当患者的 S1 出现缺血性损伤时，其很难准确地辨认出伤害性刺激的性质，也不能准确地辨认疼痛刺激与非疼痛刺激（Ploner et al.，1999）。

此外，大量关于动物的研究普遍认为 S1 参与了对疼痛刺激性质的编码。通过 EEG 技术，研究者比较了大鼠在接受不同性质的伤害性刺激（机械性痛刺激、热痛刺激、电诱发痛刺激）时其 S1 的激活情况，发现不同性质的刺激呈现时，S1 表现为不同程度的激活（Murrell et al.，2007）。此外，通过细胞外记录方法，研究者将不同性质的伤害性刺激施加于松鼠猴的脚掌末端，发现不同性质的刺激（伤害性热刺激与伤害性机械刺激）会诱发 S1 不同的激活模式：S1 的 3a、3b 和 1 区这三个区域均参与对伤害性机械刺激的编码，而只有 3a 和 1 区参与对伤害性热刺激的编码（Chen et al.，2009）。这些研究结果都表明 S1 参与了对刺激性质的编码。

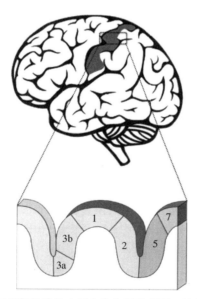

图 4-11　初级躯体感觉皮层中各分区示意图（见彩图 4-11）

二、病理机制及临床治疗

躯体疼痛在临床上有很多种形式，如撕裂伤、骨折、烧伤、烫伤、术后疼痛、颈肩痛、腰背痛等，各类躯体痛的病理机制和临床诊断、治疗方法也有所区别。接下来，将具体介绍五类常见的躯体痛的机制及其临床诊疗方法。

（一）骨折

疼痛是骨折患者最常见的临床症状，也是许多骨科疾病的首发症状，会严重影响患者的康复和生活质量。骨折的疼痛是多方面因素共同作用的结果：首先，疼痛会由创伤的刺激引起，受伤部位疼痛明显，这种疼痛一般情况下2~3天便可以缓解，一周可以恢复；第二，疼痛会随着炎症程度的加重而加重；第三，若有骨关节损伤，疼痛程度则与骨关节破坏程度有关，且表现为剧痛；第四，骨折后的急性缺血也会加剧疼痛甚至导致更严重的病变，如骨筋膜室综合征，即疼痛的症状为进行性加重（症状没有缓解，发展趋势比以前更严重），患肢皮温降低，不能主动活动，可伴有肢体苍白、脉搏减轻或消失以及感觉障碍等，如不及时处理，可能会导致缺血组织坏死、坏疽（唐凤元，2004；胡三莲等，2007）。

每名骨折患者的疼痛程度并不一样，损伤程度和疼痛强度之间并没有明显的线性关系。疼痛的评估对了解患者疼痛程度有重要意义。目前，常用的疼痛评估方法有3种：①口述疼痛程度分级（verbal rating scale，VRS）法，将疼痛分为4级：0级，无痛；Ⅰ级（轻度），有疼痛但可忍受，能正常生活，睡眠不受干扰；Ⅱ级（中度），疼痛明显且不能忍受，要求用止痛剂，睡眠受到影响；Ⅲ级（重度），疼痛剧烈，不能忍受，睡眠严重受到影响，可伴有自主神经紊乱或被动体位。②数字分级法（NRS），即用0~10的数字代表不同程度的疼痛，0为无痛，10为最剧烈的疼痛，让患者自己选出一个最能代表其疼痛程度的数字。VRS与NRS两种方法的相互关系为：0~4为轻度；5~6为中度；7~10为重度。③视觉类比评分法（VAS），即画一条横线，一端代表无痛，另一端代表最剧烈的疼痛，让患者在线段上画出感觉最能代表其疼痛程度的位置。

对于患者的疼痛，药物治疗是最直接、有效的控制手段。然而，由于美国的阿片危机，近年来，非药物镇痛越来越受到重视。在非药物镇痛方法中，对骨折早期患者给予冰袋冷敷，可使毛细血管收缩，减轻局部充血水肿和出血，同时通过抑制细胞活动使神经末梢的敏感性降低而减轻疼痛。急性期过后采用热敷、辐射灯照射，这些措施能降低痛觉神经的兴奋性，改善血液循环，减轻炎性水肿，解除神经末梢的压力，使肌肉韧带松弛，从而缓解疼痛（胡三莲等，2007）。

（二）术后疼痛

术后疼痛即手术后出现的疼痛，属于急性疼痛的一种，主要是手术本身造成的急性创伤（切口）和（或）内脏器官损伤及刺激和引流物的刺激引起的，一般高峰期是术后 24～48h。手术后疼痛与手术创伤的大小、侵袭内脏器官的强度及手术时间的长短有密切的关系，也与患者的精神状态有关。

术后疼痛的形成原因主要有以下几个方面：首先，在手术后，由于损伤，组织会释放致痛物质，如缓激肽、钾离子、5-羟色胺，并且其他物质，如化学元素介质（细胞分类素）、神经肽、神经生长因子、去甲肾上腺素等也会敏化痛觉感受器。其次，组织损伤可导致神经末梢的切断、压迫或牵拉、缝扎，会产生神经性疼痛。最后，炎性痛会使得手术部位疼痛敏化，即使是弱小的刺激也可以激活致敏的 Aδ 纤维和 C 纤维而诱发疼痛（Johansen et al.，2012）。此外，手术也有可能引起中枢痛觉过敏：损伤和持续性刺激可诱发脊髓背角和中枢性痛觉传导通路内的神经细胞发生过敏反应，结果使脊髓背角细胞的自发性冲动增加，向心性刺激反应增强，痛阈降低，以及组织损伤、神经刺激及炎症反应的传入，从而形成中枢神经的过敏。

术后疼痛常用的评估方法与骨折类似，常采用 VAS、VRS 以及 NRS 等主观评估方法，不过对于术后疼痛也可以采用客观评估方法：①无痛，能轻微改变体位，四肢移动平稳，能完全按要求深呼吸；②体动时疼痛，可在短时间改变体位，四肢移动平稳，勉强完成深呼吸；③安静时疼痛，在别人的帮助下可勉强移动，呼吸平稳，有时能完成深呼吸，能忍受；④主诉疼痛，改变体位时全身紧张，在指导下不能完成深呼吸；⑤不断呻吟，全身高度紧张，完全呼吸表浅，偶尔出现憋气，诉说疼痛，不能按指令做出反应。

手术后疼痛的治疗手段主要为应用全身麻醉性镇痛药和局部神经阻滞两类。全身麻醉性镇痛药以阿片类镇痛药为主，给药途径多样，如口服、椎管内给药、肌内注射、静脉注射等（Puntillo，1993）。随着患者自控镇痛（patient controlled analgesia，PCA）技术的应用，全身麻醉性镇痛药和局部神经阻滞均可采用 PCA 技术给药，让患者在感觉疼痛时，通过微量泵自行向体内注射既定剂量的药物，在遵循"按需镇痛"的原则下，使用最小剂量可以获得满意的镇痛效果（严广斌，2014）。

（三）颈肩痛、腰背痛

颈肩痛、腰背痛的成因很多，其急性疼痛一般是由损伤造成的，例如，脊柱骨折，韧带、肌肉、关节囊的撕裂，急性椎间盘突出以及急性带状疱疹等。在疼痛的性质和机理上，急性颈肩痛、腰背痛主要是由于组织损伤和炎症产生的疼痛。有研究指出，急性颈肩痛患者疼痛区的局部温度明显高于周围组织，可达 2℃以上，而慢性颈肩痛患者疼痛区的局部红外热像图表现不一，这说明急性颈肩痛的炎性症状比慢性的要强烈很多（罗芸等，2008）。急性损伤后，会产生软组织损害后遗、软组织慢性劳损等症状，使软组织产生活跃的或潜在的无菌性炎症的病理改变。

在疼痛评估方面，首先要对疼痛的具体位点进行筛查，一般采用患者自述和压痛点检查的方法，并配合血常规进行炎症情况的评估，也可以采用行为-录像的方法来辅助进行疼痛的评估（雷朝晖，2002）。此外，也可以配合一些量表来筛查心理性疼痛疾病，如国际疾病分类第 10 版（ICD-10）、《精神疾病诊断与统计手册》（*The Diagnostic and Statistical Manual of Mental Disorders*，DSM）（王全美，2005）。

在疼痛治疗和管理方面，除了常见的药物治疗（如利多卡因注射、中药外敷），有很多针对腰背痛和颈肩痛的非药物治疗方式，如针灸、电针、推拿、红外热疗等（何竟，2003）。由于颈肩痛和腰背痛患者的疼痛情况差异较大，需要根据具体的病例采用恰当的疼痛治疗和管理方法。

（四）烧烫伤

疼痛是烧烫伤患者的第一反应，而且在烧烫伤特别是烧伤治疗过程中，不断的手术、换药、植皮、功能锻炼等治疗都伴随着严重的疼痛。烧烫伤最开始发生的时候，热刺激会激活热痛感受器，紧接着由于皮肤及组织的烧伤，组织损伤和炎症会产生疼痛。在伤口治疗、恢复的过程中，由于炎症和组织损伤的疼痛会持续存在，所以有效的镇痛对提高烧烫伤患者的生存质量和促进其康复有着重要的作用（Abdi & Zhou，2002）。

烧烫伤疼痛的评估方法有：①麦吉尔（McGill）疼痛问卷，适用于相对稳定的疼痛；②VAS，适用于快速评估和日常评估；③对于语言能力有缺陷的人或者儿童，可以采用基于图片的疼痛评分和痛苦行为观察量表（observational scale of behavioral distress）（Landolt et al.，2002）。

在烧烫伤疼痛的治疗中，对于不同的病程和情况，要采取相对应的治疗方法。在伤烫伤，特别是烧伤初期（伤后48h，烧伤休克期），由于应激反应明显，体内有大量内啡肽的释放，疼痛症状反而不严重，此时镇痛的需求不是特别高（韩春茂，2003）。在随后的感染期和创面愈合期，烧烫伤本身的疼痛和换药产生的疼痛有可能会增加机体应激反应和引起伤后心理障碍，有必要加以控制，如采用 PCA（McDonald & Cooper，2001）。其他非药物方法较多，如烧伤换药时的浸浴疗法、催眠疗法、音乐疗法。烧烫伤治疗约一年即进入瘢痕增生期，此时患者多以痒痛为主，也有以疼痛为主的，甚至会影响睡眠和生活。此时的治疗一般以抗过敏和安眠为主（韩春茂，2003）。

（五）撕裂伤

皮肤撕裂伤（skin tears，ST）是由于剪切力、摩擦力或钝力引起皮肤层分离。皮肤撕裂伤可以是部分皮层缺损（表皮与真皮分离）或全层组织缺损（表皮与真皮均与深部组织分离）（Le Blanc & Baranoski，2011）。撕裂伤的疼痛是由于神经末梢被破坏以及伤口周围的炎症反应而产生的。皮肤撕裂伤审计研究（skin tear audit research，STAR）分级系统是依据表皮损伤的形态学将皮肤撕裂伤分成三大级别 2 个亚级：1a 级，伤口边缘可以复位到正常解剖位置（没有过度的伸展），皮肤或皮瓣颜色不苍白、暗淡或发黑；1b 级，伤口边缘可以复位到正常解剖位置（没有过度伸展），皮肤或皮瓣颜色苍白、暗淡或发黑；2a 级，伤口边缘不能复位到正常解剖位置，皮肤或皮瓣颜色不苍白、暗淡或发黑；2b 级，伤口边缘不能复位到正常解剖位置，皮肤或皮瓣颜色苍白、暗淡或发黑；3 级，皮瓣完全缺失（郭艳侠和蒋琪霞，2015）。皮肤撕裂伤属于急性伤口，常规的治疗目标是降低感染风险、促进伤口愈合和获得最佳的外观及功能效果（Sussman，2014）。评估伤口时应记录伤口局部状况（部位、面积、皮瓣状况、渗液以及疼痛）和 ST 分级（Le Blanc et al.，2014）。伤口评估后，需要对伤口的细菌、碎片及坏死组织进行清除，一般采用灭菌或无细胞毒性的溶液，如生理盐水或离子表面活性剂（McNichol et al.，2013）。

对于皮肤撕裂伤引起的疼痛，在评估疼痛时，常采用 VAS、NRS 等评估方法（Le Blanc & Baranoski，2014）。在皮肤撕裂伤的急性期可使用镇痛药物进行及时干预（McNichol et al，2013），之后可采用局部热敷等方式进行理疗，配合使用相应的消炎药物，并给予疼痛教育、心理护理等规范化疼痛管理和干预措施（Le Blanc & Baranoski，2011）。

三、总结

本节从伤害性疼痛的角度出发，介绍了躯体疼痛产生和传导的机制、炎性痛的机制以及认知神经机制。随后，针对不同种类的躯体疼痛（骨折、术后疼痛、颈肩痛、腰背痛、烧烫伤、撕裂伤），分别解释了各类躯体疼痛的疼痛病理机制，并且介绍了各类躯体疼痛的疼痛评估、疼痛管理以及治疗的方法，为常见的伤害性躯体疼痛的研究提供了指导。

第四节　内　脏　疼　痛

一、概述

内脏疼痛是指内脏器官或其他体腔内组织由于各种理化因素、心理因素刺激，或组织器官发生位移或痉挛，而引起的急慢性疼痛症状。内脏痛可以是由脏器或组织的器质性病变引起的疼痛，例如，心肌缺血引发的心绞痛，腹腔感染引起的腹痛等；也可以是没有器质性病变的功能性疾病，如肠易激综合征（irritable bowel syndrome，IBS）。内脏痛与躯体疼痛在疼痛性质和定位等方面均有较大的不同，主要原因在于内脏器官组织的神经支配不同，内脏器官组织的感觉纤维不仅通过脊髓向上投射，还通过迷走神经传递神经冲动，同时也受到交感神经的调节。内脏痛是临床上常见的疼痛类型，通常这些疼痛是内脏组织器官病变的预警信号，但是由于内脏痛具有定位模糊的特点，临床面对内脏痛患者时，应通过全面检查以确定引起疼痛的病因，以免延误治疗。

人们对内脏感觉的早期认识多来自解剖发现或外科实践，在早期的研究中对内脏感觉的机制有一些错误的认识，比如，早期研究认为内脏的感觉投射部分是由交感神经负责的，因此这部分也被称为传入交感神经（Langley & Orbeli，1911）。然而，外科医生通过手术中的一系列观察，认为内脏并不具备感觉功能，患者实际感受到的疼痛来自腹网膜，然而后续的研究很快推翻了这一理论（Hertz，1911），内脏本身确实能够使个体产生一些模糊的感觉，例如，结石患者出现的胆绞痛和肾绞痛显然与腹网膜受刺激无关。也有一些研究提出了不同的观点，如在胃溃疡患者身上观察到的对酒精和热盐水的感觉反应被认为是感觉过敏（Hertz et al.，1908）。但是，随着研究的进一步深入，人们对于内脏痛机制的了解逐渐增多，上述的一些错误观点也被逐步纠正，尤其是经过近几十年的发展，虽然人们对于内脏痛的机制并未完全研究清楚，但是对其解剖结构和功能有了较为基本的认识。

二、内脏的感觉传导

内脏感觉传入主要是通过迷走神经和脊神经向上投射。有相当多的内脏均具有自身固有的神经系统，针对这些固有神经系统研究最多的是肠神经系统，该系统由位于胃肠壁内的神经元细胞、相关的支持细胞以及神经递质和蛋白质构成，包含了从食管下段到肛门齿状线水平之间的大片神经丛，这些神经丛互相沟通，具有类似于中枢神经系统的独立的信息整合和处理能力，被称为"第二大脑"。内脏的感觉传导与躯体感觉系统有一定的区别，这种区别不仅体现在感受器的类型和分布上，同时感觉传入神经的投射亦有所不同。

（一）内脏的感受器的分类和分布

内脏感受器主要以游离神经末梢为主，其分布特点和形态特征较为多样。内脏感觉神经元激活控制肠道功能的反射通路，并产生重要的感觉，如饱腹感、腹胀感、恶心、不适、紧迫感和疼痛。感觉神经元通过迷走神经、胸腰椎神经和腰骶神经形成三条不同的向中枢神经系统投射的解剖通路。迷走神经和脊髓传入神经在近端胃肠道和直肠内的结构和功能更加特化，研究认为胃肠道壁有五种结构不同的感觉神经末梢（Brookes et al.，2013），分别是胃肠神经节的"神经节板状神经末梢"（intraganglionic laminar endings，IGLEs），位于上皮下层的黏膜末梢，位于黏膜肌层的"肌肉黏膜末梢"，位于平滑肌层内的"肌肉末梢"，以及位于血管上的"血管末梢"。

IGLEs 是一种低阈值机械性刺激感受器，该感受器通过离子通道的激活来感知周围组织的形变，主要作用是传导非伤害性刺激，负责感知肌紧张和平滑肌的自律运动，因此在功能上可能与疼痛无关，同时该感受器可被多种信号分子，如缩胆囊素、胰高血糖素样肽、胃泌酸调节素、胃泌素释放肽和载脂蛋白 IV-A 等激活，根据向上传导的神经纤维不同可分为主要分布在食管、胃、小肠和升结肠的迷走 IGLEs，以及由骶神经和骨盆神经向上传导的直肠 IGLEs。黏膜末梢可分为迷走黏膜末梢和脊神经黏膜末梢，其中迷走黏膜末梢对扩张和收缩刺激不敏感，但是对轻度的击打和压迫、渗透压和 pH 的改变以及化学刺激敏感，主要分布于小肠隐窝、小肠绒毛和上皮细胞层，而脊神经黏膜末梢可被轻微的机械刺激和 5-羟色胺激活。肌肉黏膜末梢主要可以感受轻微的针刺和牵张刺激，以及黏膜感受到的切割刺激。这些感觉受体有两个独立的换能位点，分别位于外肌层和黏膜固有层，它们能从上皮下神经丛的末端传导因扩张和黏膜变形引起的神经冲动，其具体作用不明，可能与进食后的感觉、排泄以及意识感觉有关。肌肉末梢由平行于肌外肌层肌束的分支纤维组成，主要分布在胃底和括约肌，在那里它们与肌肉间质 Cajal 细胞（interstitial cells of Cajal，ICC）相邻，ICC 是胃肠道平滑肌的自律运动的起搏位点。血管末梢主要围绕动脉形成周围丛，该感受器对缺血、缺氧、辣椒素和灌注率的变化敏感，可被多种疼痛相关神经递质激活，如降钙素基因相关肽和 P 物质，被认为是一种主要的痛觉感受器。

（二）内脏感觉神经的传导通路

内脏传入纤维主要是 Aδ 纤维和 C 纤维，这些纤维通过迷走神经和脊神经向上投射。迷走神经传导胸腔和腹腔各器官的感觉信号，其胞体位于节段神经节，中枢端投射到孤束核及位于脑干的多数核团，在孤束核换元后投射到丘脑腹后内侧核，丘脑发出的纤维继续向上投射到额叶和顶叶皮层；脊神经既传导来自胸腹器官的感觉信号，也传导来自盆底器官的感觉信号。内脏感觉的脊髓传导通路与躯体感觉传导通路的不同在于，内脏感觉神经在进入脊髓之前会先进行换元，形成椎前神经节或椎旁神经节，两者之间还可以通过突触进行联系，从而起到调节内脏功能的作用。来自皮肤和腹、盆腔脏器的神经纤维在外周会聚于不同的背根神经节，但最终这些神经纤维都会投射到同一个脊髓神经元上，在脊髓中，内脏传入纤维终于脊髓 Ⅰ 和 Ⅱ 层，并通过脊髓丘脑束和脊髓背内侧丘系向上传导（Gebhart & Bielefeldt，2016）。

在中枢神经系统，丘脑、脑岛和前扣带回皮层的背侧部分可能负责对内脏感觉信息进行加工，在动物实验中，用电刺激肠系膜或腹部迷走神经分支，可观察到次级感觉皮层、扣带回皮层和岛叶的激活（Chernigovskii & Musiashichikova，1966；Ito，1992）。内脏疼痛和躯体疼痛相比，两者对脑岛、前扣带回皮层和前额叶的激活存在相对细微的差异（Dunckley et al.，2005；Melzack，1999；Strigo et al.，2003；Verne et al.，2003）。研究发现，对同一被试分别在皮肤和内脏施加伤害性刺激，下腰部和左脚的皮肤刺激分别激活了双侧和右侧后顶叶皮层，而直肠刺激则未对其产生相应的激活。内脏痛对双侧前扣带回皮层产生了负激活，并对右侧前脑岛有较大程度的激活；躯体疼痛引起了左背外侧前额叶皮层的激活。丘脑作为感觉信号传导的整合中枢和中继站，在内脏痛的调控中也有重要作用。研究表明，其中丘脑后外侧区域与内脏感觉相关，该区域的大多数神经元只对高阈值刺激做出反应，并同时接受来自多个内脏和躯体结构的信号传入（Bruggemann et al.，1994）。杏仁核、扣带回皮层的部分区域和蓝斑与情绪唤醒的调节有关，而额叶和顶叶与认知评估相关（Labus et al.，2008），这些区域与其他身体区域在施加疼痛刺激时被激活的区域重叠。

三、内脏痛的机制

（一）内脏痛的神经生理学机制

内脏痛的一大特点是定位不清，当内脏发生病变或受到刺激时，会在一定的内脏体表投射范围内表现出疼痛反应，有时疼痛可能会出现在投射范围外的位置，这种现象被称为牵涉痛。一个典型的例子是深部膀胱疼痛常常被描述为来自肛周浅表区域 S2～S4 皮节的节段的疼痛，而心绞痛的患者除表现为心前区疼痛外，还会表现为后背左肩胛部位或胃脘部疼痛。引起这种现象的原因可能是躯体痛和内脏痛的传入神经有交叉，但对于其具体的机制仍有争论，这些争论主要在于传入神经交叉的位置。其中，二分轴突理论认为（Pierau et al.，1982），单个背根节神经元发出轴突时一分为二，两个轴突分支分别接受来自不同组织或器官的感觉传入。会聚投射学说认为，脊髓背角神经元在接受来自内脏的感觉冲动的同时，也接受来自皮肤或肌肉的感觉信号，两者在脊髓内会聚，使得更高级的中枢无法分辨两者的区别。但是，也有观点认为，牵涉痛机制的传导汇聚点位于丘脑，而不是在脊髓。除此之外，有关牵涉痛机制的理论还有会聚易化学说、内脏超敏感学说，但目前各学说虽然能部分解释牵涉痛产生的原因，但都存在缺陷，如会聚投射学说无法解释牵涉痛与体表疼痛刺激之间存在的延迟现象。

　　内脏痛的另一大特点是，内脏大都对切割刺激不敏感，而对牵拉和膨胀刺激敏感。在实验条件下，研究者发现通过扩张食道可诱发疼痛（Payne & Poulton，1927；Payne & Poulton，1928），当扩张体积较小时，表现为持续且具有烧灼样的疼痛，在较大的扩张体积下表现为握紧感。进一步的研究发现，相对于扩张体积，器官腔内压力对诱发疼痛更为重要。由于所有的空腔脏器都有一定程度的顺应性，甚至可能会主动适应容积的变化（如胃、肠和膀胱），当膨胀容积保持不变时，刺激强度无法保持恒定，相对的恒压刺激可以对空腔脏器造成足够的伤害性刺激，从而引发疼痛。

　　另外，内脏对化学性刺激也比较敏感。化学性刺激引起的内脏痛以心绞痛为例。缺血是引起心绞痛的根本原因，缺血引起的乳酸等代谢物蓄积可激活心脏的传入神经，并可能引起缺血性疼痛。从同一背根神经节中随机筛选心脏感觉神经元和非心脏感觉神经元进行研究发现，心脏感觉神经元的酸敏感离子通道（acid sensing ion channels，ASICs）比非心脏感觉神经元中更多（Benson et al.，1999；Benson & Sutherland，2001）。ASICs 主要与伤害性感受、机械性感受有关，H+是该受体目前唯一已知的激动剂。当心肌处于缺血状态时，心肌的代谢废物使周围的微环境酸化，疼痛发生可能与该受体的激活有关，这一研究结果可以印证缺血引起的酸中毒导致心绞痛的理论。同时，对其他内脏器官的研究发现，大多数内脏感觉神经元都表达不同数量的 ASICs 以及 H+敏感的 TRPV1，而这些受体的激活都与化学刺激引起的疼痛有关。TRPV1 在小鼠和大鼠结肠感觉神经元中有较高的表达（Christianson et al.，2006；Malin et al.，2009；Robinson et al.，2004），小鼠结肠中该受体是感知细胞外酸中毒的主要受体（Sugiura et al.，2007）。在结肠黏膜受刺激时，存在于结肠的肠嗜铬细胞会释放大量的 5-HT，可使小鼠结肠感觉神经元的 TRPV1 功能发生很大改变（Sugiuar et al.，2004）。针对功能性肠病患者的研究发现，肠黏膜的 5-HT 释放和再摄取发生了改变，这一改变可能调节了 TRPV1 的功能，提高了神经细胞对阈下的生理刺激的反应。上述的研究结果可以互相印证，揭示了 TRPV1 受体在内脏痛中的调节作用。这一理论也从一定程度上解释了胃食管反流疾病到膀胱疼痛综合征等疾病的疼痛机制（Akbar et al.，2008；Akbar et al.，2010；Bhat & Bielefeldt，2006；Chan et al.，2003；Matthews et al.，2004）。

（二）内脏痛的心理学机制

疼痛作为一种主观感受，其发生不仅与受到来自外界的伤害性感受相关，还与社会、心理、环境等诸多因素有关，因此目前的主流观点是从"生物–心理–社会"医学模式的角度来看待疼痛，即在结合传统的生物医学模式的同时，考虑心理及社会相关因素，从而全面了解疼痛发生的原因。在"生物–心理–社会"模式的观点下，学界针对内脏痛的发生提出了多种心理学机制：①心身性机制。当有严重的情绪紧张时，通过心理生理反应产生肌肉痉挛，局部血管收缩，内脏功能产生障碍并释放致痛物质；反过来，它们又会增加诱发心理生理性伤害冲动，疼痛则持续存在下去。②自发反应机制。患者在一次患病后有慢性疼痛行为形成，最初诱发的反应和疼痛行为可以被心理因素强化。③精神性机制。一些慢性内脏痛的患者将疼痛与最初的疾病折磨和生活质量下降联系在一起，诱发精神上的忧虑和恐惧，在以后的生活中，疼痛发作即产生精神障碍，而精神障碍会诱发"疼痛发作"，这种由精神因素所造成的内脏疼痛感觉和心身因素所致的内脏痛感觉同样真实，如疑病症的疼痛、抑郁症的疼痛、癔症的疼痛、焦虑症的疼痛、更年期综合征的疼痛等。

疼痛的本质是一种痛苦体验，疼痛的发生包含情感、记忆等多方面的变化，在"生物–心理–社会"医学模式下，内脏痛除了受生理及病理因素的重要影响外，也受心理、环境因素的影响，而且心理因素始终伴随着疼痛的全过程。

1. 环境因素

家庭功能、早年经历、应激生活事件以及受教育环境等环境因素都为内脏痛的发生提供了条件。有证据表明，家庭环境与功能性胃肠病（functional gastrointestinal disorders，FGID）的发生有关，该病多表现出家族聚居性，在患有腹痛、功能性肠病或炎性肠炎的家庭成员的家庭中 IBS 发病率会更高。早年的创伤事件同样会诱发 IBS，如在婴儿期经历严重的战乱会使 IBS 的患病风险增加。

这种早年经历对内脏痛的影响甚至在胎儿期就可以发生，挪威一项针对 12 700 对双胞胎的双生子研究（Bengtson et al.，2006）显示，当新生儿出生体重低于 1500g 时，未来 IBS 的患病风险会增加，同时发病时间也会更早。此外，儿童期发生的应激生活事件，如胃手术和围手术期鼻胃管插管，也会成为导致慢性腹痛的风险因素（Saps & Bonilla，2011）。有研究表明，过往的侵入性创伤记忆可能与被虐受害者应激介导的，投射至海马的去甲肾上腺素能神经元的改变有关，而海马参与了记忆的编码和检索过程（Bennett et al.，1998；Creed，1999；Ringel et al.，2008），这一结果在一定程度上解释了早年经历成为内脏痛风险因素的脑机制。总之，环境因素是慢性腹痛发生的重要原因之一。

2. 应激

关于应激在临床疼痛状态，特别是胃肠道功能紊乱（如 IBS）的病理生理、临床表现及治疗效果中的作用，已有文献记载（Sweis，2015）。某些应激性生活事件已被证明与一些胃肠道疾病的发生与恶化相关，例如，FGID、感染后 IBS 及炎症性肠道疾病。研究表明，应激可引起 IBS 患者的胃肠功能的改变，并导致内脏痛的发生。负性的早期生活事件，包括情感虐待、性虐待或身体虐待，已被证明是 IBS 发生的一个主要易感因素。童年期的创伤事件（如忽视、虐待、失去照顾者或处于危及生命的情景），尤其是对于遗传易感性的个体，被认为可引起中枢应对系统，包括下丘脑-垂体-肾上腺轴（hypothalamic-pituitary-adrenal axis，HPA axis）发生持续变化，从而容易导致内脏痛的发生，同时经常伴随焦虑、抑郁和情绪困扰的发生。此外，这还可能会引起糖皮质激素受体表达的表观遗传编程的发生，从而影响相关行为的适应性以及应激相关障碍的易感性。对于 IBS 成年患者而言，其患病经历、就医行为以及治疗效果与急性应激事件、慢性社会应激、焦虑障碍和适应不良的应对方式存在负相关。同时，与应激相关的社会心理因素，如躯体化、神经质和疑病症也是发生感染后 IBS 的重要影响因素。还有证据表明，创伤后应激障碍患者的胃肠道症状及 IBS 的患病率增高。毫无疑问，应激与心理因素对胃肠道疾病有着至关重要的作用。应激不仅可以通过激活 HPA 轴来影响慢性内脏痛的发生，还能受到菌群-肠-脑轴（microbiome-gut-brain axis，GBA axis）的影响，从而改变慢性内脏痛的发展过程。菌群-肠-脑轴功能紊乱会导致应激反应及行为的改变。此外，某些菌群与多种疼痛疾病相关，包括内脏痛、炎性疼痛、偏头痛及与自身免疫相关的风湿性关节炎（Felice et al.，2015；Larauche et al.，2012）。

3. 情绪

情绪和应激在内脏痛的发生机制中起到了很大的作用（Buhner et al.，2009；

Payne & Poulton，1928）。已有研究证明，身体和心理的应激源可以引起内脏感觉过敏现象的产生（Clauwaert et al.，2012；Lackner & Gurtman，2004；Lackner & Quigley，2005；Van Oudenhove et al.，2008），主要表现为对胃肠道充盈扩张、肠肌收缩等生理现象极为敏感，容易感到疼痛，即痛阈下降。慢性内脏痛患者也经常报告有性虐待或身体虐待史，并伴有焦虑和抑郁病史（Blanchard et al.，2004；Drossman et al.，1990；Hobbis et al.，2002；Lackner et al.，2004；Latthe et al.，2006）。这表明心理的应激状态在慢性内脏痛的发病中起到了重要作用，焦虑和抑郁作为与应激相关的精神疾病不仅共存，它们还和与疼痛相关的慢性疾病的症状严重程度密切相关（Bielefeldt et al.，2009；Parkman et al.，2011）。研究表明，高达94%的FGID患者符合精神病的诊断标准，如存在焦虑症、抑郁症或躯体化障碍（Whitehead et al.，2002）。此外，约一半的慢性内脏痛患者，如 IBS、纤维性肌痛、颞下颌关节紊乱症、慢性疲劳综合征和慢性盆腔疼痛患者，经常伴发这些精神病症状。

作为一种最常见的精神共病症，焦虑症在 FGID 患者中的发病率为30%～50%，而一项社区研究发现，存在 IBS 症状的被访者中有 16.5%合并广泛性焦虑症，而不存在 IBS 症状的受访者中只有 3.3%合并广泛性焦虑症，IBS 患者常会出现的焦虑症除广泛性焦虑症外，还包括惊恐障碍及创伤后应激障碍。

疼痛和抑郁之间的共病被称为抑郁-疼痛综合征。抑郁症患者的症状包括情绪和躯体的不适，情绪不适的主要症状是悲伤、感情的压迫、不快乐和缺乏动力，而躯体不适通常包括医学上无法解释的疼痛。研究表明，FGID 患者的抑郁症共病率为 30%，其中 IBS 患者及功能性消化不良（functional dyspepsia，FD）患者的抑郁症共病率分别为 31.4%和 35%，同时，慢性前列腺炎/慢性盆腔疼痛综合征（chronic prostatitis/ chronic pelvic pain syndrome，CP/CPPS）患者的抑郁症共病率为 78%，非心源性胸痛（noncardiac chest pain，NCCP）患者的抑郁症共病率为 7%。

根据 DSM-Ⅳ标准，躯体化障碍属于躯体形式障碍中的一种疾病，它可被定义为一种慢性精神疾病，其主要特征是个体可表现出涉及身体任何系统和器官的躯体不适症状，其中许多无法用医学来解释，经各种医学检查不能证实有任何器质性病变足以解释其躯体症状。躯体化障碍在 FD 中尤为常见，被认为是出现 FD 症状最重要的决定因素（Surdea-Blaga et al.，2012）。在实验环境中，通过恐惧的图像、音乐、认知或情绪应激来控制情绪，会在内脏刺激时改变主观感知的疼痛等级，从而使情感成为内脏感觉处理的一个重要调节因子（Coen et al.，2009；Phillips et al.，2003；Rosenberger et al.，2009）。

4. 认知

除以上因素外，疼痛灾难化、对疼痛的信念以及性别之间的认知差异都可以成为影响内脏痛发生的因素。灾难化一词的使用最早可追溯至 21 世纪初，由 Ellis 所提出，Beck 认为灾难化是一种认知的适应不良。研究表明，疼痛灾难化会给 IBS 患者带来更多的烦恼和痛苦。同时，疼痛灾难化可能是男性泌尿系统疾病引起慢性盆腔疼痛的临床表型分类中的一个关键组成因素。关于慢性前列腺炎/慢性盆腔疼痛综合征的研究表明，疼痛灾难化可导致慢性前列腺炎/慢性盆腔疼痛综合征患者出现更严重的残疾、抑郁症状以及疼痛（Riegel et al.，2014）。信念是指在个体或在文化背景方面所共同拥有的认知结构，可以被概括为或特指某种情景，塑造个体对环境的感知，并形成其体验的意义（Sweis，2015）。当一些人忽视某些症状（如腹痛或胸痛）时，另一部分人却会详尽地描述症状甚至夸大症状。疼痛信念是指个人对疼痛经历的感受或认识，并呈现出个体与疼痛之间的双向作用，即个体对疼痛的概念及疼痛对个体的意义，反映出个人对疼痛经验的评价（Jensen & Karoly，1991）。内脏痛在性别层面上表现出发病率的不同，在西方国家，关于慢性内脏疼痛综合征，女性的患病率明显高于男性（Agréus，1998；Drossman et al.，1993；Penston & Pounder，1996），这可能是由于女性的月经周期、痛经状况和妊娠与疼痛阈限之间有着独特的相互作用，而且这些女性特有的生理特征可能会影响其对疼痛刺激的判断。尽管如此，对女性为何容易发生腹痛的原因尚不清楚。

四、内脏痛的诊疗

治疗内脏痛时，在应用镇痛药物之前一定要先明确诊断，切忌在病因不明的情况下盲目应用镇痛药，因为内脏痛经常是内脏器官组织发生病变的预警信号，在未明确诊断的情况下应用镇痛药可能会掩盖真实病情，造成疾病好转的假象，轻则加重病情，重则可能会引发患者死亡。对于内脏痛的治疗，首先是要明确病因后对症治疗，如对心绞痛患者应用硝酸甘油扩张血管以缓解心肌缺血，对急腹症患者进行手术治疗等。当明确病因后，针对慢性内脏痛患者或急性的功能性内脏痛患者，可进行相应的镇痛治疗。针对内脏痛，临床常用的镇痛治疗包括药物疗法和非药物疗法。

（一）药物疗法

药物包括阿片类药物和非阿片类药物。阿片类药物对中重度疼痛有较好的疗效，例如，吗啡、哌替啶和羟考酮等，但是阿片类药物存在诸如成瘾、抑制呼吸以及引发便秘等副作用，加之吗啡等药物时常被与毒品并列，使得民众"谈阿片色变"，这些原因都限制了阿片类药物的使用。但是，针对重度疼痛，尤其是癌症晚期引发的疼痛，出于提高患者生存质量的考虑，应当适当使用阿片类药物。

非阿片类药物所包含的种类较多，如 5-HT 受体调节剂、非甾体类抗炎药、胃肠道解痉药以及抗抑郁药等。山莨菪碱属于胃肠道解痉药，其作用机制是拮抗外周胆碱能受体，舒张胃肠道平滑肌，临床上常用于缓解急性腹痛、胆绞痛和肾绞痛，常用的氢溴酸山莨菪碱是山莨菪碱的氢溴酸盐。非甾体类抗炎药多用于治疗轻中度疼痛，其作用机制是抑制环氧酶，从而减少前列腺素的产生，布洛芬是目前常用的非甾体类抗炎药之一，除可以缓解肌肉关节痛以外，也是治疗原发性痛经的一线用药。除此之外，临床常用的非阿片类镇痛药还有对乙酰氨基酚、加巴喷丁等。

中药在治疗疼痛疾病中具有独到的优势。中医常会根据不同的临床表现对内脏痛进行辨证论治，将内脏痛分为不同证型，分别给予不同的药物治疗，如针对饮食积滞引起的腹痛，常用保和丸、枳实导滞丸等；针对肝气郁结症，常用柴胡疏肝散；针对中脏虚寒，可用小建中汤温中补虚等，不一而足。

（二）非药物疗法

针对内脏痛还可应用非药物疗法进行治疗。非药物治疗方法多种多样，其中有些方法具有创伤性，而有些方法则是无创的，甚至患者无须医生的帮助，自己即可完成。最新版的原发性痛经诊疗指南中指出（Burnett et al.，2017），热敷是缓解原发性痛经疼痛的有效手段，同样被列入诊疗指南的非药物疗法还有穴位刺激，其中包含穴位按摩、穴位注射和针灸等。安慰剂疗法常被用于缓解肠易激综合征，但是其效果常取决于患者自身的状态，尤其是患者对治疗的期望值（Flik et al.，2017）。神经调控疗法属于有创的非药物治疗方法，包括神经阻滞、神经损毁、脊髓电刺激和深部脑刺激等。神经调控疗法多用于一般治疗效果不佳的顽固性疼痛，但是这些疗法都具有一定的创伤性，因此要警惕其带来的不可逆的副作用（Flik et al.，2017）。

非药物疗法还包括诸多心理疗法。目前，越来越多的研究已证实，心理治疗能够促进内脏痛患者的预后，尤其适用于伴有中重度疼痛症状的患者、常规药物疗效欠佳者，或者由心因类因素（应激、情绪等）导致疼痛症状被夸大者（Field et al.，2002；Palsson & Whitehead，2013）。心理治疗能够通过提升患者的自我效能感来控制疼痛。此外，个体化的心理治疗可能会与疼痛的药物治疗产生协同增强作用，从而有效镇痛，促进临床康复。放松疗法作为大多数疼痛心理疗法的基本组成步骤，可有效减少交感神经系统和运动神经系统的活动（Hoffman et al.，1982）。目前，已有多项独立的随机临床对照实验证明，催眠疗法是一种针对肠易激综合征的有效的心理治疗方法，具有缓解症状、提高生活质量的作用（Rutten et al.，2017）。有研究者在一篇系统综述中指出，催眠疗法可持久地改善患者症状，显著影响结直肠敏感性及运动性功能，并缓解由长期的肠道症状引发的心理压力（如焦虑、抑郁、非适应性的认知等）（Hefner et al.，2009）。当内脏痛患者出现严重的心理障碍时，可以考虑进行心理咨询。在进行心理咨询时，应当在综合评估患者的生理和心理状态之后，选用恰当的心理咨询方法。目前，针对疼痛患者的心理咨询有多种不同的治疗取向，循证医学证据比较充足的疗效研究集中于心理动力学取向和认知-行为取向的治疗方法。心理动力学取向的咨询强调个体的发展、内在心理冲突、人际关系以及对慢性疾病适应能力的差异性，并寻找导致心理问题发生的潜意识冲突，消除潜意识的冲突是治疗的关键。认知行为疗法被广泛用于控制慢性疼痛症状，尤其是在肠易激综合征、慢性盆腔疼痛综合征、非心源性胸痛的治疗中疗效显著。该疗法综合了特殊技能训练（如放松、疼痛应对技能）和认知治疗（重组负性认知，如灾难化），进而缓解疼痛、疼痛导致的残障以及应激，同时提升患者的自我效能感。

五、总结

本节介绍了内脏疼痛感受器的分类及内脏疼痛产生和传导的机制。区别于躯体疼痛，由于内脏器官组织的神经支配和传导通路不同，内脏疼痛的疼痛性质和空间定位等方面均有不同的表现。针对这些差异，本节介绍了内脏痛的神经生理学机制和心理学机制，能帮助我们更好地理解内脏疼痛及其重要性。由于内脏痛经常是内脏器官组织发生病变的预警信号，在未明确诊断的情况下实施镇痛可能会掩盖真实病情。对于内脏痛的治疗，首先要明确病因，并在此基础上选择对症的药物治疗或非药物治疗。

参 考 文 献

蔡敏敏，郭晓丽，唐丹丹，胡理.（2015）. 激光诱发疼痛的神经电生理特征及其应用. *科学通报*，*60*（13），1150-1159.

陈奇.（2006）. *中药药理研究方法学*. 北京：人民卫生出版社.

范世成.（2017）. 机械痛觉测定在Ⅲ型前列腺炎动物模型中运用的进展. *国际泌尿系统杂志*，*37*（1），126-129.

郭艳侠，蒋琪霞.（2015）. 皮肤撕裂伤预防和护理研究进展. *中国实用护理杂志*，*31*（30），2338-2340.

韩春茂.（2003）. 烧伤疼痛及其治疗. *中国疼痛医学杂志*，*9*（3），171-172.

何竟.（2003）. 针刺治疗腰背痛的临床研究现状和思考. *华西医学*，*18*（3），301-302.

胡三莲，许燕玲，许鑫.（2007）. 骨折后疼痛的护理研究进展. *解放军护理杂志*，*24*（9），24-26.

贾建平，陈生弟. (2018). *神经病学（第 8 版）*. 北京：人民卫生出版社.

雷朝晖. (2002). 慢性疼痛行为评估. *神经损伤与功能重建, 22*（3），144-144.

蔺兴遥，邱德文，许建阳. (2007). 疼痛实验动物模型的探讨. *中国实用医药, 2*（34），146-149.

罗芸，薛毅珑，高宇红，崔忻，潘静坤. (2008). 急、慢性颈肩痛患者的远红外热像特征分析. *中国激光医学杂志, 17*（6），431-433.

唐凤元. (2004). 骨科病人疼痛原因分析及其护理对策. *护理学杂志, 19*（10），33-34.

王全美. (2005). 颈肩部疼痛常见病的诊断. *中国疼痛医学杂志, 11*（5），305-308.

沃格尔. (2001). *药理学实验指南——新药发现和药理学评价*. 杜冠华等译. 北京：科学出版社.

肖智，李尤艳. (2015). P2X7 受体在疼痛调制中作用. *中国疼痛医学杂志, 21*（8），610-613.

严广斌. (2014). 病人自控镇痛. *中华关节外科杂志（电子版）*，（2），272.

杨艳，张玉秋. (2014). P2X7 受体在病理性疼痛中的研究进展. *中国细胞生物学学报*，（5），561-569.

张玉玲，佟继铭. (2009). 疼痛实验动物模型研究概况. *承德医学院学报, 26*（2），195-198.

Aaron, L. A., Burke, M. M., & Buchwald, D. (2000). Overlapping conditions among patients with chronic fatigue syndrome, fibromyalgia, and temporomandibular disorder. *Archives of Internal Medicine, 160*（2），221-227.

Abdi, S., & Zhou, Y. L. (2002). Management of pain after burn injury. *Current Opinion in Anaesthesiology, 15*（5），563-567.

Agréus, L. (1998). The epidemiology of functional gastrointestinal disorders. *The European Journal of Surgery, 164*, 60-66.

Akbar, A., Yiangou, Y., Facer, P., Brydon, W. G., Walters, J. R. F., et al. (2010). Expression of the TRPV1 receptor differs in quiescent inflammatory bowel disease with or without abdominal pain. *Gut, 59*（6），767-774.

Akbar, A, Yiangou, Y., Facer, P., Walters, J. R. F., Anand, P., & Ghosh, S. (2008). Increased capsaicin receptor TRPV1-expressing sensory fibres in irritable bowel syndrome and their correlation with abdominal pain. *Gut, 57*（7），923-929.

Aurilio, C., Pota, V., Pace, M. C., Passavanti, M. B., & Barbarisi, M. (2008). Ionic channels and neuropathic pain: Phisiopatology and applications. *Journal of Cellular Physiology, 215*（1），8-14.

Basbaum, A. I., & Fields, H. L. (1979). The origin of descending pathways in the dorsolateral funiculus of the spinal cord of the cat and rat: Further studies on the anatomy of pain modulation. *The Journal of Comparative Neurology, 187*（3），513-531.

Bengtson, M.B., Rønning, T., Vatn, M. H., & Harris, J. R. (2006). Irritable bowel syndrome in twins: Genes and environment. *Gut, 55*（12），1754-1759.

Benham, C. D., Gunthorpe, M. J., & Davis, J. B. (2003). TRPV channels as temperature sensors. *Cell Calcium, 33*（5-6），479-487.

Bennett, E. J., Piesse, C., Palmer, K., Badcock, C.A., Tennant, C. C., & Kellow, J. E. (1998). Functional gastrointestinal disorders: Psychological, social, and somatic features. *Gut, 42*（3），414-420.

Benson，C. J.，Eckert，S. P.，& McCleskey，E. W.（1999）. Acid-evoked currents in cardiac sensory neurons：A possible mediator of myocardial ischemic sensation. *Circulation Research*，*84*（8），921-928.

Benson，C. J.，& Sutherland，S. P.（2001）. Toward an understanding of the molecules that sense myocardial ischemia. *Annals of the New York Academy of Sciences*，*940*（1），96-109.

Bernard，J. F.，Bester，H.，& Besson，J. M.（1995）. Chapter 14 Involvement of the spino-parabrachio-amygdaloid and-hypothalamic pathways in the autonomic and affective emotional aspects of pain. *Progress in Brain Research*，*107*，243-255.

Bhat，Y. M.，& Bielefeldt，K.（2006）. Capsaicin receptor（TRPV1）and non-erosive reflux disease. *European Journal of Gastroenterology & Hepatology*，*18*（3），263-270.

Bielefeldt，K.，Raza，N.，& Zickmund，S. L.（2009）. Different faces of gastroparesis. *World Journal of Gastroenterology*，*15*（48），6052-6060.

Blanchard，E. B.，Keefer，L.，Lackner，J. M.，Galovski，T. E.，Krasner，S.，& Sykes，M. A.（2004）. The role of childhood abuse in Axis I and Axis II psychiatric disorders and medical disorders of unknown origin among irritable bowel syndrome patients. *Journal of Psychosomatic Research*，*56*（4），431-436.

Blood，A. J.，Zatorre，R. J.，Bermudez，P.，& Evans，A. C.（1999）. Emotional responses to pleasant and unpleasant music correlate with activity in paralimbic brain regions. *Nature Neuroscience*，*2*（4），382-387.

Bromm，B.，& Treede，R. D.（1984）. Nerve fibre discharges，cerebral potentials and sensations induced by CO_2 laser stimulation. *Human Neurobiology*，*3*（1），33-40.

Brookes，S. J. H.，Spencer，N. J.，Costa，M.，& Zagorodnyuk，V. P.（2013）. Extrinsic primary afferent signalling in the gut. *Nature Reviews Gastroenterology & Hepatology*，*10*（5），286-296.

Bruggemann，J.，Shi，T.，& Apkarian，A. V.（1994）. Squirrel monkey lateral thalamus. II. Viscerosomatic convergent representation of urinary bladder，colon，and esophagus. *The Journal of Neuroscience：The Official Journal of the Society for Neuroscience*，*14*（11 Pt 2），6796-6814.

Buhner，S.，Li，Q.，Vignali，S.，Barbara，G.，De Giorgio，R.，Stanghellini，V.，et al.（2009）. Activation of human enteric neurons by supernatants of colonic biopsy specimens from patients with irritable bowel syndrome. *Gastroenterology*，*137*（4），1425-1434.

Burn，C. C.（2008）. What is it like to be a rat? Rat sensory perception and its implications for experimental design and rat welfare. *Applied Animal Behaviour Science*，*112*（1-2），1-32.

Burnett，M.，Author，P.，Lemyre，M.，& Author，P.（2017）. No. 345-Primary dysmenorrhea consensus guideline. *Journal of Obstetrics and Gynaecology Canada*，*39*（7），585-595.

Carlton，S. M.，Lekan，H. A.，Kim，S. H.，& Chung，J. M.（1994）. Behavioral manifestations of an experimental model for peripheral neuropathy produced by spinal nerve ligation in the primate. *Pain*，*56*（2），155-166.

Carmon，A.，Mor，J.，& Goldberg，J.（1976）. Evoked cerebral responses to noxious thermal stimuli in humans. *Experimental Brain Research*，*25*（1），103-107.

Caselli，R. J.（1993）. Ventrolateral and dorsomedial somatosensory association cortex damage produces distinct somesthetic syndromes in humans. *Neurology*, *43*（4），762-771.

Casey, K. L., Minoshima, S., Berger, K. L., Koeppe, R. A., Morrow, T. J., & Frey, K. A. （1994）. Positron emission tomographic analysis of cerebral structures activated specifically by repetitive noxious heat stimuli. *Journal of Neurophysiology*, *71*（2），802-807.

Casey, K. L., Minoshima, S., Morrow, T. J., & Koeppe, R. A. （1996）. Comparison of human cerebral activation pattern during cutaneous warmth, heat pain, and deep cold pain. *Journal of Neurophysiology*, *76*（1），571-581.

Chan, C. L. H., Facer, P., Davis, J. B., Smith, G. D., Egerton, J., Bountra, C., et al. （2003）. Sensory fibres expressing capsaicin receptor TRPV1 in patients with rectal hypersensitivity and faecal urgency. *The Lancet*, *361*（9355），385-391.

Chaplan, S. R., Bach, F. W., Pogrel, J. W., Chung, J. M., & Yaksh, T. L. （1994）. Quantitative assessment of tactile allodynia in the rat paw. *The Journal of Neuroscience Methods*, *53*（1），55.

Chen, J., Luo, C., Li, H. L., & Chen, H. S. （1999）. Primary hyperalgesia to mechanical and heat stimuli following subcutaneous bee venom injection into the plantar surface of hindpaw in the conscious rat: A comparative study with the formalin test. *Pain*, *83*（1），67-76.

Chen, L. M., Friedman, R. M., & Roe, A. W. （2009）. Area-specific representation of mechanical nociceptive stimuli within SI cortex of squirrel monkeys. *Pain*, *141*（3），258-268.

Chen, Y. N., Li, K. C., Li, Z., Shang, G. W., Liu, D. N., & Lu, Z. M., et al. （2006）. Effects of bee venom peptidergic components on rat pain-related behaviors and inflammation. *Neuroscience*, *138*（2），631-640.

Chernigovskii, V. N., & Musiashichikova, S. S. （1966）. Representation of afferent visceral systems in cerebral cortex in the cat. *Journal of Neurophysiology*, *29*（4），565-582.

Christianson, J. A., Traub, R. J., & Davis, B. M. （2006）. Differences in spinal distribution and neurochemical phenotype of colonic afferents in mouse and rat. *The Journal of Comparative Neurology*, *494*（2），246-259.

Chung, K., Lee, B. H., Yoon, Y. W., & Chung, J. M. （1996）. Sympathetic sprouting in the dorsal root Ganglia of the injured peripheral nerve in a rat neuropathic pain model. *The Journal of Comparative Neurology*, *376*（2），241-252.

Clauwaert, N., Jones, M. P., Holvoet, L., Vandenberghe, J., Vos, R., Tack, J., & Van Oudenhove, L. （2012）. Associations between gastric sensorimotor function, depression, somatization, and symptom-based subgroups in functional gastroduodenal disorders: Are all symptoms equal? *Neurogastroenterology and Motility: The Official Journal of the European Gastrointestinal Motility Society*, *24*（12），1088-e565.

Clavelou, P., Dallel, R., Orliaguet, T., Woda, A., & Raboisson, P. （1995）. The orofacial formalin test in rats: Effects of different formalin concentrations. *Pain*, *62*（3），295-301.

Coen, S. J., Yaguez, L., Aziz, Q., Mitterschiffthaler, M. T., Brammer, M., Williams, S. C. R., et al. （2009）. Negative mood affects brain processing of visceral sensation. *Gastroenterology*, *137*（1），253-261.

Coghill, R. C., Sang, C. N., Maisog, J. M., & Iadarola, M. J. （1999）. Pain intensity processing within the human brain: A bilateral, distributed mechanism. *Journal of Neurophysiology*, *82* (4), 1934-1943.

Coghill, R., Talbot, J., Evans, A., Meyer, E., Gjedde, A., Bushnell, M., et al. (1994). Distributed processing of pain and vibration by the human brain. *The Journal of Neuroscience: The Official Journal of the Society for Neuroscience*, *14* (7), 4095-4108.

Craig, A. D., Reiman, E. M., Evans, A., & Bushnell, M. C. (1996). Functional imaging of an illusion of pain. *Nature*, *384* (6606), 258-260.

Creed, F. (1999). The relationship between psychosocial parameters and outcome in irritable bowel syndrome. *The American Journal of Medicine*, *107* (5A), 74-80.

Downar, J., Crawley, A. P., Mikulis, D. J., & Davis, K. D. (2000). A multimodal cortical network for the detection of changes in the sensory environment. *Nature Neuroscience*, *3* (3), 277-283.

Drossman, D. A., Leserman, J., Nachman, G., Li, Z. M., Gluck, H., Toomey, T. C., et al. (1990). Sexual and physical abuse in women with functional or organic gastrointestinal disorders. *Annals of Internal Medicine*, *113* (11), 828-833.

Drossman, D. A., Li, Z., Andruzzi, E., Temple, R. D., Talley, N. J., Thompson, W. G., et al. (1993). U.S. householder survey of functional gastrointestinal disorders. Prevalence, sociodemography, and health impact. *Digestive Diseases and Sciences*, *38* (9), 1569-1580.

Dunckley, P., Wise, R. G., Aziz, Q., Painter, D., Brooks, J., Tracey, I., et al. (2005). Cortical processing of visceral and somatic stimulation : Differentiating pain intensity from unpleasantness. *Neuroscience*, *133* (2), 533-542.

Fan, R. J., Kung, J. C., Olausson, B. A., & Shyu, B. C. (2009). Nocifensive behaviors components evoked by brief laser pulses are mediated by C fibers. *Physiology & Behavior*, *98* (1-2), 108-117.

Felice, V. D., Moloney, R. D., Cryan, J. F., Dinan, T. G., & O'Mahony, S. M. (2015). Visceral pain and psychiatric disorders. *Modern Trends in Pharmacopsychiatry*, *30*, 103-119.

Field, T., Diego, M., Cullen, C., Hernandez-Reif, M., Sunshine, W., & Douglas, S. (2002). Fibromyalgia pain and substance P decrease and sleep improves after massage therapy. *Journal of Clinical Rheumatology*, *8* (2), 72-76.

Flik, C. E., Bakker, L., Laan, W., Van Rood, Y. R., Smout, A. J. P. M., & De Wit, N. J. (2017). Systematic review: The placebo effect of psychological interventions in the treatment of irritable bowel syndrome. *World Journal of Gastroenterology*, *23* (12), 2223-2233.

Fredrikson, M., Wik, G., Fischer, H., & Andersson, J. (1995). Affective and attentive neural networks in humans: A PET study of Pavlovian conditioning. *Neuroreport*, *7* (1), 97.

Friedman, D. P., Murray, E. A., O'Neill, J. B., & Mishkin, M. (1986). Cortical connections of the somatosensory fields of the lateral sulcus of macaques: Evidence for a corticolimbic pathway for touch. *The Journal of Comparative Neurology*, *252* (3), 323-347.

Frot, M., & Mauguière, F. (1999). Timing and spatial distribution of somatosensory responses recorded in the upper bank of the sylvian fissure (SII area) in humans. *Cerebral Cortex*, *9* (8), 854-863.

Gebhart, G. F., & Bielefeldt, K. (2016). Physiology of visceral pain. *Comprehensive Physiology*, *6* (4), 1609-1633.

George, M. S., Ketter, T. A., Parekh, P. I., Rosinsky, N., Ring, H., Casey, B. J., et al. (1994). Regional brain activity when selecting a response despite interference: An H$_2$^{15}O PET study of the stroop and an emotional Stroop. *Human Brain Mapping*, *1* (3), 194-209.

Greenspan, J. D., Lee, R. R., & Lenz, F. A. (1999). Pain sensitivity alterations as a function of lesion location in the parasylvian cortex. *Pain*, *81* (3), 273-282.

Gross, J., Schnitzler, A., Timmermann, L., & Ploner, M. (2007). Gamma oscillations in human primary somatosensory cortex reflect pain perception. *PLoS Biology*, *5* (5), e133.

Hansen, R. R., Nielsen, C. K., Nasser, A., Thomsen, S. I. M., Eghorn, L. F., Pham, Y., et al. (2011). P2X7 receptor-deficient mice are susceptible to bone cancer pain. *Pain*, *152* (8), 1766-1776.

Hauck, M., Lorenz, J., & Engel, A. K. (2007). Attention to painful stimulation enhances γ-band activity and synchronization in human sensorimotor cortex. *The Journal of Neuroscience*, *27* (35), 9270-9277.

Hayes, D. J., & Northoff, G. (2012). Common brain activations for painful and non-painful aversive stimuli. *BMC Neuroscience*, *13* (1), 60.

Hefner, J., Rilk, A., Herbert, B., Zipfel, S., Enck, P., & Martens, U. (2009). Hypnotherapeutische interventionen beim Reizdarmsyndrom-eine systematische Übersicht. *Zeitschrift für Gastroenterologie*, *47* (11), 1153-1159.

Hertz, A. F. (1911). An address on dilated stomach: Delivered before the worthing branch of the british medical association. *British Medical Journal*, *1* (2618), 477-482.

Hertz, A. F., Cook, F., & Schlesinger, E. G. (1908). The sensibility of the stomach and intestines in man. *The Journal of Physiology*, *37* (5-6), 481-490.

Hobbis, I. C. A., Turpin, G., & Read, N. W. (2002). A re-examination of the relationship between abuse experience and functional bowel disorders. *Scandinavian Journal of Gastroenterology*, *37* (4), 423-430.

Hoffman, J. W., Benson, H., Arns, P., Stainbrook, G. L., Landsberg, G. L., Young, J. B., et al. (1982). Reduced sympathetic nervous system responsivity associated with the relaxation response. *Science*, *215* (4529), 190-192.

Holmes, D. (2016). The pain drain. *Nature*, *535* (7611), S2-S2.

Hsieh, G. C., Pai, M., Chandran, P., Hooker, B. A., Zhu, C. Z., Salyers, A. K., et al. (2011). Central and peripheral sites of action for CB$_2$ receptor mediated analgesic activity in chronic inflammatory and neuropathic pain models in rats. *British Journal of Pharmacology*, *162* (2), 428-440.

Hu, L., Cai, M. M., Xiao, P., Luo, F., & Iannetti, G. (2014). Human brain responses to concomitant stimulation of Aδ and C nociceptors. *The Journal of Neuroscience*, *34* (34), 11439-11451.

Hu, L., & Iannetti, G. D. (2019). Neural indicators of perceptual variability of pain across species. *Proceedings of the National Academy of Sciences*, *116* (5), 1782-1791.

Hu，L.，Mouraux，A.，Hu，Y.，& Iannetti，G. D.（2010）. A novel approach for enhancing the signal-to-noise ratio and detecting automatically event-related potentials（ERPs）in single trials. *NeuroImage*，*50*（1），99-111.

Hu，L.，Peng，W. W.，Valentini，E.，Zhang，Z. G.，& Hu，Y.（2013）. Functional features of nociceptive-induced suppression of alpha band electroencephalographic oscillations. *The Journal of Pain*，*14*（1），89-99.

Hu，L.，Valentini，E.，Zhang，Z.，Liang，M.，& Iannetti，G. D.（2014a）. The primary somatosensory cortex contributes to the latest part of the cortical response elicited by nociceptive somatosensory stimuli in humans. *NeuroImage*，*84*，383-393.

Hu，L.，Xiao，P.，Zhang，Z.，Mouraux，A.，& Iannetti，G. D.（2014b）. Single-trial time-frequency analysis of electrocortical signals：Baseline correction and beyond. *NeuroImage*，*84*，876-887.

Hu，L.，Xia，X. L.，Peng，W. W.，Su，W. X.，Luo，F.，Yuan，H.，et al.（2015a）. Was it a pain or a sound? Across-species variability in sensory sensitivity. *Pain*，*156*（12），2449-2457.

Hu，L.，Zhang，L.，Chen，R.，Yu，H.，Li，H.，& Mouraux，A.（2015b）. The primary somatosensory cortex and the insula contribute differently to the processing of transient and sustained nociceptive and non-nociceptive somatosensory inputs. *Human Brain Mapping*，*36*（11），4346-4360.

Iadarola，M.，Berman，K.，Zeffiro，T. A.，Byas-Smith，M.，Gracely，R.，Max，M.，& Bennett，G.（1998）. Neural activation during acute capsaicin-evoked pain and allodynia assessed with PET. *Brain：A Journal of Neurology*，*121*（Pt 5）（5），931.

Iannetti，G. D.，& Mouraux，A.（2010）. From the neuromatrix to the pain matrix（and back）. *Experimental Brain Research*，*205*（1），1-12.

Iannetti，G. D.，Truini，A.，Romaniello，A.，Galeotti，F.，Rizzo，C.，Manfredi，M.，et al.（2003）. Evidence of a specific spinal pathway for the sense of warmth in humans. *Journal of Neurophysiology*，*89*（1），562-570.

Iannetti，G. D.，Zambreanu，L.，& Tracey，I.（2006）. Similar nociceptive afferents mediate psychophysical and electrophysiological responses to heat stimulation of glabrous and hairy skin in humans. *The Journal of Physiology*，*577*（Pt 1），235-248.

Iannetti，G. D.，Zambreanu，L.，Cruccu，G.，& Tracey，I.（2005）. Operculoinsular cortex encodes pain intensity at the earliest stages of cortical processing as indicated by amplitude of laser-evoked potentials in humans. *Neuroscience*，*131*（1），199-208.

Ito，S.（1992）. Multiple projection of vagal non-myelinated afferents to the anterior insular cortex in rats. *Neuroscience Letters*，*148*（1-2），151-154.

Iyer，S. M.，Montgomery，K. L.，Towne，C.，Lee，S. Y.，Ramakrishnan，C.，Deisseroth，K.，et al.（2014）. Virally mediated optogenetic excitation and inhibition of pain in freely moving non-transgenic mice. *Nature Biotechnology*，*32*（3），274-278.

Jaggi，A. S.，Jain，V.，& Singh，N.（2011）. Animal models of neuropathic pain. *Fundamental Clinical Pharmacology*，*25*（1），1-28.

Jensen，M. P.，& Karoly，P.（1991）. Control beliefs，coping efforts，and adjustment to chronic pain.

Journal of Consulting and Clinical Psychology，59（3），431-438.

Jin，Q. Q.，Wu，G. Q.，Peng，W. W.，Xia，X. L.，Hu，L.，et al.（2018）. Somatotopic representation of second pain in the primary somatosensory cortex of humans and rodents. *The Journal of Neuroscience*，38（24），5538-5550.

Johansen，A.，Romundstad，L.，Nielsen，C. S.，Schirmer，H.，& Stubhaug，A.（2012）. Persistent postsurgical pain in a general population：Prevalence and predictors in the Tromsø study. *Pain*，153（7），1390-1396.

Johansen，J. P.，Fields，H. L.，& Manning，B. H.（2001）. The affective component of pain in rodents：Direct evidence for a contribution of the anterior cingulate cortex. *Proceedings of the National Academy of Sciences of the United States of America*，98（14），8077-8082.

Jones，A. K.，Brown，W. D.，Friston，K. J.，Qi，L. Y.，& Frackowiak，R. S.（1991）. Cortical and subcortical localization of response to pain in man using positron emission tomography. *Proceedings Biological Sciences*，244（1309），39-44.

Khasabova，I. A.，Khasabov，S.，Paz，J.，Harding-Rose，C.，Simone，D. A.，& Seybold，V. S.（2012）. Cannabinoid type-1 receptor reduces pain and neurotoxicity produced by chemotherapy. *The Journal of Neuroscience*，32（20），7091-7101.

Klein，A. H.，Trannyguen，M.，Joe，C. L.，Iodi，C. M.，& Carstens，E.（2015）. Thermosensitive transient receptor potential（TRP）channel agonists and their role in mechanical，thermal and nociceptive sensations as assessed using animal models. *Chemosensory Perception*，8（2），96-108.

Kulkarni，P.，Kenkel，W.，Finklestein，S. P.，Barchet，T. M.，Ren，J.，Davenport，M.，et al.（2015）. Use of anisotropy，3D segmented atlas，and computational analysis to identify gray matter subcortical lesions common to concussive injury from different sites on the cortex. *PLoS One*，10（5），e0125748.

Labus，J. S.，Naliboff，B. N.，Fallon，J.，Berman，S. M.，Suyenobu，B.，Bueller，J. A.，et al.（2008）. Sex differences in brain activity during aversive visceral stimulation and its expectation in patients with chronic abdominal pain：A network analysis. *NeuroImage*，41（3），1032-1043.

Lackner，J. M.，Gudleski，G. D.，& Blanchard，E. B.（2004）. Beyond abuse：The association among parenting style，abdominal pain，and somatization in IBS patients. *Behaviour Research and Therapy*，42（1），41-56.

Lackner，J. M.，& Gurtman，M. B.（2004）. Pain catastrophizing and interpersonal problems：A circumplex analysis of the communal coping model. *Pain*，110（3），597-604.

Lackner，J. M.，& Quigley，B. M.（2005）. Pain catastrophizing mediates the relationship between worry and pain suffering in patients with irritable bowel syndrome. *Behaviour Research and Therapy*，43（7），943-957.

Landolt，M. A.，Marti，D.，Widmer，J.，& Meuli，M.（2002）. Does cartoon movie distraction decrease burned children's pain behavior? *The Journal of Burn Care & Rehabilitation*，23（1），61-65.

Langley，J. N.，& Orbeli，L. A.（1911）. Some observations on the degeneration in the sympathetic and sacral autonomic nervous system of amphibia following nerve section. *The Journal of*

Physiology，*42*（2），113-124.

Larauche，M.，Mulak，A.，& Taché，Y.（2012）. Stress and visceral pain：From animal models to clinical therapies. *Experimental Neurology*，*233*（1），49-67.

Latthe，P.，Mignini，L.，Gray，R.，Hills，R.，& Khan，K.（2006）. Factors predisposing women to chronic pelvic pain：Systematic review. *British Medical Journal*，*332*（7544），749-755.

Le Blanc，K.，& Baranoski，S.（2011）. Skin tears：State of the science—Consensus statements for the prevention，prediction，assessment，and treatment of skin tears. *Advances in Skin & Wound Care*，*24*（supplement），2-15.

Le Blanc，K.，& Baranoski，S.（2014）. Skin tears：Best practices for care and prevention. *Nursing*，*44*（5），36.

Le Blanc，K.，Baranoski，S.，Holloway，S.，Langemo，D.，& Regan，M.（2014）. A descriptive cross-sectional international study to explore current practices in the assessment，prevention and treatment of skin tears. *International Wound Journal*，*11*（4），424-430.

Legrain，V.，Bruyer，R.，Guérit，J. M.，& Plaghki，L.（2003）. Nociceptive processing in the human brain of infrequent task-relevant and task-irrelevant noxious stimuli. A study with event-related potentials evoked by CO_2 laser radiant heat stimuli. *Pain*，*103*（3），237-248.

Legrain，V.，Guérit，J. M.，Bruyer，R.，& Plaghki，L.（2002）. Attentional modulation of the nociceptive processing into the human brain：Selective spatial attention，probability of stimulus occurrence，and target detection effects on laser evoked potentials. *Pain*，*99*（1），21-39.

Legrain，V.，Iannetti，G. D.，Plaghki，L.，& Mouraux，A.（2011）. The pain matrix reloaded：A salience detection system for the body. *Progress in Neurobiology*，*93*（1），111-124.

Li，B.，Yang，X. Y.，Qian，F. P.，Tang，M.，Ma，C.，& Chiang，L. Y.（2015）. A novel analgesic approach to optogenetically and specifically inhibit pain transmission using TRPV1 promoter. *Brain Research*，*1609*，12-20.

Li，X. H.，& Eisenach，J. C.（2002）. Nicotinic acetylcholine receptor regulation of spinal norepinephrine release. *Anesthesiology：The Journal of the American Society of Anesthesiologists*，*96*（6），1450-1456.

Li，X. F.，Wang，C.，Xiang，H.，& Zhang，G.（2006）. Finite element simulation of ultrasonic guided waves generated by a pulsed laser in human skin. *Instrumentation Science and Technology*，*34*（6），711-725.

Liang，M.，Su，Q.，Mouraux，A.，& Iannetti，G. D.（2019）. Spatial patterns of brain activity preferentially reflecting transient pain and stimulus intensity. *Cerebral Cortex*，*29*（5），2211-2227.

Lisowska，B.，Siewruk，K.，& Lisowski，A.（2016）. Substance P and acute pain in patients undergoing orthopedic surgery. *PLoS One*，*11*（1），e0146400.

Lorenz，J.，& Garcia-Larrea，L.（2003）. Contribution of attentional and cognitive factors to laser evoked brain potentials. *Neurophysiologie Clinique/Clinical Neurophysiology*，*33*（6），293-301.

Magerl，W.，Ali，Z.，Ellrich，J.，Meyer，R. A.，& Treede，R. D.（1999）. C-and Aδ-fiber components of heat-evoked cerebral potentials in healthy human subjects. *Pain*，*82*（2），127-137.

Malin, S. A., Christianson, J. A., Bielefeldt, K., & Davis, B. M. (2009). TPRV1 expression defines functionally distinct pelvic colon afferents. *The Journal of Neuroscience: The Official Journal of the Society for Neuroscience*, 29 (3), 743-752.

Mamet, J., Baron, A., Lazdunski, M., & Voilley, N. (2002). Proinflammatory mediators, stimulators of sensory neuron excitability via the expression of acid-sensing ion channels. *The Journal of Neuroscience*, 22 (24), 10662-10670.

Matthews, P. J., Aziz, Q., Facer, P., Davis, J. B., Thompson, D. G., & Anand, P. (2004). Increased capsaicin receptor TRPV1 nerve fibres in the inflamed human oesophagus. *European Journal of Gastroenterology & Hepatology*, 16 (9), 897-902.

McDonald, A. J., & Cooper, M. G. (2001). Patient-controlled analgesia. *Paediatric Drugs*, 3 (4), 273-284.

McNichol, L., Lund, C., Rosen, T., & Gray, M. (2013). Medical adhesives and patient safety: State of the science. *Journal of the Dermatology Nurses' Association*, 5 (6), 323-338.

Melzack, R. (1999). From the gate to the neuromatrix. *Pain*, Suppl 6, S121-S126.

Metherate, R., Tremblay, N., & Dykes, R. W. (1988). Transient and prolonged effects of acetylcholine on responsiveness of cat somatosensory cortical neurons. *Journal of Neurophysiology*, 59 (4), 1253-1276.

Mouraux, A., Diukova, A., Lee, M. C., Wise, R. G., & Iannetti, G. D. (2011). A multisensory investigation of the functional significance of the "pain matrix". *NeuroImage*, 54 (3), 2237-2249.

Morris, J. S., Friston, K. J., Büchel, C., Frith, C. D., Young, A. W., Calder, A. J., et al. (1998). A neuromodulatory role for the human amygdala in processing emotional facial expressions. *Brain*, 121 (1), 47-57.

Mouraux, A., Guérit, J. M., & Plaghki, L. (2003). Non-phase locked electroencephalogram (EEG) responses to CO_2 laser skin stimulations may reflect central interactions between Aδ-and C-fibre afferent volleys. *Clinical Neurophysiology*, 114 (4), 710-722.

Mouraux, A., & Iannetti, G. D. (2008). Across-trial averaging of event-related EEG responses and beyond. *Magnetic Resonance Imaging*, 26 (7), 1041-1054.

Mouraux, A., & Iannetti, G. D. (2009). Nociceptive laser-evoked brain potentials do not reflect nociceptive-specific neural activity. *Journal of Neurophysiology*, 101 (6), 3258-3269.

Murrell, J. C., Mitchinson, S. L., Waters, D., & Johnson, C. B. (2007). Comparative effect of thermal, mechanical, and electrical noxious stimuli on the electroencephalogram of the rat. *British Journal of Anaesthesia*, 98 (3), 366-371.

Oertel, B. G., Preibisch, C., Martin, T., Walter, C., Gamer, M., Deichmann, R., et al. (2012). Separating brain processing of pain from that of stimulus intensity. *Human Brain Mapping*, 33 (4), 883-894.

Ohara, S., Crone, N. E., Weiss, N., & Lenz, F. (2004). Attention to a painful cutaneous laser stimulus modulates electrocorticographic event-related desynchronization in humans. *Clinical Neurophysiology*, 115 (7), 1641-1652.

Opsommer, E., Weiss, T., Miltner, W. H. R., & Plaghki, L. (2001). Scalp topography of ultralate

（C-fibres）evoked potentials following thulium YAG laser stimuli to tiny skin surface areas in humans. *Clinical Neurophysiology*，*112*（10），1868-1874.

Opsommer，E.，Weiss，T.，Plaghki，L.，& Miltner，W. H.（2001）. Dipole analysis of ultralate （C-fibres）evoked potentials after laser stimulation of tiny cutaneous surface areas in humans. *Neuroscience Letters*，*298*（1），41-44.

Pace，M. C.，Passavanti，M. B.，De Nardis，L.，Bosco，F.，Sansone，P.，Pota，V.，et al.（2018）. Nociceptor plasticity：A closer look. *Journal of Cellular Physiology*，*233*（4），2824-2838.

Palsson，O. S.，& Whitehead，W. E.（2013）. Psychological treatments in functional gastrointestinal disorders：A primer for the gastroenterologist. *Clinical Gastroenterology and Hepatology：The Official Clinical Practice Journal of the American Gastroenterological Association*，*11*（3），208-216.

Parkman，H. P.，Yates，K.，Hasler，W. L.，Nguyen，L.，Pasricha，P. J.，Snape，W. J.，et al. （2011）. Clinical features of idiopathic gastroparesis vary with sex，body mass，symptom onset，delay in gastric emptying，and gastroparesis severity. *Gastroenterology*，*140*（1），101-115.

Pavuluri，M. N.，Herbener，E. S.，& Sweeney，J. A.（2005）. Affect regulation：A systems neuroscience perspective. *Neuropsychiatric Disease and Treatment*，*1*（1），9-15.

Payne，W. W.，& Poulton，E. P.（1927）. Experiments on visceral sensation：Part Ⅰ. The relation of pain to activity in the oesophagus. *The Journal of Physiology*，*63*（3），217-241.

Payne，W. W.，& Poulton，E. P.（1928）. Experiments on visceral sensation：Part Ⅱ. The sensation of "nausea" and "sinking"；oesophageal reflexes and counter-irritation. *The Journal of Physiology*，*65*（2），157-172.

Peltz，E.，Seifert，F.，DeCol，R.，Dörfler，A.，Schwab，S.，& Maihöfner，C.（2011）. Functional connectivity of the human insular cortex during noxious and innocuous thermal stimulation. *NeuroImage*，*54*（2），1324-1335.

Peng，W.，Xia，X.，Yi，M.，Huang，G.，Zhang，Z.，Iannetti，G.，et al.（2018）. Brain oscillations reflecting pain-related behavior in freely moving rats. *Pain*，*159*（1），106-118.

Penston，J. G.，& Pounder，R. E.（1996）. A survey of dyspepsia in Great Britain. *Alimentary Pharmacology & Therapeutics*，*10*（1），83-89.

Peyron，R.，García-Larrea，L.，Grégoire，M. C.，Costes，N.，Convers，P.，Lavenne，F.，et al. （1999）. Haemodynamic brain responses to acute pain in humans：Sensory and attentional networks. *Brain*，*122*（9），1765-1780.

Peyron，R.，Laurent，B.，& García-Larrea，L.（2000）. Functional imaging of brain responses to pain. A review and meta-analysis（2000）. *Neurophysiology Clinique*，*30*（5），263-288.

Pfurtscheller，G.，& Da Silva，F. H. L.（1999）. Event-related EEG/MEG synchronization and desynchronization：Basic principles. *Clinical Neurophysiology*，*110*（11），1842-1857.

Phillips，M. L.，Gregory，L. J.，Cullen，S.，Coen，S.，Ng，V.，Andrew，C.，et al.（2003）. The effect of negative emotional context on neural and behavioural responses to oesophageal stimulation. *Brain：A Journal of Neurology*，*126*（Pt 3），669-684.

Pierau，F. K.，Taylor，D. C.，Abel，W.，& Friedrich，B.（1982）. Dichotomizing peripheral fibres revealed by intracellular recording from rat sensory neurones. *Neuroscience Letters*，*31*（2），123-128.

Ploner，M.，Schmitz，F.，Freund，H. J.，& Schnitzler，A.（1999）. Parallel activation of primary and secondary somatosensory cortices in human pain processing. *The Journal of Neurophysiology*，*81*（6），3100-3104.

Price，D. D.（1999）. Psychological mechanisms of pain and analgesia. *Hippocampus*，*19*，893-901.

Price，D. D.（2000）. Psychological and neural mechanisms of the affective dimension of pain. *Science*，*288*（5472），1769-1772.

Puntillo，K. A.（1993）. Acute pain management: Operative or medical procedures and trauma. *Nursing Dynamics*，*2*（3），14.

Raij，T. T.，Forss，N.，Stancák，A.，& Hari，R.（2004）. Modulation of motor-cortex oscillatory activity by painful Aδ-and C-fiber stimuli. *NeuroImage*，*23*（2），569-573.

Rainville，P.，Duncan，G. H.，Price，D. D.，Carrier，B.，& Bushnell，M. C.（1997）. Pain affect encoded in human anterior cingulate but not somatosensory cortex. *Science*，*277*（5328），968.

Riegel，B.，Bruenahl，C. A.，Ahyai，S.，Bingel，U.，Fisch，M.，& Löwe，B.（2014）. Assessing psychological factors，social aspects and psychiatric co-morbidity associated with chronic prostatitis/chronic pelvic pain syndrome（CP/CPPS）in men—A systematic review. *Journal of Psychosomatic Research*，*77*（5），333-350.

Ringel，Y.，Drossman，D. A.，Leserman，J. L.，Suyenobu，B. Y.，Wilber，K.，Lin，W.，et al.（2008）. Effect of abuse history on pain reports and brain responses to aversive visceral stimulation: An FMRI study. *Gastroenterology*，*134*（2），396-404.

Robinson，D. R.，McNaughton，P. A.，Evans，M. L.，& Hicks，G. A.（2004）. Characterization of the primary spinal afferent innervation of the mouse colon using retrograde labelling. *Neurogastroenterology and Motility: The Official Journal of the European Gastrointestinal Motility Society*，*16*（1），113-124.

Rodriguez，E.，George，N.，Lachaux，J. P.，Martinerie，J.，Renault，B.，& Varela，F. J.（1999）. Perception's shadow: Long-distance synchronization of human brain activity. *Nature*，*397*（6718），430-433.

Ronga，I.，Valentini，E.，Mouraux，A.，& Iannetti，G. D.（2013）. Novelty is not enough: Laser-evoked potentials are determined by stimulus saliency，not absolute novelty. *Journal of Neurophysiology*，*109*（3），692-701.

Rosenberger，C.，Elsenbruch，S.，Scholle，A.，De Greiff，A.，Schedlowski，M.，Forsting，M.，et al.（2009）. Effects of psychological stress on the cerebral processing of visceral stimuli in healthy women. *Neurogastroenterology and Motility: The Official Journal of the European Gastrointestinal Motility Society*，*21*（7），740-e45.

Rutten，J. M. T. M.，Vlieger，A. M.，Frankenhuis，C.，George，E. K.，Groeneweg，M.，Norbruis，O. F.，et al.（2017）. Home-based hypnotherapy self-exercises vs individual hypnotherapy with a therapist for treatment of pediatric irritable bowel syndrome，functional abdominal pain，or functional abdominal pain syndrome: A randomized clinical trial. *The Journal of the American*

Medical Association Pediatrics，*171*（5），470-477.

Salomons，T. V.，Iannetti，G. D.，Liang，M.，& Wood，J. N.（2016）. The "pain matrix" in pain-free individuals. *JAMA Neurology*，*73*（6），755-756.

Saps，M.，& Bonilla，S.（2011）. Early life events：Infants with pyloric stenosis have a higher risk of developing chronic abdominal pain in childhood. *The Journal of Pediatrics*，*159*(4)，551-554.

Schmidt，R.，Schmelz，M.，Ringkamp，M.，Handwerker，H. O.，& Torebjörk，H. E.（1997）. Innervation territories of mechanically activated C nociceptor units in human skin. *Journal of Neurophysiology*，*78*（5），2641-2648.

Segerdahl，A. R.，Mezue，M.，Okell，T. W.，Farrar，J. T.，& Tracey，I.（2015）. The dorsal posterior insula subserves a fundamental role in human pain. *Nature Neuroscience*，*18*（4），499-500.

Setnikar，I.，Pacini，M. A.，& Revel，L.（1991）. Antiarthritic effects of glucosamine sulfate studied in animal models. *Arzneimittel-Forschung*，*41*（5），542-545.

Shin，J.，Cho，H.，Hwang，S. W.，Jung，J.，Shin，C. Y.，Lee，S. Y.，et al.（2002）. Bradykinin-12-lipoxygenase-VR1 signaling pathway for inflammatory hyperalgesia. *Proceedings of the National Academy of Sciences of the United States of America*，*99*（15），10150-10155.

Small，D. M.，Zald，D. H.，Jones-Gotman，M.，Zatorre，R. J.，Pardo，J. V.，Frey，S.，et al.（1999）. Human cortical gustatory areas：A review of functional neuroimaging data. *Neuroreport*，*10*(1)，7-14.

Strigo，I. A.，Duncan，G. H.，Boivin，M.，& Bushnell，M. C.（2003）. Differentiation of visceral and cutaneous pain in the human brain. *Journal of Neurophysiology*，*89*（6），3294-3303.

Sugita，R.，Kuwabara，H.，Kubota，K.，Sugimoto，K.，Kiho，T.，Tengeiji，A.，et al.（2016）. Simultaneous inhibition of PGE2 and PGI2 signals is necessary to suppress hyperalgesia in rat inflammatory pain models. *Mediators of Inflammation*，*2016*，9847840.

Sugiuar，T.，Bielefeldt，K.，& Gebhart，G. F.（2004）. TRPV1 function in mouse colon sensory neurons is enhanced by metabotropic 5-hydroxytryptamine receptor activation. *The Journal of Neuroscience：The Official Journal of the Society for Neuroscience*，*24*（43），9521-9530.

Sugiura，T.，Bielefeldt，K.，& Gebhart，G. F.（2007）. Mouse colon sensory neurons detect extracellular acidosis via TRPV1. *American Journal of Physiology. Cell Physiology*，*292*（5），C1768-C1774.

Sun，Y. Y.，Li，K. C.，& Chen，J.（2005）. Evidence for peripherally antinociceptive action of propofol in rats：Behavioral and spinal neuronal responses to subcutaneous bee venom. *Brain Research*，*1043*（1-2），231-235.

Surdea-Blaga，T.，Băban，A.，& Dumitrascu，D. L.（2012）. Psychosocial determinants of irritable bowel syndrome. *World Journal of Gastroenterology*，*18*（7），616-626.

Sussman，G.（2014）. Ulcer dressings and management. *Australian Family Physician*，*43*(9)，588-592.

Sweis，G. W.（2015）. Psychological determinants and treatments for chronic abdominal pain. *Chronic Abdominal Pain*，245-256.

Talbot，J. D.，Marrett，S.，Evans，A. C.，Meyer，E.，Bushnell，M. C.，& Duncan，G. H.（1991）. Multiple representations of pain in human cerebral cortex. *Science*，*251*（4999），1355-1358.

Tallon-Baudry，C.，Bertrand，O.，Wienbruch，C.，Ross，B.，& Pantev，C.（1997）. Combined

EEG and MEG recordings of visual 40Hz responses to illusory triangles in human. *Neuroreport*，*8*（5），1103-1107.

Tarkka，I. M.，& Treede，R. D.（1993）. Equivalent electrical source analysis of pain-related somatosensory evoked potentials elicited by a CO_2 laser. *Journal of Clinical Neurophysiology*，*10*（4），513-519.

Tölle，T.，Kaufmann，T.，Siessmeier，T.，& Lautenbacher，S.（1999）. Region-specific encoding of sensory and affective components of pain in the human brain：A positron emission tomography correlation analysis. *Annals of Neurology*，*45*（1），40-47

Towell，A. D.，Purves，A. M.，& Boyd，S. G.（1996）. CO_2 laser activation of nociceptive and non-nociceptive thermal afferents from hairy and glabrous skin. *Pain*，*66*（1），79-86.

Treede，R. D.，Kief，S.，Hölzer，T.，& Bromm，B.（1988）. Late somatosensory evoked cerebral potentials in response to cutaneous heat stimuli. *Electroencephalography and Clinical Neurophysiology*，*70*（5），429-441.

Tsilidis，K. K.，Panagiotou，O. A.，Sena，E. S.，Aretouli，E.，Evangelou，E.，Howells，D. W.，et al.（2013）. Evaluation of excess significance bias in animal studies of neurological diseases. *PLoS Biology*，*11*（7），e1001609.

Tu，Y. H.，Zhang，Z. G.，Tan，A.，Peng，W. W.，Hung，Y. S.，Moayedi，M.，et al.（2016）. Alpha and gamma oscillation amplitudes synergistically predict the perception of forthcoming nociceptive stimuli. *Human Brain Mapping*，*37*（2），501-514.

Tye，K. M.，Prakash，R.，Kim，S. Y.，Fenno，L. E.，Grosenick，L.，Zarabi，H.，et al.（2011）. Amygdala circuitry mediating reversible and bidirectional control of anxiety. *Nature*，*471*（7338），358-362.

Valentini，E.，Hu，L.，Chakrabarti，B.，Hu，Y.，Aglioti，S. M.，& Iannetti，G. D.（2012）. The primary somatosensory cortex largely contributes to the early part of the cortical response elicited by nociceptive stimuli. *NeuroImage*，*59*（2），1571-1581.

Van Oudenhove，L.，Vandenberghe，J.，Geeraerts，B.，Vos，R.，Persoons，P.，Fischler，B.，et al.（2008）. Determinants of symptoms in functional dyspepsia：Gastric sensorimotor function，psychosocial factors or somatisation? *Gut*，*57*（12），1666-1673.

Verne，G. N.，Himes，N. C.，Robinson，M. E.，Gopinath，K. S.，Briggs，R. W.，Crosson，et al.（2003）. Central representation of visceral and cutaneous hypersensitivity in the irritable bowel syndrome. *Pain*，*103*（1-2），99-110.

Vierck，C. J.，Whitsel，B. L.，Favorov，O. V.，Brown，A. W.，& Tommerdahl，M.（2013）. Role of primary somatosensory cortex in the coding of pain. *Pain*，*154*（3），334-344.

Vogt，B. A.，Derbyshire，S.，& Jones，A. K. P.（1996）. Pain processing in four regions of human cingulate cortex localized with co-registered PET and MR imaging. *European Journal of Neuroscience*，*8*（7），1461-1473.

Vogt，B. A.，& Sikes，R. W.（2000）. The medial pain system，cingulate cortex，and parallel processing of nociceptive information. *Progress in Brain Research*，*122*，223-235.

Waldmann，R.，Champigny，G.，Bassilana，F.，Heurteaux，C.，& Lazdunski，M.（1997）. A proton-gated cation channel involved in acid-sensing. *Nature*，*386*（6621），173-177.

Wang，J. Y.，Luo，F.，& Han，J. S.（2003）. The medial and lateral pain system-parallel processing of nociceptive information. *Chinese Journal of Neuroscience*，*19*.

Whitehead，W. E.，Palsson，O.，& Jones，K. R.（2002）. Systematic review of the comorbidity of irritable bowel syndrome with other disorders：What are the causes and implications? *Gastroenterology*，*122*（4），1140-1156.

Wiech，K.，Lin，C. S.，Brodersen，K. H.，Bingel，U.，Ploner，M.，& Tracey，I. .（2010）. Anterior insula integrates information about salience into perceptual decisions about pain. *The Journal of Neuroscience*，*30*（48），16324-16331.

Wiesenfeld-Hallin，Z. .（1984）. The effects of intrathecal morphine and naltrexone on autotomy in sciatic nerve sectioned rats. *Pain*，*18*（3），267-278.

Worthen，S. F.，Hobson，A. R.，Hall，S. D.，Aziz，Q.，& Furlong，P. L.（2011）. Primary and secondary somatosensory cortex responses to anticipation and pain：A magnetoencephalography study. *European Journal of Neuroscience*，*33*（5），946-959.

Xia，X. L.，Peng，W. W.，Iannetti，G. D.，& Hu，L.（2016）. Laser-evoked cortical responses in freely-moving rats reflect the activation of c-fibre afferent pathways. *NeuroImage*，*128*，209-217.

Yang，L. C.，Marsala，M.，& Yaksh，T. L.（1996）. Characterization of time course of spinal amino acids，citrulline and PGE2 release after carrageenan/kaolin-induced knee joint inflammation：A chronic microdialysis study. *Pain*，*67*（2-3），345-354.

Yu，M. Y.，& Wei，C.，（2006）. Pain nerve conduction and regulation. *Chinese Journal of Clinical Rehabilitation*，*10*（10），132-134

Zhang，Z. G.，Hu，L.，Hung，Y. S.，Mouraux，A.，& Iannetti，G. D.（2012）. Gamma-band oscillations in the primary somatosensory cortex—A direct and obligatory correlate of subjective pain intensity. *The Journal of Neuroscience*，*32*（22），7429-7438.

第五章

神经病理性疼痛的认知神经机制

IASP 将神经病理性疼痛（neuropathic pain）定义为"由躯体感觉系统损害或疾病导致的疼痛"（Jensen et al., 2011）。根据躯体感觉系统损害或疾病的发生位点，可以将其分为周围神经病理性疼痛和中枢神经病理性疼痛（Khedr et al., 2005）。常见的周围神经病理性疼痛有带状疱疹后遗神经痛、三叉神经痛、幻肢痛等，而常见的中枢神经病理性疼痛有帕金森相关性疼痛、中风后遗神经痛、多发性硬化相关性疼痛、慢性腰背痛等（Colloca et al., 2017）。在临床上，神经病理性疼痛属于慢性疼痛的一种。患者常会感受到牵扯样痛、电击样痛、针刺样痛、撕裂样痛、烧灼样痛、重压性痛、膨胀样痛或麻木样痛（Treede et al., 2015）。患有神经病理性疼痛的患者容易出现睡眠障碍以及焦虑、抑郁等心理问题，而且相比慢性非神经病理性疼痛，神经病理性疼痛对患者的生活质量的影响更大（Finnerup et al., 2016）。因此，神经病理性疼痛的治疗意义重大。对神经病理性疼痛的病理机制的进一步探索，将有利于加深我们对该类疾病的理解，帮助我们开发有效的治疗方案。在本章中，首先，我们将基于动物模型和人类研究的证据总结神经病理性疼痛涉及的神经机制；然后，以带状疱疹后遗神经痛、慢性腰背痛和幻肢痛为例，具体阐明不同神经病理性疼痛的特点和机制；最后，我们还将介绍神经病理性疼痛病程中常见的心理问题。

第一节　神经病理性疼痛的神经机制概述

神经病理性疼痛种类众多，机制也各不相同。代谢或分泌紊乱、病毒感染、中毒、营养缺陷、恶性肿瘤压迫或浸润、免疫功能障碍等，均可能造成周围神经元的病理性改变，甚至进一步引起中枢神经系统相应区域的病理性改变（Meacham et al.，2017）。同时，脊髓损伤、多发性硬化症，以及缺血性脑卒等疾病也会直接导致中枢性神经病理性改变（Meacham et al.，2017）。由于临床症状复杂多样以及伦理的限制，研究者难以从人类临床研究中直接有效地探索神经病理性疼痛的机制。目前，对神经病理性疼痛病理机制的研究大多来源于动物模型。首先，本节简要介绍各类神经病理性疼痛的动物模型及其特点；其次，在分子水平、细胞水平、神经环路水平、结构水平和功能水平对神经病理性疼痛相关的外周和中枢神经机制进行总结；最后，简要介绍神经病理性疼痛的心理机制。

一、神经病理性疼痛的动物模型

大多数外周神经病理性疼痛模型是通过对啮齿类动物（大鼠或小鼠）单侧坐骨神经及其上游神经或下游分支进行处理来建立的。被研究者广为采用的外周神经损伤动物模型有坐骨神经慢性压迫（chronic constriction injury）模型（Bennett & Xie，1988）、坐骨神经部分结扎（partial sciatic nerve ligation）模型（Seltzer et al.，1990）、脊神经结扎（spinal nerve ligation）模型（Kim & Chung，1992）和坐骨神经分支选择损伤（spared nerve injury）模型（Decosterd & Woolf，2000）等。常见的与中枢神经损伤相关的神经病理性疼痛模型有光化学脊髓损伤模型（Hao et al.，1991）和兴奋性中毒脊髓损伤模型等（Yezierski & Park，1993）。

此外，研究者还开发了一系列与疾病相关的神经病理性疼痛模型，如糖尿病神经病理性疼痛模型、带状疱疹后遗神经痛模型、肿瘤/癌症神经病理性疼痛模型等。啮齿类动物的糖尿病神经病理性疼痛模型的制备方法是：给动物注射细胞毒性药物四氧嘧啶或链脲霉素。其中，腹腔内注射链脲霉素最常用。注射一周后，啮齿类动物的血糖会明显升高，体重增长明显减慢，并对各类伤害性刺激表现出痛敏反应。该模型的优点是：动物痛敏和糖尿病临床症状同时出现，且其坐骨神经存在功能、生物化学和结构异常，与人类糖尿病的病变相似，为对人类糖尿病性神经痛的研究提供了可能性（Sima & Sugimoto，1999）。人类的带状疱疹后遗神经痛是由水痘-带状疱疹病毒（varicella-zoster virus，VZV）引起的，因此，研究者一直试图采用水痘-带状疱疹病毒感染啮齿类动物来建立带状疱疹后遗神经痛动物模型。根据使用病毒的不同，目前有两种带状疱疹后遗神经痛动物模型。其中，使用水痘-带状疱疹病毒建立的带状疱疹后遗神经痛动物模型能检测到大鼠疼痛行为学改变，但不会出现水痘和急性疼痛（Dalziel et al.，2004）；而使用单纯疱疹病毒 I 型（HSV-I）建立的带状疱疹后遗神经痛动物模型与人类带状疱疹症状相似，即既有带状疱疹样皮疹，又有疼痛异常相关反应（Takasaki et al.，2000）。但是，由于存在水痘-带状疱疹病毒的种特异性，目前还没有动物模型可以完全复制人类的神经病理性疼痛的发生和发展过程。因此，更符合人类带状疱疹后遗神经痛的动物模型有待进一步开发（孙娇丽和王鹏，2012）。此外，研究者还建立了多种啮齿类动物癌症神经病理性疼痛模型，模型的制备基于人类癌症神经病理性疼痛的三个病理机制：①肿瘤浸润或者压迫神经节或神经根，导致其释放免疫活性物质；②肿瘤释放的伤害性感受物质；③化疗、放疗或者手术引起神经病理性疼痛。常见的啮齿类动物癌症神经病理性疼痛模型有神经癌痛模型（neuropathic cancer pain model）、骨癌痛（calcaneus bone cancer pain）模型和化疗药物神经毒性引起的神经病理性疼痛模型等。神经癌痛模型的优点是对有髓鞘的纤维损伤较小，便于研究者对坐骨神经肿瘤模型和坐骨神经结扎模型进行对比（Wang L X & Wang Z J，2003）。骨癌痛模型的优点是与临床上的骨癌痛有很大的相似性，便于研究癌症相关骨组织破坏和神经浸润导致的神经病理性疼痛的机制（Wacnik et al.，2001）。通过给动物静脉注射化疗药物（如长春新碱）制备的神经病理性疼痛模型，便于研究者考察化疗药物的毒性（Aley et al.，1996）。

这些模型为从不同角度研究神经病理性疼痛的发病机制、早期诊断和防治药物提供了良好的工具，极大地促进了我们对神经病理性疼痛的了解。

二、神经病理性疼痛的外周机制

（一）外周敏化

外周敏化是指机体损伤后炎症和修复过程导致的机体外周神经元过度兴奋的状态。正常情况下，在损伤修复和炎症消退后，这种状态就会自然消失。然而，如果长期的损伤或疾病反复刺激神经元使伤害性感受持续存在，初级传入神经元的过度兴奋状态也将持续存在（Von Hehn et al.，2012）。

第一，炎症介质如降钙素基因相关肽、P物质等可以导致外周敏化。这些物质从伤害性感受器终末释放，能够增强血管的通透性，导致局部水肿，并使前列腺素、缓激肽、神经生长因子、细胞因子等物质进入受损组织。因此，炎症介质能够敏化和兴奋伤害性感受器，导致放电阈值降低并产生异位放电（ectopic discharges）。异位放电能够在背根神经节（DRG）、受损神经元或者未受损的临近神经元产生，引起自发性疼痛（Wall & Devor，1983）。这种与受损神经元毗邻的未受损神经元通过非突触传递的方式被激活的现象被称为假突触传递。具体而言，触诱发痛是由刺激阈限降低造成的；在受损组织处出现的初级痛觉过敏是外周痛觉感受器敏化的结果，而在临近非受损组织处产生的次级痛觉过敏则是由假突触传递和（或）受损神经元感受野扩大引起的。

第二，离子通道表达的改变可以导致外周敏化。DRG表达钠、钙等多种离子通道蛋白。神经元受损后，DRG 神经元细胞膜上的电压依赖性钠离子、钙离子通道会发生一系列功能和密度的改变，使得这一区域产生大量的异常动作电位，这是引发神经病理性疼痛的机制之一（Devor，2006）。研究表明，疼痛的产生与多种钠离子通道（如 Nav1.3、Nav1.7、Nav1.8 和 Nav1.9）密切相关，神经元受损后，一些钠离子通道表达增加，另一些表达减少，还有一些移位到不同的细胞区间（Levinson et al.，2012）。例如，有研究发现，大鼠慢性坐骨神经压迫损伤模型中 DRG 神经元的 Nav1.3 表达增加，而 Nav1.8 和 Nav1.9 表达减少。Nav1.3 表达增加的同时伴随着快速复极化现象，这使得 Nav1.3 能迅速从失活状态中恢复并产生持续的异常放电，从而引起神经病理性疼痛（He et al.，2010）。此外，部分钙离子通道（N-type、T-type 和 L-type）和少量钾离子通道（环核苷酸门控离子通道）的改变也在神经病理性疼痛的产生中起到了一定的作用。研究表明，N 型电压敏感性钙离子通道控制着感觉神经末梢递质的释放，而采用相应的离子通道阻断剂能抑制异位电活动和自发性动作电位，从而改善神经病理性疼痛（Altier & Zamponi，2004）。还有研究表明，神经元受损后，DRG 内部和附近的 α2δ 钙离子通道表达会增加，导致神经元活动的增加（Luo et al.，2001）。

第三，表型转换也是外周敏化的机制之一。神经细胞分化完成后拥有了不同的特性，使其行使特定的功能，如 Aδ 纤维和 C 纤维能够传递疼痛信息。在神经受损后，影响神经功能的大量基因会发生上调和下调的改变，从而影响神经元的兴奋性及其转导和传递特性。例如，神经元受损引起的基因表达变化使通常在 C 纤维上表达的神经调节物质在其他纤维上表达，从而导致非伤害性刺激被错误地感知为伤害性的，最终引起疼痛。

第四，感觉性去神经支配和侧支神经纤维的生芽也能引起外周敏化。感觉神经元受损后，萎缩改变如沃勒变性（Wallerian degeneration）会使神经元胞体和轴突直径缩小，最终导致神经元死亡、表皮内的感受器密度降低。根据神经损伤的类型不同，这些变化可以导致感觉缺失或痛觉过敏和疼痛增强（Schüning et al.，2009）。此外，切断神经元与其末端器官的连接，也可以导致神经生长因子和其他神经营养因子的缺失，而这些因子对神经元的生长和维持以及信号转导具有十分重要的作用。在对神经病理性疼痛患者的皮肤活检中，能够同时发现 C 纤维的密度降低和侧枝神经纤维生芽。

（二）交感神经维持性疼痛

交感神经维持性疼痛（sympathetically maintained pain）是指交感神经系统异常导致的疼痛增强或疼痛持续。正常情况下，交感神经节后神经元和外周传入感觉神经元之间并无联系。外周神经受到损伤后，交感神经末梢生芽并在 DRG 和初级传入神经形成篮状结构，即交感神经系统与躯体感觉神经元发生了功能联系，这可能是神经病理疼痛的重要机制之一。具体而言，神经元损伤后，芽生的交感神经元末梢与 DRG 神经元的胞体形成与突触相似的功能结构，初级传入神经元表达 α-肾上腺素受体，并能对血循环中的肾上腺素介质产生反应（Nickel et al.，2012）。临床研究发现，刺激交感神经或局部注射去甲肾上腺素，均可以加重神经病理性疼痛（Xie et al.，2010）。还有研究表明，神经生长因子与此现象密切相关，神经生长因子抗体可通过作用于原肌球蛋白激酶 A 受体阻断交感神经出现芽生（Mantyh et al.，2010）。

三、神经病理性疼痛的中枢机制

（一）脊髓谷氨酸能调节

谷氨酸是中枢神经系统中最主要的兴奋性神经递质之一。在疼痛传导过程中，有三类谷氨酸受体参与伤害性感受信息的传导：离子型受体 NMDA、AMPA（α-Amino-3-hydroxy-5-methyl-4-isoxazole-propionic acid）和代谢型受体 mGluR（metabotropic glutamate receptor）。研究表明，在神经病理性疼痛的情况中，初级传入神经释放谷氨酸递质增多，通过激活谷氨酸受体，增强脊髓神经元的兴奋性（Hulsebosch et al.，2009）。神经损伤也会引起脊髓谷氨酸转运体下调，使得局部的谷氨酸含量增多，迫使谷氨酸受体（包括 NMDA、AMPA 和 mGluR2 等）的功能长期处于激活/敏化的状态，导致受体激活阈值降低以及神经兴奋性和神经毒性增强（Miller et al.，2011；Sung et al.，2003）。

此外，脑源性神经营养因子（brain derived neurotrophic factor）和初级传入末梢释放的神经肽（如降钙素基因相关肽和 P 物质）参与调节谷氨酸释放和受体敏化（Herrero et al.，2000；Iyengar et al.，2017；Tender et al，2010）。由于脊髓背角神经元上的受体发生了敏化，脊髓背角神经元在接受初级传入纤维的重复刺激之后，会产生频率更高、幅度更大的响应。脊髓中谷氨酸的活动最终将会激活细胞内的信号通路，如蛋白激酶 C（protein kinase C，PKC）通路，并造成神经元的可塑性改变（Malmberg et al.，1997）。当用 NMDA 受体抑制剂阻断脊髓谷氨酸的相关通路后，神经病理性疼痛在一定程度上会有所减轻（Mao et al.，1992）。

正常情况下，脊髓背角神经元和 DRG 中的 μ-阿片受体在强啡肽的作用下可以抑制谷氨酸的释放。但当神经损伤后，脊髓 DRG 表达 μ-阿片类受体减少，且脊髓次级神经元对阿片类物质的敏感性下降（Kohno et al.，2005）。相反，炎症会导致阿片类受体的数量和敏感性增加，因而增强阿片类物质的效果（Przewlocki &

Przewlocka，2001）。这部分解释了为何神经病理性疼痛患者相比急性或其他慢性疼痛患者需要更多的吗啡才能镇痛（Benedetti et al.，1998）。

（二）去抑制机制

在脊髓和脊髓上水平的去抑制是神经病理性疼痛的中枢敏化的重要机制之一。

在产生神经病理性疼痛时，脊髓抑制性中间神经元无法正常发挥功能。正常情况下，机体受到伤害性刺激时，初级传入神经纤维末端的γ-氨基丁酸（γ-aminobutyric acid，GABA）和甘氨酸的释放会增加，背角处抑制性 GABA 能和甘氨酸能中间神经元活动会增强，然后通过突触联系降低初级传入神经元的活动性，并同时调节上行二级神经元的活动。在神经病理性疼痛的情况下，GABA 的产生和释放减少，使中间神经元的活动性减弱，导致其对伤害性信息的抑制减弱。这种脊髓层面的抑制系统的改变对神经病理性机械痛敏相比热痛敏具有更大的影响（Polgár et al.，2003；Yaksh，1989）。

此外，在神经病理性疼痛情况下，患者脊髓中间神经元钠、钾、氯离子协同转运蛋白活动增加和（或）钾、氯离子协同转运蛋白活动减少，使细胞内稳态受损，细胞内氯离子的浓度增加，进而引起中间神经元的凋亡（Janssen et al.，2011；Moore et al.，2002）。这种中间神经元抑制功能的缺失甚至会使神经元信息传递发生结构性的改变，即 Aβ 纤维将非伤害性信息传递给背角伤害特异性二级神经元的情况增多（Miraucourt et al.，2007），进而诱发机械性痛敏或触诱发痛。并且，这种痛敏现象可以被 GABA 受体的激动剂所逆转（Zeilhofer et al.，2012）。

除了脊髓层面的去抑制机制，来自脊髓上结构的下行疼痛调节通路也会出现去抑制现象。在脑干中，参与疼痛调节的核团主要有中脑导水管周围灰质、蓝斑和延髓头端腹内侧区（RVM）。PAG 和 RVM 均直接接收来自脊髓背角上行的伤害性感受传入信息，并且参与疼痛的下行抑制和易化调节过程。根据对伤害性刺激的反应不同，PAG 和 RVM 中的神经元可以分为三类：①"ON"神经元，伤害性刺激会使其出现放电或者放电增加，阿片类物质可以抑制其放电，可能参与了下行易化过程；②"OFF"神经元，伤害性刺激会使其出现放电减少或停止放电，可被阿片类物质激活，可能参与了下行抑制；③中性神经元，伤害性刺激不能诱发其放电改变，这类神经元包括 5-HT 能、去甲肾上腺素能和 GABA 能神经元，它们可表达大量的阿片受体（刘风雨等，2008）。PAG-RVM 参与的下行易化和下行抑制之间存在一种平衡，而这种平衡的打破正是神经病理性疼痛形成的原因之一（Saadé & Jabbur，2008）。此外，这种平衡的打破还与内源性阿片系统的功能障碍相关。当内源性阿片系统的功能出现障碍时，下行易化功能增强，下行抑制功能减弱，进而发生中枢敏化。胆囊收缩素（cholecystokinin，CCK）对于这种平衡的打破也起到了非常重要的作用。有研究发现，神经病理性疼痛大鼠脑内的 CCK 浓度会增高，在 RVM 内注射 CCK 的拮抗剂可以使吗啡的镇痛效果增强（Xie et al.，2005）。通过对阿片系统的调控作用，CCK 在机体下行易化通路中发挥了重要作用。在神经病理性疼痛情况下，下行去甲肾上腺素能投射通路也会发生改变。蓝斑是脑中合成去甲肾上腺素的主要部位，应激反应会激活蓝斑的神经元，进而促进去甲肾上腺素的合成和分泌。研究表明，脊神经损伤会导致脊髓内去甲肾上腺素浓度升高（Saadé & Jabbur，2008），而预先给予 α2 肾上腺素拮抗剂可以增强损伤后的痛觉过敏，说明神经病理性疼痛涉及肾上腺素能系统下行抑制功能的减弱（Saadé & Jabbur，2008）。

（三）神经胶质细胞活化和炎症细胞因子

神经损伤后，神经胶质细胞及炎症因子会发生很大的变化，它们在神经病理性疼痛中也发挥了重要的作用。

细胞因子是一类由机体的免疫和非免疫细胞合成和分泌的小分子的多肽类物质，可分为促炎性细胞因子和抗炎性细胞因子两种类型，参与调节多种细胞生理功能，并在创伤、疼痛、感染等应激过程中起重要作用。其中，促炎性细胞因子白细胞介素 1（IL-1β）、白细胞介素 6（IL-6）和肿瘤坏死因子（TNF-α）可能是与神经病理性疼痛关系最为密切的促炎性因子，引起了研究者的广泛关注。研究表明，IL-1β、IL-6 和 TNF-α 在神经损伤的条件下会过度表达（Vallejo et al.，2010）。这些促炎性因子主要作用于细胞内的调节因子，如 PKC 和环腺苷酸（cyclic adenosine monophosphate，cAMP）等，并对神经损伤产生炎症反应（Mika et al.，2013）。TNF-α 和 IL-6 可以提高谷氨酸引起的兴奋性电流，从而导致神经病理性疼痛，而 IL-1β 不仅可以增强兴奋性突触传递，还可以降低抑制性电流，直接作用于 TRPV1 受体，导致神经病理性疼痛。在动物模型中，如果在神经病理性疼痛建模前给予细胞因子的抑制剂，就可以有效地阻止神经病理性疼痛的发展（Olmarker & Rydevik，2001；Quintão et al.，2006）。

神经病理性疼痛的发生、发展还涉及小胶质细胞的激活。小胶质细胞广泛分布于大脑和脊髓，约占胶质细胞总数的 20%，被激活后可递呈抗原和分泌细胞因子，是中枢神经系统内的重要免疫细胞。神经损伤后，小胶质细胞会产生多种变化，包括细胞数量、表面受体以及生长因子和细胞因子的表达。研究表明，神经损伤后，小胶质细胞会在脊髓背角和 DRG 中大量增加（Mika et al.，2013）。它们不仅可以激活免疫系统，还可以分泌细胞因子（如 TNF-α）、趋化因子和一些细胞毒性物质（如 NO）（Johnston et al.，2004；Mika et al.，2013；Oprée & Kress，2000）。这种由促炎性因子造成的炎症环境，开始仅出现在神经损伤的部位，但是随着时间的推移，它可以传播到脑干甚至更上层的中枢神经系统，并进一步引起脊髓层面的敏化和神经元的可塑性变化。

小胶质细胞和细胞因子存在相互作用（Tanga et al.，2005）。首先，神经损伤会促进某些细胞因子的产生，激活胶质细胞。然后，大量的细胞因子可进一步促进胶质细胞增加，并且活化的胶质细胞又可以产生更多的细胞因子。最终，疼痛相关的活性物质和疼痛介质的大量释放，造成中枢敏化，导致神经病理性疼痛。

（四）皮层下结构的结构功能改变

神经病理性疼痛不仅可以引起机体外周和脊髓层面的敏化，还可以引起丘脑、下丘脑、海马和杏仁核等皮层下结构的改变。

脑功能影像学的研究发现，神经病理性疼痛患者患肢对侧的丘脑的脑血流降低，功能出现了障碍（Cahana et al.，2004；Garcia-Larrea et al.，2006）。但也有很多研究发现，丘脑的神经元在神经病理性疼痛患者和动物模型中均表现出异常激活的状态（Geha et al.，2008；Kupers et al.，2011）。总的来看，在神经病理性疼痛情况下，患者丘脑的功能降低，但对外界刺激却表现出了更强烈的反应。原因可能在于，在静息状态下，机体的其他核团减弱了对丘脑的抑制。

下丘脑与交感和副交感神经系统的节前神经元直接相连，脊髓损伤会破坏下丘脑和脊髓之间的连接，导致下丘脑失去其调节作用（Krassioukov et al.，2007）。在一些由炎症引起的慢性疼痛中，如类风湿性关节炎痛，HPA 轴的功能出现了明显失调。然而，对于 HPA 轴与神经病理性疼痛的关系尚不明确（Bomholt et al.，2005）。但是，已有研究表明，在慢性脊神经松结扎大鼠的慢性疼痛模型中，糖皮质激素可以促进谷氨酸递质的释放，引起更严重的机械痛敏（Le et al.，2014）。同时，也有研究发现，神经病理性疼痛所引起的内分泌系统的改变，并不是 HPA 轴的功能改变，反而更可能与边缘系统的改变有关，比如，海马和杏仁核等。他们发现，患有慢性疼痛的大鼠中糖皮质激素受体的 mRNA 在中央杏仁核等边缘系统中的表达升高，但在下丘脑中的含量未发生变化（Ulrich-Lai et al.，2006）。

此外，在神经病理性疼痛情况下，杏仁核的结构和功能均发生了改变。研究表明，如果在神经病理性疼痛的早期损毁背外侧杏仁核，大鼠的疼痛进展就会被抑制，这说明杏仁核对神经病理性疼痛的发展具有调控作用（Zheng et al.，2013）。此外，研究还发现，杏仁核可能更多地参与了神经病理性疼痛所引起的负性情绪的加工，如焦虑、抑郁和恐惧等。而且，研究也发现，神经病理性疼痛中焦虑情绪的产生，可能和中央杏仁核中的 GABA 能神经元的抑制功能降低有关（Jiang et al.，2014）。对复杂性区域疼痛综合征（complex regional pain syndrome）患者的脑影像学研究也发现了杏仁核的激活以及它与其他脑区功能连接的增强，而且这种功能连接的强度和恐惧情绪呈正相关（Simons et al.，2014）。这说明神经病理性疼痛可以引起杏仁核内部神经元可塑性的改变，而这种改变对神经病理性疼痛所引起的负性情绪的产生具有重要作用。同时，这些负性情绪反过来又会加重疼痛，使得疼痛越发慢性化。

在神经病理性疼痛情况下，海马同样发生了明显的可塑性变化。在坐骨神经损伤模型的大鼠中，研究者发现海马具有以下几个方面的变化：①细胞外调控激酶的表达和磷酸化水平降低；②新生神经元减少；③短期突触的可塑性改变。还有研究发现，慢性背痛和复杂性区域疼痛综合征的患者同样出现了海马灰质体积的减小（Mutso et al.，2012）。许多分子和信号通路都参与调控了海马的功能和结构改变，包括 IL-1β、TNFα 等（Gui et al.，2016；Liu et al.，2017）。由神经病理性疼痛所引起的患者情绪、认知的改变无法在外周层面和脊髓层面进行解释，却可以在脊髓上层面得到很好的解释。例如，海马作为边缘系统的重要组成部分，对于机体的记忆和认知过程起到了非常重要的调控作用；海马功能的障碍与神经病理性疼痛所引起的空间学习记忆障碍（Cardoso-Cruz et al.，2013）、抑郁情绪（Liu et al.，2017）等的形成均密切相关。另外，神经病理性疼痛伴随着边缘系统中促肾上腺皮质激素释放因子的变化，这也解释了为什么神经病理性疼痛患者也常常伴有情绪问题（Rouwette et al.，2012）。

（五）大脑皮层的结构功能改变

除了大脑皮层下结构之外，神经病理性疼痛也会对大脑皮层各区域产生影响，如初级体感皮层、初级运动皮层、前额叶皮层、前扣带回、岛叶等。研究发现，脊髓损伤患者的初级体感皮层出现了结构和功能上的重组（Wrigley et al.，2009），而且重组的强度与疼痛病程和程度呈正相关。初级运动皮层也出现了相似的情况（Jutzeler et al.，2015）。此外，电刺激初级运动皮层可以有效地缓解神经病理性疼痛（Fagundes-Pereyra et al.，2010），并且在大鼠模型上也有与之类似的发现（Jiang et al.，2014）。这些结果均表明，初级运动皮层对神经病理性疼痛的编码具有调控作用（Zagha et al.，2013）。

在神经病理性疼痛的情况下，腹内侧前额叶的功能活动会显著降低，包括复杂性区域疼痛综合征（Maihöfner et al.，2005）、三叉神经痛（Becerra et al.，2006）、外周神经根病（Petrovic et al.，1999）等。在坐骨神经结扎的大鼠模型中，内侧前额叶浅层出现了树突密度的增加和 NMDA 电流的增加（Metz et al.，2009），而在深层却发现了谷氨酸电流和树突密度的降低（Kelly et al.，2016）。这种前额叶内部可塑性变化的多样性说明了前额叶皮层在神经病理性疼痛中具有调控作用，但对于前额叶如何调节神经病理性疼痛，目前尚未有明确的结论。

前扣带回对神经病理性疼痛的情绪和感知均具有重要的调控作用。它主要接受从丘脑和海马等脑区传来的投射，并参与疼痛相关的认知、感知和情绪的加工过程。在脊髓损伤模型中，前扣带回的抑制性突触后电流减少，说明前扣带回发生了去抑制化（Blom et al.，2014），因此通过抑制前扣带回突触的活动，可以有效地减轻神经病理性疼痛（Chen et al.，2016）。另外，有研究还发现，前扣带回中的一些生理特征，如代谢物浓度，可以作为潜在的预测神经病理性疼痛的生物标记（Widerström-Noga et al.，2013）。

岛叶与不同的皮层区、间脑和网状核团均有广泛的联系。岛叶在疼痛情绪的调控中发挥着重要的作用，研究表明，岛叶中的 GABA 能神经元主要接受外界多巴胺能神经元的传入，并且通过杏仁核和 RVM 等神经环路对疼痛进行调节。比如，在坐骨神经结扎模型中，岛叶的 D1 和 D2 受体分别起到了促进和抵抗伤害性感受的作用（Coffeen et al.，2008）。

四、神经病理性疼痛的心理机制

临床上，神经性疼痛患者通常同时具有感觉症状和心理问题，这可能意味着神经病理性疼痛和心理问题有共同的致病机制（Aloisi et al.，2016）。神经病理性疼痛相关的心理问题主要涉及非适应性的情绪和认知。加工这些心理问题的脑区与加工神经病理性疼痛的脑区存在部分重叠，因此会对神经病理性疼痛产生影响。

（一）非适应性的情绪

焦虑和抑郁情绪是影响神经病理性疼痛的主要情绪因素（Aloisi et al.，2016）。神经病理性疼痛患者的疼痛强度与其焦虑程度呈现出相关（McWilliams et al.，2004；Radat et al.，2013）。慢性疼痛中神经病理成分的存在也与患者较高的抑郁和焦虑分数呈正相关（Radat et al.，2013）。而且，患者的焦虑程度会加剧其疼痛程度。当患者的焦虑程度较高时，其编码疼痛情感维度的脑区（如扣带回、眶额皮层等）的激活会增强（Ochsner et al.，2006）。关于动物的研究也表明，采用抗焦虑剂咪达唑仑降低小鼠的焦虑水平后，小鼠的前额叶的激活减弱，痛敏反应也减轻（Wise et al.，2007）。此外，抑郁症可预测多种疾病的神经病理性疼痛强度，包括多发性硬化症（Brochet et al.，2009）、中风后疼痛（O'Donnell et al.，2013）、帕金森病（Wen et al.，2012）等。在生理机制上，患有抑郁症的疼痛性神经病患者的促炎性细胞因子（TNF）水平高于没有抑郁症的疼痛性神经病患者，即神经病理性疼痛和抑郁症存在共同的炎症机制（Walker et al.，2014）。在神经机制上，抑郁症患者的"疼痛矩阵"（即前额叶、丘脑、杏仁核、前扣带回和脑岛等）存在结构和功能异常（Knudsen et al.，2011）。例如，在受到疼痛刺激时，抑郁症患者负责疼痛认知评估的前额叶区域相较于健康人被过度激活（Bär et al.，2007）。与焦虑类似，抑郁在更大程度上是通过影响编码疼痛情感的脑区对神经病理性疼痛产生影响的。例如，相较于正性情绪，处于负性情绪时接受疼痛刺激，患者的脑岛、丘脑、海马、背外侧前额叶、眶额皮层、前扣带回、杏仁核和额下回的激活程度更高（Berna et al.，2010）。

除了影响编码疼痛情感的脑区外，焦虑和抑郁情绪还通过影响与疼痛预期有关的脑区对患者的疼痛加工产生影响。例如，相比非抑郁症患者，重度抑郁症患者在加工疼痛时涉及更多的情绪处理，表现为与疼痛的情感-动机维度相关的右侧前脑岛、背侧扣带回和右侧杏仁核的激活增强（Strigo et al.，2008）。此外，应激情境引发患者的焦虑后，患者进行疼痛预期时伏隔核和内嗅皮质的激活程度可以预测其接受疼痛刺激时与疼痛强度编码有关的脑岛的激活程度（Fairhurst et al.，2007；Ploghaus et al.，2001）。

（二）非适应性的认知

疼痛的灾难化认知对神经病理性疼痛的发生、发展有重大影响。疼痛的灾难化认知是指个体夸大疼痛的威胁程度和不良后果的倾向（Kjφgx et al.，2016）。根据疼痛的恐惧逃避模型，疼痛的灾难化认知对个体的疼痛感知有重要的调节作用（Vlaeyen et al.，1995；Vlaeyen & Linton，2000）。对于传入的伤害性刺激，个体的疼痛灾难化程度越高，感受到的疼痛强度越强，越可能发展为慢性疼痛。

在机制上，疼痛灾难化可能会改变脊髓水平的内源性疼痛抑制和促进作用的平衡（Quartana et al.，2009）。研究表明，患者的疼痛灾难化分数与其前额叶的激活程度呈负相关，表明在疼痛灾难化程度高的个体中，前额叶对疼痛的自上而下的控制能力减弱（Knudsen et al.，2011）。此外，疼痛灾难化还可能通过调节注意对神经病理性疼痛产生影响（Gracely et al.，2004）。研究表明，注意力转移任务会使个体的内侧颞叶、扣带回、次级体感皮层、脑岛区域与疼痛相关的脑电信号水平下降（Hüellemann et al.，2016；Qiu et al.，2004）。在临床治疗中，通过认知干预改善患者的疼痛灾难化程度，能够有效地缓解神经病理性患者的疼痛强度（Heutink et al.，2013）。

五、总结

神经病理性动物模型的建立促进了我们对神经病理性疼痛机制的探索。但是，动物模型也存在局限性，例如，动物无法用语言交流，我们只能根据其对伤害性刺激的主观行为反应来推测它们的疼痛程度。神经病理性疼痛在外周、脊髓、脊髓上层面都存在独特的神经机制。其中，神经病理性疼痛的外周机制主要为外周敏化、交感维持性疼痛；中枢机制主要为突触可塑性的变化，这些神经可塑性的变化在脑干、皮层下结构和皮层结构等多个区域均有发现。此外，抑郁、焦虑等非适应性情绪和疼痛灾难化等非适应性认知在神经病理性疼痛的认知神经机制上发挥了重要影响。这些机制不是独立存在的，而是在神经病理性疼痛的发生和发展过程中存在复杂的相互作用。这些将促进我们对神经病理性疼痛发病机制的了解，对临床治疗的发展具有重要意义。

第二节　带状疱疹后遗神经痛

一、概述

带状疱疹后遗神经痛（postherpetic neuralgia，PHN）通常被定义为带状疱疹（herpes zoster）皮疹愈合后持续 1 个月（或 3 个月）及以上的疼痛（Dworkin et al.，2003）。PHN 是临床上较为常见的一种外周神经病理性疼痛，也是带状疱疹最常见、最复杂的并发症。带状疱疹的年发病率为 3‰～5‰（Kawai et al.，2014），且有逐年增长的趋势（Jumaan et al.，2005）。带状疱疹患者中有 9%～18%会发展为 PHN（Opstelten et al.，2010）。据估计，我国约有 400 万的 PHN 患者（于生元等，2016）。

PHN 常表现为局部阵发性或持续性的灼痛、针刺样痛、跳痛、刀割样痛、撕裂样痛、闪电样痛或绳索捆绑样痛等（Pappagallo et al.，2000；王家双等，2011）。PHN 会给患者的日常生活带来不同程度的消极影响，如影响患者的休息、睡眠、精神状态等（Johnson et al.，2010）。如果有病毒侵入相应的脑神经，PHN 还将影响患者的视力，引起面瘫和听觉障碍，甚至诱发心脏病、脑出血进而导致死亡（Katz et al.，2005；Oster et al.，2005；Schmader，2002）。

PHN 的发病率高、病程长，会造成身心的双重痛苦。了解、探索 PHN 的神经病理机制，一方面，有助于我们对 PHN 易感者进行早期干预，以预防和减少

PHN 的发生；另一方面，有助于我们开发行之有效的治疗策略，以实现 PHN 的完全治愈。这将具有极其重要的临床价值和社会意义。

本节将具体介绍 PHN 的病理机制、临床表现、诊断，以及预防和治疗。

二、带状疱疹后遗神经痛的病理机制

（一）发病机制

PHN 与水痘–带状疱疹病毒（VZV）的潜伏感染有关。VZV 属于 α 型疱疹病毒，其特征为生长周期短、细胞间传递快，因此容易导致细胞、组织间的广泛感染。VZV 多在儿童时期感染人体，表现为水痘。水痘痊愈后，有极少量的 VZV 潜伏在脊髓背根神经节或脑神经节中（Hope-Simpson，1965）。当机体因为劳累、感染、年老等原因免疫力下降时，寄存于神经节中的病毒可再次生长复制，并沿感觉神经纤维所支配的皮节扩散，转移至相应的皮肤，形成带状疱疹。受累神经元发生炎症、出血甚至坏死，临床表现为神经元功能紊乱、异位放电、外周及中枢敏化，导致疼痛（Johnson et al.，2007；樊碧发，2013；赵志奇，2014）。带状疱疹一般数周后可自愈，不会出现后遗症，但部分患者在皮肤损伤治愈后仍然有严重的疼痛，会持续数周、数月甚至数年，即为 PHN。目前，对于潜伏的 VZV 病毒如何被激活以及带状疱疹如何发展为 PHN，研究者尚无定论。

PHN 分为几种亚型：①带有过敏型（易激惹）痛觉感受器的患者表现为刺激诱发的机械触诱发痛和（偶尔）热痛觉过敏；②无传入神经输入的患者表现为自发性疼痛和部分感觉障碍；③中枢重组的患者会出现机械触诱发痛和感觉损伤（Baron et al.，2010；Fields et al，1998；王家双等，2011）。作为一种神经病理性疼痛，尽管 PHN 存在多种病因机制，但其核心病理机制是传入神经系统损伤导致的躯体感觉的部分或完全丧失。例如，基于动物模型的研究表明，VZV 感染后大鼠背根神经节表型会发生改变，如钠离子和钙离子通道表达上调、神经损伤标记物 ATF-3 表达增加等（Garry et al.，2005）。还有很多研究发现，PHN 的发生和发展与外周传入神经的异位放电、背根神经元氨基酸和神经肽类物质过量释放、神经递质受体的表达增加以及中枢敏化等多种机制有关（Baron et al.，2010）。

皮肤神经支配密度的改变也可能是 PHN 的重要机制之一。研究表明，VZV 病毒再激活时会释放病毒颗粒，影响外周神经细胞和神经胶质细胞，导致神经末梢的永久性损害。带状疱疹急性期主要损害 A 类神经纤维，随着疾病的进展，病毒向邻近表皮扩散，导致 C 类神经纤维被破坏，最终 A/C 神经纤维的分布比例的变化可能导致了 PHN 患者的感觉异常症状（Dworkin et al.，2008；Seal et al.，2009）。

脊髓及皮层下水平可能也参与了 PHN 的发生和发展。例如，带状疱疹患者痛觉抑制功能的降低会增加其患上 PHN 的风险（Pickering et al.，2014），说明 PHN 的发生与内源性痛觉调节系统的功能紊乱有关。

另外，PHN 的病理机制还涉及大脑的功能异常。有研究者将功能磁共振成像中的动脉自旋标记技术（arterial spin labeling）应用于 PHN 患者的脑功能成像研究，结果表明，PHN 患者的纹状体、丘脑、岛叶和中央后回的血流量随着疼痛程度的加剧呈显著上升趋势（Liu et al.，2013）。而且，纹状体在 PHN 患者的疼痛加工相关脑网络中可能起着枢纽的作用（Liu et al.，2013）。

（二）影响因素

近年来，PHN 的致病因素已经得到了学术界的广泛研究。大量有关 PHN 预防性疗法的研究表明，PHN 的发生和带状疱疹急性期患者的临床情况有关，包括年龄、性别、心理（情绪）、生理病理学等因素。

1. 年龄、性别因素

PHN 的发病率随着年龄的增加而升高（Baron et al.，2010；Maier et al.，2010）。有研究表明，低于 40 岁的带状疱疹患者发展成为 PHN 的风险约为 2%，40～60 岁的带状疱疹患者发展成为 PHN 的风险约为 21%，60 岁以上的带状疱疹患者发展成为 PHN 的风险则高达 40% 左右。甚至有研究者认为，有 50% 的 60 岁以上的带状疱疹患者会演变为 PHN（Katz et al.，2004）。PHN 的发病率随着年龄的增长而升高，主要是因为人的免疫功能随着年龄的增长而下降（Forbes et al.，2016），即当老年带状疱疹患者再次被病毒感染时，其体内抗体功能较弱不足以抵抗病毒，因此病毒可以有效复制，进而导致更严重的神经损伤，最终发展成 PHN。

关于 PHN 的发病率与性别的关系，尚存在争议。一些研究表明，女性患 PHN 的风险比男性高（Opstelten et al.，2006；Parruti et al.，2010）。但也有研究表明，女性患 PHN 的风险比男性低（Asada et al.，2013；Bouhassira et al.，2012）。还有一些研究者认为，PHN 的发病率与性别无关（Jih et al.，2009；Park et al.，2012）。这些研究得到的结果不一致，可能是因为被试的年龄段不同（Forbes et al.，2016）。总之，PHN 和性别的关系有待进一步研究。

2. 心理因素

疼痛被认为是一种以感觉和情绪为特征的主观认知体验，这表明疼痛体验不仅具有躯体特性（如强度、持续时间、部位及性质），还伴有负性情绪反应（如恐惧、绝望、焦虑及抑郁等）。这些负面情绪可能会加重疼痛感受，延长疼痛体验过程，并加大对身体的损伤。大量研究表明，包括 PHN 在内的各类慢性疼痛均会导致患者产生不同程度的焦虑和抑郁情绪。例如，PHN 的强度与患者的焦虑、抑郁水平呈显著正相关（Schlereth et al.，2015）。还有研究表明，带状疱疹患者易伴发焦虑和抑郁，而且这些心理上的不适显著提高了 PHN 的发病率（Geha et al.，2007）。相比没有躯体感觉损伤的 PHN 患者，有显著躯体感觉损伤的 PHN 患者表现出更严重的焦虑和抑郁，而且有显著躯体感觉损伤的 PHN 患者的疼痛严重程度会受到睡眠障碍、焦虑程度和 HPA 轴功能紊乱等多种因素的影响（Peng et al.，2017）。由此可见，负性情绪因素，如焦虑和抑郁，可能会增加带状疱疹患者发生 PHN 的风险。所以，关注患者的情绪和心理健康十分必要。

3. 生理病理学因素

元分析表明，急性带状疱疹的一些临床特征，如前驱痛（prodromal pain）、严重急性疼痛、严重皮疹和眼部感染是形成 PHN 的风险因素（Forbes et al.，2016）。具体而言，前驱痛的出现是 PHN 发生的一个临床征兆。前驱痛指疱疹出现前 1～2 天出现的疼痛、烧灼感、瘙痒及异常感觉。此外，带状疱疹急性期的疼痛程度和 PHN 有直接关系。急性期疼痛症状越严重，发展成 PHN 的概率越高。PHN 的易感性也与出现带状疱疹的躯体位置有关。头、面部区域，特别是眼部的带状疱疹较容易发展为 PHN。PHN 还与患者的皮损严重程度或皮损痊愈时间有关。皮损越严重、愈合时间越长，结疤的可能性就越大，发生 PHN 的可能性也越大。

还有许多研究表明，PHN 与感觉神经系统的损伤密切相关。例如，处于带状疱疹急性期的患者，其外周感觉传入纤维的感觉敏化可能会导致 PHN 的发生（Schlereth et al.，2015），即当带状疱疹患者的伤害性感受器出现病理敏化时，其中枢神经系统功能可能会发生继发性改变，导致脊髓处于高激惹状态。此时，由一些机械感受器传入的神经冲动（如轻触觉）就变成了痛觉信号，进而导致 PHN 的产生。

三、带状疱疹后遗神经痛的临床表现

（一）疼痛的特点

PHN 的临床表现复杂多样，既可能是间歇性的，也可能是持续性的（Gan et al.，2013；王家双，2010）。就疼痛部位而言，PHN 常见于单侧胸部、三叉神经（主要是眼支）或颈部，其中胸部的 PHN 约占 50%，头面部、颈部及腰部的 PHN 占 10%～20%，骶尾部的 PHN 占 2%～8%，其他部位的 PHN 不足 1%。PHN 的疼痛范围通常比疱疹区域更大，还有极少数患者会发生双侧疱疹。就疼痛性质而言，PHN 可为烧灼样、电击样、刀割样、针刺样或撕裂样，可以一种疼痛为主，也可以多种疼痛并存。就疼痛的特征而言，PHN 主要表现为：①自发痛，即在没有任何刺激的情况下在皮疹分布区及附近区域出现的疼痛；②痛觉过敏，即对伤害性刺激的反应增强或延长；③痛觉超敏，即非伤害性刺激引起的疼痛，如轻微触碰或温度的微小变化诱发的疼痛；④感觉异常，疼痛部位既可能产生紧束、麻木或瘙痒感，也可能导致温度觉和振动觉异常（Johnson & Rice，2014；Philip & Thakur，2011；樊碧发，2013）。此外，在病程方面，30%~50%的 PHN 患者的疼痛持续超过 1 年，部分患者的病程甚至超过了 10 年（Kawai et al.，2014）。

（二）其他临床表现

PHN 患者常伴有情感、睡眠及生活质量的损害。研究表明，有 45%的患者的情绪受到了疼痛的中重度影响，表现为焦虑、抑郁等（Oster et al.，2005）。甚至有研究表明，60%的患者曾经或经常有自杀想法（王家双等，2011）。超过 40%的患者伴有中重度睡眠障碍（Oster et al.，2005）。患者还常出现多种全身症状，如慢性疲乏、厌食、体重下降、缺乏活动等。值得注意的是，患者的家属也容易出现疲乏、应激、失眠以及情感困扰（Weinke et al.，2014）。

四、带状疱疹后遗神经痛的诊断

PHN 的诊断主要依据带状疱疹病史和临床表现，一般无须特殊的实验室检查或其他辅助检查（Weinke et al.，2014）。具体而言，PHN 患者大多有急性带状疱疹既往史，可在患区发现疱疹后遗留的深浅程度不同的皮肤色素沉着或瘢痕区，再根据患者主诉的疼痛特征和性质，例如，自发性烧灼痛及局部感觉异常，不难进行明确诊断。仅少数局部无明显皮肤色素沉着或瘢痕的患者可能会发生诊断困难，此时应仔细询问其既往史，详细检查局部皮肤的变化。此外，还应收集患者带状疱疹期的病情信息，如前驱痛的出现及其持续时间、急性期的疼痛强度、疱疹严重程度及其位置等。需要鉴别诊断的疾病包括原发性三叉神经痛、舌咽神经痛、颈神经痛、肋间神经痛、脊柱源性胸痛、椎体压缩后神经痛、脊神经根性疼痛和椎体肿瘤转移性疼痛等。通常采用视觉类比量表或数字分级量表评估疼痛强度（Galer & Jensen，1997）。此外，McGill 疼痛问卷或简式 McGill 疼痛问卷等量表也可用于辅助评价疼痛强度（Melzack，1975；Melzack，1987）。IDentification pain questionnaire（ID-Pain）、Douleur Neuropathique 4 questions（DN4）及 Pain DETECT 量表可用于评估疼痛的性质（Bouhassira et al.，2005；Freynhagen et al.，2006；Portenoy & Committee，2006）。SF-36 量表（36-item short form survey）、Nottingham 健康概况（Nottingham health profile）或生命质量（quality of life）指数可用于评估患者的生活质量（樊碧发，2013）。另外，可以通过皮肤活组织检查和角膜共聚焦显微镜检查来评估神经病变情况（Colloca et al.，2017）。红外热成像技术（infrared thermal imaging）可以帮助我们判断感觉神经损伤的部位与性质，在 PHN 病情评估中具有一定的参考价值（王家双等，2011）。此外，定量感觉测试和神经生理学测评技术（如激光诱发电位）可进一步验证患者的感觉体征，如疼痛阈限、温度阈限等，为 PHN 的亚型分类提供客观指标。

五、带状疱疹后遗神经痛的预防和治疗

（一）带状疱疹后遗神经痛的预防

患上带状疱疹后，应该正确、及时、有效地治疗，越早治疗越好。

首先，可以对带状疱疹患者进行抗病毒治疗。抗病毒治疗对于加快带状疱疹急性期疱疹的消散、促进皮损愈合、控制炎症和减轻临床症状有较好的疗效。带状疱疹发作期间，尤其是疱疹发生后 48h 内，要给予足量、有效的抗病毒药物，这样可以推迟并减少 PHN 的发生。目前，常用的抗病毒药物有阿昔洛韦、泛昔洛韦及溴夫定，这些药均能缩短带状疱疹疼痛的持续时间，降低发生 PHN 的风险。此外，可以对急性带状疱疹早期患者采用神经阻滞治疗。对患者进行神经阻滞治疗，对减轻疼痛、缩短皮疹愈合时间和预防 PHN 的发生具有良好的效果。皮质激素也可以用于治疗带状疱疹。如果患者的炎症反应明显但没有严重禁忌症，可以服用小剂量的皮质激素，如强的松。皮质激素可以抑制水痘-带状疱疹病毒抗体的产生，减少神经组织的炎症损伤，防止感染扩散，从而预防或减少 PHN 的发生（Quan et al.，2003）。三环类抗抑郁药也能够治疗带状疱疹。带状疱疹患者早期应用小剂量的阿米替林可缩短疼痛的持续时间，并降低 PHN 的发生率。有感染倾向的患者应加服抗生素，同时注意适当活动，并防止疤痕粘连。

另外，心理方面的治疗也必不可少，如采用支持性疗法、认知疗法、暗示、放松、催眠等疗法，通过情绪、认知等心理因素调节患者的疼痛感知。

（二）带状疱疹后遗神经痛的治疗

由于 PHN 的病理机制尚未完全弄清，在治疗上往往只能对症治疗，无法完全治愈。目前，PHN 的治疗方法有很多，主要包括药物疗法、微创介入疗法等。通过有效的治疗，可以缓解患者的疼痛，进而提高他们的生活质量。

1. 药物疗法

药物治疗是 PHN 的主要治疗方法，它能够在一定程度上缓解 PHN。含 5% 利

多卡因的的贴剂被广泛用于 PHN 治疗，但元分析结果表明，利多卡因的治疗效果与安慰剂类似（Binder et al.，2009）。此外，含辣椒素的外用药膏也有助于缓解 PHN（Moore, et al.，2012）。三环类抗抑郁药如阿米替林和度洛西汀，以及抗癫痫药如普瑞巴林和加巴喷丁能有效缓解 PHN（Moore et al.，2012，2014）。虽然阿片类药物（如吗啡）能够缓解 PHN，考虑到阿片类药物的滥用、误用问题，阿片类药物仅被视为 PHN 的三线用药。值得注意的是，镇痛药对乙酰氨基酚、非甾体类抗炎药物、抗病毒药物和 NMDA 受体拮抗剂（N-methyl-d-aspartate receptor antagonists）均被证实对 PHN 无效（Hempenstall et al.，2005；Vo et al.，2009）。需要强调的是，"带状疱疹后遗神经痛诊疗中国专家共识"中，推荐用于治疗 PHN 的一线药物为钙离子通道调节剂（普瑞巴林和加巴喷丁）、三环类抗抑郁药（阿米替林）和 5%利多卡因贴剂；推荐用于治疗 PHN 的二线药物为阿片类药物和曲马多（于生元等，2016）。

2. 微创介入疗法

微创介入疗法是指在影像的引导下以最小的创伤将器具或药物置入病变组织，对其进行物理、机械或化学治疗。临床用于治疗 PHN 的微创介入疗法主要包括神经介入技术和神经调控技术。药物疗法是镇痛的基础，微创介入与药物联合应用治疗 PHN 可以有效缓解疼痛，同时减少镇痛药物用量。

神经介入技术主要包括神经阻滞、选择性神经毁损和鞘内药物输注治疗。具体而言，神经阻滞是指在 PHN 相应的神经根、干、节及硬膜外注入局麻药或以局麻药为主的药物，以短暂阻断神经传导功能（黄宇光和徐建国，2010）。该方法的优点是对神经无损伤。目前，得到广泛认可的神经阻滞用药主要有局部麻醉药和糖皮质激素等（Cohen & Dragovich，2007；Heran et al.，2008）。选择性神经毁损是指以手术切断（或部分切断）、化学方法（如乙醇、阿霉素等）或物理方法（如射频热凝、冷冻等）阻断脑、脊神经、交感神经及各类神经节的神经传导功能（黄宇光和徐建国，2010）。需要注意的是，该疗法会对神经造成不可逆的损伤，可能会产生受损神经所支配区域的感觉麻木、肌力下降等副作用（樊碧发，2013）。鞘内药物输注治疗则是指通过埋藏在患者体内的药物输注泵，将泵内的药物输注到患者的蛛网膜下腔，直接作用于脊髓或中枢，达到控制疼痛的目的。常见的药物包括阿片类药物、局麻药等，其中吗啡的临床应用最广（Farrow-Gillespie & Kaplan，2006；O'Connor & Dworkin，2009）。

神经调控技术是通过电脉冲适当地刺激与疼痛有关的神经，反馈性地调节神经的信号传导，或产生麻木样感觉来覆盖疼痛区域，从而达到缓解疼痛的目的。临床用于治疗 PHN 的神经调控技术主要包括脉冲射频治疗和神经电刺激技术。具体而言，脉冲射频治疗通常采用频率 2Hz、电压 45V、电流持续时间 20ms、间歇期 480ms 的脉冲式射频电流，该类脉冲射频电流能够调节感觉神经 ATP 的代谢以及离子通道的功能，持续、可逆地抑制 C 纤维兴奋性传入，从而对相关神经的痛觉传导起到阻断作用（Erdine et al.，2009）。该疗法对神经纤维结构无破坏作用，治疗后也较少会发生感觉减退、酸痛、灼痛及运动神经损伤（Ma et al.，2013；魏星等，2011）。目前，临床上常用的神经电刺激方法包括脊髓电刺激、外周神经刺激（peripheral nerve stimulation，PNS）和经皮神经电刺激等（樊碧发，2013）。SCS 是将电极置入硬膜外腔，影像证实位置确切后，由刺激电极产生的电流直接作用于脊髓后柱的传导束和背角感觉神经元以及脊髓侧角的交感神经中枢，从而有效缓解疼痛，减少镇痛药物用量。临床研究表明，SCS 是早期 PHN（出疹后 1～3 个月）的有效镇痛方法（Yanamoto & Murakawa，2012）。PNS 是将电极置入支配疼痛区域的皮下外周神经附近，从而抑制疼痛区域的感觉神经向上传导（黄宇光和徐建国，2010）。TENS 是经过皮肤施行电脉冲刺激，反馈性地对传导疼痛信息有关的不同神经进行调控，减少疼痛信息的传导和增加镇痛物质的释放，从而缓解疼痛（黄宇光和徐建国，2010）。

3. 其他疗法

针刺治疗、臭氧治疗等技术在临床上显示有一定的效果（陈春香，2011；王家双等，2014；赵俊喜，2010），国内有研究者报道，臭氧治疗顽固性 PHN 的 5 年随访结果显示，该疗法效果稳定，但还需要更多的研究数据来支持（王家双等，2016）。此外，一项随机对照实验表明，在脊髓鞘内注射甲基强的松龙（methylprednisolone），能够有效缓解 PHN（Kotani et al.，2000）。但是，这种干预的安全性可能存在问题，例如，这种注射可能会引起蛛网膜炎或真菌性脑膜炎（Nelson & Landau，2001）。虽然早期研究表明手术切除受 PHN 影响的皮肤能够有效治疗 PHN，但长期的随访表明这种方法其实是无效的（Petersen & Rowbotham，2007）。

六、总结

PHN 是一种典型的外周神经病理性疼痛，也是困扰中、老年人群的世界级疼痛疾病，其发病机制至今尚未被完全阐明。同其他类型的神经病理性疼痛类似，PHN 的发生、发展涉及外周和中枢疼痛传导通路上的多种机制，如异位放电、神经免疫、中枢敏化等。此外，PHN 还具有 VZV 潜伏感染等特点。PHN 的发生与年龄、性别、心理、生理和病理等诸多因素都密切相关（Peng et al.，2017）。但是，现有研究大多只专注探究其中一种或几种因素对 PHN 的影响，这可能会降低预测 PHN 的准确性。而且，目前临床上对 PHN 患者多采用利多卡因贴剂、三环类抗抑郁药等常规治疗方法，效果不够理想。只有更加深入地探索 PHN 发生、发展的神经病理学机制，才有望提出更有效的 PHN 预防方法和预测模型，乃至寻求新的治疗靶点，帮助 PHN 患者缓解甚至完全解除痛苦。

第三节　慢性腰背痛

一、概述

　　腰背痛是指位于第 12 根肋骨和臀横纹之间的局部疼痛,伴有或不伴有腿部疼痛（Krismer & Van Tulder，2007）。LBP 是疼痛患者在初次就诊时报告的第二常见症状（Mäntyselkä et al.，2001；Vogt et al.，2005）。LBP 可根据症状分为三类：非特异性腰背痛（nonspecific low back pain）、根性腰背痛（radicular low back pain）和其他需要紧急或特殊照护的腰背痛。其中，最常见的是非特异性慢性腰背痛（Manusov，2012）。非特异性慢性腰背痛（nonspecific chronic low back pain，CLBP）是指病程持续 12 周以上,病因不明的除脊柱特异性疾病及神经根性疼痛以外原因所引起的肋缘以下、臀横纹以上及两侧腋中线之间区域内的疼痛与不适，伴或不伴有大腿牵涉痛（中国康复医学会脊柱脊髓专业委员会专家组，2016）。大规模流行病学的研究结果表明,LBP 的主要特征之一是复发性（Costa，2009；Stanton et al.，2009）。所有年龄段的人都可能受到 LBP 的影响（Federico et al.，2017）。据报道，人在一生中患 LBP 的概率高达 84%,而 CLBP 的患病率约为 23%,其中 11%～12% 的人甚至会因 CLBP 致残（Vos et al.，2017）。CLBP 严重影响了这些患者的生活质量（Ricci et al.，2006），也给社会带来了相当大的经济负担（Dagenais et al.，2008；Vogt et al.，2005）。

　　本节将具体介绍非特异性 CLBP 的病理机制、临床表现、诊断和评估以及预防和治疗。

二、慢性腰背痛的病理机制

（一）致病因素

　　CLBP 通常无特异性病理改变，其致病因素十分复杂，可能是生理因素、生活习惯、心理因素以及遗传因素等共同导致了 CLBP。

　　在生理因素上，脊柱特定结构的损伤或退化可能造成了 CLBP（Kapellen &

Beall，2010）。通过进行大样本的横断面研究发现，CLBP 与利用临床影像学检测到的腰椎间盘病变之间存在显著关联。例如，男性椎间盘间隙狭窄（De Schepper et al.，2010）、椎间盘病变以及腰椎间盘突出（Cheung et al.，2009）都与 CLBP 有关。值得注意的是，仅凭解剖数据无法完全解释 CLBP 的发生和发展。一项元分析指出，在个体水平上，磁共振成像所发现的任何脊椎病变都不能确定为 CLBP 的致病原因（Endean et al.，2011），因为这种脊髓结构和功能上的异常在没有 CLBP 的群体中也非常常见，与 CLBP 的发生和发展没有绝对的关联，也不能用于预测 CLBP 的治疗效果。在病理生理学层面，肿瘤坏死因子 α（tumor necrosis factor-alpha，TNFα）可能是 CLBP 发生和发展的重要影响因素。在一项长达 6 个月的前瞻性病例对照研究中，研究者发现在 CLBP 组患者中 TNFα 的阳性比例一直明显高于对照组（Wang et al.，2008）。另一项实验研究发现，病变髓核（nucleus pulposus）中产生的神经生长因子可能通过促进轴突生长、诱导 P 物质的产生在疼痛传递中起到了重要作用（Wang et al.，2008）。

　　除了生理因素，CLBP 的发生和发展还与人们的生活习惯息息相关（Mannion et al.，1996）。荷兰的一项研究报告显示，久坐不动的生活方式和从事高强度体力活动与 CLBP 患病风险都有关系，即人们的身体运动情况与患 CLBP 的概率存在相关，但不是线性关系，而是"U"形关系（Heneweer et al.，2009）。但也有研究指出，推拉（Roffey et al.，2010）、扭转（Wai et al.，2010a）、举重（Wai et al.，2010c）、搬运（Wai et al.，2010b）等生活动作不太可能单独导致 CLBP，即 CLBP 是多种因素共同作用的结果。此外，一项包括横断和纵向研究的元分析结果显示，肥胖的人患 CLBP 的风险更高（Shiri et al.，2009）。还有一项队列研究显示，即使在控制了焦虑或情绪障碍的情况下，CLBP 与吸烟之间仍存在轻微关联（Shiri et al.，2010），但是对这些因素的潜在致病机制仍不清楚。

　　在心理层面，与其他慢性疼痛类似，CLBP 的发生和发展与情绪状态、疼痛应对策略等心理因素高度相关。元分析结果表明，悲伤、抑郁情绪和躯体化会显著增加 LBP 发展为 CLBP 或致残的风险。此外，疼痛灾难化、疼痛的恐惧逃避信念也在一定程度上提升了 CLBP 的发生率（Pincus et al.，2002；Ramond et al.，2010）。另一项研究表明，与健康人相比，CLBP 患者的右背外侧前额叶和眶额叶皮层的乙酰天冬氨酸水平显著降低，并且这些脑区的生化物质浓度分别与患者的抑郁和焦虑水平相关，因此研究者推测这一脑部生化物质的变化在 CLBP 和抑郁、焦虑等的共病症状的发生和发展中扮演着重要角色（Grachev et al.，2000；Grachev et al.，2001；Grachev et al.，2002；Grachev et al.，2003）。

　　此外，遗传因素也在 CLBP 的发生和发展中起到了重要作用。关于双胞胎的研究显示，CLBP 和椎间盘病变都受到遗传因素的影响。遗传因素在各种类型的背痛问题中起到了 30%～46%的作用（Battié et al.，2007）。其中，多达 1/4 的遗传因素是通过影响椎间盘狭窄起作用的（Battié et al.，2007）。其他一些遗传因素则与疼痛感知、信号传导、心理加工和免疫有关（Reimann et al.，2010；Tegeder & Lötsch，2009）。

（二）中枢机制

利用结构磁共振成像技术，研究者观测到了 CLBP 患者在中枢水平一些重要的结构变化。一项研究表明，CLBP 患者的新皮质灰质体积减小（比健康对照组低 5%～11%），其幅度相当于 10～20 年正常衰老引起的损失量（Apkarian et al.，2004）。大量研究进一步发现，CLBP 患者在多个与疼痛加工和调节有关的脑区的灰质密度显著降低，包括背外侧前额叶皮层、背内侧前额叶皮层、腹外侧前额叶皮质、腹内侧前额叶皮层、初级躯体感觉皮层、次级躯体感觉皮层、岛叶、中扣带回皮层、丘脑和脑干（Apkarian et al.，2004；Baliki et al.，2011；Fritz et al.，2016；Ivo et al.，2013；Schmidt-Wilcke et al.，2006）。这些脑区的萎缩在疼痛慢性化过程中起到了重要的作用（Li & Hu，2016）。此外，这些脑区的灰质密度与疼痛强度和疼痛不愉悦程度的主观评分呈显著的负相关（Schmidt-Wilcke et al.，2006）。值得注意的是，针对 CLBP 的有效治疗能够逆转这种大脑的结构异常。例如，与治疗前相比，CLBP 患者在治疗后左侧 dlPFC 中的皮层厚度增加，并且这一脑结构的改善与疼痛程度和身体失能的减轻呈正相关（Seminowicz et al.，2011）。

此外，CLBP 患者还存在中枢水平的功能变化。一方面，CLBP 患者的疼痛相关脑区之间存在连接异常。一项静息态功能磁共振成像研究表明，CLBP 患者的内侧前额叶皮层、杏仁核和后扣带回皮层呈现出去激活（Baliki et al.，2008）。这些脑区被认为是默认模式网络（default mode network，DMN）的关键脑区，而 DMN 紊乱与慢性疼痛相关的认知和行为障碍有关。此外，DMN 的静息态功能连接还受到 CLBP 患者的负性情绪的影响，说明 DMN 与疼痛的情感-动机层面的信息处理有关（Letzen & Robinson，2017）。除了 DMN 之外，在 CLBP 患者中也观察到了与动态感觉运动任务的表现（即执行坐—站—坐任务的持续时间）相关的感觉运动网络的静息态功能连接降低（Pijnenburg et al.，2015）。而且，相较于健康对照组，CLBP 患者的导水管周围灰质与腹内侧前额叶皮层和前扣带回之间的静息态功能连接增强，表明 CLBP 患者存在以导水管周围灰质为中心的下行疼痛调节系统的功能异常（Yu et al.，2014）。另一方面，CLBP 患者存在中枢敏化和皮层重组。有研究表明，相较于健康对照组，CLBP 患者在接受具有固定物理强度的疼痛压力时，会有显著更高的疼痛强度主观评分，并在疼痛相关的若干大脑区域有更强的激活，包括对侧 S1、双侧 S2、顶下小叶和小脑，表明 CLBP 患者的疼痛敏感性增强（Giesecke et al.，2004）。然而，当接受非疼痛的运动压力时，CLBP 患者的躯体感觉敏感度降低，双侧 S2 的激活减少，体现了对感觉信息高阶处理的重组（Hotz-Boendermaker et al.，2016）。脑电研究也表明，相比健康对照组，CLBP 患者接受伤害性电刺激时，其产生的躯体感觉 ERP 中 N80 成分的波幅更大，在 MEG 中也表现出更强的早期响应（Diers et al.，2007；Flor et al.，1997），表明这些患者存在中枢敏化。而且，这种早期反应的强度与 CLBP 患者的疼痛慢性化程度呈正相关，进一步证明了 CLBP 的慢性化伴随着中枢敏化，导致了疼痛的感觉辨别层面的异常信息处理（Diers et al.，2007；Flor et al.，1997）。此外，脑磁图技术帮助研究者揭示了 CLBP 患者的皮质重组机制。例如，研究表明，不同强度（从不疼到疼）的电刺激诱发的 S1 的最大响应在 CLBP 患者中比在健康对照组中更多地往内侧移动，并且这种脑重组与主观疼痛评分相关（Flor et al.，1997；Wiech et al.，2000）。

此外，CLBP 患者还存在情绪和认知相关的脑激活异常。例如，在需要高度注意力的认知任务中，CLBP 患者被观察到存在认知能力受损和扣带回-额叶-顶叶认知/注意网络的异常激活，特别是在背外侧前额叶更是如此（Mao et al.，2014；Seminowicz et al.，2011）。还有研究者观察到，CLBP 患者在冒险金钱任务中的行为表现与其伏隔核（奖赏加工的关键脑区）的激活的相关性发生了改变，这种发现被解释为慢性疼痛导致的认知障碍（Berger et al.，2014）。脑电研究也观察到了 CLBP 患者的情绪和认知功能的异常。例如，在使用爱荷华赌博任务评估被试的情绪决策能力时，CLBP 患者相比对照组在任务中的表现更差，而且他们的表现显著受到慢性疼痛的持续时间和强度的影响。同时，CLBP 患者表现出异常的反馈加工（Tamburin et al.，2014）。具体而言，健康对照组中反馈负波（feedback-related negativity）的幅度在赢钱时高于输钱，而在 CLBP 患者中则呈现出相反的结果；在健康对照组中，P300 的振幅在赢钱时高于输钱，而在 CLBP 患者中没有观察到显著差异（Tamburin et al.，2014）。这种异常的反馈认知加工也给 CLBP 患者的相应日常活动造成了阻碍。研究者还发现，在 CLBP 患者中，伤害性电刺激诱发的 P260 成分的波幅较低，表明 CLBP 患者存在高级认知功能的缺陷（如负性情绪调节）（Diers et al.，2007）。

CLBP 患者某些脑区的生化物质水平也发生了变化（Gussew et al.，2011；Zhao et al.，2017）。一些研究发现，CLBP 患者的背外侧前额叶、眶额叶皮层、前脑岛、前扣带回和丘脑等脑区中的乙酰天冬氨酸水平降低（Grachev et al.，2000；Gussew et al.，2011；Sharma et al.，2012，2011）。还有研究发现，CLBP 患者前扣带回的谷氨酸、背外侧前额叶的葡萄糖、前扣带回和丘脑的肌醇水平有所降低（Grachev et al.，2000；Gussew et al.，2011）。这些脑部生化物质失调与 CLBP 患者的疼痛强度呈负相关（Grachev et al.，2000）。而且，部分脑部化学变化也被证明与患者的焦虑、抑郁等心理因素相关（Siddall et al.，2006）。考虑到谷氨酸水平降低可能是由于谷氨酸能神经传递障碍，乙酰天冬氨酸和肌醇水平降低可能是由于神经元和胶质细胞受损，这些 CLBP 患者的大脑生化改变也可以为慢性疼痛的皮质重组提供间接证据（Grachev et al.，2000；Grachev et al.，2001；Grachev et al.，2002；Grachev et al.，2003；Gussew et al.，2011）。

三、慢性腰背痛的临床表现

CLBP 主要发生在腰背部、腰骶部，常表现为肌肉酸痛、刺痛。除了疼痛，大多数患者还会同时感受到腰部僵硬、腰部无力以及活动的协调性下降，病情严重者会伴有睡眠障碍（周秉文，2003）。通常，患者在卧床休息后或经热敷、按摩等保守治疗后，CLBP 减轻或消失，在弯腰、行走、久坐或久站后加重。在临床检查中，经常可以发现疼痛部位肌张力增大或明显的局限性压痛点（扳机点）。研究表明，CLBP 患者的扳机点数量与其疼痛程度和睡眠质量紧密相关（Iglesias-González et al.，2013）。除了生理上的病痛，CLBP 患者还常常伴有焦虑、抑郁和躯体化等心理问题（Bener et al.，2013），这些因素会进一步加重患者的痛苦。

四、慢性腰背痛的诊断和评估

在 CLBP 的诊断中，临床医生通常关注"终末器官功能障碍"，即在肌肉骨骼系统中发现结构和功能异常（Robinson & Apkarian，2009；Wand et al.，2011）。在诊断 CLBP 时，首先应重点筛查与特异性腰背痛高度相关的症状和体征，即红色警示（red flag）。红色警示指患者既往病史或复合症状中与危险程度较高的严重疾病密切相关的高危因素，如持续及进展性的非机械性疼痛、神经系统症状等（Krismer & Van Tulder，2007）。发现红色警示后，必须进一步检查，以排除潜在的严重疾病，如感染、炎性风湿性疾病或肿瘤。然后，需要评估可能导致 LBP 恶化或慢性化的因素，即黄色警示（yellow flag）。黄色警示主要指可导致疼痛慢性化或进行性加重、功能障碍及工作能力丧失、迁延不愈的各类危险因素，如体质较差、吸烟、焦虑、因工作需要经常弯腰等（Airaksinen et al.，2006；Krismer & Van Tulder，2007）。发现黄色警示后，应当鼓励患者改变行为习惯，以及树立对 CLBP 的正确认识，让患者认识到养成良好的工作和生活习惯能够帮助其减轻疼痛（Krismer & Van Tulder，2007）。

在临床上，脊柱触诊和活动度实验能够检查患者脊柱的对称性、脊柱的活动范围和角度、椎旁组织是否正常等（中国康复医学会脊柱脊髓专业委员会专家组，2016）。该项检查的结果可用于判断患者是否适合物理治疗（如按摩），并评估治疗效果，但结果的精确性可能不高。此外，临床上还可以利用 X 线片、CT 断层扫描、MRI、单光子发射计算机断层成像术（single-photon emission computed tomography，SPECT）和骨密度检查等影像技术对 CLBP 进行诊断和评估（梁新军等，2005）。X 线片是对腰椎最基本的影像学检查，可反映腰椎生理曲度变化、畸形、失稳、椎体形态以及椎旁软组织等的改变。CT 可产生不同层面的脊柱横断面影像，精确判断神经根的位置，可用于神经根性疼痛的诊断。MRI 在显示软组织方面具有独特的优势，可区分椎间盘的髓核和纤维环、显示韧带。MRI 可直接从矢状位和冠状位显示椎管狭窄等情况。SPECT 可用于全身性骨骼显像，明确不易被发现的骨折、感染、骨肿瘤以及肿瘤分期。骨密度检查可用于确定患者有无骨质疏松的情况，以排除骨质疏松性腰背痛。

然而，外周的病变不足以解释非特异性 CLBP 的致病机制，CLBP 患者的疼痛很大程度上还受到生理、心理等多种因素的影响。因此，外周检查不足以准确评估 CLBP，并为治疗提供有效建议。利用心理测量工具对患者进行心理状态评估及利用神经影像技术对患者的大脑结构和功能进行评估则十分重要（Ng et al.，2018；Wand et al.，2011）。具体而言，修订版疾病认知问卷（revised illness perception questionnaire）可用于测量患者对疾病的感知（如疾病认同、个人控制、治疗控制、心理原因等）（Moss-Morris et al.，2002）；Tampa 运动恐惧量表（Tampa scale of kinesiophobia）（Korri et al.，1990）可用于测量患者的恐惧回避信念，即由于害怕引起疼痛或再次受伤而避免身体活动（Swinkels-Meewisse et al.，2006）；应对策略问卷可用于测量患者与疼痛应对有关的认知风格，如应对风格、灾难化等（Harland & Georgieff，2003）；医院焦虑与抑郁量表可用于测量焦虑和抑郁（Zigmond & Snaith，1983）；疼痛自我效能问卷（PSEQ）可用于测量患者对自己在身体疼痛的情况下仍能正常完成身体活动的信念（Nicholas，2007；Nicholas et al.，1992）。此外，CLBP 患者在中枢水平存在结构和功能的变化，因此可以利用影像学方法从中枢层面对 CLBP 进行辅助诊断和评估。例如，有研究利用功能磁共振成像采集了患者和健康被试接受疼痛刺激和不接受疼痛刺激时的大脑活动数据，然后比较两组被试在接受疼痛刺激和不接受疼痛刺激时脑活动的差异，基于机器学习等高级分析方法对躯体感觉皮层和下顶叶皮层的大脑活动模式进行训练，并对两组被试进行分类，其分类正确率达到了 92.3%（Callan et al.，2014）。该研究表明，大脑活动模式可以作为潜在的区别患者和健康人的生理信号。与之类似，有研究采用多变量分析技术对 CLBP 患者的结构磁共振成像数据进行了分析，结果表明，利用算法对躯体感觉皮层、运动皮层和前额叶的灰质密度进行特征提取，然后对 CLBP 患者和健康人进行分类，其正确率高达 76%。此外，患者与健康人在颞叶区域（包括杏仁核边缘）、内侧眶回（medial orbital gyrus）、小脑和视觉皮层的灰质密度差异信息，也有助于对患者进行分类（Ung et al., 2012）。随着影像技术和数据分析技术的发展，将来临床上有望利用大脑的结构和功能变化对 CLBP 患者进行诊断和评估。

五、慢性腰背痛的预防和治疗

（一）慢性腰背痛的预防

LBP 的症状在人群中非常普遍，因此广泛的一级预防似乎不是很现实。研究表明，未来发生 LBP 或 CLBP 的最大风险因素是先前发生过 LBP（Papageorgiou et al., 1996）。而且，目前尚无法确定对首次 LBP 发生起到关键作用的因素（Burton et al., 2006）。关于 LBP 的预防的研究指出，只有运动干预被证实是有效的（Bigos et al., 2009；Choi & Verbeek et al., 2010），其他干预措施，如压力管理、给脚部增加鞋垫、背部支撑、人体工程学以及减少提拉重物等都是无效的（Bigos et al., 2009）。预防 CLBP 的重点应该是预防复发，即二级预防（Choi et al., 2010）。

（二）慢性腰背痛的治疗

CLBP 的主要治疗目标是改善患者的躯体功能，恢复正常活动，预防残疾及维持工作能力（Airaksinen et al., 2006）。其治疗方法包括药物治疗、物理治疗和心理治疗等。

常用的治疗药物包括非甾体类抗炎药、肌肉松弛剂及麻醉类镇静剂等。疼痛程度较高的患者更适合使用肌肉松弛剂和镇痛镇静类药物，而功能障碍严重的患者更适合使用麻醉类镇静剂。非甾体类抗炎药具有镇痛、抗炎的药理作用，是临床上治疗 CLBP 的常用药物。但此类药物可能会有损害胃肠道和心血管系统、增加心肌梗死的风险，使用前应对患者的胃肠道和心血管系统风险进行评估。肌肉松弛剂包括苯二氮卓类药物（如安定、四氢西泮等）和非苯二氮卓类药物（如乙哌立松、环苯扎林、托哌酮等）。阿片类药物包括弱阿片类药物（如曲马多、可待因等）和强阿片类药物（如吗啡、羟考酮、氢化吗啡酮、芬太尼等）。通常在其他治疗方法无效时，推荐使用阿片类药物治疗。抗抑郁药是治疗慢性腰背痛的辅助用药，常选择三环类抗抑郁药（中国康复医学会脊柱脊髓专业委员会专家组，

2016）。

针对 CLBP 常用的物理疗法有运动疗法、无创性物理疗法、有创性物理疗法等。运动疗法包括主动运动和有氧运动（Van Middelkoop et al.，2011）。主动运动包括运动控制训练、核心稳定训练、瑜伽以及普拉提等，有氧运动包括步行、慢跑、骑自行车、太极拳等。一项元分析表明，针对力量、耐力、协调或稳定的运动训练比其他类型的运动训练能更有效地缓解 CLBP，而针对心肺的运动训练或联合的运动训练是无效的（Searle et al.，2015）。无创性物理疗法包括经皮神经电刺激（Milne et al.，2001）、低强度激光疗法（Yousefi-Nooraie et al.，2008）、短波透热疗法（Ahmed et al.，2009）、针灸（Berman et al.，2010）等。有创性物理疗法包括封闭注射、射频消融、脊柱融合术等。但是，对于这些物理疗法的疗效，仍存在争议，有待进一步验证。

此外，还可以采用认知行为疗法、正念疗法等心理疗法。认知行为疗法通过改变患者的错误认知，去除导致不良情绪和行为的认知根源，结合行为训练和技能学习，最终达到缓解病情、提高患者生活质量的目的（张雅坤等，2003）。在一项多中心的随机对照实验中，研究者将 701 名患有亚急性或慢性 LBP 的成年人随机分为两组，分别接受长期（1 年，6 次）的团体认知行为疗法治疗或不接受任何心理治疗，结果表明，相比控制组，团体认知行为疗法组的亚急性和慢性 LBP 患者的疼痛水平均显著降低（Lamb et al.，2010）。正念疗法旨在提高对包括身体不适和困难情绪的即时体验的意识和接受程度（Cherkin et al.，2016）。研究表明，相比仅接受常规病理治疗的患者，接受认知行为疗法或基于正念的减压疗法治疗的 CLBP 患者的疼痛显著减轻，而且两种疗法的效果无显著差异（Cherkin et al.，2016）。

六、总结

非特异性 CLBP 是一种非常常见的慢性疼痛，其致病机制涉及生理因素、生活习惯、心理因素和遗传因素等。CLBP 不是由单个因素造成的，往往是多种因素相互作用导致的。在外周层面，CLBP 患者表现为腰背部的酸痛、乏力；在中枢层面，CLBP 患者的大脑结构和功能（尤其是在与疼痛加工有关的脑区）与健康人相比存在显著变化。在诊断和评估层面，除了外周检查（如脊柱触诊、X 线片等），心理状态评估、大脑结构和功能检测也能够帮助医生更好地诊断和评估 CLBP。利用药物治疗、物理治疗和心理治疗不仅能够减轻患者的痛苦，改善其躯体功能，甚至能够逆转患者中枢神经系统的结构和功能变化。

第四节 幻 肢 痛

一、概述

幻肢痛（phantom limb pain，PLP）是指患者主观感觉已被切除的肢体仍然存在，并伴有不同程度、不同性质的疼痛。PLP 是截肢患者术后最常见的并发症之一（Flor，2002）。PLP 的临床症状主要包括幻肢感、残肢痛、幻肢痛，PLP 还会引发一些心理症状，如抑郁、焦虑、孤独、自我隔离、自我怜悯、失去信心等，即截肢综合征（Flor et al.，2006）。PLP 常表现为跳痛、刺痛、钻孔样痛、挤压痛、灼痛或拧痛，并且疼痛多出现在断肢的远端（Angarita et al.，2014；Hsiao et al.，2012）。PLP 在截肢患者群体中的发生率为 50%～80%。截断平面越高，出现 PLP 的比例越高（Hirsh et al.，2010）。大多数 PLP 在术后早期即出现，有的则在术后数月或数年内才出现（Bosanquet et al.，2015）。

本节将具体介绍 PLP 的病理机制、临床表现、诊断，以及预防和治疗。

二、幻肢痛的病理机制

PLP 是一种神经病理性疼痛。迄今为止，研究者对 PLP 病理机制的认识尚不够清楚。不过，与其他神经病理性疼痛的病因类似，外周和中枢神经的损伤可能是引发 PLP 的重要原因（Flor et al.，2006）。

（一）外周机制

从外周机制上看，截肢患者的外周神经损伤部位或残肢的伤害性信号传入、神经瘤的异常放电、背根神经节的异常放电或交感神经的异常放电等都可能会引发 PLP。

神经损伤部位或残肢的伤害性信号传入是引起 PLP 的主要原因（Flor et al.，2006）。截肢后的神经损伤部位或残肢的细胞损伤所产生的组胺、缓激肽等化学物质会刺激伤害性感受器，增加疼痛性传入冲动的发放频率，进而引发 PLP（Flor，2002）。

神经瘤的异常放电也会导致 PLP（Flor et al.，2006；Vaso et al.，2014）。外周神经受损甚至被切断之后，受伤的轴突会重新生长。在此过程中，残肢可能会形成神经瘤。神经瘤的无髓鞘 C 纤维和有髓鞘 Aδ 纤维可能会出现功能紊乱、自发活动增强，这将导致疼痛感受性增加，引发神经瘤的疼痛，进而出现 PLP（Angarita et al.，2014）。有研究表明，叩击截肢患者残肢的神经瘤能增加 C 纤维传入冲动的放电频率，进而诱发 PLP（Angarita et al.，2014）。

背根神经节的异常放电也是 PLP 的发病机制之一（Flor et al.，2006）。背根神经节的异常活动会增加残肢神经瘤的放电频率或增强周围神经元的去极化，最终导致 PLP（Angarita et al.，2014）。还有研究表明，麻醉神经瘤的背根神经节能够消除刺激残端所引起的自发活动，从而减轻 PLP（Flor，2002）。

此外，交感神经的异常放电也会导致 PLP（Flor，2002）。研究表明，交感神经的异常放电使患者受到情绪的困扰，增加肾上腺激素的分泌，由此引发或增加神经瘤的活动性，进而引发 PLP（Nikolajsen，2012）。

（二）中枢机制

中枢机制在 PLP 的产生和发展过程中发挥了重要的作用，主要包括脊髓机制和大脑机制。

在脊髓机制方面，脊髓抑制作用的削弱可能是导致 PLP 的原因。研究显示，无 PLP 的截肢患者经过脊髓麻醉后出现了 PLP 症状，这与麻醉削弱了脊髓抑制的作用有关（Flor，2002）。脊髓抑制机制主要通过三种方式发挥作用：①脊髓背角内传入神经末梢的异常分布和突触重塑。外周神经损伤会触发一系列与突触重塑密切相关的变化，使脊髓背角中感受伤害性冲动的神经元持续敏化（long-term sensitization），进而导致这些神经元对非伤害刺激做出疼痛反应（Flor，2002）。具体而言，末梢神经横断可导致脊髓后角第Ⅱ层的传入 C 纤维变性，使得该处与感受伤害性刺激的二级神经元之间的突触数量减少，而本应进入脊髓后角第Ⅲ层和第Ⅳ层的低阈值 Aβ 纤维则传入脊髓后角第Ⅱ层，与这种二级神经元形成突触联系，最终导致触诱发痛（Angarita et al.，2014；Nikolajsen，2012）。②脊髓背角神经元的中枢敏化。外周神经损伤会激活外周伤害性感受器，导致脊髓背角突触结构的改变和神经元的敏化，进而造成脊髓神经元过度兴奋、神经元感受野扩张和脊髓下行抑制功能减弱（Niraj & Niraj，2014）。此时，即使短暂的非伤害性刺激也会导致长时间的突触后膜兴奋，进而引发 PLP。③脊髓中枢的去抑制作用。外周神经受损后，初级传入神经末梢和脊髓背角神经元抑制性受体的下调会使神经元的敏感性增强，继而激活 N-甲基-D-天冬氨酸受体和蛋白激酶系统，并进一步引起 GABA 受体的磷酸化，进而导致中枢抑制性中间神经元对伤害性信息的抑制作用减弱，产生痛觉过敏，最终引发 PLP（Flor，2002；Flor et al.，2006）。

　　在大脑机制方面，大脑皮层功能重组是 PLP 被接受的病理机制之一。大脑皮层功能重组是指躯体感觉传入部位被切除后，其在感觉和运动皮层所代表的区域被邻近的功能代表区域取代，使得大脑皮层发生重组（Flor，2008；Flor et al.，2006）。例如，有研究表明，猴子的脊神经后根被切断 12 年后，与受损部位的同侧大脑相比，对侧大脑皮质躯体感觉区内的面部与手代表区的分界线向正中线移动了 10～14mm（Flor et al.，2006；Pons et al.，1991）。基础研究和临床观察也发现，截肢患者的大脑皮层功能重组与 PLP 的形成有直接关系。例如，PLP 患者的唇部运动会激活其手臂所对应的脑功能区（Flor，2002；Flor et al.，2006）。皮层重组范围可能与 PLP 的严重程度呈正相关，即皮层重组的范围越大，PLP 可能越严重（Flor et al.，2006）。研究表明，患有 PLP 的患者接受臂丛麻醉后，其皮层功能重组范围变小，之后 PLP 也减轻了（Flor，2002；Flor et al.，2006）。还有研究者对两名下肢截肢患者进行了运动想象训练，并采用 fMRI 记录训练前后其大脑活动的变化，发现训练后患者的脑区激活区域发生了转移，幻肢疼痛程度也减轻了（Meyer et al，2012）。在一项个案研究中，研究者使用脑电和功能磁共振成像技术采集了一名患有 21 年幻肢痛的患者的神经生理数据（Zhao et al.，2016）。脑电结果显示，只有当伤害性刺激（激光）或触觉刺激（电脉冲）施加在健康肢体侧的肩部时，激光诱发电位或触觉诱发电位（tactile-evoked potentials，TEPs）才会清晰地呈现出来，而刺激施加在截肢侧的肩部则不会诱发这些神经生理信号。这一结果表明，幻肢痛患者患肢侧的躯体感觉通路存在功能缺失。此外，fMRI 结果显示，患者在观看呈现手部疼痛或非疼痛刺激的视频时，视觉相关大脑区域和前/中扣带回皮层会出现激活。同时，相对于健康侧的手部视频，截肢侧的手部疼痛视频能在其对侧的初级体感皮层诱发更强的激活。这一结果表明，截肢侧对侧的初级体感皮层对疼痛相关情境的敏感性增加。

三、幻肢痛的临床表现

　　广义的 PLP 涉及三个症状：幻肢感、残肢痛和幻肢痛（靳晴晴等，2015）。

　　几乎所有截肢的患者都存在幻肢感。患者感到已截去的肢体依然存在，并且能在大脑的控制下清晰地感知到已截去肢体的活动，包括其长度、大小和温度的变化，甚至发冷、发热、痉挛、麻痹等异常感觉。此现象不受性别、年龄、切除部分及其大小的影响（Reiber et al.，2010；Richardson et al.，2006）。幻肢痛的两个发作高峰期分别为截肢术后 1 个月内和 1 年后,且发病率高达 50%~80%(Schley et al.,2008)。幻肢感最常见的部位是手指、手掌或足趾、足底部等已被截除的肢体远端。

残肢痛则为截肢后留存于身体的游离端(残肢)的局部性疼痛,其疼痛程度多与 PLP 的疼痛程度呈正相关(Flor,2002)。残肢痛的产生大多与术后并发症有关,比如,坏死、粘连、感染、局部缺血等。另外,骨刺、神经瘤的形成以及不合适的假肢也可能会引起残肢痛。流行病学资料显示,术后 8 天残肢痛的发生率为 57%,6 个月为 22%,2 年后为 10%,即残肢痛的发生率会随着时间的推移逐渐降低(Jensen et al.,1985)。幻肢感、残肢痛常与 PLP 并存,临床上有 70%~100%的截肢患者会出现幻肢感或残肢痛(Hsiao et al.,2012)。

幻肢痛是一种神经病理性疼痛,是指已截除的某身体部位仍能感觉到的疼痛。幻肢痛通常出现在截肢后 1 周或数周之内,也有患者发生在数月或数年后,而且病情反复。幻肢痛发生的部位主要在被截除的肢体远端,表现为烧灼样、刀割样、跳动、穿刺样痛等,而疼痛的性质可分为放射性、压迫性、强直性、痉挛性等。幻肢痛大多呈现出阵发性,心情不好、身体疲劳、天气变化、疾病等情况都可能会诱发或加剧疼痛的产生。截肢后,肢体残端形成的神经瘤或瘢痕硬结会导致皮肤过敏,轻触肢体就会引起整个肢体的放射性疼痛。

四、幻肢痛的诊断

(一)心理物理学方法

PLP 的诊断多依赖于各类疼痛量表的主观报告,如 McGill 疼痛问卷、视觉类比量表(VAS)和面部疼痛表情量表(FPS)等。除此之外,患者的心理状态和人格特质也会影响其疼痛敏感性和耐受性,所以研究也辅以一些心理量表,如贝克抑郁自评量表、贝克焦虑量表和艾森克人格问卷等(靳晴晴等,2015)。这些测量方法简单、易操作,但主要关注的是患者对 PLP 的主观感受,无法探索其潜在病理机制。

(二)神经生理学方法

1. 生理指标

皮肤电、皮肤温度、心率、眼动和肌电等生理指标能在一定程度上揭示与疼痛相关的自主神经系统的响应特征和神经肌肉电活动(Colloca et al.,2006;

Donaldson et al.，2003）。例如，心率、皮肤电、瞳孔直径的变化都与刺激强度和主观疼痛强度有关（Donaldson et al.，2003；Loggia et al.，2011）。PLP 的外周机制之一是交感神经的异常放电（Flor，2002），表现为心率、皮肤电、瞳孔直径等生理指标的变化。因此，这些生理指标可以被应用于 PLP 的病理机制研究，并用来评估 PLP 患者的外周机制的病变。

2. 电生理指标

LEPs 可以作为研究 PLP 病理机制的神经电生理学指标。在时域上，N2-P2 复合成分的峰值和潜伏期可用于评估实验室疼痛的强度。研究表明，急性期延髓背外侧综合征患者的 N2-P2 出现了缺失、振幅明显减弱或潜伏期延长的情况，而在恢复期，患者的 N2-P2 波幅明显增大，潜伏期明显缩短，并且它们都与临床症状的改善程度呈正相关（Veciana et al.，2005）。此外，体感诱发电位（somatosensory-evoked potentials，SEPs）可被用于检查躯体感觉通路的完整性，探讨可能存在的脊髓机制，从而为后续的治疗和预后提供依据（Cruccu et al.，2008）。Restuccia 等记录了脊髓受损程度不同的患者的 SEPs，结果表明，完全截瘫患者的 SEPs 消失，部分截瘫患者的 SEPs 潜伏期延长，波幅降低或消失（Restuccia et al.，2000）。

3. 功能磁共振成像（fMRI）

fMRI 可以用于检测 PLP 的大脑皮层功能重组和神经矩阵功能紊乱的相关情况，也能对 PLP 的疗效进行评估。与疼痛加工有关的脑区包括初级躯体感觉皮层、次级躯体感觉皮层、脑岛、初级运动皮层和前扣带回等（Valentini et al.，2012），这些脑区的活动变化可以用来评估 PLP 患者的中枢神经功能。研究表明，下肢截肢患者接受想象共鸣训练（imaginative resonance training）后，幻肢疼痛消失，且本体感受恢复，感觉运动皮层的活动也恢复正常（Meyer et al.，2012）。此外，Diers 等分别考察了 PLP 患者、无 PLP 的截肢患者和正常被试在运动执行、镜像运动和运动想象三种条件下的脑区活动的变化（Diers et al.，2010）。结果发现，在运动执行条件下，无 PLP 的截肢患者和正常被试的双侧感觉运动皮层均得到明显激活，而 PLP 患者只出现了截肢对侧感觉运动皮层的明显激活；在镜像运动条件下，无 PLP 的截肢患者和正常被试的镜像对侧感觉运动皮层出现了明显激活，而 PLP 患者在此区域无明显激活；在运动想象条件下，三组被试的辅助运动区（supplementary motor area）都有明显激活，但只有无 PLP 的截肢患者和正常被试的对侧初级感觉运动皮层被激活。这些研究均表明，感觉运动皮层的活动与 PLP 密切相关，这可能是评估 PLP 的有效指标。

五、幻肢痛的预防和治疗

（一）幻肢痛的预防

术前疼痛、术中伤害性刺激、残肢痛是 PLP 发生的危险因素。减少术前疼痛、术中伤害性刺激，进行术后镇痛以及减少残肢痛，可以减少脊髓背角神经元的病理性改变，乃至减少因组织损伤导致的中枢神经系统重塑，可以预防或者减少 PLP 的形成（Reuben & Buvanendran，2007）。

（二）幻肢痛的治疗

PLP 的临床治疗方法有很多，主要包括药物治疗、手术治疗、心理治疗、物理治疗等。药物是治疗 PLP 的临床治疗最常用的方法。临床上常用的药物有对乙酰氨基酚和非甾体抗炎药、三环类抗抑郁药、抗惊厥药、钠通道阻滞剂、NMDA 受体拮抗剂、阿片类药物、曲马朵、肌肉松弛药（巴氯芬、苯二氮卓类），皮质类固醇以及降钙素等（孙凤等，2013）。但仅用药物往往不能取得满意的治疗效果，可同时结合其他疗法增强治疗效果，具体如下。

1. 手术治疗

外科手术治疗 PLP 的方法有残肢端修整术、脊神经根切除术、交感神经切除术、脊髓前外侧切断术、丘脑切开术等。其机制就是通过外科手术损毁痛觉刺激传入的某个环节，甚至痛觉中枢，来达到缓解疼痛的目的。但这些方法大多只有短期疗效，长期来看容易复发，而且创伤大、并发症多，因此逐渐被新型介入手术替代。

2. 行为心理疗法

催眠疗法、行为刺激、镜像疗法（mirror therapy）等行为心理疗法对 PLP 也有一定的治疗效果。镜像疗法的具体做法是：让患者通过镜子看到健肢的影像，并活动健肢，使其产生视错觉，误以为是患肢在运动，并将这一信息反馈到大脑皮层。其原理是通过纠正引发 PLP 的病理性神经重塑，达到减轻 PLP 的作用。近十余年来，镜像疗法在治疗后天截肢患者的各个部位瘫痪幻肢及其引发的 PLP 方面得到了广泛应用。大量研究都表明，接受此类训练后，患者的幻肢体验能够被纠正，其伴随的 PLP 会得到缓解（Giummarra et al.，2010）。此外，PLP 患者往往伴有焦虑、抑郁、寡言、失眠等情绪和心理问题。因此，心理疗法对改善患者的情绪状况乃至缓解 PLP 很有必要。研究表明，通过社会行为干预，引导患者积极面对现实，可以明显减轻 PLP 患者的疼痛（Beaumont et al.，2011）。

3. 侵入性有创物理疗法

治疗 PLP 的侵入性有创物理疗法包括深部脑刺激（DBS）、运动皮层刺激（motor cortex stimulation，MCS）和脊髓电刺激（SCS）等。

DBS 是通过立体定位植入薄片后行电刺激，传导至皮层下区域（丘脑或基底神经节）。虽然 DBS 治疗 PLP 的疗效至今仍存在争议，但 DBS 对部分患者确实有效，疼痛长期缓解率高于 25%（Rasche et al.，2006）。

MCS 是通过手术将电极植入硬膜外中央前回并给予阈下电刺激（Monsalve，2012；Roux et al.，2001）。PLP 是许多学者所认可的 MCS 适应症，有效率约为 53%（Soler et al.，2010）。

SCS 是将电极植入硬膜外可能引起疼痛的脊髓区域附近，通过一定强度的电流实现交感神经阻滞以及其他神经功能的调节。临床研究表明，SCS 治疗 PLP 的长、短期疗效相同，但其有效率随时间的延长而降低。

4. 非侵入性无创物理疗法

治疗 PLP 的非侵入性无创物理疗法包括电休克疗法（electroconvulsive therapy，ECT）、重复经颅磁刺激（rTMS）等。

ECT 借助电休克设备在短时间内用微弱、适量的电流刺激患者脑部，让患者的大脑皮层放电，引起患者脑部神经内部的变化，从而达到治疗 PLP 的目的。ECT 对 PLP 的治疗涉及多种机制：①改变大脑血流量的模式；②改善或平衡患者紊乱的神经递质；③刺激新的细胞和神经通路的产生。ECT 可能是治疗 PLP 最有前景的方法之一。研究表明，对于非常严重的 PLP 以及合并残肢痛等病情复杂的 PLP，ECT 的治疗效果最显著（Rasmussen & Rummans，2000）。

rTMS 通过给放置在患者颅骨表面的线圈通一定强度的电流，并持续一定的时间和刺激方向，通过磁场诱导其颅内神经元及其轴突去极化（Rossini & Rossi，2007）。有研究使用 1Hz 频率的 rTMS 刺激非患侧运动皮层治疗 PLP，结果表明，患者的疼痛症状明显减轻（Rollo & Pallanti，2011）。rTMS 可能是通过调节截肢后的大脑皮层功能重组起到治疗 PLP 的作用的。rTMS 因其安全性及无创性而使其在疼痛治疗领域有着广泛的应用前景，但目前还存在许多需要研究和解决的问题，如刺激参数的设置、刺激部位的选择。

六、总结

PLP 是一种由外周和中枢神经系统病理性改变引起的疼痛。广义的 PLP 涉及幻肢感、残肢痛和幻肢痛三种症状。随着技术的发展，目前已经发现了疼痛相关的生理、电生理和脑影像学方面的神经生理指标，极大地促进了我们对 PLP 病理机制的认识。近年来，研究者提出了很多 PLP 的临床治疗方法，例如，药物治疗、手术治疗、心理治疗、物理治疗等。其中，镜像疗法由于其简单经济、治疗效果显著，逐渐被广泛应用于 PLP 的临床治疗。随着虚拟现实技术的发展，镜像疗法将变得更加便捷、有效，造福更多患者。此外，非侵入型性无创物理疗法由于安全、无创，应用前景也十分广阔。

第五节　神经病理性疼痛中的常见心理问题

疼痛是临床上患者求医时主述的常见症状。按照持续时间的不同，疼痛大致可分为急性疼痛和慢性疼痛两类。神经病理性疼痛就是典型的慢性疼痛。神经病理性疼痛患者会对外界刺激产生异常的疼痛感知，通常表现为触诱发痛和痛觉过敏。触诱发痛是指正常的触觉刺激被感知为疼痛刺激，如轻微地触摸皮肤引发疼痛。痛觉过敏是指对疼痛刺激的过度反应，如轻微的疼痛刺激引发剧烈的疼痛反应。慢性疼痛因持续时间长、迁延难愈，可能会导致患者的机体功能失调（如睡眠紊乱、容易困倦、食欲缺乏等），还可能会诱发一系列心理问题，如注意障碍、疼痛灾难化等认知问题和焦虑、抑郁、恐惧等情绪问题。在个体层面，慢性疼痛对患者的工作、生活等诸多方面都会产生负面影响，从而降低其生活质量（Merskey，1986；Tsang et al.，2008）。在宏观层面，慢性疼痛也会给社会带来沉重的医疗负担。据统计，2015 年中国的慢性疼痛患者数量已经超过 1 亿人，并呈现出持续增长的趋势，医疗系统为此投入了巨大的资源（宋莉和宋学军，2015）。因此，慢性疼痛应该受到全社会的普遍关注。本节将具体介绍在慢性疼痛中常见的认知障碍和情绪障碍，并提供一些心理干预方面的建议。

一、常见的疼痛认知障碍

（一）注意障碍

研究表明，个体的疼痛感知受到自上而下的注意机制的调节（Iannetti et al.，2008；Legrain et al.，2003，2002；Mouraux & Iannetti，2009）。实验室研究发现，个体越是将注意力集中在疼痛刺激上，感觉到的疼痛强度就越强，主观报告的疼痛评分也越高。在做分心任务时，被试主观报告的疼痛强度评分会降低（Verhoeven et al.，2011）。在生活中也有类似的现象，例如，打针或抽血时，个体将注意力集中在针头上，痛感会增强。这些例子均表明，个体的注意增强时，意识范围也会变得狭窄，从而导致疼痛感增强。

通常来说，疼痛患者的注意增强和意识范围狭窄主要表现在两方面。一方面，患者有意或无意地将注意指向与疾病或疼痛有关的外在事物，如媒体对疾病所导致的严重后果的报道，而忽略了与疾病或疼痛无关的其他事物。患者常过分地注意生活中的某些细节，并对这些细节保持高度的注意和警惕，因此更容易觉得自身病情严重或疼痛加剧。另一方面，患者将注意指向其自身的某些生理活动。比如，一些神经病理性疼痛患者可能具有疑病观念，他们过分地注意自身的健康状态或那些消极的病态思维内容，且其他任何事件都不易转移他们的注意力。他们经常感到自己的疼痛或疾病在恶化，这样反而会加剧其自身的疼痛。

基础研究表明，一些脑区参与了疼痛和注意的相互调控。例如，有研究者利用 fMRI 探究了注意分散状态下大脑疼痛功能网络的联结情况，发现在注意力分散的过程中，扣带回-额叶皮层会对丘脑和后丘脑产生自上而下的影响，从而控制疼痛（Valet et al.，2004）。除此之外，PAG 也参与了疼痛注意的调控。研究发现，PAG 的激活程度与注意集中任务或注意分散任务中主观疼痛评分呈相关关系（Tracey et al.，2002）。当被试的注意不在疼痛上时，PAG 区域的激活会增加（Tracey & Mantyh，2007）。

对于有注意障碍的疼痛患者，可以采用认知-行为疗法来辅助镇痛。医生首先要向患者解释清楚其疼痛或疾病产生的原因，让患者正确地认识其疼痛或疾病，并对治愈疾病抱有坚定的信念。然后，医生需要适当地转移患者的注意力，在使用药物的同时，对患者进行放松训练，并建议患者从事一些力所能及的工作或适当地进行社交活动。这样就可能打破患者注意与疼痛的恶性循环，从而增强药物的镇痛效果。一项以神经病理性疼痛患者为被试的研究表明，伴随着放松训练的注意力转移疗法可以在短时间内有效减轻患者感觉到的疼痛，同时能够帮助患者正确认识和应对疼痛（Raudenska et al.，2014）。

（二）疼痛灾难化

慢性疼痛患者对自己的疾病可能持有不恰当的信念或认知，比如，疼痛灾难化（Edwards et al.，2006，2011）。患者可能认为自己的病情相当严重，甚至无法治愈；或者患者可能将其患病的原因归结为鬼神对自己做错事的惩罚等。持有这些认知的患者容易产生消极的情绪和思维，从而对疾病的治愈和镇痛效果持有消极态度，不利于病情的好转。

目前，疼痛灾难化对疼痛的影响，可以通过图示激活模型（schema-activation model）、评价模型（appraisal model）和注意模型（attentional model）等多种模型来解释（Sullivan et al.，2001）。图示激活模型指出，多种认知因素，如负性情绪（Geisser et al.，1994）和过去的疼痛经历（Turk & Rudy，1992）介导了疼痛灾难化和疼痛体验的联系。例如，有研究表明，被试在疼痛灾难化量表（pain catastrophizing scale）中的得分与其负性情绪（如焦虑、抑郁和愤怒等）有显著相关（Darnall et al.，2017），即疼痛灾难化程度高的慢性疼痛患者对疼痛体验持有更强烈的负性情绪，这也说明情绪可能中介了灾难化对慢性疼痛的影响。评价模型认为，疼痛灾难化的不同子因素可能和不同的疼痛评估阶段有关。具体而言，该模型认为，疼痛评估分为两个阶段：初级评估和次级评估。初级评估是指对潜在紧张性刺激源的性质（无关的、正性或负性的）的判断，次级评估是指对应对方案的信心及其有效性的评估，这两个评估过程都会影响应对策略的选择和最终的疼痛体验。例如，对疼痛强度的夸大可能和初次评估中对刺激的威胁性的评价有关，正常的刺激被评估为负性的、具有威胁性的，导致主观感受到的疼痛强度升高；对疼痛的无助感可能来源于第二次评价中对应对策略有效性的负性评估，导致患者对治疗方案不信任，甚至在行为上不配合治疗，最终影响疼痛治疗效果（Haythornthwaite et al.，1998；Sullivan et al.，2001）。注意模型则强调注意在疼痛灾难化与疼痛体验间的重要作用。有研究让被试在接受疼痛刺激的同时完成与疼痛无关的认知任务，结果表明，疼痛灾难化程度高的个体疼痛时在认知任务中的表现更差（Eccleston et al.，1997；Pratto & John，1991），这说明疼痛灾难化程度高的个体会优先编码和处理与疼痛相关的信息，而且其注意调节能力较差。

来自神经影像学的证据表明，相比编码疼痛强度等感觉维度的脑区（如躯体感觉皮层），疼痛灾难化在更大程度上与编码疼痛情感、注意和疼痛相关运动的脑区（如背外侧前额叶、脑岛、前扣带回、前运动区和枕叶部分区域）有关（Seminowicz & Davis，2006）。而且，慢性疼痛患者的疼痛灾难化分数与其腹侧前扣带回的激活程度呈正相关（Lee et al.，2018）。此外，来自脑电研究的证据表明，个体的灾难化程度越高，在观看疼痛图片时，初级感觉皮层与颞叶间的 β 节律信息的交流越强，而在观看其他类型（压抑的、积极的）的图片时，未发现这一现象。这说明疼痛灾难化的个体差异的神经机制可能与额颞调节回路的功能变化有关，即个体的疼痛灾难化程度越高，其疼痛强度编码脑区与情感编码脑区之间的联结越强（Ferdek et al.，2019）。

对于这类慢性疼痛患者，医生需要采用合理的情绪疗法来纠正患者对其疼痛和疾病的不合理信念，帮助患者重获对疾病的合理信念，从而重构合理的认知。与此同时，药物治疗也必不可少。在药物治疗和心理治疗的双重作用下，患者的病情和疼痛将可以得到良好的控制。

二、常见的疼痛情绪障碍

（一）焦虑

慢性疼痛患者通常会伴有病理性焦虑，又称慢性焦虑症、普遍性焦虑或广泛性焦虑症。病理性焦虑是一种控制不住的、没有明确对象或内容的恐惧。个体觉察到有某种实际不存在的威胁将至，从而体验到紧张不安、提心吊胆的痛苦，还可能伴有颤动等运动性不安以及胸部紧压等局部不适感和心慌、呼吸加快、面色苍白、出汗、尿频、尿急等自主神经功能亢进症状。有研究者指出，慢性疼痛患者患重度和致残性焦虑的概率为 51.1%（Rode et al.，2006）。还有研究对 165 例带状疱疹患者进行了焦虑情绪和抑郁情绪测定，共有 20 例（12.1%）患者有不同程度的焦虑或抑郁，其中 16 例发展成了慢性疼痛（Geha et al.，2007）。

研究表明，慢性疼痛和焦虑涉及很多共同的脑区。图 5-1 显示了简化后的疼痛和焦虑相关脑区的连接，丘脑、前扣带回、岛叶、杏仁核、躯体感觉皮层等脑区参与了疼痛和焦虑的相互作用。岛叶、前扣带回和杏仁核都与疼痛的情感维度的加工有关。其中，前扣带回被认为在慢性疼痛和焦虑的交互中起着最重要的作用。前扣带回神经元突触后长时程增强和突触前长时程增强可能是引起慢性疼痛及其相关焦虑的主要生理机制（Zhuo，2016）。慢性疼痛和焦虑都会导致突触前长时程增强的选择性闭塞，而在前扣带回内注射微量兴奋性的环核苷酸门控通道阻滞剂，可起到抗焦虑和镇痛的作用（Koga et al.，2015）。此外，岛叶和前扣带回之间有直接的投射，不仅能够接收来自杏仁核处理后的疼痛信息，还能够接收直接来自丘脑传入的伤害性刺激信息。研究表明，个体的焦虑程度越高，前脑岛的激活程度越强（Lin et al.，2013）。还有研究表明，前脑岛与杏仁核基底外侧核之间的静息态功能连接与个体的状态焦虑程度密切相关，还可以解释 40% 的主观评分变异（Baur et al.，2013）。同时，杏仁核自身不仅加工疼痛信息，也处理情绪信息。研究表明，杏仁核中的促肾上腺皮质激素释放因子受体在啮齿类动物（关节炎疼痛模型）的焦虑行为和疼痛防御行为中有重要作用（Ji et al.，2007）。此外，杏仁核和前扣带回也有直接的信息投射，还会接收来自丘脑的伤害性刺激信息。总之，慢性疼痛和焦虑的相互作用是受多个脑区以及它们之间的相互交流影响的。

对于具有焦虑症状的慢性疼痛患者，医生在进行药物镇痛的同时，还可以采取肌肉放松、系统脱敏或认知-行为矫正等方法，指导其学会用积极、正向的目光来看待自己的病况和伴随的疼痛，从而积极配合医生的相关治疗。

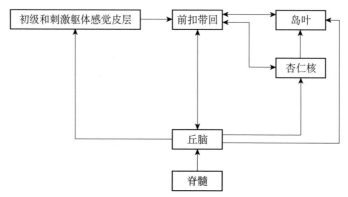

图 5-1　涉及疼痛和焦虑的脑区关联简化版。脊髓背角的神经元接收来自外周的伤害性信息输入。通过脊髓丘脑束投射，伤害性信息被传递到丘脑。丘脑中的神经元将投射到更高级的大脑区域，包括感觉皮层、前扣带回、岛叶以及杏仁核。感觉皮层在识别各种形式的疼痛过程中起着重要的作用。岛叶、杏仁核和前扣带回主要加工疼痛的情感成分。前扣带回激活增强被认为是急性疼痛和慢性疼痛患者不愉快的认知神经机制之一。岛叶和杏仁核都接收来自丘脑的感觉信息，包括伤害性信息。此外，杏仁核也与前扣带回和脑岛有联系。而且，杏仁核在焦虑和/或恐惧的加工中扮演了重要角色。总之，杏仁核、岛叶和扣带回共同参与了疼痛和焦虑的相互作用。该图例改自 Zhuo 等（2016）的研究报告

（二）抑郁

　　除了焦虑以外，抑郁也是慢性疼痛患者最容易发展出的情绪障碍（Fishbain et al.，1997；Gerrits et al.，2014）。30%～60%的慢性疼痛患者都报告有情绪抑郁的症状，严重者甚至会发展为抑郁症（Bair et al.，2003）。慢性疼痛患者比非慢性疼痛患者有更高的概率患上终生的抑郁症（Epstein et al.，1999）。研究表明，治疗抑郁症的药物除了可以有效缓解抑郁症状外，还可以缓解疼痛（Lunn et al.，2014），从侧面说明了抑郁和疼痛可能有共同的生理和/或心理机制。

　　一些认知因素可能会中介疼痛和抑郁之间的相互作用。有研究发现，自我效能感是影响疼痛致郁的重要因素（Arnstein et al.，1999），即对自身管理、应对疼痛缺乏信心的慢性疼痛患者更容易患上抑郁症。此外，疼痛灾难化也中介了慢性疼痛对情绪的影响。有研究表明，患者的疼痛灾难化程度越严重，其神经病理性疼痛诱发的抑郁程度就越严重（Radat et al.，2013）。来自 fMRI 的证据表明，患者的抑郁程度与其加工疼痛感觉–辨别维度的脑区（如躯体感觉皮层）的激活程度无显著相关，而与疼痛情绪–动机维度的脑区（如杏仁核、海马）的激活程度有关（Giesecke et al.，2005；Meerwijk et al.，2012）。

　　对于具有抑郁症状的慢性疼痛患者，医生首先要以面对、接纳和理解的态度

与之建立良好的关系，积极鼓励患者行动起来，做力所能及的事。其次，要用认知行为疗法改变其惯有的不恰当的思维模式及成败归因方式，并发展出更为积极有效的归因方式。最后，严重的抑郁症患者可在精神科医生的指导下服用专门的抗抑郁的药物。

（三）恐惧

疼痛恐惧在慢性疼痛的发生和发展过程中起到了重要作用。在临床上，部分急性疼痛患者由于对疼痛信息产生过度警觉、不恰当的回避行为，以及对与疼痛无关的其他信息无法正确加工，导致其组织损伤痊愈后疼痛仍然存在，最后发展成慢性疼痛（Simon，2012；Siddall & Cousins，2004）。疼痛恐惧可以通过观察学习、联合学习来获得。其形成可分为获得（acquisition）、巩固（consolidation）、再巩固（reconsolidation）和消退（extinction）四个阶段。实验室研究可采用经典条件反射范式训练被试，使其在中性的条件刺激（如声音、蓝光等）与非条件刺激（如电击）之间建立联结，进而使被试对条件刺激产生疼痛恐惧。现阶段，关于疼痛恐惧加工的心理–生理机制的研究已取得了显著成果（图 5-2）。

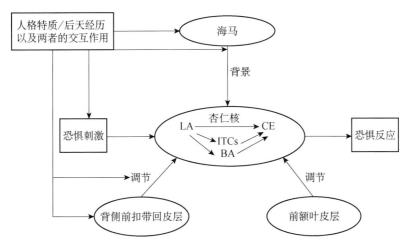

图 5-2　疼痛恐惧加工的脑网络基础。杏仁核能调控威胁性疼痛刺激所诱发的恐惧反应，具体表现为杏仁核的外侧核团（lateral nuclei，LA）接受恐惧刺激信息的传入，然后分别通过中间神经元细胞层（intercalated cell masses，ITCs）和杏仁核的基底外侧核团（basolateral complex，BA）这两条通路将信息传递到中央核团（central nucleus，CE），从而诱发相应的疼痛恐惧反应。同时，威胁性疼痛刺激所诱发的杏仁核的神经活动受到海马、前额叶皮层和背侧前扣带回皮层等脑区的调节。其中，海马调节情境内容，辨别危险信息所处的情境；前额叶皮层调节杏仁核表达恐惧反应的程度；背侧前扣带回皮层促进恐惧反应的表达。另外，个体的恐惧性反应也受其人格特质、心理状态以及两者之间相互作用的影响

在神经机制上，研究表明，背侧前扣带回的皮层厚度、激活程度均与恐惧条件化反应（以皮肤导电率为指标）呈显著正相关（Milad et al.，2007），即背侧前扣带回的结构和功能均与恐惧的形成和巩固密切相关。而且，该脑区的激活能够促进对恐惧记忆的表达（Milad & Quirk，2012）。杏仁核也参与恐惧记忆的形成、表达和再巩固（Bukalo et al.，2015）。研究表明，杏仁核的激活程度可预测疼痛恐惧条件化的习得和早期消退的程度（Bukalo et al.，2015）。还有研究者指出，杏仁核的基底外侧核团、中央核团以及中间神经元细胞层均直接参与疼痛恐惧的形成（Pape & Pare，2010）。同样，海马对恐惧的形成、巩固和消退起着重要作用（Heath et al.，2015）。研究表明，在对小鼠的条件化恐惧进行消退训练时，抑制海马的功能可以减弱疼痛恐惧对消退环境的敏感性，使得疼痛恐惧不易消退（Peters et al.，2010），表明海马参与了个体对疼痛环境信息的编码过程，并具备调节恐惧消退的功能。前额叶皮层则可以通过调节杏仁核的功能来调节恐惧反应（Kwapis & Jarome，2014）。例如，在啮齿类动物中，前额叶整合了来自外侧杏仁核的信息后，可以通过对中央核团的抑制性投射来减弱恐惧反应（Vouimba & Maroun，2011）。此外，前额叶也直接参与疼痛恐惧的消退过程。例如，在建立疼痛恐惧条件化之后，损伤啮齿类动物的前额叶会直接破坏恐惧消退的过程（Quirk et al.，2000）。

基于疼痛恐惧的形成过程及其神经机制，我们可以采用行为疗法对慢性疼痛进行治疗。例如，有研究表明，慢性疼痛患者的疼痛恐惧记忆丧失后，其疼痛感显著降低且对镇痛药物的需求显著减少（Choi et al.，2007），这直接证明了疼痛恐惧记忆与疼痛感知之间的紧密联系。若能有效地清除疼痛恐惧记忆，将会有效地缓解甚至消除疼痛。因此，对于伴有疼痛恐惧的慢性疼痛患者，常用的治疗方法有提取–消退范式（Fendt & Fanselow，1999）和电击疗法（Kroes et al.，2014）。提取–消退范式是指在记忆再巩固的时间窗口内，再次提取条件刺激的线索（唤醒）而不施加恐惧刺激，可以使条件刺激引起的恐惧情绪和反应消退（Fendt & Fanselow，1999；Feng et al.，2013）。还有研究者在记忆再巩固的时间窗口内对患者进行情绪恐惧记忆唤醒后，接着实施电击疗法，结果表明，在再巩固窗口内的电击疗法也有助于消除疼痛恐惧记忆（Kroes et al.，2014）。

三、总结

慢性疼痛会给患者带来许多身心问题。本节主要介绍了慢性疼痛患者可能具有的心理障碍，并提出了一些心理干预方面的建议。常见的慢性疼痛相关的心理问题包括认知障碍和情绪障碍两大类。其中，常见的认知障碍有注意障碍和疼痛灾难化；常见的情绪障碍有焦虑、抑郁和恐惧。了解这些常见的心理问题，并采用合适的心理干预方法来辅助治疗慢性疼痛，将有助于缓解慢性疼痛，进而减小慢性疼痛对患者的身心功能的影响。

参 考 文 献

陈春香.（2011）. 针灸治疗带状疱疹后遗神经痛疗效观察. *中医学报, 26*（8），1015-1016.

樊碧发.（2013）. 神经病理性疼痛诊疗专家共识. *中国疼痛医学杂志,*（12），705-710.

黄宇光，徐建国.（2010）. *神经病理性疼痛临床诊疗学.* 北京：人民卫生出版社.

靳晴晴，唐丹丹，彭微微，胡理.（2015）. 幻肢痛病理机制研究进展. *生理科学进展, 46*（5），341-346.

梁新军，夏仁云，夏侃.（2005）. 下腰痛的诊断与治疗. *中国疼痛医学杂志, 11*（1），41-44.

刘风雨，邢国刚，曲晓秀，张重，万有.（2008）. 下行易化系统及其参与神经病理痛的机制. *生理科学进展, 39*（2），101-104.

宋莉，宋学军.（2015）. 慢性疼痛的研究模型、外周和脊髓机制及临床治疗进展. *中国疼痛医学杂志, 21*（1），2-7.

孙凤，曾利川，肖应权，冯林，杨汉丰.（2013）. 幻肢痛的治疗现状及展望. *中华临床医师杂志（电子版）, 7*（10），144-145.

孙娇丽，王鹏.（2012）. 带状疱疹后遗神经痛的动物模型及病理机制研究. *现代生物医学进展, 12*（25），4953-4955.

王家双.（2010）. 带状疱疹后神经痛及现代治疗. *中国现代神经疾病杂志, 10*（6），615-618.

王家双，包佳巾，魏星，杜雯琼.（2011）. 带状疱疹后神经痛临床调查分析. *中国疼痛医学杂志, 17*（4），198-200.

王家双，陈军.（2014）. 老年人顽固性带状疱疹后神经痛规范化临床诊疗. *中华老年医学杂志, 33*（8），845-848.

王家双，杜雯琼，包佳巾，魏星.（2011）. 神经损伤疼痛疾病的红外热图临床分析. *中国疼痛医学杂志, 17*（4），201-204.

王家双，魏星，包佳巾，杜雯琼，汤达承，吴秋韵，等.（2016）. 臭氧介入综合治疗顽固性疱疹后神经痛 5 年随访研究. *中国疼痛医学杂志, 22*（1），34-40.

魏星，王家双，包佳巾.（2011）. 脉冲射频用于三叉神经疱疹后神经痛治疗的对比观察. *中国疼痛医学杂志, 17*（4），205-207.

于生元，万有，万琪，马柯，王家双，卢振和，等.（2016）. 带状疱疹后神经痛诊疗中国专家共识. *中国疼痛医学杂志,*（3），161-167.

张雅坤，周玲君，郭振华，庹焱，徐燕，赵继军.（2003）. 认知行为疗法在疼痛治疗中的运用现况及展望. *中国疼痛医学杂志, 9*（3），163-166.

赵俊喜.（2010）. 针刺治疗顽固性带状疱疹后遗神经痛 31 例. *中医研究, 23*（3），67-68.

赵志奇.（2014）. 带状疱疹痛：基础和临床概述. *中国疼痛医学杂志, 20*（6），369-375.

中国康复医学会脊柱脊髓专业委员会专家组.（2016）. 中国急/慢性非特异性腰背痛诊疗专家共识. *中国脊柱脊髓杂志, 26*（12），1134-1138.

周秉文.（2003）. 退变性慢性腰痛的诊治. *颈腰痛杂志*, 24（5）, 257-261.

Ahmed, M. S., Shakoor, M. A., & Khan, A. A.（2009）. Evaluation of the effects of shortwave diathermy in patients with chronic low back pain. *Bangladesh Medical Research Council Bulletin*, 35（1）, 18-20.

Airaksinen, O., Brox, J. I., Cedraschi, C., Hildebrandt, J., Klaber-Moffett, J., Kovacs, F., et al.（2006）. European guidelines for the management of chronic nonspecific low back pain. *European Spine Journal*, 15（2）, S192-S300.

Aley, K. O., Reichling, D. B., & Levine, J. D.（1996）. Vincristine hyperalgesia in the rat: A model of painful vincristine neuropathy in humans. *Neuroscience*, 73（1）, 259-265.

Aloisi, A. M., Berlincioni, V., Torta, R., Nappi, R. E., Tassorelli, C., Barale, F., et al.（2016）. The role of gender, psycho-social factors and anthropological-cultural dimensions on pain in neurorehabilitation. Evidence and recommendations from the Italian Consensus Conference on Pain in Neurorehabilitation. *European Journal of Physical and Rehabilitation Medicine*, 52（5）, 730-740.

Altier, C., & Zamponi, G. W.（2004）. Targeting Ca 2+ channels to treat pain: T-type versus N-type. *Trends in Pharmacological Sciences*, 25（9）, 465-470.

Angarita, M. A. M., Villa, S. C., Ribero, O. F. G., García, R. G., & Sieger, F. A. S.（2014）. Pathophysiology and treatment of phantom limb pain. *Revista Colombiana de Anestesiología*, 42（1）, 40-46.

Apkarian, A. V., Sosa, Y., Sonty, S., Levy, R. M., Harden, R. N., Parrish, T. B., et al.（2004）. Chronic back pain is associated with decreased prefrontal and thalamic gray matter density. *The Journal of Neuroscience*, 24（46）, 10410-10415.

Arnstein, P., Caudill, M., Mandle, C. L., Norris, A., & Beasley, R.（1999）. Self efficacy as a mediator of the relationship between pain intensity, disability and depression in chronic pain patients. *Pain*, 80（3）, 483-491.

Asada, H., Nagayama, K., Okazaki, A., Mori, Y., Okuno, Y., Takao, Y., et al.（2013）. An inverse correlation of VZV skin-test reaction, but not antibody, with severity of herpes zoster skin symptoms and zoster-associated pain. *Journal of Dermatological Science*, 69（3）, 243-249.

Bair, M. J., Robinson, R. L., Katon, W., & Kroenke, K.（2003）. Depression and pain comorbidity—A literature review. *Archives of Internal Medicine*, 163（20）, 2433-2445.

Baliki, M. N., Geha, P. Y., Apkarian, A. V., & Chialvo, D. R.（2008）. Beyond feeling: Chronic pain hurts the brain, disrupting the default-mode network dynamics. *The Journal of Neuroscience*, 28（6）, 1398-1403.

Baliki, M. N., Schnitzer, T. J., Bauer, W. R., & Apkarian, A. V.（2011）. Brain morphological signatures for chronic pain. *PLoS One*, 6（10）, e26010.

Bär, K. J., Wagner, G., Koschke, M., Boettger, S., Boettger, M. K., Schlöesser, R., & Sauer, H.（2007）. Increased prefrontal activation during pain perception in major depression. *Biological Psychiatry*, 62（11）, 1281-1287.

Baron, R., Binder, A., & Wasner, G.（2010）. Neuropathic pain: Diagnosis, pathophysiological mechanisms，and treatment. *The Lancet Neurology*，9（8），807-819.

Battié，M. C.，Videman，T.，Levalahti，E.，Gill，K.，& Kaprio，J.（2007）. Heritability of low back pain and the role of disc degeneration. *Pain*，131（3），272-280.

Baur，V.，Hänggi，J.，Langer，N.，& Jancke，L.（2013）. Resting-state functional and structural connectivity within an insula-amygdala route specifically index state and trait anxiety. *Biological Psychiatry*，73（1），85-92.

Beaumont，G.，Mercier，C.，Michon，P. E.，Malouin，F.，& Jackson，P. L.（2011）. Decreasing phantom limb pain through observation of action and imagery：A case series. *Pain Medicine*，12（2），289-299.

Becerra，L.，Morris，S.，Bazes，S.，Gostic，R.，Sherman，S.，Gostic，J.，et al.（2006）. Trigeminal neuropathic pain alters responses in CNS circuits to mechanical（brush）and thermal（cold and heat）stimuli. *The Journal of Neuroscience*，26（42），10646-10657.

Benedetti，F.，Vighetti，S.，Amanzio，M.，Casadio，C.，Oliaro，A.，Bergamasco，B.，et al.（1998）. Dose-response relationship of opioids in nociceptive and neuropathic postoperative pain. *Pain*，74（2-3），205-211.

Bener，A.，Verjee，M.，Dafeeah，E. E.，Falah，O.，Al-Juhaishi，T.，Schlogl，J.，et al.（2013）. Psychological factors：Anxiety，depression，and somatization symptoms in low back pain patients. *Journal of Pain Research*，6，95-101.

Bennett，G. J.，& Xie，Y. K.（1988）. A peripheral mononeuropathy in rat that produces disorders of pain sensation like those seen in man. *Pain*，33（1），87-107.

Berger，S. E.，Baria，A. T.，Baliki，M. N.，Mansour，A.，Herrmann，K. M.，Torbey，S.，et al.（2014）. Risky monetary behavior in chronic back pain is associated with altered modular connectivity of the nucleus accumbens. *BMC Research Notes*，7，739.

Berman，B. M.，Langevin，H. M.，Witt，C. M.，& Dubner，R.（2010）. Acupuncture for chronic low back pain. *New England Journal of Medicine*，363（5），454-461.

Berna，C.，Leknes，S.，Holmes，E. A.，Edwards，R. R.，Goodwin，G. M.，& Tracey，I.（2010）. Induction of depressed mood disrupts emotion regulation neurocircuitry and enhances pain unpleasantness. *Biological Psychiatry*，67（11），1083-1090.

Bigos，S. J.，Holland，J.，Holland，C.，Webster，J. S.，Battie，M.，& Malmgren，J. A.（2009）. High-quality controlled trials on preventing episodes of back problems：Systematic literature review in working-age adults. *The Spine Journal*，9（2），147-168.

Binder，A.，Bruxelle，J.，Rogers，P.，Hans，G.，Bösl，I.，& Baron，R.（2009）. Topical 5% lidocaine（lignocaine）medicated plaster treatment for post-herpetic neuralgia：A results of a double-blind placebo-controlled multinational efficacy and safety triat. *Clinical Drug Investigation*，29（6），393-408.

Blom，S. M.，Pfister，J. P.，Santello，M.，Senn，W.，& Nevian，T.（2014）. Nerve injury-induced neuropathic pain causes disinhibition of the anterior cingulate cortex. *The Journal of Neuroscience*，34（17），5754-5764.

Bomholt，S. F.，Mikkelsen，J. D.，& Blackburn-Munro，G.（2005）. Normal hypothalamo-pituitary-adrenal axis function in a rat model of peripheral neuropathic pain. *Brain Research*, *1044*（2），216-226.

Bosanquet, D. C., Glasbey, J. C. D., Stimpson, A., Williams, I., & Twine, C.（2015）. Systematic review and meta-analysis of the efficacy of perineural local anaesthetic catheters after major lower limb amputation. *European Journal of Vascular and Endovascular Surgery*, *50*（2），241-249.

Bouhassira, D., Attal, N., Alchaar, H., Boureau, F., Brochet, B., Bruxelle, J., et al.（2005）. Comparison of pain syndromes associated with nervous or somatic lesions and development of a new neuropathic pain diagnostic questionnaire（DN4）. *Pain*, *114*（1-2），29-36.

Bouhassira, D., Chassany, O., Gaillat, J., Hanslik, T., Launay, O., Mann, C., et al.（2012）. Patient perspective on herpes zoster and its complications: An observational prospective study in patients aged over 50 years in general practice. *Pain*, *153*（2），342-349.

Brochet, B., Deloire, M. S. A., Ouallet, J. C., Salort, E., Bonnet, M., Jové, J., et al.（2009）. Pain and quality of life in the early stages after multiple sclerosis diagnosis: A 2-year longitudinal study. *The Clinical Journal of Pain*, *25*（3），211-217.

Bukalo, O., Pinard, C. R., Silverstein, S., Brehm, C., Hartley, N. D., Whittle, N., et al.（2015）. Prefrontal inputs to the amygdala instruct fear extinction memory formation. *Science Advances*, *1*（6），e1500251.

Burton, A. K., Balagué, F., Cardon, G., Eriksen, H. R., Henrotin, Y., Lahad, A., et al.（2006）. Chapter 2 European guidelines for prevention in low back pain. *European Spine Journal*, *15*（2），S136-S168.

Cahana, A., Carota, A., Montadon, M. L., & Annoni, J. M.（2004）. The long-term effect of repeated intravenous lidocaine on central pain and possible correlation in positron emission tomography measurements. *Anesthesia & Analgesia*, *98*（6），1581-1584.

Callan, D., Mills, L., Nott, C., England, R., & England, S.（2014）. A tool for classifying individuals with chronic back pain: Using multivariate pattern analysis with functional magnetic resonance imaging data. *PLoS One*, *9*（6），e98007.

Cardoso-Cruz, H., Lima, D., & Galhardo, V.（2013）. Impaired spatial memory performance in a rat model of neuropathic pain is associated with reduced hippocampus-prefrontal cortex connectivity. *The Journal of Neuroscience*, *33*（6），2465-2480.

Chen, Z. Y., Shen, F. Y., Jiang, L., Zhao, X., Shen, X. L., Zhong, W., et al.（2016）. Attenuation of neuropathic pain by inhibiting electrical synapses in the anterior cingulate cortex. *Anesthesiology*, *124*（1），169-183.

Cherkin, D. C., Sherman, K. J., Balderson, B. H., Cook, A. J., Anderson, M. L., Hawkes, R. J., et al.（2016）. Effect of mindfulness-based stress reduction vs cognitive behavioral therapy or usual care on back pain and functional limitations in adults with chronic low back pain: A randomized clinical trial. *Journal of the American Medical Association*, *315*（12），1240-1249.

Cheung, K. M. C., Karppinen, J., Chan, D., Ho, D. W., Song, Y. Q., Sham, P., et al.（2009）. Prevalence and pattern of lumbar magnetic resonance imaging changes in a population study of one thousand forty-three individuals. *Spine*, *34*（9），934-940.

Choi，B. K.，Verbeek，J. H.，Tam，W. W.，& Jiang，J. Y.（2010）. Exercises for prevention of recurrences of low-back pain. *Cochrane Database of Systematic Reviews*，（1），CD006555.

Choi，D. S.，Choi，D. Y.，Whittington，R. A.，& Nedeljković，S. S.（2007）. Sudden amnesia resulting in pain relief：The relationship between memory and pain. *Pain*，*132*（1），206-210.

Coffeen，U.，López-Avila，A.，Ortega-Legaspi，J. M.，Ángel，R. D.，López-Muñoz，F. J.，& Pellicera，F.（2008）. Dopamine receptors in the anterior insular cortex modulate long-term nociception in the rat. *European Journal of Pain*，*12*（5），535-543.

Cohen，S. P.，& Dragovich，A.（2007）. Intrathecal analgesia. *Anesthesiology Clinics*，*25*（4），863-882.

Colloca，L.，Benedetti，F.，& Pollo，A.（2006）. Repeatability of autonomic responses to pain anticipation and pain stimulation. *European Journal of Pain*，*10*（7），659.

Colloca，L.，Ludman，T.，Bouhassira，D.，Baron，R.，Dickenson，A. H.，Yarnitsky，D.，et al.（2017）. Neuropathic pain. *Nature Reviews Disease Primers*，*3*，17002.

Costa，L. D. C. M.（2009）. Prognosis for patients with chronic low back pain：Inception cohort study. *British Medical Journal*，*339*（7725），850.

Cruccu，G.，Aminoff，M. J.，Curio，G.，Guerit，J.，Kakigi，R.，Mauguiere，F.，et al.（2008）. Recommendations for the clinical use of somatosensory-evoked potentials. *Clinical Neurophysiology*，*119*（8），1705-1719.

Dagenais，S.，Caro，J.，& Haldeman，S.（2008）. A systematic review of low back pain cost of illness studies in the United States and internationally. *The Spine Journal*，*8*（1），8-20.

Dalziel，R. G.，Bingham，S.，Sutton，D.，Grant，D.，Champion，J. M.，Dennis，S. A.，et al.（2004）. Allodynia in rats infected with varicella zoster virus—A small animal model for post-herpetic neuralgia. *Brain Research Brain Research Reviews*，*46*（2），234-242.

Darnall，B. D.，Sturgeon，J. A.，Cook，K. F.，Taub，C. J.，Roy，A.，Burns，J. W.，et al.（2017）. Development and validation of a daily pain catastrophizing scale. *The Journal of Pain*，*18*（9），1139-1149.

De Schepper，E. I. T.，Damen，J.，Van Meurs，J. B.，Ginai，A. Z.，Popham，M.，Hofman，A.，et al.（2010）. The association between lumbar disc degeneration and low back pain：The influence of age，gender，and individual radiographic features. *Spine*，*35*（5），531-536.

Decosterd，I.，& Woolf，C. J.（2000）. Spared nerve injury：An animal model of persistent peripheral neuropathic pain. *Pain*，*87*（2），149-158.

Devor，M.（2006）. Sodium channels and mechanisms of neuropathic pain. *The Journal of Pain*，*7*（1），S3-S12.

Diers，M.，Christmann，C.，Koeppe，C.，Ruf，M.，& Flor，H.（2010）. Mirrored，imagined and executed movements differentially activate sensorimotor cortex in amputees with and without phantom limb pain. *Pain*，*149*（2），296-304.

Diers，M.，Koeppe，C.，Diesch，E.，Stolle，A. M.，Holzl，R.，Schiltenwolf，M.，et al.（2007）. Central processing of acute muscle pain in chronic low back pain patients：An EEG mapping study. *Journal of Clinical Neurophysiology*, *24*（1）, 76-83.

Donaldson, G. W., Chapman, C. R., Nakamura, Y., Bradshaw, D. H., Jacobson, R. C., & Chapman, C. N.（2003）. Pain and the defense response: Structural equation modeling reveals a coordinated psychophysiological response to increasing painful stimulation. *Pain*, *102*（1）, 97-108.

Dworkin, R. H., Jr Gnann, J. W., Oaklander, A. L., Raja, S. N., Schmader, K. E., & Whitley, R. J.（2008）. Diagnosis and assessment of pain associated with herpes zoster and postherpetic neuralgia. *The Journal of Pain*, *9*（suppl 1）, S37-S44.

Dworkin, R. H., Schmader, K. E., & Goldstein, E. J. C.（2003）. Treatment and prevention of postherpetic neuralgia. *Clinical Infectious Diseases*, *36*（7）, 877-882.

Eccleston, C., Crombez, G., Aldrich, S., & Stannard, C.（1997）. Attention and somatic awareness in chronic pain. *Pain*, *72*（1-2）, 209-215.

Edwards, R. R., Bingham, C. O., Bathon, J., & Haythornthwaite, J. A.（2006）. Catastrophizing and pain in arthritis, fibromyalgia, and other rheumatic diseases. *Arthritis & Rheumatism-Arthritis Care & Research*, *55*（2）, 325-332.

Edwards, R. R., Cahalan, C., Mensing, G., Smith, M., & Haythornthwaite, J. A.（2011）. Pain, catastrophizing, and depression in the rheumatic diseases. *Nature Reviews Rheumatology*, *7*（4）, 216-224.

Endean, A., Palmer, K. T., & Coggon, D.（2011）. Potential of magnetic resonance imaging findings to refine case definition for mechanical low back pain in epidemiological studies: A systematic review. *Spine*, *36*（2）, 160-169.

Epstein, S. A., Kay, G., Clauw, D., Heaton, R., Klein, D., Krupp, L., et al.（1999）. Psychiatric disorders in patients with fibromyalgia—A multicenter investigation. *Psychosomatics*, *40*（1）, 57-63.

Erdine, S., Bilir, A., Cosman, E. R., & Jr Cosman, E. R.（2009）. Ultrastructural changes in axons following exposure to pulsed radiofrequency fields. *Pain Practice*, *9*（6）, 407-417.

Fagundes-Pereyra, W. J., Teixeira, M. J., Reyns, N., Touzet, G., Dantas, S., Laureau, E., et al.（2010）. Motor cortex electric stimulation for the treatment of neuropathic pain. *Arquivos de Neuro-Psiquiatria*, *68*（6）, 923-929.

Fairhurst, M., Wiech, K., Dunckley, P., & Tracey, I.（2007）. Anticipatory brainstem activity predicts neural processing of pain in humans. *Pain*, *128*（1-2）, 101-110.

Farrow-Gillespie, A., & Kaplan, K. M.（2006）. Intrathecal analgesic drug therapy. *Current Pain and Headache Reports*, *10*（1）, 26-33.

Federico, B., Mannion, A. F., Ferran, P., & Christine, C.（2017）. Non-specific low back pain. *Lancet*, *389*（10070）, 736-747.

Fendt, M., & Fanselow, M. S.（1999）. The neuroanatomical and neurochemical basis of conditioned fear. *Neuroscience & Biobehavioral Reviews*, *23*（5）, 743-760.

Feng, T. Y., Feng, P., & Chen, Z. C.（2013）. Altered resting-state brain activity at functional MRI during automatic memory consolidation of fear conditioning. *Brain Research*, *1523*, 59-67.

Ferdek, M. A., Adamczyk, A. K., Van Rijn, C. M., Oosterman, J. M., & Wyczesany, M.（2019）.

Pain catastrophizing is associated with altered EEG effective connectivity during pain-related mental imagery. *Acta Neurobiologiae Experimentalis*，*79*（1），53-72.

Fields，H. L.，Rowbotham，M.，& Baron，R.（1998）. Postherpetic neuralgia：Irritable nociceptors and deafferentation. *Neurobiology of Disease*，*5*（4），209-227.

Finnerup，N. B.，Haroutounian，S.，Kamerman，P.，Baron，R.，Bennett，D. L.，Bouhassira，D.，et al.（2016）. Neuropathic pain：An updated grading system for research and clinical practice. *Pain*，*157*（8），1599-1606.

Fishbain，D. A.，Cutler，R.，Rosomoff，H. L.，& Rosomoff，R. S.（1997）. Chronic pain-associated depression：Antecedent or consequence of chronic pain? A review. *The Clinical Journal of Pain*，*13*（2），116-137.

Flor，H.（2002）. Phantom-limb pain：Characteristics，causes，and treatment. *The Lancet Neurology*，*1*（3），182-189.

Flor，H.（2008）. Maladaptive plasticity，memory for pain and phantom limb pain：Review and suggestions for new therapies. *Expert Review of Neurotherapeutics*，*8*（5），809-818.

Flor，H.，Braun，C.，Elbert，T.，& Birbaumer，N.（1997）. Extensive reorganization of primary somatosensory cortex in chronic back pain patients. *Neuroscience Letters*，*224*（1），5-8.

Flor，H.，Nikolajsen，L.，& Jensen，T. S.（2006）. Phantom limb pain：A case of maladaptive CNS plasticity? *Nature Reviews Neuroscience*，*7*（11），873-881.

Forbes，H. J.，Thomas，S. L.，Smeeth，L.，Clayton，T.，Farmer，R.，Bhaskaran，K.，et al.（2016）. A systematic review and meta-analysis of risk factors for postherpetic neuralgia. *Pain*，*157*（1），30-54.

Freynhagen，R.，Baron，R.，Gockel，U.，& Tölle，T. R.（2006）. Pain detect：A new screening questionnaire to identify neuropathic components in patients with back pain. *Current Medical Research and Opinion*，*22*（10），1911-1920.

Fritz，H. C.，McAuley，J. H.，Wittfeld，K.，Hegenscheid，K.，Schmidt，C. O.，Langner，S.，et al.（2016）. Chronic back pain is associated with decreased prefrontal and anterior insular gray matter：Results from a population-based cohort study. *The Journal of Pain*，*17*（1），111-118.

Galer，B. S.，& Jensen，M. P.（1997）. Development and preliminary validation of a pain measure specific to neuropathic pain：The neuropathic pain scale. *Neurology*，*48*（2），332-338.

Gan，E. Y.，Tian，E. A. L.，& Tey，H. L.（2013）. Management of herpes zoster and post-herpetic neuralgia. *American Journal of Clinical Dermatology*，*14*（2），77-85.

Garcia-Larrea，L.，Maarrawi，J.，Peyron，R.，Costes，N.，Mertens，P.，Magnin，M.，& Laurent，B.（2006）. On the relation between sensory deafferentation，pain and thalamic activity in Wallenberg's syndrome：A PET-scan study before and after motor cortex stimulation. *European Journal of Pain*，*10*（8），677-677.

Garry，E. M.，Delaney，A.，Anderson，H. A.，Sirinathsinghji，E. C.，Clapp，R. H.，Martin，W. J.，et al.（2005）. Varicella zoster virus induces neuropathic changes in rat dorsal root ganglia and behavioral reflex sensitisation that is attenuated by gabapentin or sodium channel blocking drugs. *Pain*，*118*（1-2），97-111.

Geha, P. Y., Baliki, M. N., Chialvo, D., Harden, R., Paice, J., & Apkarian, A. (2007). Brain activity for spontaneous pain of postherpetic neuralgia and its modulation by lidocaine patch therapy. *Pain*, *128* (1), 88-100.

Geha, P. Y., Baliki, M. N., Harden, R. N., Bauer, W. R., Parrish, T. B., & Apkarian, A. V. (2008). The brain in chronic CRPS pain: Abnormal gray-white matter interactions in emotional and autonomic regions. *Neuron*, *60* (4), 570-581.

Geisser, M. E., Robinson, M. E., Keefe, F. J., & Weiner, M. L. (1994). Catastrophizing, depression and the sensory, affective and evaluative aspects of chronic pain. *Pain*, *59* (1), 79-83.

Gerrits, M. M. J. G., Van Oppen, P., Van Marwijk, H. W. J., Penninx, B., & Horst, H. E. (2014). Pain and the onset of depressive and anxiety disorders. *Pain*, *155* (1), 53-59.

Giesecke, T., Gracely, R. H., Grant, M. A. B., Nachemson, A., Petzke, F., Williams, D. A., et al. (2004). Evidence of augmented central pain processing in idiopathic chronic low back pain. *Arthritis and Rheumatism*, *50* (2), 613-623.

Giesecke, T., Gracely, R. H., Williams, D. A., Geisser, M. E., Petzke, F. W., & Clauw, D. J. (2005). The relationship between depression, clinical pain, and experimental pain in a chronic pain cohort. *Arthritis and Rheumatism*, *52* (5), 1577-1584.

Giummarra, M. J., Georgiou-Karistianis, N., Nicholls, M. E. R., Gibson, S. J., Chou, M., & Bradshaw, J. L. (2010). Corporeal awareness and proprioceptive sense of the phantom. *British Journal of Psychology*, *101* (4), 791-808.

Gracely, R. H., Geisser, M. E., Giesecke, T., Grant, M. A. B., Petzke, F., Williams, D. A., et al. (2004). Pain catastrophizing and neural responses to pain among persons with fibromyalgia. *Brain*, *127* (4), 835-843.

Grachev, I. D., Fredickson, B. E., & Apkarian, A. V. (2000). Abnormal brain chemistry in chronic back pain: An in vivo proton magnetic resonance spectroscopy study. *Pain*, *89* (1), 7-18.

Grachev, I. D., Fredrickson, B. E., & Apkarian, A. V. (2001). Dissociating anxiety from pain: Mapping the neuronal marker N-acetyl aspartate to perception distinguishes closely interrelated characteristics of chronic pain. *Molecular Psychiatry*, *6* (3), 256-258.

Grachev, I. D., Fredrickson, B. E., & Apkarian, A. V. (2002). Brain chemistry reflects dual states of pain and anxiety in chronic low back pain. *Journal of Neural Transmission*, *109* (10), 1309-1334.

Grachev, I. D., Ramachandran, T. S., Thomas, P. S., Szeverenyi, N. M., & Fredrickson, B. E. (2003). Association between dorsolateral prefrontal N-acetyl aspartate and depression in chronic back pain: An in vivo proton magnetic resonance spectroscopy study. *Journal of Neural Transmission*, *110* (3), 287-312.

Gui, W. S., Wei, X., Mai, C. L., Madhuvika, M., Wu, L. J., Xin, W. J., et al. (2016). Interleukin-1β overproduction is a common cause for neuropathic pain, memory deficit, and depression following peripheral nerve injury in rodents. *Molecular Pain*, *12*.

Gussew, A., Rzanny, R., Güllmar, D., Scholle, H. C., & Reichenbach, J. R. (2011). 1H-MR spectroscopic detection of metabolic changes in pain processing brain regions in the presence of non-specific chronic low back pain. *NeuroImage*，*54*（2），1315-1323.

Hao，J. X.，Xu，X. J.，Aldskogius，H.，Seiger，Å.，& Wiesenfeld-Hallin，Z.（1991）. Allodynia-like effects in rat after ischaemic spinal cord injury photochemically induced by laser irradiation. *Pain*，*45*（2），175-185.

Harland，N. J.，& Georgieff，K.（2003）. Development of the coping strategies questionnaire 24，a clinically utilitarian version of the coping strategies questionnaire. *Rehabilitation Psychology*，*48*（4），296-300.

Haythornthwaite，J. A.，Menefee，L. A.，Heinberg，L. J.，& Clark，M. R.（1998）. Pain coping strategies predict perceived control over pain. *Pain*，*77*（1），33-39.

He，X. H.，Zang，Y.，Chen，X.，Pang，R. P.，Xu，J. T.，Zhou，X.，et al.（2010）. TNF-α contributes to up-regulation of Nav1.3 and Nav1.8 in DRG neurons following motor fiber injury. *Pain*，*151*（2），266-279.

Heath，F. C.，Jurkus，R.，Bast，T.，Pezze，M. A.，Lee，J. L.，Voigt，J. P.，et al.（2015）. Dopamine d1-like receptor signalling in the hippocampus and amygdala modulates the acquisition of contextual fear conditioning. *Psychopharmacology*，*232*（14），2619-2629.

Hempenstall，K.，Nurmikko，T. J.，Johnson，R. W.，A'Hern，R. P.，& Rice，A. S.（2005）. Analgesic therapy in postherpetic neuralgia: A quantitative systematic review. *PLoS Medicine*，*2*（7），e164.

Heneweer，H.，Vanhees，L.，& Picavet，H. S. J.（2009）. Physical activity and low back pain: A U-shaped relation? *Pain*，*143*（1-2），21-25.

Heran，M. K. S.，Smith，A. D.，& Legiehn，G. M.（2008）. Spinal injection procedures: A review of concepts，controversies，and complications. *Radiologic Clinics of North America*，*46*（3），487-514.

Herrero，J. F.，Laird，J. M. A.，& Lopez-Garcia，J. A.（2000）. Wind-up of spinal cord neurones and pain sensation: Much ado about something? *Progress in Neurobiology*，*61*（2），169-203.

Heutink，M.，Post，M. W. M.，Overdulve，C. W.，Pfennings，L. E. M. A.，Van De Vis，W.，Vrijens，N. L. H.，et al.（2013）. Which pain coping strategies and cognitions are associated with outcomes of a cognitive behavioral intervention for neuropathic pain after spinal cord injury? *Topics in Spinal Cord Injury Rehabilitation*，*19*（4），330-340.

Hirsh，A. T.，Dillworth，T. M.，Ehde，D. M.，& Jensen，M. P.（2010）. Sex differences in pain and psychological functioning in persons with limb loss. *The Journal of Pain*，*11*（1），79-86.

Hope-Simpson，R. E.（1965）. The nature of herpes zoster: A long-term study and a new hypothesis. *Proceedings of the Royal Society of Medicine*，*58*（1），9-20.

Hotz-Boendermaker，S.，Marcar，V. L.，Meier，M. L.，Boendermaker，B.，& Humphreys，B. K.（2016）. Reorganization in secondary somatosensory cortex in chronic low back pain patients. *Spine*，*41*（11），E667-E673.

Hsiao，A. F.，York，R.，Hsiao，I.，Hansen，E.，Hays，R. D.，Ives，J.，et al.（2012）. A randomized controlled study to evaluate the efficacy of noninvasive limb cover for chronic phantom limb pain among veteran amputees. *Archives of Physical Medicine & Rehabilitation*，*93*（4），617-622.

Hüellemann，P.，Shao，Y. Q.，Manthey，G.，Binder，A.，& Baron，R.（2016）. Central habituation and distraction alter C-fibre-mediated laser-evoked potential amplitudes. *European Journal of Pain*, *20* (3), 377-385.

Hulsebosch, C. E., Hains, B. C., Crown, E. D., & Carlton, S. M. (2009). Mechanisms of chronic central neuropathic pain after spinal cord injury. *Brain Research Reviews*, *60* (1), 202-213.

Iannetti, G. D., Hughes, N. P., Lee, M. C., & Mouraux, A. (2008). Determinants of laser-evoked EEG responses: Pain perception or stimulus saliency? *Journal of Neurophysiology*, *100* (2), 815-828.

Iglesias-González, J. J., Muñoz-García, M. T., Rodrigues-Desouza, D. P., Alburquerquesendín, F., & Fernándezdelaspeñas, C. (2013). Myofascial trigger points, pain, disability, and sleep quality in patients with chronic nonspecific low back pain. *Pain Medicine*, *14* (12), 1964-1970.

Ivo, R., Nicklas, A., Dargel, J., Sobottke, R., Delank, K. S., Eysel, P., et al. (2013). Brain structural and psychometric alterations in chronic low back pain. *European Spine Journal*, *22* (9), 1958-1964.

Iyengar, S., Ossipov, M. H., & Johnson, K. W. (2017). The role of Calcitonin gene-related peptide in peripheral and central pain mechanisms including migraine. *Pain*, *158* (4), 543-559.

Janssen, S. P., Truin, M., Van Kleef, K. M., & Joosten, E. A. (2011). Differential GABAergic disinhibition during the development of painful peripheral neuropathy. *Neuroscience*, *184* (1), 183-194.

Jensen, T. S., Baron, R., Haanpää, M., Kalso, E., Loeser, J. D., Rice, A. S., et al. (2011). A new definition of neuropathic pain. *Pain*, *152* (10), 2204-2205.

Jensen, T. S., Krebs, B., Nielsen, J., & Rasmussen, P. (1985). Immediate and long-term phantom limb pain in amputees: Incidence, clinical characteristics and relationship to pre-amputation limb pain. *Pain*, *21* (3), 267-278.

Ji, G. C., Fu, Y., Ruppert, K. A., & Neugebauer, V. (2007). Pain-related anxiety-like behavior requires CRF1 receptors in the amygdala. *Molecular Pain*, *3*, 1-5.

Jiang, H., Fang, D., Kong, L. Y., Jin, Z. R., Cai, J., Kang, X. J., et al. (2014). Sensitization of neurons in the central nucleus of the amygdala via the decreased GABAergic inhibition contributes to the development of neuropathic pain-related anxiety-like behaviors in rats. *Molecular Brain*, *7* (1), 72.

Jiang, L., Ji, Y. D., Voulalas, P. J., Keaser, M., Xu, S., Gullapalli, R. P., et al. (2014). Motor cortex stimulation suppresses cortical responses to noxious hindpaw stimulation after spinal cord lesion in rats. *Brain Stimulation*, *7* (2), 182-189.

Jih, J. S., Chen, Y. J., Lin, M. W., Chen, Y. C., Chen, T. J., Huang, Y. L., et al. (2009). Epidemiological features and costs of herpes zoster in Taiwan: A national study 2000 to 2006. *Acta Dermato Venereologica*, *89* (6), 612-616.

Johnson, R. W., Bouhassira, D., Kassianos, G., Leplège, A., Schmader, K. E., & Weinke, T. (2010). The impact of herpes zoster and post-herpetic neuralgia on quality-of-life. *BMC Medicine*, *8* (1), 37.

Johnson, R. W., & Rice, A. S. C. (2014). Postherpetic neuralgia. *New England Journal of Medicine*,

371（16），1526-1533.

Johnson，R. W.，Wasner，G.，Saddier，P.，& Baron，R.（2007）. Postherpetic neuralgia：Epidemiology，pathophysiology and management. *Expert Review of Neurotherapeutics*，*7*（11），1581-1595.

Johnston，I. N.，Milligan，E. D.，Wieselerfrank，J.，Frank，M. G.，Zapata，V.，Campisi，J.，et al.（2004）. A role for proinflammatory cytokines and fractalkine in analgesia，tolerance，and subsequent pain facilitation induced by chronic intrathecal morphine. *The Journal of Neuroscience*，*24*（33），7353-7365.

Jumaan，A. O.，Yu，O.，Jackson，L. A.，Bohlke，K.，Galil，K.，& Seward，J. F.（2005）. Incidence of herpes zoster，before and after varicella-vaccination-associated decreases in the incidence of varicella，1992-2002. *The Journal of Infectious Diseases*，*191*（12），2002-2007.

Jutzeler，C. R.，Freund，P.，Huber，E.，Curt，A.，& Kramer，J. L. K.（2015）. Neuropathic pain and functional reorganization in the primary sensorimotor cortex after spinal cord injury. *The Journal of Pain*，*16*（12），1256-1267.

Kapellen，P. J.，& Beall，D. P.（2010）. Imaging evaluation of low back pain：Important imaging features associated with clinical symptoms. *Seminars in Roentgenology*，*45*（3），218-225.

Katz，J.，Cooper，E. M.，Walther，R. R.，Sweeney，E. W.，& Dworkin，R. H.（2004）. Acute pain in herpes zoster and its impact on health-related quality of life. *Clinical Infectious Diseases*，*39*（3），342-348.

Katz，J.，McDermott，M. P.，Cooper，E. M.，Walther，R. R.，Sweeney，E. W.，& Dworkin，R. H.（2005）. Psychosocial risk factors for postherpetic neuralgia：A prospective study of patients with herpes zoster. *The Journal of Pain*，*6*（12），782-790.

Kawai，K.，Gebremeskel，B. G.，& Acosta，C. J.（2014）. Systematic review of incidence and complications of herpes zoster：Towards a global perspective. *BMJ Open*，*4*（6），e004833.

Kelly，C. J.，Huang，M.，Meltzer，H.，& Martina，M.（2016）. Reduced glutamatergic currents and dendritic branching of layer 5 pyramidal cells contribute to medial prefrontal cortex deactivation in a rat model of neuropathic pain. *Frontiers in Cellular Neuroscience*，*10*，133.

Khedr，E. M.，Kotb，H.，Kamel，N. F.，Ahmed，M. A.，Sadek，R.，& Rothwell，J. C.（2005）. Longlasting antalgic effects of daily sessions of repetitive transcranial magnetic stimulation in central and peripheral neuropathic pain. *Journal of Neurology，Neurosurgery & Psychiatry*，*76*（6），833-838.

Kim，S. H.，& Chung，J. M.（1992）. An experimental model for peripheral neuropathy produced by segmental spinal nerve ligation in the rat. *Pain*，*50*（3），355-363.

Kjφgx，H.，Kasch，H.，Zachariae，R.，Svensson，P.，Jensen，T. S.，& Vase，L.（2016）. Experimental manipulations of pain catastrophizing influence pain levels in patients with chronic pain and healthy volunteers. *Pain*，*157*（6），1287-1296.

Knudsen，L.，Petersen，G. L.，Nφrskov，K. N.，Vase，L.，Finnerup，N.，Jensen，T. S.，et al.（2011）. Review of neuroimaging studies related to pain modulation. *Scandinavian Journal of Pain*，*2*（3），108-120.

Koga，K.，Descalzi，G.，Chen，T.，Ko，H. G.，Lu，J. S.，Li，S.，et al.（2015）. Coexistence of two forms of ltp in ACC provides a synaptic mechanism for the interactions between anxiety and chronic pain. *Neuron*，*85*（2），377-389.

Kohno，T.，Ji，R. R.，Ito，N.，Allchorne，A. J.，Befort，K.，Karchewski，L. A.，et al.（2005）. Peripheral axonal injury results in reduced mu opioid receptor pre-and post-synaptic action in the spinal cord. *Pain*，*117*（1-2），77-87.

Korri，S.，Miller，R.，& Todd，D.（1990）. Kinesiophobia：A new view of chronic pain behaviour. *Pain Management*，*3*，35-43.

Kotani，N.，Kushikata，T.，Hashimoto，H.，Kimura，F.，Muraoka，M.，Yodono，M.，et al.（2000）. Intrathecal methylprednisolone for intractable postherpetic neuralgia. *New England Journal of Medicine*，*343*（21），1514-1519.

Krassioukov，A. V.，Karlsson，A. K.，Wecht，J. M.，Wuermser，L. A.，Mathias，C. J.，& Marino，R. J.（2007）. Assessment of autonomic dysfunction following spinal cord injury：Rationale for additions to international standards for neurological assessment. *The Journal of Rehabilitation Research & Development*，*44*（1），103-112.

Krismer，M.，& Van Tulder，M.（2007）. Low back pain（non-specific）. *Best Practice & Research Clinical Rheumatology*，*21*（1），77-91.

Kroes，M. C. W.，Tendolkar，I.，van Wingen，G. A.，van Waarde，J. A.，Strange，B. A.，& Fernández，G.（2014）. An electroconvulsive therapy procedure impairs reconsolidation of episodic memories in humans. *Nature Neuroscience*，*17*（2），204-206.

Kupers，R.，Lonsdale，M. N.，Aasvang，E.，& Kehlet，H.（2011）. A positron emission tomography study of wind-up pain in chronic postherniotomy pain. *European Journal of Pain*，*15*（7），698.e1-698.e6.

Kwapis，J. L.，Jarome，T. J.，& Helmstetter，F. J.（2014）. The role of the medial prefrontal cortex in trace fear extinction. *Learning & Memory*，*22*（1），39-46.

Lamb，S. E.，Hansen，Z.，Lall，R.，Castelnuovo，E.，Withers，E. J.，Nichols，V.，et al.（2010）. Group cognitive behavioural treatment for low-back pain in primary care：A randomised controlled trial and cost-effectiveness analysis. *The Lancet*，*375*（9718），916-923.

Le Coz. G. M.，Anton，F.，& Hanesch，U.（2014）. Glucocorticoid-mediated enhancement of glutamatergic transmission may outweigh anti-inflammatory effects under conditions of neuropathic pain. *PLoS One*，*9*（3），e91393.

Lee，J.，Protsenko，E.，Lazaridou，A.，Franceschelli，O.，Ellingsen，D. M.，Mawla，I.，et al.（2018）. Encoding of self-referential pain catastrophizing in the posterior cingulate cortex in fibromyalgia. *Arthritis & Rheumatology*，*70*（8），1308-1318.

Legrain，V.，Bruyer，R.，Guérit，J. M.，& Plaghki，L.（2003）. Nociceptive processing in the human brain of infrequent task-relevant and task-irrelevant noxious stimuli. A study with event-related potentials evoked by CO_2 laser radiant heat stimuli. *Pain*，*103*（3），237-248.

Legrain，V.，Guérit，J. M.，Bruyer，R.，& Plaghki，L.（2002）. Attentional modulation of the nociceptive processing into the human brain：Selective spatial attention，probability of stimulus occurrence，and target detection effects on laser evoked potentials. *Pain*，*99*（1-2），21-39.

Letzen, J. E., & Robinson, M. E.(2017). Negative mood influences default mode network functional connectivity in patients with chronic low back pain: Implications for functional neuroimaging biomarkers. *Pain*, *158*(1), 48-57.

Levinson, S. R., Luo, S. J., & Henry, M. A.(2012). The role of sodium channels in chronic pain. *Muscle & Nerve*, *46*(2), 155-165.

Li, X. Y., & Hu, L.(2016). The role of stress regulation on neural plasticity in pain chronification. *Neural Plasticity*, *2016*, 6402942.

Lin, C. S., Hsieh, J. C., Yeh, T. C., Lee, S. Y., & Niddam, D. M.(2013). Functional dissociation within insular cortex: The effect of pre-stimulus anxiety on pain. *Brain Research*, *1493*, 40-47.

Liu, J., Hao, Y., Du, M. Y., Wang, X., Zhang, J., Manor, B., et al.(2013). Quantitative cerebral blood flow mapping and functional connectivity of postherpetic neuralgia pain: A perfusion fMRI study. *Pain*, *154*(1), 110-118.

Liu, Y., Zhou, L. J., Wang, J., Li, D., Ren, W. J., Peng, J., et al.(2017). TNF-α differentially regulates synaptic plasticity in the hippocampus and spinal cord by microglia-dependent mechanisms after peripheral nerve injury. *The Journal of Neuroscience*, *37*(4), 871-881.

Loggia, M. L., Juneau, M., & Bushnell, M. C.(2011). Autonomic responses to heat pain: Heart rate, skin conductance, and their relation to verbal ratings and stimulus intensity. *Pain*, *152*(3), 592-598.

Lunn, M. P., Hughes, R. A., & Wiffen, P. J.(2014). Duloxetine for treating painful neuropathy, chronic pain or fibromyalgia. *Cochrane Database of Systematic Reviews*, *1*(1), CD007115.

Luo, Z. D., Chaplan, S. R., Higuera, E. S., Sorkin, L. S., Stauderman, K. A., Williams, M. E., et al.(2001). Upregulation of dorsal root ganglion(alpha)2(delta)calcium channel subunit and its correlation with allodynia in spinal nerve-injured rats. *The Journal of Neuroscience*, *21*(6), 1868-1875.

Ma, K., Fan, Y. H., Jin, Y., Huang, X. H., Liu, X. M., et al.(2013). Efficacy of pulsed radiofrequency in the treatment of thoracic postherpetic neuralgia from the angulus costae: A randomized, double-blinded, controlled trial. *Pain Physician*, *16*, 15-25.

Maier, C., Baron, R., Tölle, T. R., Binder, A., Birbaumer, N., Birklein, F., et al.(2010). Quantitative sensory testing in the German research network on neuropathic pain(DFNS): Somatosensory abnormalities in 1236 patients with different neuropathic pain syndromes. *Pain*, *150*(3), 439-450.

Maihöfner, C., Forster, C., Birklein, F., Neundorfer, B., & Handwerker, H. O.(2005). Brain processing during mechanical hyperalgesia in complex regional pain syndrome: A functional MRI study. *Pain*, *114*(1-2), 93-103.

Malmberg, A. B., Chen, C., Tonegawa, S., & Basbaum, A. I.(1997). Preserved acute pain and reduced neuropathic pain in mice lacking PKC gamma. *Science*, *278*(5336), 279-283.

Mannion, A. F., Dolan, P., & Adams, M. A.(1996). Psychological questionnaires: Do "abnormal" scores precede or follow first-time low back pain? *Spine*, *21*(22), 2603-2611.

Mantyh, W. G., Jimenez-Andrade, J. M., Stake, J. I., Bloom, A. P., Kaczmarska, M. J., Taylor,

R. N., et al. (2010). Blockade of nerve sprouting and neuroma formation markedly attenuates the development of late stage cancer pain. *Neuroscience*, *171* (2), 588-598.

Mäntyselkä, P., Kumpusalo, E., Ahonen, R., Kumpusalo, A., Kauhanen, J., Viinamaki, H., et al. (2001). Pain as a reason to visit the doctor: A study in Finnish primary health care. *Pain*, *89* (2-3), 175-180.

Manusov, E. G. (2012). Evaluation and diagnosis of low back pain. *Primary Care: Clinics in Office Practice*, *39* (3), 471-479.

Mao, C. P., Zhang, Q. L., Bao, F. X., Liao, X., Yang, X. L., & Zhang, M. (2014). Decreased activation of cingulo-frontal-parietal cognitive/attention network during an attention-demanding task in patients with chronic low back pain. *Neuroradiology*, *56* (10), 903-912.

Mao, J., Price, D. D., Hayes, R. L., Lu, J., & Mayer, D. J. (1992). Differential roles of NMDA and non-NMDA receptor activation in induction and maintenance of thermal hyperalgesia in rats with painful peripheral mononeuropathy. *Brain Research*, *598* (1-2), 271-278.

McWilliams, L. A., Goodwin, R. D., & Cox, B. J. (2004). Depression and anxiety associated with three pain conditions: Results from a nationally representative sample. *Pain*, *111* (1-2), 77-83.

Meacham, K., Shepherd, A., Mohapatra, D. P., & Haroutounian, S. (2017). Neuropathic pain: Central vs. peripheral mechanisms. *Current Pain and Headache Reports*, *21* (6), 28.

Meerwijk, E. L., Ford, J. M., & Weiss, S. J. (2013). Brain regions associated with psychological pain: Implications for a neural network and its relationship to physical pain. *Brain Imaging & Behavior*, *7* (1), 1-14.

Melzack, R. (1975). The McGill pain questionnaire: Major properties and scoring methods. *Pain*, *1* (3), 277-299.

Melzack, R. (1987). The short-form McGill pain questionnaire. *Pain*, *30* (2), 191-197.

Merskey, H. E. (1986). Classification of chronic pain: Descriptions of chronic pain syndromes and definitions of pain terms. *Pain*, *11* (2), 163-163.

Metz, A. E., Yau, H. J., Centeno, M. V., Apkarian, A. V., & Martina, M. (2009). Morphological and functional reorganization of rat medial prefrontal cortex in neuropathic pain. *Proceedings of the National Academy of Sciences of the United States of America*, *106* (7), 2423-2428.

Meyer, P., Matthes, C., Kusche, K. E., & Maurer, K. (2012). Imaginative resonance training (IRT) achieves elimination of amputees' phantom pain (PLP) coupled with a spontaneous in-depth proprioception of a restored limb as a marker for permanence and supported by pre-post functional magnetic resonance imaging (fMRI). *Psychiatry Research: Neuroimaging*, *202* (2), 175-179.

Mika, J., Zychowska, M., Popiolek-Barczyk, K., Rojewska, E., & Przewlocka, B. (2013). Importance of glial activation in neuropathic pain. *European Journal of Pharmacology*, *716* (1-3), 106-119.

Milad, M. R., & Quirk, G. J. (2012). Fear extinction as a model for translational neuroscience: Ten years of progress. *Annual Review of Psychology*, *63* (1), 129-151.

Milad, M. R., Quirk, G. J., Pitman, R. K., Orr, S. P., Fischl, B., & Rauch, S. L. (2007). A role for the human dorsal anterior cingulate cortex in fear expression. *Biological Psychiatry*, *62*（10），1191-1194.

Miller，K. E.，Hoffman，E. M.，Sutharshan，M.，& Schechter，R.（2011）. Glutamate pharmacology and metabolism in peripheral primary afferents：Physiological and pathophysiological mechanisms. *Pharmacology & Therapeutics*，*130*（3），283-309.

Milne，S.，Welch，V.，Brosseau，L.，Saginur，M.，Shea，B.，Tugwell，P.，et al.（2001）. Transcutaneous electrical nerve stimulation（TENS）for chronic low back pain. *Cochrane Database of Systematic Reviews*，（2），CD003008.

Miraucourt，L. S.，Dallel，R.，& Voisin，D. L.（2007）. Glycine inhibitory dysfunction turns touch into pain through PKC gamma interneurons. *PLoS One*，*2*（11），e1116.

Monsalve，G. A.（2012）. Motor cortex stimulation for facial chronic neuropathic pain：A review of the literature. *Surgical Neurology International*，*3*（suppl 4），S290-S311.

Moore，K. A.，Kohno，T.，Karchewski，L. A.，Scholz，J.，Baba，H.，& Woolf，C. J.（2002）. Partial peripheral nerve injury promotes a selective loss of GABAergic inhibition in the superficial dorsal horn of the spinal cord. *The Journal of Neuroscience*，*22*（15），6724-6731.

Moore，R. A.，Derry，S.，Aldington，D.，Cole，P.，& Wiffen，P. J.（2012）. Amitriptyline for neuropathic pain and fibromyalgia in adults. *Cochrane Database of Systematic Reviews*，*12*（1）.

Moore，R. A.，Wiffen，P. J.，Derry，S.，& Rice，A. S.（2014）. Gabapentin for chronic neuropathic pain and fibromyalgia in adults. *Cochrane Database of Systematic Reviews*，*1*（3），CD007938.

Moss-Morris，R.，Weinman，J.，Petrie，K.，Horne，R.，Cameron，L.，& Buick，D.（2002）. The revised illness perception questionnaire（IPQ-R）. *Psychology and Health*，*17*（1），1-16.

Mouraux，A.，& Iannetti，G. D.（2009）. Nociceptive laser-evoked brain potentials do not reflect nociceptive-specific neural activity. *Journal of Neurophysiology*，*101*（6），3258-3269.

Nelson，D. A.，& Landau，W. M.（2001）. Intrathecal methylprednisolone for postherpetic neuralgia. *The New England Journal of Medicine*，*344*（13），1019-1022.

Ng，S. K.，Urquhart，D. M.，Fitzgerald，P. B.，Cicuttini，F. M.，Hussain，S. M.，& Fitzgibbon，B. M.（2018）. The relationship between structural and functional brain changes and altered emotion and cognition in chronic low back pain brain changes. *The Clinical Journal of Pain*，*34*（3），237-261.

Nicholas，M. K.（2007）. The pain self-efficacy questionnaire：Taking pain into account. *European Journal of Pain*，*11*（2），153-163.

Nicholas，M. K.，Wilson，P. H.，& Goyen，J.（1992）. Comparison of cognitive-behavioral group treatment and an alternative non-psychological treatment for chronic low back pain. *Pain*，*48*（3），339-347.

Nickel，F. T.，Seifert，F.，Lanz，S.，& Maihöfner，C.（2012）. Mechanisms of neuropathic pain. *European Neuropsychopharmacology*，*22*（2），81-91.

Nikolajsen，L.（2012）. Postamputation pain：Studies on mechanisms. *Danish Medical Journal*，*59*（10），1-21.

Niraj，S.，& Niraj，G.（2014）. Phantom limb pain and its psychologic management：A critical review.

Pain Management Nursing, *15*（1），349-364.

O'Connor，A. B.，& Dworkin，R. H.（2009）. Treatment of neuropathic pain: An overview of recent guidelines. *The American Journal of Medicine*，*122*（10），S22-S32.

O'Donnell，M. J.，Hans-Christoph，D.，Sacco，R. L.，Panju，A. A.，Richard，V.，& Salim，Y.（2013）. Chronic pain syndromes after ischemic stroke: PRoFESS trial. *Stroke*，*44*（5），1238-1243.

Ochsner，K. N.，Ludlow，D. H.，Knierim，K.，Hanelin，J.，Ramachandran，T.，Glover，G. C.，et al.（2006）. Neural correlates of individual differences in pain-related fear and anxiety. *Pain*，*120*（1-2），69-77.

Olmarker，K.，& Rydevik，B.（2001）. Selective inhibition of tumor necrosis factor-alpha prevents nucleus pulposus-induced thrombus formation，intraneural edema，and reduction of nerve conduction velocity: Possible implications for future pharmacologic treatment strategies of sciatica. *Spine*，*26*（8），863-869.

Oprée，A.，& Kress，M.（2000）. Involvement of the proinflammatory cytokines tumor necrosis factor-alpha，IL-1 beta，and IL-6 but not IL-8 in the development of heat hyperalgesia: Effects on heat-evoked calcitonin gene-related peptide release from rat skin. *The Journal of Neuroscience*，*20*（16），6289-6293.

Opstelten，W.，McElhaney，J.，Weinberger，B.，Oaklander，A. L.，& Johnson，R. W.（2010）. The impact of varicella zoster virus: Chronic pain. *Journal of Clinical Virology*，*48*（1），S8-S13.

Opstelten，W.，Van Essen，G. A.，Schellevis，F.，Verheij，T. J.，& Moons，K. G.（2006）. Gender as an independent risk factor for herpes zoster: A population-based prospective study. *Annals of Epidemiology*，*16*（9），692-695.

Oster，G.，Harding，G.，Dukes，E.，Edelsberg，J.，& Cleary，P. D.（2005）. Pain，medication use，and health-related quality of life in older persons with postherpetic neuralgia: Results from a population-based survey. *The Journal of Pain*，*6*（6），356-363.

Papageorgiou，A. C.，Croft，P. R.，Thomas，E.，Ferry，S.，Malcolm Jayson，I. V.，& Silman，A. J.（1996）. Influence of previous pain experience on the episode incidence of low back pain: Results from the South Manchester back pain study. *Pain*，*66*（2-3），181-185.

Pape，H. C.，& Pare，D.（2010）. Plastic synaptic networks of the amygdala for the acquisition，expression，and extinction of conditioned fear. *Physiological Reviews*，*90*（2），419-463.

Pappagallo，M.，Oaklander，A. L.，Quatrano-Piacentini，A. L.，Clark，M. R.，& Raja，S. N.（2000）. Heterogenous patterns of sensory dysfunction in postherpetic neuralgia suggest multiple pathophysiologic mechanisms. *Anesthesiology*，*92*（3），691-698.

Park，J.，Jang，W. S.，Park，K. Y.，Li，K.，Seo，S. J.，Hong，C. K.，et al.（2012）. Thermography as a predictor of postherpetic neuralgia in acute herpes zoster patients: A preliminary study. *Skin Research & Technology*，*18*（1），88-93.

Parruti，G.，Tontodonati，M.，Rebuzzi，C.，Polilli，E.，Sozio，F.，Consorte，A.，et al.（2010）. Predictors of pain intensity and persistence in a prospective Italian cohort of patients with herpes zoster: Relevance of smoking，trauma and antiviral therapy. *BMC Medicine*，*8*（1），1-10.

Peng, W. W., Guo, X. L., Jin, Q. Q., Wei, H., Xia, X. L., Zhang, Y., et al. (2017). Biological mechanism of post-herpetic neuralgia: Evidence from multiple patho-psychophysiological measures. *European Journal of Pain*, 21 (5), 827-842.

Peters, J., Dieppa-Perea, L. M., Melendez, L. M., & Quirk, G. J. (2010). Induction of fear extinction with hippocampal-infralimbic BDNF. *Science*, 328 (5983), 1288-1290.

Petersen, K. L., & Rowbotham, M. C. (2007). Relief of post-herpetic neuralgia by surgical removal of painful skin: 5 years later. *Pain*, 131 (1-2), 214-218.

Petrovic, P., Ingvar, M., Stone-Elander, S., Petersson, K. M., & Hansson, P. (1999). A PET activation study of dynamic mechanical allodynia in patients with mononeuropathy. *Pain*, 83 (3), 459-470.

Philip, A., & Thakur, R. (2011). Post herpetic neuralgia. *Journal of Palliative Medicine*, 14 (6), 765-773.

Pickering, G., Pereira, B., Dufour, E., Soule, S., & Dubray, C. (2014). Impaired modulation of pain in patients with postherpetic neuralgia. *Pain Research and Management*, 19 (1), e19-e23.

Pijnenburg, M., Brumagne, S., Caeyenberghs, K., Janssens, L., Goossens, N., Marinazzo, D., et al. (2015). Resting-state functional connectivity of the sensorimotor network in individuals with nonspecific low back pain and the association with the sit-to-stand-to-sit task. *Brain Connectivity*, 5 (5), 303-311.

Pincus, T., Burton, A. K., Vogel, S., & Field, A. P. (2002). A systematic review of psychological factors as predictors of chronicity/disability in prospective cohorts of low back pain. *Spine*, 27 (5), E109-E120.

Ploghaus, A., Narain, C., Beckmann, C. F., Clare, S., Bantick, S., Wise, R., et al. (2001). Exacerbation of pain by anxiety is associated with activity in a hippocampal network. *The Journal of Neuroscience*, 21 (24), 9896-9903.

Polgár, E., Hughes, D. I., Riddell, J. S., Maxwell, D. J., Puskar, Z., & Todd, A. J. (2003). Selective loss of spinal GABAergic or glycinergic neurons is not necessary for development of thermal hyperalgesia in the chronic constriction injury model of neuropathic pain. *Pain*, 104 (1-2), 229-239.

Pons, T. P., Garraghty, P. E., Ommaya, A. K., Kaas, J. H., Taub, E., & Mishkin, M. (1991). Massive cortical reorganization after sensory deafferentation in adult macaques. *Science*, 252 (5014), 1857-1860.

Portenoy, R. (2006). Development and testing of a neuropathic pain screening questionnaire: ID pain. *Current Medical Research and Opinion*, 22 (8), 1555-1565.

Pratto, F., & John, O. P. (1991). Automatic vigilance: The attention-grabbing power of negative social information. *Journal of Personality and Social Psychology*, 61 (3), 380-391.

Przewlocki, R., & Przewlocka, B. (2001). Opioids in chronic pain. *European Journal of Pharmacology*, 429 (1-3), 79-91.

Qiu, Y. H., Inui, K., Wang, X. H., Nguyen, B. T., Tran, T. D., & Kakigi, R. (2004). Effects of distraction on magnetoencephalographic responses ascending through C-fibers in humans.

Clinical Neurophysiology，*115*（3），636-646.

Quan，D. N.，Wellish，M.，& Gilden，D. H.（2003）. Topical ketamine treatment of postherpetic neuralgia. *Neurology*，*60*（8），1391-1392.

Quartana，P. J.，Campbell，C. M.，& Edwards，R. R.（2009）. Pain catastrophizing: A critical review. *Expert Review of Neurotherapeutics*，*9*（5），745-758.

Quintão，N. L. M.，Balz，D.，Santos，A. R.，Campos，M. M.，& Calixto，J. B.（2006）. Long-lasting neuropathic pain induced by brachial plexus injury in mice : Role triggered by the pro-inflammatory cytokine，tumour necrosis factor alpha. *Neuropharmacology*，*50*（5），614-620.

Quirk，G. J.，Russo，G. K.，Barron，J. L.，& Lebron，K.（2000）. The role of ventromedial prefrontal cortex in the recovery of extinguished fear. *The Journal of Neuroscience*，*20*（16），6225-6231.

Radat，F.，Margot-Duclot，A.，& Attal，N.（2013）. Psychiatric co-morbidities in patients with chronic peripheral neuropathic pain: A multicentre cohort study. *European Journal of Pain*，*17*（10），1547-1557.

Ramond，A.，Bouton，C.，Richard，I.，Roquelaure，Y.，Baufreton，C.，Legrand，E.，et al.（2011）. Psychosocial risk factors for chronic low back pain in primary care—A systematic review. *Family Practice*，*28*（1），12-21.

Rasche，D.，Ruppolt，M.，Stippich，C.，Unterberg，A.，& Tronnier，V. M.（2006）. Motor cortex stimulation for long-term relief of chronic neuropathic pain: A 10 year experience. *Pain*，*121*（1-2），43-52.

Rasmussen，K. G.，& Rummans，T. A.（2000）. Electroconvulsive therapy for phantom limb pain. *Pain*，*85*（1-2），297-299.

Raudenska，J.，Javurkova，A.，Kozak，J.，& Amlerova，J.（2014）. Neuropathic pain relief through distraction technique—A case report. *Ceska a Slovenska Neurologie a Neurochirurgie*，*77*（1），114-116.

Reiber，G. E.，Mcfarland，L. V.，Hubbard，S.，Maynard，C.，Blough，D. K.，Gambel，J. M.，et al.（2010）. Servicemembers and veterans with major traumatic limb loss from Vietnam war and OIF/OEF conflicts: Survey methods，participants，and summary findings. *The Journal of Rehabilitation Research & Development*，*47*（4），275-297.

Reimann，F.，Cox，J. J.，Belfer，I.，Diatchenko，L.，Zaykin，D. V.，McHale，D. P.，et al.（2010）. Pain perception is altered by a nucleotide polymorphism in SCN9A. *Proceedings of the National Academy of Sciences of the United States of America*，*107*（11），5148-5153.

Restuccia，D.，Insola，A.，Valeriani，M.，Santilli，V.，Bedini，L.，Le Pera，D.，et al.（2000）. Somatosensory evoked potentials after multisegmental lower limb stimulation in focal lesions of the lumbosacral spinal cord. *Journal of Neurology，Neurosurgery & Psychiatry*，*69*（1），91-95.

Reuben，S. S.，& Buvanendran，A.（2007）. Preventing the development of chronic pain after orthopaedic surgery with preventive multimodal analgesic techniques. *The Journal of Bone & Joint Surgery*，*89*（6），1343-1358.

Ricci，J. A.，Stewart，W. F.，Chee，E.，Leotta，C.，Foley，K.，& Hochberg，M. C.（2006）. Back pain exacerbations and lost productive time costs in United States workers. *Spine*，*31*（26），

3052-3060.

Richardson, C., Glenn, S., Nurmikko, T., & Horgan, M. (2006). Incidence of phantom phenomena including phantom limb pain 6 months after major lower limb amputation in patients with peripheral vascular disease. *The Clinical Journal of Pain*, *22* (4), 353-358.

Robinson, J. P., & Apkarian, A. V. (2009). Low back pain. In E. A. Mayer & M. C. Bushnell (Eds.), *Functional Pain Syndromes: Presentation and Pathophysiology* (pp.23-53). Seattle: IASP Press.

Rode, S., Salkovskis, P., Dowd, H., & Hanna, M. (2006). Health anxiety levels in chronic pain clinic attenders. *Journal of Psychosomatic Research*, *60* (2), 155-161.

Roffey, D. M., Wai, E. K., Bishop, P., Kwon, B. K., & Dagenais, S. (2010). Causal assessment of occupational pushing or pulling and low back pain: Results of a systematic review. *The Spine Journal*, *10* (6), 544-553.

Rollo, A. D., & Pallanti, S. (2011). Phantom limb pain: Low frequency repetitive transcranial magnetic stimulation in unaffected hemisphere. *Case Reports in Medicine*, *2011*, 130751.

Rossini, P. M., & Rossi, S. (2007). Transcranial magnetic stimulation diagnostic, therapeutic, and research potential. *Neurology*, *68* (7), 484-488.

Rouwette, T., Vanelderen, P., Roubos, E. W., Kozicz, T., & Vissers, K. (2012). The amygdala, a relay station for switching on and off pain. *European Journal of Pain*, *16* (6), 782-792.

Roux, F. E., Ibarrola, D., Lazorthes, Y., & Berry, I. (2001). Chronic motor cortex stimulation for phantom limb pain: A functional magnetic resonance imaging study—Technical case report. *Neurosurgery*, *48* (3), 681-688.

Saadé, N. E., & Jabbur, S. J. (2008). Nociceptive behavior in animal models for peripheral neuropathy: Spinal and supraspinal mechanisms. *Progress in Neurobiology*, *86* (1), 22-47.

Schlereth, T., Heiland, A., Breimhorst, M., Fechir, M., Kern, U., Magerl, W., et al. (2015). Association between pain, central sensitization and anxiety in postherpetic neuralgia. *European Journal of Pain*, *19* (2), 193-201.

Schley, M. T., Wilms, P., Toepfner, S., Schaller, H. P., Schmelz, M., Konrad, C. J., et al. (2008). Painful and nonpainful phantom and stump sensations in acute traumatic amputees. *The Journal of Trauma*, *65* (4), 858-864.

Schmader, K. E. (2002). Epidemiology and impact on quality of life of postherpetic neuralgia and painful diabetic neuropathy. *The Clinical Journal of Pain*, *18* (6), 350-354.

Schmidt-Wilcke, T., Leinisch, E., Gänssbauer, S., Draganski, B., Bogdahn, U., Altmeppen, J., et al. (2006). Affective components and intensity of pain correlate with structural differences in gray matter in chronic back pain patients. *Pain*, *125* (1-2), 89-97.

Schüning, J., Scherens, A., Haussleiter, I. S., Schwenkreis, P., Krumova, E. K., Richter, H., et al. (2009). Sensory changes and loss of intraepidermal nerve fibers in painful unilateral nerve injury. *The Clinical Journal of Pain*, *25* (8), 683-690.

Seal, R. P., Wang, X. D., Guan, Y., Raja, S. N., Woodbury, C. J., Basbaum, A. I., et al. (2009). Injury-induced mechanical hypersensitivity requires C-low threshold mechanoreceptors. *Nature*, *462* (7273), 651-655.

Searle，A.，Spink，M.，Ho，A.，& Chuter，V.（2015）. Exercise interventions for the treatment of chronic low back pain：A systematic review and meta-analysis of randomised controlled trials. *Clinical Rehabilitation*，*29*（12），1155-1167.

Seltzer，Z.，Dubner，R.，& Shir，Y.（1990）. A novel behavioral model of neuropathic pain disorders produced in rats by partial sciatic nerve injury. *Pain*，*43*（2），205-218.

Seminowicz，D. A.，& Davis，K. D.（2006）. Cortical responses to pain in healthy individuals depends on pain catastrophizing. *Pain*，*120*（3），297-306.

Seminowicz，D. A.，Wideman，T. H.，Naso，L.，Hatami-Khoroushahi，Z.，Fallatah，S.，Ware，M. A.，et al.（2011）. Effective treatment of chronic low back pain in humans reverses abnormal brain anatomy and function. *The Journal of Neuroscience*，*31*（20），7540-7550.

Sharma，N. K.，Brooks，W. M.，Popescu，A. E.，Vandillen，L.，George，S. Z.，McCarson，K. E.，et al.（2012）. Neurochemical analysis of primary motor cortex in chronic low back pain. *Brain Sciences*，*2*（3），319-331.

Sharma，N. K.，McCarson，K. E.，Van Dillen，L.，Lentz，A.，Khan，T.，& Cirstea，C. M.（2011）. Primary somatosensory cortex in chronic low back pain-a 1H-MRS study. *Journal of Pain Research*，*4*，143-150.

Shiri，R.，Karppinen，J.，Leino-Arjas，P.，Solovieva，S.，& Viikari-Juntura，E.（2009）. The association between obesity and low back pain：A meta-analysis. *American Journal of Epidemiology*，*171*（2），135-154.

Shiri，R.，Karppinen，J.，Leino-Arjas，P.，Solovieva，S.，& Viikari-Juntura，E.（2010）. The association between smoking and low back pain：A meta-analysis. *The American Journal of Medicine*，*123*（1），87.e87-87.e35.

Siddall，P. J.，& Cousins，M. J.（2004）. Persistent pain as a disease entity：Implications for clinical management. *Anesthesia & Analgesia*，*99*（2），510-520.

Siddall，P. J.，Stanwell，P.，Woodhouse，A.，Somorjai，R. L.，Dolenko，B.，Nikulin，A.，et al.（2006）. Magnetic resonance spectroscopy detects biochemical changes in the brain associated with chronic low back pain：A preliminary report. *Anesthesia and Analgesia*，*102*（4），1164-1168.

Sima，A. A. F.，& Sugimoto，K.（1999）. Experimental diabetic neuropathy：An update. *Diabetologia*，*42*（7），773-788.

Simon，L. S.（2012）. Relieving pain in America：A blueprint for transforming prevention，care，education，and research. *Journal of Pain & Palliative Care Pharmacotherapy*，*26*（2），197-198.

Simons，L. E.，Pielech，M.，Erpelding，N.，Linnman，C.，Moulton，E.，Sava，S.，et al.（2014）. The responsive amygdala：Treatment-induced alterations in functional connectivity in pediatric complex regional pain syndrome. *Pain*，*155*（9），1727-1742.

Soler，M. D.，Kumru，H.，Pelayo，R.，Vidal，J.，Tormos，J. M.，Fregni，F.，et al.（2010）. Effectiveness of transcranial direct current stimulation and visual illusion on neuropathic pain in spinal cord injury. *Brain*，*133*（9），2565-2577.

Stanton，T. R.，Henschke，N.，Maher，C. G.，Refshauge，K. M.，Latimer，J.，& Mcauley，J. H.（2008）. After an episode of acute low back pain，recurrence is unpredictable and not as common as previously thought. *Spine*，*33*（26），2923-2928.

Strigo，I. A.，Simmons，A. N.，Matthews，S. C.，Craig，A. D.，& Paulus，M. P.（2008）. Association of major depressive disorder with altered functional brain response during anticipation and processing of heat pain. *Archives of General Psychiatry*，*65*（11），1275-1284.

Sullivan，M. J. L.，Thorn，B.，Haythornthwaite，J. A.，Keefe，F.，Martin，M.，Bradley，L. A.，et al.（2001）. Theoretical perspectives on the relation between catastrophizing and pain. *The Clinical Journal of Pain*，*17*（1），52-64.

Sung，B.，Lim，G.，& Mao，J. R.（2003）. Altered expression and uptake activity of spinal glutamate transporters after nerve injury contribute to the pathogenesis of neuropathic pain in rats. *The Journal of Neuroscience*，*23*（7），2899-2910.

Swinkels-Meewisse，I. E. J.，Roelofs，J.，Schouten，E. G. W.，Verbeek，A. L.，Oostendorp，R. A.，& Vlaeyen，J. W.（2006）. Fear of movement/（re）injury predicting chronic disabling low back pain：A prospective inception cohort study. *Spine*，*31*（6），658-664.

Takasaki，I.，Andoh，T.，Shiraki，K.，& Kuraishi，Y.（2000）. Allodynia and hyperalgesia induced by herpes simplex virus type-1 infection in mice. *Pain*，*86*（1-2），95-101.

Tamburin，S.，Maier，A.，Schiff，S.，Lauriola，M. F.，Di Rosa，E.，Zanette，G.，et al.（2014）. Cognition and emotional decision-making in chronic low back pain：An ERPs study during Iowa gambling task. *Frontiers in Psychology*，*5*，1350.

Tanga，F. Y.，Nutilemcmenemy，N.，& Deleo，J. A.（2005）. The CNS role of Toll-like receptor 4 in innate neuroimmunity and painful neuropathy. *Proceedings of the National Academy of Sciences of the United States of America*，*102*（16），5856-5861.

Tegeder，I.，& Lötsch，J.（2009）. Current evidence for a modulation of low back pain by human genetic variants. *Journal of Cellular and Molecular Medicine*，*13*（8b），1605-1619.

Tender，G. C.，Li，Y. Y.，& Cui，J. G.（2010）. Brain-derived neurotrophic factor redistribution in the dorsal root ganglia correlates with neuropathic pain inhibition after resiniferatoxin treatment. *The Spine Journal*，*10*（8），715-720.

Tracey，I.，& Mantyh，P. W.（2007）. The cerebral signature and its modulation for pain perception. *Neuron*，*55*（3），377-391.

Tracey，I.，Ploghaus，A.，Gati，J. S.，Clare，S.，Smith，S.，Menon，R. S.，et al.（2002）. Imaging attentional modulation of pain in the periaqueductal gray in humans. *The Journal of Neuroscience*，*22*（7），2748-2752.

Treede，R. D.，Rief，W.，Barke，A.，Aziz，Q.，Bennett，M. I.，Benoliel，R.，et al.（2015）. A classification of chronic pain for ICD-11. *Pain*，*156*（6），1003-1007.

Tsang，A.，Von Korff，M.，Lee，S.，Alonso，J.，Karam，E.，Angermeyer，M. C.，et al.（2008）. Common chronic pain conditions in developed and developing countries：Gender and age differences and comorbidity with depression-anxiety disorders. *The Journal of Pain*，*9*（10），883-891.

Turk，D. C.，& Rudy，T. E.（1992）. Cognitive factors and persistent pain a glimpse into pandora's box. *Cognitive Therapy and Research*，*16*（2），99-122.

Ulrich-Lai，Y. M.，Xie，W. R.，Meij，J. T. A.，Dolgas，C. M.，Yu，L.，& Herman，J. P.（2006）. Limbic and HPA axis function in an animal model of chronic neuropathic pain. *Physiology & Behavior*，*88*（1-2），67-76.

Ung，H.，Brown，J. E.，Johnson，K. A.，Younger，J.，Hush，J.，& Mackey，S.（2012）. Multivariate classification of structural MRI data detects chronic low back pain. *Cerebral Cortex*，*24*（4），1037-1044.

Valentini，E.，Hu，L.，Chakrabarti，B.，Hu，Y.，Aglioti，S. M.，& Iannetti，G. D.（2012）. The primary somatosensory cortex largely contributes to the early part of the cortical response elicited by nociceptive stimuli. *NeuroImage*，*59*（2），1571-1581.

Valet，M.，Sprenger，T.，Boecker，H.，Willoch，F.，Rummeny，E.，Conrad，B.，et al.（2004）. Distraction modulates connectivity of the cingulo-frontal cortex and the midbrain during pain— An fMR1 analysis. *Pain*，*109*（3），399-408.

Vallejo，R.，Tilley，D. M.，Vogel，L.，& Benyamin，R.（2010）. The role of glia and the immune system in the development and maintenance of neuropathic pain. *Pain Practice*，*10*（3），167-184.

Van Middelkoop，M.，Rubinstein，S. M.，Kuijpers，T.，Verhagen，A. P.，Ostelo，R.，Koes，B. W.，et al.（2011）. A systematic review on the effectiveness of physical and rehabilitation interventions for chronic non-specific low back pain. *Eurpean Spine Journal*，*20*（1），19-39.

Vaso，A.，Adahan，H. M.，Gjika，A.，Zahaj，S.，Zhurda，T.，Vyshka，G.，et al.（2014）. Peripheral nervous system origin of phantom limb pain. *Pain*，*155*（7），1384-1391.

Veciana，M.，Valls-Solé，J.，Rubio，F.，Callén，A.，& Robles，B.（2005）. Laser evoked potentials and prepulse inhibition of the blink reflex in patients with Wallenberg's syndrome. *Pain*，*117*（3），443-449.

Verhoeven，K.，Van Damme，S.，Eccleston，C.，Van Ryckeghem，D. M. L.，Legrain，V.，& Crombez，G.（2011）. Distraction from pain and executive functioning：An experimental investigation of the role of inhibition，task switching and working memory. *European Journal of Pain*，*15*（8），866-873.

Vlaeyen，J. W. S.，Kole-Snijders，A. M. J.，Boeren，R. G. B.，& Van Eek，H.（1995）. Fear of movement/（re）injury in chronic low back pain and its relation to behavioral performance. *Pain*，*62*（3），363-372.

Vlaeyen，J. W. S.，& Linton，S. J.（2000）. Fear-avoidance and its consequences in chronic musculoskeletal pain：A state of the art. *Pain*，*85*（3），317-332.

Vo，T.，Rice，A. S. C.，& Dworkin，R. H.（2009）. Non-steroidal anti-inflammatory drugs for neuropathic pain：How do we explain continued widespread use? *Pain*，*143*（3），169-171.

Vogt，M. T.，Kwoh，C. K.，Cope，D. K.，Osial，T. A.，Culyba，M.，& Starz，T. W.（2005）. Analgesic usage for low back pain：Impact on health care costs and service use. *Spine*，*30*（9），1075-1081.

Von Hehn，C. A.，Baron，R.，& Woolf，C. J.（2012）. Deconstructing the neuropathic pain phenotype to reveal neural mechanisms. *Neuron*，*73*（4），638-652.

Vos，T.，Abajobir，A. A.，Abbafati，C.，Abbas，K. M.，Abate，K. H.，Abd-Allah，F.，et al.

（2017）. Global，regional，and national incidence，prevalence，and years lived with disability for 328 diseases and injuries for 195 countries，1990-2016：A systematic analysis for the global burden of disease study 2016. *The Lancet*，*390*（10100），1211-1259.

Vouimba，R. M.，& Maroun，M.（2011）. Learning-induced changes in mPFC-BLA connections after fear conditioning，extinction，and reinstatement of fear. *Neuropsychopharmacology*，*36*（11），2276-2285.

Wacnik，P. W.，Eikmeier，L. J.，Ruggles，T. R.，Ramnaraine，M. L.，Walcheck，B. K.，Beitz，A. J.，et al.（2001）. Functional interactions between tumor and peripheral nerve：Morphology，algogen identification，and behavioral characterization of a new murine model of cancer pain. *The Journal of Neuroscience*，*21*（23），9355-9366.

Wai，E. K.，Roffey，D. M.，Bishop，P.，Kwon，B. K.，& Dagenais，S.（2010a）. Causal assessment of occupational bending or twisting and low back pain：Results of a systematic review. *The Spine Journal*，*10*（1），76-88.

Wai，E. K.，Roffey，D. M.，Bishop，P.，Kwon，B. K.，& Dagenais，S.（2010b）. Causal assessment of occupational carrying and low back pain：Results of a systematic review. *The Spine Journal*，*10*（7），628-638.

Wai，E. K.，Roffey，D. M.，Bishop，P.，Kwon，B. K.，& Dagenais，S.（2010c）. Causal assessment of occupational lifting and low back pain：Results of a systematic review. *The Spine Journal*，*10*（6），554-566.

Walker，A. K.，Kavelaars，A.，Heijnen，C. J.，& Dantzer，R.（2014）. Neuroinflammation and comorbidity of pain and depression. *Pharmacological Reviews*，*66*（1），80-101.

Wall，P. D.，& Devor，M.（1983）. Sensory afferent impulses originate from dorsal root ganglia as well as from the periphery in normal and nerve injured rats. *Pain*，*17*（4），321.

Wand，B. M.，Parkitny，L.，O'Connell，N. E.，Luomajoki，H.，McAuley，J. H.，Thacker，M.，& Moseley，G. L.（2011）. Cortical changes in chronic low back pain：Current state of the art and implications for clinical practice. *Manual Therapy*，*16*（1），15-20.

Wang，H.，Schiltenwolf，M.，& Buchner，M.（2008）. The role of TNF-α in patients with chronic low back pain—A prospective comparative longitudinal study. *The Clinical Journal of Pain*，*24*（3），273-278.

Wang，L. X.，& Wang，Z. J.（2003）. Animal and cellular models of chronic pain. *Advanced Drug Delivery Reviews*，*55*（8），949-965.

Weinke，T.，Glogger，A.，Bertrand，I.，& Lukas，K.（2014）. The societal impact of herpes zoster and postherpetic neuralgia on patients，life partners，and children of patients in Germany. *The Scientific World Journal*，*2014*，1-8.

Wen，H. B.，Zhang，Z. X.，Wang，H.，Li，L.，Chen，H.，Liu，Y.，et al.（2012）. Epidemiology and clinical phenomenology for Parkinson's disease with pain and fatigue. *Parkinsonism & Related Disorders*，*18*（suppl 1），S222-S225.

Widerström-Noga，E.，Pattany，P. M.，Cruz-Almeida，Y.，Felix，E. R.，Perez，S.，Cardenas，D. D.，et al.（2013）. Metabolite concentrations in the anterior cingulate cortex predict high neuropathic pain impact after spinal cord injury. *Pain*, *154*（2）, 204-212.

Wiech, K., Preissl, H., & Birbaumer, N.（2000）. Neuroimaging of chronic pain: Phantom limb and musculoskeletal pain. *Scandinavian Journal of Rheumatology*, *29*, 13-18.

Wise, R. G., Lujan, B. J., Schweinhardt, P., Peskett, G. D., Rogers, R., & Tracey, I.（2007）. The anxiolytic effects of midazolam during anticipation to pain revealed using fMRI. *Magnetic Resonance Imaging*, *25*（6）, 801-810.

Wrigley, P. J., Press, S. R., Gustin, S. M., Macefield, V. G., Gandevia, S. C., Cousins, M. J., et al.（2009）. Neuropathic pain and primary somatosensory cortex reorganization following spinal cord injury. *Pain*, *141*（1-2）, 52-59.

Xie, J. Y., Herman, D. S., Stiller, C. O., Gardell, L. R., Ossipov, M. H., Lai, J., et al.（2005）. Cholecystokinin in the rostral ventromedial medulla mediates opioid-induced hyperalgesia and antinociceptive tolerance. *The Journal of Neuroscience*, *25*（2）, 409-416.

Xie, W. R., Strong, J. A., & Zhang, J. M.（2010）. Increased excitability and spontaneous activity of rat sensory neurons following in vitro stimulation of sympathetic fiber sprouts in the isolated dorsal root ganglion. *Pain*, *151*（2）, 447-459.

Yaksh, T. L.（1989）. Behavioral and autonomic correlates of the tactile evoked allodynia produced by spinal glycine inhibition: Effects of modulatory receptor systems and excitatory amino acid antagonists. *Pain*, *37*（1）, 111-123.

Yanamoto, F., & Murakawa, K.（2012）. The effects of temporary spinal cord stimulation（or spinal nerve root stimulation）on the management of early postherpetic neuralgia from one to six months of its onset. *Neuromodulation: Technology at the Neural Interface*, *15*（2）, 151-154.

Yehuda, R., & Le Doux, J.（2007）. Response variation following trauma: A translational neuroscience approach to understanding PTSD. *Neuron*, *56*（1）, 19-32.

Yezierski, R. P., & Park, S. H.（1993）. The mechanosensitivity of spinal sensory neurons following intraspinal injections of quisqualic acid in the rat. *Neuroscience Letters*, *157*（1）, 115-119.

Yousefi-Nooraie, R., Schonstein, E., Heidari, K., Rashidian, A., Pennick, V., Akbari-Kamrani, M., et al.（2008）. Low level laser therapy for nonspecific low-back pain. *Cochrane Database of Systematic Reviews*, *13*（4）, CD005107.

Yu, R. J., Gollub, R. L., Spaeth, R., Napadow, V., Wasan, A., & Kong, J.（2014）. Disrupted functional connectivity of the periaqueductal gray in chronic low back pain. *NeuroImage: Clinical*, *6*, 100-108.

Zagha, E., Casale, A. E., Sachdev, R. N. S., Mcginley, M. J., & Mccormick, D. A.（2013）. Motor cortex feedback influences sensory processing by modulating network state. *Neuron*, *79*（3）, 567-578.

Zeilhofer, H. U., Benke, D., & Yevenes, G. E.（2012）. Chronic pain states: Pharmacological strategies to restore diminished inhibitory spinal pain control. *Annual Review of Pharmacology Toxicol*, *52*, 111-133.

Zhao, J., Guo, X. L., Xia, X. L., Peng, W., Wang, W., Li, S., et al.（2016）. Functional reorganization of the primary somatosensory cortex of a phantom limb pain patient. *Pain Physician*, *19*（5）,

781-786.

Zhao，X. J.，Xu，M. S.，Jorgenson，K.，& Kong，J.（2017）. Neurochemical changes in patients with chronic low back pain detected by proton magnetic resonance spectroscopy：A systematic review. *NeuroImage：Clinical*，*13*，33-38.

Zheng，L.，Jing，W.，Lin，C.，Meng，Z.，& You，W.（2013）. Basolateral amygdala lesion inhibits the development of pain chronicity in neuropathic pain rats. *PLoS One*，*8*（8），e70921.

Zhuo，M.（2016）. Neural mechanisms underlying anxiety-chronic pain interactions. *Trends in Neurosciences*，*39*（3），136-145.

Zigmond，A. S.，& Snaith，R. P.（1983）. The hospital anxiety and depression scale. *Acta Psychiatrica Scandinavica*，*67*（6），361-370.

第六章

疼痛的影响因素：
基于生理-心理-社会模型的视角

疼痛是一种复杂的主观身心感受，受到生理、心理和社会等多种因素的影响（Martelli et al.，2004）。这导致不同个体在同一时间或同一个体在不同时间对疼痛的感受性和行为反应皆有很大不同（Nielsen et al.，2009）。因此，在进行基础研究和临床实践时，研究者应该充分考虑到生理、心理和社会等多方面因素对疼痛的影响。

本书前面几章已对疼痛的理论、维度、测量方式和伤害性疼痛与病理性疼痛的认知神经机制进行了较为详尽的介绍，本章我们将从生理、心理和社会三个方面来考察疼痛的影响因素。

在日常生活中，我们经常可以观察到这样一种现象：不同的人对同一个疼痛刺激的反应是不同的，有的人对疼痛很敏感，有的人则对疼痛不那么敏感。因此，我们可以说对疼痛的不同反应是个体差异的一部分，而个体的生理差异是个体差异形成的重要原因。本章前三节将从生理差异的三个主要方面来探讨影响疼痛的生理因素：遗传、性别、年龄。

从概念上来说，疼痛是一种心理现象（不愉悦的感觉和情绪体验），而能调节个体疼痛的心理因素也数不胜数，如注意、预期、记忆、情绪、应激、共情、人格等。限于篇幅，这些影响因素本书无法覆盖全部，且本书其他章节或多或少都涉及了这些影响因素。本章我们主要关注三个心理因素：学习记忆、应激和共情。与注意、预期等心理因素不同，记忆对疼痛的影响在一定程度上是反直觉的，如Bonin和De Koninck（2014）的研究显示用以消除记忆的方法竟可以消除疼痛过敏。记忆的形成依赖于学习。按照学习方式的不同，学习可以分为非联结性学习、联结性学习和社会学习等几类。在与疼痛相关的联结性学习中，负性的非条件刺激（如疼痛）会让个体进入应激状态，进而对学习的结果起到调节作用，而在社会学习中，个体的学习效果受到对学习对象的共情程度的影响。因此，记忆、应激和共情之间存在复杂的相互联系，这也是我们主要介绍这三个因素对疼痛的影响的一大原因。

虽然疼痛通常被认为是生理和心理现象，但不可否认的是，社会因素也会对疼痛造成影响。社会是一个复杂的实体，影响疼痛的社会因素包含文化、职业、教育、经济水平和社会结构等方面。本章最后一节将主要探讨族群和社会阶层对疼痛的影响。这两个社会因素对我们生活的影响重大，也集中体现了文化、职业、教育、经济水平导致了人群的差异。

需要注意的是，虽然我们是从生理、心理和社会三个方面来考察它们与疼痛的关系，但这三个方面实际上是相互影响的。生理是心理的基础，心理则是社会的基础，但心理反过来同样会影响生理，社会本身也是我们独特的心理形成的前提之一。要全面地理解疼痛受到哪些方面因素的调节，生理、心理和社会因素缺一不可，同时它们本身也是一体的。

第一节　疼痛与遗传

行为遗传学方面的研究已证实遗传因素对疼痛敏感性有影响。由于同卵双生子的遗传背景完全相同，而平均而言异卵双生子只共享一半的基因，关于双生子疼痛敏感性的相似性分析可以揭示疼痛敏感性的遗传度（heritability），即基因上的差异在多大程度上可以解释疼痛敏感性的差异。对于实验性的冷痛和热痛来说，遗传度在 11%～23%。相比而言，临床疼痛的遗传倾向更为明显，如偏头痛（50%）、痛经（55%）、腰背痛和颈痛（35%～68%）、肩肘痛（50%）、腕管综合征（40%）等的遗传度均大于实验性疼痛敏感性的遗传度（王锦琰，2006）。不过，行为遗传学的研究只是从遗传学角度研究疼痛的第一步，进一步的研究需要深入考察与疼痛相关的基因、基因变异以及非基因结构的变异对疼痛的影响。本节将简要介绍相关的研究成果。

一、疼痛基因

（一）常见的与疼痛相关的基因

在分子水平上，离子通道蛋白在传递疼痛信号的过程中扮演了重要的角色。因此，与疼痛关联的基因一般都编码疼痛相关的离子通道蛋白（表 6-1）。这些离子通道蛋白可分为两类：与伤害性信号传导相关的离子通道蛋白和与疼痛调节相关的离子通道蛋白。前一类离子通道蛋白的代表是 TRPV1 和 TRPM8。TRPV1 是与热痛相关的阳离子通道蛋白，当温度高于 40℃时，该通道会打开，带动神经细胞产生兴奋电位（Caterina et al.，1997）。TRPM8 则是冷觉特异的阳离子通道蛋白，在感知到寒冷或冷痛时，该通道蛋白会被激活，使细胞去极化，形成动作电位（Zakharian，et al.，2010）。后一类通道蛋白的代表是钠、钾和钙离子通道蛋白。其中，Nav1.7 是公认的与疼痛直接相关的钠离子通道蛋白（Sexton et al.，2018）。其余的钠离子通道蛋白（如 Nav1.8）是否与疼痛直接相关，目前还没有统一的结论（Rotthier et al.，2012；Zhang et al.，2013；Han et al.，2016），但是这些阳离子通道蛋白在疼痛的调节过程中也发挥了重要的作用，是疼痛相关的动物研究常常操控和观察的蛋白。

表 6-1　常见的与疼痛相关的离子通道蛋白

项目	基因	蛋白
钠离子通道	SCN1A	Nav1.1
	SCN2A	Nav1.2
	SCN4A	Nav1.4
	SCN9A	Nav1.7
	SCN11A	Nav1.9
钾离子通道	KCNK18	TRESK
	KCNS1	Kv9.1
	KCNJ6	GIRK2
钙离子通道	CACNA1C	Cav2.1
瞬态电压感受阳离子通道 （transient receptor potential cation channel，Trp）	Trpa1	TRPA1
	Trpm8	TRPM8
	Trpv1	TRPV1
	Trpv2	TRPV2

除了离子通道蛋白外，神经递质也会影响疼痛。它们主要是通过参与疼痛传递和疼痛调制的过程来发挥作用，但在神经病理性疼痛和炎性痛发展中也扮演着重要的角色。因此，与神经递质相关基因的编码产物也可能会影响疼痛的感受和调节，如 μ-阿片受体是 OPRM1 基因编码的产物，同时也是阿片类镇痛药和内源性阿片肽的作用位点，在镇痛和痛觉调制研究中具有重要作用（Walter & Lötsch，2009）。

（二）其他疼痛基因

对不同物种的研究均揭示了某些数量性状基因座（quantitative trait locus，

QTL）和疼痛之间存在密切关联。例如，对慢性疼痛综合征的研究发现，P2X3 受体参与了吗啡耐受性的形成，疼痛基因 ABLIM3 和 NCALD 的变体与独立人群中的疼痛敏感性之间存在显著相关（Ruau et al.，2012）。关于大鼠的研究则显示，由 Atp1b3 的表达水平介导的 Nociq1 QTL 在福尔马林实验的早期（0~10 分钟）能够影响大鼠疼痛反应，但 10 分钟之后它对疼痛就没有影响了（Lacroix-Fralish et al.，2009）。

在小鼠的研究中同样发现了与疼痛敏感性有关的 QTL 及可能的基因变异（表 6-2）。目前，通过对转基因小鼠和基因敲除小鼠表型的研究，研究者已经发现了数百种啮齿动物的疼痛基因。为了方便研究者进行疼痛基因的横向研究，Michael 等先通过 Medline 检索疼痛相关的小鼠基因敲除研究的文章，再对检索的结果做进一步的筛选分类，最后将结果收录在疼痛基因库（pain genes database，PGD）中（Lacroix-Fralish et al.，2007）。该基因库是一种基于网络的互动式数据浏览平台，方便用户浏览与疼痛相关的基因有哪些。

表 6-2 已发现的与小鼠疼痛敏感性相关的 QTL 及发生变异的基因及位置

表型	基因	位置	性别差异
热痛	Oprd1	4：71 cM	仅雄性
	Tyrp1	4：80 Mb	雌雄都有
	Trpv1	7：33 cM	雌雄都有
	Calca	7：50 cM	雄性高于雌性
炎症痛	Atp1b3	9：60 cM	仅雄性
	Avpr1a	10：70 cM	雌雄都有
	Yy1	12：110 cM	雌雄都有
	Mapk8	14：34 Mb	雌雄都有
慢性痛	P2rx7	5：123 Mb	雄性高于雌性
	Chrna6	8：28 Mb	雄性高于雌性
	Cacng2	15：80 Mb	雌雄都有

虽然已发现的疼痛基因数量非常多，但仍可能有更多的疼痛基因有待发现。这使我们不禁困惑：与疼痛相关的基因到底有多少？对这一问题的回答，必须考虑到基因是否与疼痛相关主要取决于：①基因效应量的大小（实际上可能非常弱）；②基因影响的广度与特异性；③某一类变异对应某种疾病的 CD-CV 假说（common disease-common variant hypothesis）是否适用于疼痛相关的基因（Diatchenko et al.，2007）；④具体研究中的实际问题，例如，某个基因需要影响多大数量的相同表型的人，才能被归类为疼痛相关基因。如果没有充分考虑这几个因素，疼痛基因研究可能会面临巨大困境，如由于目前仍缺乏关于疼痛基因效应大小的报道，我们

可能高估了某些"疼痛基因"对于疼痛的作用（Siegmund，2002）。

二、基因变异与疼痛

目前，人们发现并鉴定了大量与疼痛相关的遗传位点及其变异情况。这些变异主要会引起神经系统电活动的异常、神经递质及神经肽释放的改变以及药物代谢酶与药物转运体功能的异常。

（一）离子通道蛋白相关基因的变异与疼痛

离子通道蛋白在疼痛的感知中起着非常重要的作用：一方面，由于离子通道蛋白的基因可以直接调控各种感觉相关的通道蛋白的表达，这类基因的变异会直接导致痛觉感知发生变化；另一方面，离子通道基因突变与慢性病理性痛的形成密切相关。

1. 钠离子通道蛋白

根据结构上的差异，钠离子通道蛋白有不同的亚型，如 Nav1.7、Nav1.2、Nav1.4 和 Nav1.1 等。编码这些通道蛋白的基因发生突变可能会导致疼痛相关的遗传疾病（Han et al.，2016）。编码钠离子通道蛋白 Nav1.7 的基因是 SCN9A。对阵发性剧痛症患病家系的全基因组关联研究（genome-wide association studies，GWAS）发现，患者的 SCN9A 存在 8 个错义突变，从而导致伤害感受神经元的兴奋性提高。此外，SCN9A 基因的 3 种无义突变，即 p.S459X、p.I767X 和 p.W897X 则会导致无痛症的发生。研究还发现，该基因不同位点的突变与多种罕见家族遗传性痛觉异常密切相关，例如，SCN9A 基因存在 20 个与原发性红斑型肢痛相关的突变（Skeik et al.，2012）。编码 Nav1.2 的 SCN2A 基因发生突变与新生儿癫痫有关，患此类疾病的新生儿常伴有迟发性头痛或背痛（Liao et al.，2010）。编码 Nav1.4 的 SCN4A 基因的突变可引起家族性疼痛肌僵直病。针对偏瘫型偏头痛家系的 GWAS 研究发现，编码 Nav1.1 的 SCN1A 基因突变会导致该病的发生（Dichgans et al.，2005）。

2. 钾离子通道蛋白

钾离子通道也是种类非常丰富的离子通道。其中，编码双孔型 TRESK 钾离子通道的 KCNK18 基因移码突变（p.F139WfsX24）可造成 TRESK 功能丧失，导致先兆型偏头痛的产生（Andress-Enguix et al.，2012）。编码电压门控钾离子通道 Kv9.1 的 α 亚单位的 KCNS1 基因上的 rs734784 位点（Val/Ile）Val 单体型是导致慢性痛发生的一个危险因素。此外，带有 Val/Val 的正常人对各种伤害性刺激的敏感性也普遍较高（Costigan et al. 2010）。

3. 其他离子通道蛋白

编码电压门控钙离子通道的基因发生突变也会导致遗传性疼痛疾病。编码 P/Q-型的 $Ca2+$ 通道孔道结构的 Cav2.1 基因存在 21 种与家族性偏瘫型偏头痛（familial hemiplegic migraine，FHM）相关的变异，这些变异可导致钙离子流及神经递质释放的改变。瞬态电压感受阳离子通道也参与了痛觉传导（Ophoff et al.，1996）。TRPA1 基因的无义突变 p.N855S 与家族性发作型疼痛综合征（familial episodic pain syndrome，FEPS）有关（Boukalova et al. 2014）。编码 $Na+/K+$ ATP 酶 α2 亚基的 ATP1A2 基因上的两个突变（p.L764P 和 p.W887R）会削弱 $a+/K+ATP$ 酶的功能，从而导致 FHM 的发生（Fusco et al. 2003）。

（二）神经递质相关基因结构的变异与疼痛

神经递质在神经活动中发挥着重要的作用，因此与神经递质相关的单核苷酸多态性（single nucleotide polymorphism，SNP）的改变也可能会造成疼痛相关的变异。

5-羟色胺转运体（serotonin transporter protein，5-HTT）以重摄取的方式快速将突触间隙中的 5-羟色胺清除，其基因多态性与痛觉调制密切相关。5-HTTLPR 和 STin2 是编码 5-HTT 的基因 SLC6A4 中两个重要的多态性区域，会对痛觉感知和调制产生影响。5-HTTLPR 位于基因的启动子调节区内，因一段 43bp 片段的插入或缺失而形成了两种长（L）、短（S）单体型。其中，S-型人群 5-HTT 基因的表达水平较低，对冷、热痛刺激的敏感性较差，但易受情绪对痛觉反应的影响，并具有较高的偏头痛与纤维肌痛的患病风险。同时，5-HTTLPR 与 rs25531 多态性位点可共同影响瑞芬太尼镇痛效果的个体间差异：与 5-HTT 基因高表达的个体相比，药物对该基因低表达的个体具有更好的镇痛效果（王鑫和王珂，2014）。

氨基酸类神经递质均是重要的神经递质，如谷氨酸（Glu）、γ-氨基丁酸等，它们在疼痛传递与调控、痛觉超敏及吗啡耐受方面均发挥了重要的作用。一项有关偏头痛的多中心 GWAS 研究发现了该疾病的一个易感位点——rs1835740，该位点可以对星形细胞上调基因-1（astrocyte elevated gene-1，AEG-1）的表达产生影响，并在此基础上进一步影响 Glu 内稳态，从而增加偏头痛的患病风险（Anttila et al.，2010）。编码 GABA 受体的 GABRB3 基因的 rs4906902（-897TC）变异则可以降低肌纤维痛（fibromyalgia，FM）发生的风险（Smith et al.，2012）。

GCH1 基因在 5-羟色胺和苯丙氨酸的代谢过程中均发挥了重要的作用。研究显示,该基因 rs998259 位点的 T 等位基因使腰突症患者的术后恢复效果良好(Kim et al.,2010)。此外,GCH1 基因中的 3SNP 与辣椒素所造成的炎症痛的疼痛程度之间存在相关性(Campbell et al.,2009)。

对儿茶酚胺类的神经递质系统基因与疼痛之间相关性的研究,以 COMT 基因和 GCH1 基因为主。COMT 基因主要编码儿茶酚胺氧位甲基转移酶,可调控体内儿茶酚胺类物质的代谢。研究表明,调控该酶活性的多态性位点会影响机体的痛觉传递和调控。例如,p.Val158Met(COMT 基因的一种常见的功能性 SNP)的 Val/Val 个体的 COMT 酶活性较高,痛觉感受较低,而 Met/Met 个体的 COMT 酶活性较低,痛觉感受性较高(Zubieta et al.,2003)。fMRI 研究则显示,在进行伤害性热刺激后,Met/Met 个体在多个脑区的激活程度均比 Val/Val 个体高(Loggia et al.,2011)。然而,Met/Met158 的个体在手术后对吗啡的需求量显著小于其余基因型的个体(De et al.,2013),并且 Met/Met158 的慢性腰背痛患者对吗啡镇痛的需要量也较低(Cargnin et al.,2013)。

(三)其他基因变异与疼痛

由于遗传关联研究能更直接地揭示常见疾病相关基因变异体,越来越多的临床疼痛研究人员开始采用这种技术研究与疼痛相关的基因。目前常见的研究方法是将基因检测与临床疼痛表现(或症状)相结合,从而筛选可能的疼痛基因。此外,在基础研究中,一般在动物(例如小鼠、大鼠和果蝇)上使用全基因组 QTL 做突变体筛选或微阵列提取等方法寻找与疼痛有关的基因。然而,迄今为止,疼痛遗传学的主要研究仍然还是围绕极少数的基因进行。更确切地说,有关 COMT、OPRM1、GCH1、HLA(all)、SLC6A4、HTR2A、IL1AB、IL1RN、TRPV1 和 TNF 这 10 个基因的研究,占现有研究数量的一半以上。即便是这些基因,目前也仅对编码 μ-阿片受体的 OPRM1 基因的 N40D(A118G)多态性进行了真正的荟萃分析。虽然临床前期实验的结果较为稳定,但在 OPRM1 基因型与阿片样物质需求或患者疼痛水平之间并没有发现总体统计学关系(Mogil,2012)。

(四)多基因联合研究与疼痛

随着越来越多的疼痛与基因相关研究的开展,GWAS 也成为热门的研究方法,并取得了一些新成果。例如,通过对 166 例慢性下颌窦疾病(temporo-mandibular disorder,TMD)病例和 1442 例健康被试的对照,研究者发现,除了两个已知的基因联系(儿茶酚-O-甲基转移酶和 5-羟色胺受体 2A)之外,还有几种新的基因联合在疼痛中也发挥了重要的作用,如钙离子通道电压依赖性 α2/δ 亚基 1(CACNA2D1)、神经生长因子（NGF）和速激肽及前体 1（TAC1），以及可能参与疼痛但尚未发现直接证据的钙调蛋白依赖性蛋白激酶 IV（CAMK4）、胆碱能受体、毒蕈碱 2（CHRM2）、干扰素相关发育调节因子1（IFRD1）、G 蛋白偶联受体激酶5（GRK5）和糖皮质激素受体（NR3C1）基因（Mogil，2012）。

即便如此，相比其他生物医学领域，疼痛相关的 GWAS 研究仍很不充分，研究结果的可靠性也不是很高。目前，以疼痛为主要症状的研究主要是子宫内膜异位症、克罗恩病和骨关节炎等，而关于 GWAS 可靠性较强的研究只有 NSAID 酮咯酸对第三磨牙拔除的疼痛抑制（Kim et al.，2009）。这背后的主要原因包括：疼痛的量化主观性强，资金投入相对较低，缺乏家庭聚合和双胞胎研究，以及缺少流行病学、遗传学和生物统计学的交叉学科的支持（Mogil，2012）。

三、非基因结构的变异与疼痛

除了基因序列的变化以外，非基因结构的变异也可以通过调控基因的表达而影响疼痛感知。非基因结构的变异包括 DNA 甲基化、组蛋白修饰等。通常来说，DNA 甲基化能够抑制基因的表达。研究发现，外周神经损伤能够增加背根神经节神经元中 DNA 甲基转移酶 DNMT3a 的表达。如果阻断这种改变，可以阻止电压依赖性钾离子（Kv）通道亚单位 Kcna2 启动子区的 DNA 甲基化的发生，那么就可以使神经损伤所诱发的 DRG 中 Kcna2 的表达降低，从而抑制神经病理性疼痛。相反，即使没有神经损伤，在 DRG 中上调 DNMT3a 的表达，也可以降低 Kcna2 的表达，减少 Kv 电流，增加 DRG 神经元的兴奋性并导致脊髓中枢敏化，进而使动物出现神经病理性疼痛的症状。这些发现均表明，DRG 神经元中的甲基转移酶 DNMT3a 可以通过抑制 Kcna2 的表达来调控神经病理性疼痛（Zhao et al.，2017）。

疼痛相关基因表达的变化都与组蛋白修饰相关，如谷氨酸脱羧酶 2（glutamate decarboxylase2，Gad2）、钾电压门控通道亚科 D3（potassium voltage-gated channel subfamily D member 3，Kcnd3）、甲基 CpG 结合蛋白 2（methyl CpG binding protein 2，Mecp2）、术后阿片类药物代谢和 μ-阿片受体 1（Oprm1）、Scn9a 和分泌蛋白、酸等（géranton et al.，2007）。慢性疼痛也会伴有异常的 DNA 甲基化和组蛋白乙酰化。研究还发现，组蛋白去乙酰化酶（histone deacetylase，HDAC）抑制剂可作为镇痛药来使用，但是镇痛的效果受到其自身的性质和 HDAC 抑制剂的非特异性的限制（Chiechio et al.，2009）。

四、总结

本节我们主要介绍了与疼痛相关的基因、基因变异以及非基因结构的变异对疼痛的影响。与疼痛相关的基因主要是编码某些离子通道蛋白的基因，如编码钠离子通道、钾离子通道、钙离子通道以及瞬态电压感受阳离子通道。这些基因的变异通常与特定的疼痛疾病相联系，如编码钠离子通道蛋白 Nav1.7 的基因 SCN9A 的突变可能会导致无痛症。除此以外，其他的基因变异和非结构性的变异（如表观遗传修饰）也与疼痛相关。

这些疼痛遗传学研究，一方面可以帮助我们利用已发现的疼痛关键分子通路和有效的镇痛靶点来进行相关治疗药物的研发；另一方面也有利于对患者进行基因分型，以防治临床病理性疼痛，还有助于对患者的预后做出积极有效的预测。然而，从目前的情况来说，已有研究还无法完全了解疼痛的相关基因组成，而且遗传学研究结果仍然存在重复性不高、研究间相互矛盾等局限性，故应同时开展多种族、多群体及大样本的重复验证和后续的实验验证，以真实地反映遗传因素对疼痛影响的贡献度和效应。

第二节　疼痛与性别

疼痛是几乎所有人都体验过的一种不愉悦的感受。我们从孩提时代开始就逐渐从一次又一次"惨痛"的教训中体会到疼痛的含义。然而，有些疼痛是很多人永远都无法体会到的，它们只属于特定的人群——这便是与特定的性别联系在一起的疼痛，比如，生育的痛。人们也许会反驳道：生产时的疼痛只是特殊现象，对于一般的疼痛，男女均能体验到。但是，事实真的如此吗？不是这样的！

关于疼痛性别差异的研究发现，男性和女性对一般疼痛的感受也有所不同。大量的研究显示，疼痛的性别差异是真实存在的。本节我们将从疼痛知觉、疼痛反应、镇痛反应以及慢性疼痛四个方面介绍这一回答背后的理由，并探讨这些性别差异形成的生理和心理基础。

一、疼痛知觉中的性别差异

疼痛知觉主要指的是个体的疼痛敏感性，即对疼痛强度的感受性。一般而言，女性的疼痛敏感性高于男性（Fillingim & Maixner, 1995），并且不仅在生理性疼痛方面有性别差异，在慢性疼痛方面依然如此，即女性感受到的慢性疼痛强度更大，持续时间也更长（Arendt-Nielsen et al., 2004）。但 Berkley（1995）认为，不同研究的结果并不一致，男女对同一疼痛刺激的感受差异可能很小。之后，Riley 等（1998）对这一问题进行了元分析。结果显示，疼痛知觉确实存在性别差异，部分研究未能发现性别差异的原因可能是样本量过小导致的统计效能不足。除此以外，研究结果间的不一致也可能受到了不同因素的影响（Lautenbacher & Rollman，1993）。这些因素主要包括疼痛刺激特点、疼痛敏感性测量方式和被试特点三个不同方面，如刺激的类型（Hastie et al.，2005）、空间特征（Sarlani et al.，2004；Sarlani & Greenspan，2002）、时间特征（慢性或急性）（Fillingim et al.，1998；Rainville et al.，1992）、测量方式（疼痛阈限、耐痛阈限、阈上感受性）（Fillingim et al.，1999）、疼痛维度（强度、不愉悦度）（Rainville et al.，1992）、被试的个体因素等（Levine & De Simone，1991；Riley et al.，2000；Turk & Melzack，2011）。

值得注意的是，疼痛知觉的性别差异多见于健康人，在临床研究中很少有研究能证明疼痛敏感性存在性别差异，如 Robinson 和 Riley（1999）的一项多样本研究就发现，临床患者对疼痛强度和不愉悦度的评分没有性别差异。不过由于临床研究存在一些固有缺点，如患者出于对治疗的渴求可能会夸大自己的感受，关于患者的疼痛敏感性是否存在性别差异，仍需进一步研究。

二、疼痛反应中的性别差异

（一）生理反应

疼痛的生理反应主要包括心率、血压和自主神经系统的反应等。研究发现，无论是在实验条件下还是临床条件下，这些疼痛反应都存在一定的性别差异。举例而言，疼痛强度和心率之间的正相关只在男性身上存在（Campbell et al.，2004；Myers et al.，1900；Tousignant-Laflamme & Marchand，2006；Tousignant-Laflamme et al.，2005），疼痛强度和血压的负相关也只在男性身上存在（Fillingim et al.，1998，2002；Fillingim & Maixner，1996；Maixner & Humphrey，1993）。除此以外，不同性别人群的自主神经系统对疼痛的反应也不同：对于男性，交感神经系统对疼痛的反应更强烈；对于女性，副交感神经系统对疼痛的反应更强烈（Carrillo et al.，2001；Evans et al.，2001；Tousignant-Laflamme & Marchand，2006）。

（二）情绪反应

疼痛会使个体产生多种负性情绪。研究发现，不同性别的人在遭受疼痛时产生的情绪也有差异。这些差异主要体现在两个方面：一是情绪的种类不同；二是同种情绪的强度不同。

Haley 等（1985）的研究表明，疼痛和抑郁情绪之间的相关只在女性身上存在。这一结果得到了 Dowdy 等（1996）的研究的支持，他们发现性别差异在抑郁评分中最大，在焦虑评分中最小。另外，Evers 等（1997）证实了有疼痛症状的类风湿性关节炎女性患者的抑郁和焦虑水平均高于男性患者。除此以外，Riley 等（2001）还考察了不同性别的慢性疼痛患者在疼痛情绪反应上的差异。结果表明，在抑郁、焦虑、愤怒、恐惧和挫折感五种与疼痛相关的负性情绪中，女性主要产生挫折感，男性则主要产生焦虑，且女性的恐惧和挫折感程度均高于男性。

三、镇痛反应中的性别差异

除了疼痛知觉和疼痛反应以外，镇痛反应也有着明显的性别差异。事实上，镇痛反应上的性别差异可能是疼痛知觉和疼痛反应上的性别差异产生的原因之一。

相关调查显示，在术后疼痛中，女性消耗的吗啡剂量效应显著小于男性（Chia et al.，2002；Miaskowski et al.，2000），且女性服用止疼药的效果也好于男性（Fillingim & Gear，2004）。另外，阿片 μ 和 κ 受体激动剂的镇痛效果也在女性身上更好（Gear et al.，1996；Gordon et al.，1995）。相关动物研究也发现，阿片 μ 和 κ 受体激动剂的镇痛效果在雌性身上更显著。可见，性别角色不是镇痛反应产生性别差异的唯一原因，两性之间生理上的差异也是导致镇痛反应差异的原因之一。相关研究证实了这一猜想：性激素是影响镇痛反应的重要因素（Haywood et al.，1999）。雌激素能够增加阿片类受体密度，因而女性脑中的阿片类受体密度高于男性，这使得阿片类药物对女性有更好的镇痛效果（Zubieta et al.，1999）。除了性激素的影响以外，两性的基因差异（Mogil et al.，2003）、心理特征差异（如焦虑，Goffaux et al.，2011）也会对镇痛反应产生影响（Janssen，2002；Janssen & Arntz，1996）。

四、慢性疼痛患病率的性别差异

慢性疼痛患病率的差异是疼痛的性别差异最显著的表现之一。临床研究和流行病学研究均显示，女性患慢性疼痛的概率高于男性，如头痛、类风湿性关节炎、纤维肌痛、腹痛（如肠易激综合征）和肌肉骨骼疼痛等，且女性也报告了强度更大和持续时间更长的疼痛（Bingefors & Isacson，2004；Dao & Leresche，1999；Rollman & Lautenbacher，2001；Unruh，1996）。

不过，也有一些慢性疼痛的患病率没有性别差异，如癌症痛（Miaskowski，2004；Turk & Okifuji，1999；Van den Beuken-van Everdingen et al.，2007）。这意味着性别和慢性疼痛患病率之间的关系并不单一，存在着其他调节因素，如不同性别的人报告疼痛和就医的可能性（Isacson & Bingefors，2002）。这些调节因素可以分为生理、心理和社会文化因素三大类。这三类因素上的差异同时也是疼痛知觉、疼痛反应和镇痛反应上的性别差异的来源。

五、疼痛性别差异的生理和心理基础

在前面几个部分，我们从不同方面简单介绍了性别对疼痛的影响，这一部分我们将探讨其背后的生理和心理机制。以疼痛的生理-心理-社会模型（Morrison et al.，2000）为基础，我们将从生理、心理和社会文化三个维度讨论疼痛的性别差异产生的可能原因。

（一）生理因素

1. 性激素

性激素对性别有直接的影响：它既调节了性器官的发育，也对第二性征和不同性别个体的心理特质有巨大影响。因此，性激素的不同很可能是产生疼痛性别差异的重要原因之一，相关研究也支持了这一猜想。

（1）性激素在中枢神经系统中的分布

性激素的受体广泛分布在中枢神经系统中（Aloisi，2001；Amandusson et al.，1999；Smith，1994），包括与疼痛信息传递和抑制相关的脑区，如中脑导水管周围灰质、延髓腹侧区和脊髓背角（Papka et al.，1998；Scott et al.，1998）。这一现象为性激素调节不同性别个体的疼痛感知提供了生理基础。

（2）性激素对神经递质的影响

性激素对影响疼痛感知的神经递质（如内源性大麻素、内啡肽等）有调节作用。Busch 等（2006）发现，阉割后的大鼠腮腺处的大麻素受体（CB1）密度会下降，而接受睾酮处理后，大麻素受体的密度又恢复了。Maccarrone（2002）则发现，雌二醇能促进内皮细胞内的内源性大麻素的释放。除此以外，血浆中雌激素水平的变化也能引起与疼痛相关的神经递质水平的变化，如5-羟色胺、乙酰胆碱、内啡肽（Aloisi & Bonifazi，2006）、多巴胺（Meiri，1986）等。

（3）性激素对疼痛知觉的影响

性激素能够影响个体的疼痛知觉（Fillingim，2008）。例如，青春期前，两性的疼痛敏感性并没有显著差异，但在性激素大量分泌的青春期及青春期之后，疼痛知觉的性别差异就显现出来了（Robinson & Short，1977）。随着成年个体年龄的增长，性激素分泌逐渐减少，疼痛知觉的性别差异也逐渐减小（Von Korff et al.，1988）。可见，性激素的分泌量和疼痛知觉的性别差异存在明显的正相关关系。

除了随着年龄变化会有较大程度的变化外，性激素水平在女性生理周期的不同阶段也会有变化。那么生理周期会对女性的疼痛知觉有影响吗？Riley 等（1999）

的一项元分析显示，女性在卵泡期对压力痛、冷压痛、热痛和缺血性肌肉痛的疼痛敏感性是最低的。不过这项元分析纳入分析的研究数目较少（7 个），且只对效应量进行了简单的平均，并没有做任何异质性检验，发表了偏倚评估和效应量显著性检验，因此结果的可信度较低。

后来，Sherman 和 Le Resche（2006）在一篇综述中指出几乎没有证据表明生理周期会影响女性的疼痛敏感性。后续的研究支持了 Sherman 和 Le Resche（2006）的观点，如在压力痛（Sherman et al.，2005；Vignolo et al.，2008）、冷痛（Klatzkin，Mechlin，& Girdler，2010）、热痛（Granot et al.，2001）、缺血性肌肉痛（Sherman et al.，2005；Klatzkin et al.，2010）中均未发现生理周期对女性疼痛敏感性的影响。不过，也有少数研究得出了生理周期影响疼痛敏感性的结果（Stening et al.，2007；Teepker et al.，2010）。总的来看，生理周期的激素变化对女性疼痛敏感性的影响还没有定论，但现有的研究结果似乎倾向于认为不存在这种影响。需要注意的是，这些研究多采用实验性疼痛刺激，因而与临床疼痛的结果可能有所差异。

另外，70%患有类风湿性关节炎的女性在妊娠期间的症状都有所改善（Kest et al.，2000），这可能与孕妇体内性激素水平的升高有关。睾丸素的作用则相反：患有类风湿性关节炎的患者明显比健康被试体内的睾丸素水平更低（Rovensky et al.，2005）。这意味着睾丸素似乎可以通过减少个体对急性和慢性疼痛的感知来抑制疼痛（Gaumond et al.，2002；Gaumond et al.，2005）。

与雌激素和雄激素不同，孕激素在人类和动物疼痛知觉中的作用仍不明确。不同的研究得出了矛盾的结果：有的研究显示孕激素可能会增强个体的疼痛敏感性（Lacroix-Fralish et al.，2005），但也有研究认为它有镇痛作用（Kuba et al.，2006）。

（4）疼痛调节中性激素的作用机制

到目前为止，对于性激素影响疼痛知觉的内在机制仍不清晰，但根据现有研究结果，雌激素对疼痛敏感性的影响可能会通过递质系统和内源性疼痛调节系统来达成。

研究发现，多数 Aδ 纤维和 C 纤维在脊髓背角 II 板层建立突触（Aloisi，2003），而此处也存在雌激素受体。这意味着雌激素可能会在脊髓水平调节疼痛信息的传递。这一猜测得到了 Aloisi 等（2005）的证实，他们发现脊髓背角处的雌激素可以通过调节参与疼痛信息传递的神经递质来调节疼痛敏感性，相关的神经递质包括促进伤害性信息传递的 P 物质，抑制伤害性信息传递的 γ-氨基丁酸（GABA），调节伤害性信号的内源性阿片、多巴胺、去甲肾上腺素、5-羟色胺等。例如，雌激素水平的升高可以促进 5-羟色胺的释放，从而增强弥散性伤害抑制性控制（DNIC）的效果，产生镇痛作用（Marcus，1995）；而人为增加外源性雌激素的雌激素疗法会引起 GABA、5-羟色胺和去甲肾上腺素等参与疼痛调节的几类神经递质的减少（Das & Chaudhuri，1995），从而使个体的疼痛敏感性升高。

2. 内源性疼痛控制机制

研究发现，人类的疼痛性别差异与内源性疼痛控制机制密切相关（Fillingim，2008），尤其是DNIC。DNIC也被称为条件性疼痛调节（conditioned pain modulation，CPM）（Yarnitsky，2010），指的是中枢神经系统中的神经元对伤害性刺激的反应可以被其他伤害性刺激所抑制的现象（Le Bars et al.，1979）。

Julien等（2005）发现，一些慢性疼痛会损伤DNIC，且这种现象在女生身上更为常见。这意味着DNIC可能参与到了慢性疼痛患病率的性别差异的形成之中。不过，对于DNIC是否在镇痛效果的性别差异上起到作用，则存在争议：有研究发现，DNIC的效果没有性别差异（Baad-Hansen et al.，2005；France & Suchowiecki，1999），但也有研究得出了男性的DNIC比女性更为有效的结果（Ge et al.，2004，2005；Serrao et al.，2004；Staud et al.，2003）。对于这一矛盾结果产生的原因仍未有定论，可能的原因是不同研究中实验设置方式、被试的年龄（Edwards & Fillingim，2001；Edwards et al.，2003）等方面存在差异。虽然Popescu等（2010）的系统综述研究发现在健康人群中男性的DNIC效率高于女性，但由于该系统评价纳入的研究之间异质性过大，Popescu等（2010）并未进行元分析，因而在没有进一步统计分析和对发表偏倚的估计之前，该研究结果仍不足以支持DNIC存在性别差异的结论。

（二）心理因素

1. 焦虑

焦虑是一种由对潜在危险的预期而产生的负性情绪状态，会使个体产生高度的警觉和身心紧张（Rhudy & Meagher，2000）。研究发现，高焦虑水平会让个体的疼痛敏感性升高（Rhudy & Meagher，2000；Tang & Gibson，2005），但焦虑水平对疼痛敏感性的影响似乎存在性别差异：男性的焦虑水平与疼痛敏感性的相关程度高于女性的焦虑水平与疼痛敏感性的相关程度，无论实验研究（Edwards et al.，2003；Frot et al.，2004；Goffaux et al.，2011）还是临床研究（Edwards et al.，2000；Riley et al.，2001）均是如此。

另外，如果将焦虑水平分为状态焦虑和特质焦虑两种不同的类型，那么男性具有更高水平的状态焦虑，女性则有更高水平的特质焦虑（Goffaux et al.，2011）。由于状态焦虑是一种急性应激反应（Willer et al.，1981），状态焦虑水平更高的男性会分泌更多的皮质醇（Dixon et al.，2004；Zimmer et al.，2003），从而激活疼痛下行抑制系统。对于女性而言，虽然其状态焦虑水平低于男性，但其较高的特质焦虑水平也会增强疼痛敏感性（Goffaux et al.，2011）。在状态焦虑增强疼痛敏感性和激活下行抑制系统的双重作用下，男性整体的疼痛敏感性低于女性由于高特质焦虑水平而导致的疼痛敏感性。

2. 抑郁

抑郁和慢性疼痛有很高的共病性（Andersson，1999）：约 66%的重症抑郁患者同时患有慢性疼痛，而未患重症抑郁的人患慢性疼痛的比例只有 43%（Arnow et al.，2006）。同时，抗抑郁药也对缓解慢性疼痛有良好的作用（Fishbain，2000；McQuay et al.，1996；Onghena & Van Houdenhove，1992）。由此可见，抑郁和慢性疼痛之间存在着明显的关联。

以此推论，似乎抑郁症患者的疼痛敏感性会升高，但研究结果并非如此。Thompson 等（2016）的元分析显示，抑郁症患者的热痛、冷压痛、压力痛等的阈限都上升了，只有缺血性肌肉痛阈限下降。这意味着实验室条件下抑郁症患者的疼痛敏感性受到刺激模态的影响。Thompson 等（2016）认为，缺血性疼痛刺激引发的疼痛和慢性疼痛患者的自发疼痛的相似度更高，因此抑郁症患者对缺血性疼痛的敏感性上升符合理论预期。Lautenbacher 和 Krieg（1994）关于精神疾病中的疼痛处理理论也可以为此提供一种解释。该理论认为抑郁症导致的神经递质系统功能紊乱可以通过两个途径改变个体对疼痛的敏感性：一是减弱脊髓和皮层下疼痛信号处理，从而使得疼痛敏感性下降；二是抑制疼痛下行抑制通路，从而使得疼痛敏感性上升。这两个不同的机制可以共同作用，使抑郁症患者对不同模态刺激引发的疼痛有不同的敏感性。

总而言之，虽然实验室研究得到的结论是抑郁症患者的疼痛敏感性变化可能与疼痛刺激的模态相关，但是抑郁和疼痛敏感性之间存在相互关联是确定的。另外，抑郁与疼痛之间的关系存在着性别差异：相比男性，女性群体中抑郁和疼痛的相关性更强（Haley et al.，1985；Meana，1998）。因此，抑郁水平差异也可能是疼痛敏感性产生性别差异的原因之一。

3. 其他情绪反应

在前面的"疼痛反应中的性别差异"小节中，我们已经知道不同性别个体对疼痛的情绪反应不同。由于情绪也可以影响疼痛敏感性（Robinson & Riley Ⅲ，1999），两性对疼痛的情绪反应差异也可能是其疼痛敏感性产生差异的原因之一。女性在遭受疼痛时，会体验到更多的诸如沮丧之类的负性情绪，进而产生中等水平的警觉，而有证据表明中等水平的警觉和疼痛敏感性升高有关（Janssen，2002）。

4. 认知因素

疼痛的感受受到认知因素的调节。与疼痛相关的认知因素主要是应对策略和疼痛灾难化。

应对策略是个体面临疼痛时为减少疼痛带来的负面影响而采取的一系列行为，包括休息、放松、服药、转移注意力等（McMahon et al.，2013）。男性和女性有着不同的应对疼痛的策略：女性倾向于使用情绪性和社会性的应对策略（Weir et al.，1996），而男性则倾向于使用解决问题式的应对策略（Wallbott & Scherer，1991）。由于应对策略对个体体验到的疼痛有所影响（McMahon et al.，2013），两性的疼痛敏感性也因其采取的应对策略的不同而有所差异。

疼痛灾难化是另一个影响疼痛体验的认知因素，它通常被认为是对实际或可预期的疼痛的过度夸大的消极心态（Sullivan et al.，2001），包括"疼痛无法改变，会一直持续下去""疼痛只会变得更痛""自己无法忍受疼痛"等信念。结合应对策略的概念，我们可以发现疼痛灾难化其实是一种消极的应对策略。研究发现，疼痛灾难化存在性别差异：女性报告的疼痛灾难化想法更多，女性慢性疼痛患者也比男性慢性疼痛患者有更多的疼痛灾难化行为（Jensen et al.，1994）。由于持有灾难化信念的个体更可能将注意力集中于疼痛事件，从而使得疼痛敏感性上升（Crombez et al.，1998），因此，两性在疼痛灾难化上的差异也可能是其疼痛敏感性产生差异的内在机制之一。

（三）社会文化因素

社会文化因素是引起疼痛体验出现性别差异的重要原因之一（Gazerani & Arendt-Nielsen，2005；Hastie et al.，2005），它对男性和女性疼痛行为的影响更为直接。

性别角色是影响疼痛体验的重要社会文化因素（Myers et al.，2003）。性别角色指的是社会文化对男性和女性的恰当行为和合适态度的期待。传统上对男性的角色期待是不表达疼痛，做一个默默忍受的"男子汉"。相关研究发现，男性的确不容易表达疼痛（Mechanic，1964；Robinson et al.，2001），且有研究发现在控制了角色期待后，疼痛敏感性的性别差异有所减小（Sanford et al.，2002），甚至在疼痛阈限上性别差异不再显著（Wise et al.，2002）。Otto 和 Dougher（1985）则发现，男性特质得分高的男性疼痛阈限更高。可见，性别角色对疼痛敏感性有明显的影响。

除了性别角色以外，情景和人际因素也是导致疼痛敏感性产生性别差异的重要社会因素（Myers et al.，2003）。研究类型（实验室研究或是临床研究）、被试的年龄、研究者的性别等都是影响疼痛敏感性的情景和人际因素，如 Levine 和 De Simone（1991）发现男性被试在女性研究者面前更可能报告较少的疼痛。

六、总结

本节介绍了疼痛的性别差异及其生理和心理基础。不同性别的个体在疼痛知觉、疼痛反应、镇痛反应和慢性疼痛患病率上都有系统的差异，这些性别差异可能是由两性间的生理（性激素和内源性疼痛控制机制等）、心理（焦虑水平、抑郁水平、应对策略和疼痛灾难化等）和社会文化（性别角色和人际因素等）方面的差异导致的。

第三节　疼痛与年龄

随着年龄的增长，个体的疼痛感知和疼痛行为也逐渐发生变化，但大多数的疼痛研究都以中青年为研究对象，对儿童和老年人的关注不足。另外，由于儿童处于生理和心理的高速发展期，而老年人的生理和心理功能逐步减退，这两个群体的疼痛也有其特点，与中青年人有较大不同。因此，描述儿童和老年人的疼痛体验，对于全面了解疼痛有重要作用。本节将从疼痛感知、疼痛行为和疼痛治疗等方面简要介绍儿童和老年人的疼痛体验。

一、新生儿和儿童的疼痛

疼痛是一种与对实际或潜在的组织损伤相关的不愉悦的感觉和情绪体验（Loeser & Treede，2008）。目前，最主要的疼痛测量方式是主观报告，即以个体自己对疼痛的感受为基准，按照一定的标准描述其感受（Twycross et al.，2015）。然而，由于认知发展的限制，年龄较小的儿童可能无法准确描述其疼痛体验，这就使得对儿童的疼痛测量尤为困难，我们需要借助儿童神经系统的发展和儿童在面临疼痛刺激时的行为反应，间接地了解儿童的疼痛。

（一）伤害性通路与疼痛调节系统的发育

结构是功能的基础，疼痛的感知也同样依赖于一定的生理结构：只有伤害性通路成熟了，个体才能感受到疼痛。研究发现，对伤害性信息的感知和反应所需的生理结构在胎儿出生时就已经出现（Anand & Carr，1989；Anand &

Hickey，1987），如怀孕 20 周时胎儿就会发育出成熟的伤害性感受器（Anand & Craig，1996；Anand & Scalzo，2000），第 28 周胎儿的大脑皮层就能发挥部分功能，并出现对伤害性刺激的定向反应，第 29 周就已完成脊髓感觉束的髓鞘化，第 30 周完成丘脑和网状通路的髓鞘化，第 37 周则实现丘脑皮层连接功能化。因此，新生儿具有完备的感知疼痛的生理基础，他们在接受伤害性刺激时表现出的与成人不同的反应可能只意味着婴儿具有特殊的疼痛行为，而非他们无法感受到疼痛。

　　另外，疼痛调节系统的成熟则需要更长的时间。疼痛调节系统可通过一些神经化学物质（如 P 物质、内源性阿片肽等）对伤害性信息的传递起到促进或抑制作用，从而调节个体体验到的疼痛。研究显示，怀孕 12～16 周时，胎儿的脊髓背角和背角神经节中就存在 P 物质，而新生儿体内的 P 物质和相应的受体数量甚至多于成年人（Anand & Craig，1996；Anand & Scalzo，2000）。这意味着新生儿的疼痛调节系统可能已经能够发挥部分作用。与 P 物质不同的是，具有镇痛作用的内啡肽要在婴儿出生 12～14 周才能在脊髓水平上检测到，而且新生儿的疼痛抑制功能也不完善（Anand & Carr，1989；Linton，1987）。因此，从疼痛调节功能的发育情况来看，婴儿不仅可能会感受到疼痛，还可能会比成年人感受到更强烈的疼痛（McGrath，1990；McGrath & Pisterman，1991）。

（二）儿童的疼痛类型

在各种类型的疼痛中，儿童均有其自身的特点。儿童遭受的疼痛可以分为三类：急性疼痛、复发性疼痛和慢性疼痛。

1. 急性疼痛

急性疼痛主要包括三种：①日常活动中受的轻伤引起的疼痛，这疼痛相对容易缓解，通常只会引发较轻的焦虑；②严重事故、疾病或外科手术等引起的疼痛，会引发较强烈的焦虑，甚至会使儿童产生无助感；③反复性的侵入医学治疗引发的疼痛，儿童通常将其看作不同的疼痛，并将其评估得更为严重（Grunau et al.，1998；McGrath & Hillier，1989）。

2. 复发性疼痛

复发性疼痛主要有三种表现形式：头痛、腹痛及生长痛（一种通常发生在夜间且反复发作的双下肢间歇性疼痛），其中头痛发病率会随着年龄的增长而升高，复发性腹痛在 8～10 岁发病率最高，而生长痛主要会影响 8～12 岁的儿童（Marchand，2012）。

3. 慢性疼痛

慢性疼痛可分为癌症痛和慢性非癌症痛两类。

癌症痛在儿童中相对少见。虽然癌症疼痛与慢性疼痛较为相似，但是由于癌症给人的生活造成了强烈冲击，如致命的后果及彻底改变的生活方式等，癌症痛往往比一般慢性疼痛包含有更加强烈的情绪成分。同时，在儿童看来，癌症治疗所带来的焦虑和疼痛比疾病本身所引起的疼痛更加严重（Kuttner et al.，1988）。

至于慢性非癌痛，研究发现了与人们的普遍认知相异的结果：儿童的慢性疼痛发病率与成人相当（Huguet & Miró，2008），但疼痛严重程度的评分比成人低一些。

（三）儿童疼痛评估

疼痛评估的黄金标准是主观报告，即个体根据自己的体验评价自己的疼痛程度和疼痛性质（Twycross et al.，2015）。通常来说，8 岁以上的儿童只要没有认知损伤，就可以理解疼痛主观报告的含义，并利用视觉类比量表或疼痛形容词量表[如 McGill 疼痛问卷（Melzack，1975）]评价自己的疼痛程度（McGrath & Unruh，2013）；6 岁或 7 岁的儿童则可以使用面部表情疼痛量表（faces pain scale）描述自己的疼痛水平（McGrath et al.，2008）。对于这些年龄较大的健康儿童，主观报告仍是测量疼痛的最佳方法（Young，2005）。但是，对于年龄过小、语言能力受限的儿童（如新生儿）和认知能力受损的儿童，主观报告难以获得或无法获得，此时疼痛行为和生理反应就成了评估儿童疼痛的重要手段（Marchand，2012；Owens，1984）。

儿童的疼痛行为主要包括以下几种：哭泣、面部表情、身体运动。哭泣是评估婴儿疼痛的重要参考指标。Wolff（1969）将婴儿的哭泣分为三种：疼痛导致的哭泣（pain cry）、饥饿导致的哭泣（hunger cry）和愤怒导致的哭泣（anger cry）。疼痛导致的哭泣的特点是突发性的一声长时间的啼哭，之后有一段呼吸暂停，最终哭泣的节奏和饥饿导致的疼痛趋于一致。对哭泣声的声学分析显示，疼痛导致的哭泣和其他哭泣也存在一些重要差异（Fuller，1991）。总的来说，综合考虑哭泣的强度和时长，将能更好地分辨疼痛哭泣和非疼痛哭泣。

面部表情也是评估婴儿疼痛的重要手段。事实上，多数常用的婴儿疼痛评定量表中均包含面部表情（Witt et al.，2016）。对于新生儿疼痛相关的面部表情，可采用 Grunau 和 Craig（1987）开发的新生儿面部运动编码系统（neonatal facial actions coding system，NFACS）进行编码。该系统通过对眉毛、眼睑、嘴唇、舌头、下巴等部位的运动模式的编码来精确、细致地刻画表情的变化。在经历疼痛时，婴儿会有皱眉、眯眼、垂直或水平的张大嘴、吐舌头、下巴颤抖等动作（Grunau & Craig，1987）。

新生儿和年龄较小的儿童在遭遇疼痛时有一定的肢体运动反应，但早产儿的反应会比足月新生儿小（Craig et al.，1984；Craig et al.，1993）。通常来说，新生儿对疼痛的肢体运动是弥漫性的；出生 6 个月后则会表现出明确的退缩反应，远离伤害性刺激源；出生 12 个月后则会触摸受伤部位（McGrath & Unruh，2013）。

然而，疼痛行为通常都不是疼痛特异的，从而使得评估儿童的疼痛更为困难（Ranger et al.，2007）。为了增强评估的可靠性，可将心率、呼吸、血氧饱和度、出汗量和应激反应等生理指标与疼痛行为一同纳入疼痛评估标准（McGrath & Unruh，2013）。近年来，研究者也开始考察使用 EEG 技术（Hartley et al.，2015；Hartley et al.，2017）和 fMRI 技术（Goksan et al.，2015；Goksan et al.，2018）评估婴儿疼痛的可能性。EEG 研究结果显示，婴儿头顶 Cz 处电极的脑电活动会随着机械性伤害刺激强度的增加而增强（Hartley et al.，2015），而且镇痛药对该脑电活动能起到调节作用（Hartley et al.，2017）。fMRI 研究结果则显示，婴儿接受机械性伤害刺激时的大脑激活模式与成人类似（Goksan et al.，2015）。

整体上看，疼痛行为和生理指标是衡量疼痛程度的良好辅助指标，对于评估难以获取主观报告的儿童的疼痛水平来说，它们尤其重要。不过，即便是对于可以获取主观报告的儿童，结合疼痛行为、生理指标和主观报告各自的优势也有助于更有效、更全面地评估疼痛。

（四）儿童疼痛治疗

通过对疼痛相关生理结构的发育和儿童疼痛行为的介绍，我们已经知道儿童基本上是能够感受到疼痛的，但目前儿童疼痛治疗的必要性和重要性仍被低估（Schechter，1989）。造成这一局面的原因主要有三个（Perrin & Gerrity，1981）：一是儿童较少报告疼痛，也很少要求使用止痛药；二是儿童对治疗有恐惧心理；三是医护人员对儿童疼痛的低估和对药物成瘾的担忧。正是因为如此，今后的临床实践中有必要更加重视对儿童疼痛的诊断和治疗。下面我们简单介绍目前用于治疗儿童疼痛的几种方法及相关注意事项。

1. 治疗方法

在治疗方法方面，对儿童所使用的方法包括非药物方法和药物方法。

（1）非药物方法

非药物方法对儿童的效果好于对成人的效果，这主要是由于儿童缺乏非药物方法有效性的经验，因而较少会产生反安慰剂效应。非药物方法可以分为物理方法、行为方法和认知方法三类，下面逐一介绍。

物理方法主要是通过非药物的物理刺激来缓解疼痛，如冷、热、针刺、按摩和电刺激等。目前，较常用的物理方法是按摩。儿童对身体的敏感性高于成人，这可能是按摩能有效减缓儿童疼痛的原因之一。除此以外的冷刺激、热刺激、针刺和电刺激等方法较少应用在儿童身上，但有些研究表明它们也能够减缓疼痛（McGrath，1990），因此未来可以更多地探索相关的方法在缓解儿童疼痛上的应用。

行为方法是通过身体活动或行为学习来缓解疼痛，如躯体运动、生物反馈、条件性学习等。儿童的活动倾向一般强于成人，而且儿童也更享受以游戏形式进行的躯体活动，因此对儿童而言，用身体活动缓解疼痛有很高的可行性。生物反馈在儿童身上的应用则可充分利用儿童的学习能力和学习热情。相关研究已发现，生物反馈对于缓解头痛和偏头痛有所帮助（Nestoriuc & Martin，2007；Nestoriuc et al.，2008）。

认知方法是通过调节个体的认知来缓解疼痛，如分散注意力、意象疗法、催眠和音乐疗法等。不同认知方法缓解疼痛的效果与儿童本身的一些特质相关：分散注意力主要适用于好奇心强的孩子（Kleiber & Harper，1999）；3 岁以上的孩子所具备的丰富想象力是意象疗法实施的坚实基础（McGrath，1990）；催眠疗法对8～12 岁的儿童更有效（Kuttner et al.，1988）。此外，音乐和童谣也可以减轻儿童与注射有关的疼痛（Fowler-Kerry & Lander，1987）。

（2）药物方法

副作用很小的非解热抗炎镇痛药（如醋氨酚）在儿童身上使用得较频繁。解热抗炎镇痛药和非甾体类抗炎药则不太适合在儿童身上使用，因为前者虽无短期的副作用，却有长期的不良影响，后者则对胃、肾脏和血小板功能的影响比较大（McGrath，1990）。

阿片类药物在儿童身上可能会造成药物成瘾（Fowler-Kerry & Lander，1987；McGrath，1990），因此使用时需谨慎。在不得不使用阿片类药物时，考虑到儿童对针头的恐惧，口服方式优于注射。如果必须采用注射方式，则需要尽可能地向儿童解释清楚为什么要注射。

除了这些药物，镇静剂和抗抑郁药有时也可以用于缓解疼痛，但使用时仍需谨慎，避免可能的副作用。

2. 治疗注意事项

与成人疼痛治疗相比，对儿童疼痛进行有效治疗需要特别注意两方面的问题：一是由于儿童语言理解能力仍有限，且容易产生对治疗的恐惧心理，治疗儿童的疼痛时需要对疾病性质以及疼痛治疗方法有更多的解释（McGrath，1990）。二是儿童更需要父母的安慰。父母的安慰对缓解儿童的疼痛有很大的作用（Claar et al.，2008；Mahan & Strelecky，1991；McGrath，1990；Ross & Ross，1984；Schecher，1989）。

二、老年人的疼痛

一方面，疼痛在老年人群体中的发生率很高。超过 50% 的老年人有疼痛方面的问题（Helme & Gibson，2001；Patel et al.，2013；Thomas et al.，2004）。如果考虑养老院的老人的话，这一比例会上升至 80%（Takai et al.，2010）。另一方面，世界正在进入老龄化阶段。据联合国调查，2017 年全世界 60 岁以上人口已超过9.63 亿人，到 2050 年时，60 岁以上人口可能会超过 20 亿人（United Nations，Department of Economic and Social Affairs，Population Division，2017）。因此，老年人的疼痛问题是一个亟待解决的社会难题。

（一）疼痛测量

与儿童相似，老年人的认识功能减退会使测量其疼痛面临独特的问题。通常情况下，测量老年人的疼痛需要保证他们完全清醒且能清楚地理解指导语，同时必须考虑到老年人视听功能的下降对测量的影响，即增大疼痛测量量表中文字的字号，提高主试者给予指导语时的音量。在满足这些前提的情况下，对于认知功能正常的老年人，可使用和年轻人一样的测量方式测量其疼痛，而对于认知功能严重衰退的老年人，可采用生理反应和行为观察记录来帮助评估其疼痛（Marchand，2012）。

（二）疼痛敏感性

老年人疼痛敏感性如何变化，目前尚未有定论（McMahon et al.，2013）。Sherman（1943）的研究发现，50～80 岁的人疼痛阈限较高，这一结论得在之后得到了相关研究的验证（Sherman & Robillard，1960）。同样，老年人的耐痛阈限也比中年人高（Woodrow et al.，1972）。但研究结果并不十分一致，有些研究发现老年人的耐痛阈限会有中等程度甚至大幅度的下降（Gibson & Helme，2001；Larivière et al.，2007；Yehuda & Carasso，1997）。

这些不一致的结果可能是研究方法之间的差异导致的，如疼痛刺激的类型（Gibson & Farrell，2004；Gibson & Helme，2001）。总的来看，多数研究的结果显示老年人的热痛和压力痛的疼痛阈限会上升，但耐痛阈限会下降；电刺激诱发疼痛的敏感性则似乎不随年龄的增长而变化（McMahon et al.，2013）。

（三）疼痛情绪

研究发现，年龄对疼痛引发的负性情绪有很大的影响。除了抑郁外，老年人对疼痛的负性情绪往往少于中青年，如老年人的焦虑、挫折、愤怒和恐惧评分均下降（Riley et al.，2000）。产生这一结果的一个原因是不同年龄层的人对自己处环境的认知不同。日益严重的衰老问题可能会使得老年人认为疼痛是衰老的自然结果，从而减少了负性情绪（Prohaska et al.，1987）。不过，需要注意的是，如果老年人对待衰老的态度比较消极，他们的疼痛情绪也可能与中青年没有明显差异（Leventhal & Prohaska，1986）。

（四）疼痛行为

老年人的疼痛行为与中青年有所不同，但这受到老年人对疼痛的态度和其社会支持系统的影响。如果老年人有积极的衰老观，对疼痛的接受度较高，并且不希望有过多侵入性治疗，那么他们的疼痛行为就可能会减少（Morrison et al.，2001）。社会支持系统对疼痛行为的影响则不那么直观：良好的社会支持系统会增加老年人的疼痛行为（Gil et al.，1987；Kerns et al.，1990）。从操作性学习的角度来看，老年人的社会支持系统越完善，他们的疼痛行为得到的关注就越多，而这种关注反过来会激励老年人表达更多的疼痛。这一正反馈导致了完善的社会支持系统和更多的疼痛行为之间的相关。

（五）疼痛成因

老年人的疼痛的主要成因是其生理结构和功能逐渐老化、患病率升高以及社会生活变化导致的精神压力增大。由于步入生命的晚期，老年人的生理结构和功能都有一定程度的老化。这种老化是老年人疼痛问题多发的主要生理原因。在外周水平，老年人的皮肤（Yaar et al.，2002）和伤害性感受器（Morisawa，1998）的特性均发生了明显的变化，有髓鞘和无髓鞘神经纤维的密度会随年龄的增长而变小（O'Sullivan & Swallow，1968；Ochoa & Mair，1969；Rafalowska et al.，1976），而受损纤维的数目会随年龄的增长而增加，因此外周神经传导速率会有所降低（Drac et al.，1991；Kakigi，1987；Knox et al.，1989）。在中枢水平，内源性疼痛调控机制的镇痛效果会随衰老而减弱（Edwards et al.，2003；Gibson & Helme，2001；Washington et al.，2000；Yehuda & Carasso，1997），相对而言，与疼痛调节有关的神经递质也会减少（Karp et al.，2008）。

老年人产生疼痛的另一原因是老年生活中多发的疾病以及各种病因的积累。相对于其他年龄组而言，肌肉和骨骼结构的退化、骨折、癌症、糖尿病、神经病变、营养不良、酒精滥用、呼吸和外周循环障碍、带状疱疹等问题对老年人的影响更大（Enck，1991；Herr & Mobily，1991；Moss et al.，1991；Parmelee et al.，1991；Roy，1986；Sorkin et al.，1990；Thomas，1990；Thorsteinsson，1987）。老年人所患的疾病也经常和疼痛有关。根据相关统计结果，近80%的老年人患有可能会导致疼痛的慢性疾病（Nation & Warfield，1989）。

还有一些影响精神的事件会加重或延长老年人的疼痛感受，如亲友的死亡、退休后的收入、社会地位、社会联系的丧失、孩子离家等（Doan & Wadden，1989；Herr & Mobily，1991；Marzinski，1991；Melding，1991；Moss et al.，1991；Parmelee et al.，1991；Rodgers，1989；）。此外，活动障碍、独立生活能力降低、住院和入住养老院等因素也是导致老年人疼痛恶化或持续的潜在原因。

（六）疼痛治疗

关于老年人的疼痛治疗有两个问题需要特别关注：一是目前仍有许多老年人的疼痛没有得到充分治疗（Bernabei et al.，1998）；二是对老年人疼痛的不当治疗，即只关注生理上的组织损伤恢复，而忽视了心理和社会因素对疼痛的影响，因此应该重视整体性的疼痛治疗方案（Thomas，1990）。

下面从疼痛治疗的非药物方法和药物方法两个方面简单介绍老年人疼痛治疗的方法。

1. 非药物方法

如果镇痛效果相当，非药物方法相比药物治疗有很大优势：一是可以显著减少药物的使用；二是可以减少许多药物的潜在副作用。在非药物治疗中，体育锻炼的效果得到了很多研究者的认可（Thomas，1990；Thorsteinsson，1987）。体育锻炼不仅对老年人的肌肉、骨骼、关节等有好处，而且可以在一定程度上增加老年人和他人的联系，从而使他们的情绪状态得到改善。为了方便老年人使用，也可以设计一些专门帮助老年人进行体育锻炼的工具，进而使他们更多地进行自主活动，以缓解疼痛。除体育锻炼以外，经皮神经电刺激（TENS）也可以有效缓地解老年人的疼痛（Eisenberg et al.，1993；Thorsteinsson，1987）。

此外，其他非药物镇痛方法对老年人同样适用（Middaugh et al.，1988），但由于老年人本身的一些特点，非药物镇痛方法辅以个性化的监测和治疗的效果可能会更好。

2. 药物方法

药物治疗同样可以缓解老年人的疼痛（Listed，1998）。下面我们简单介绍老年人的药物代谢动力学和几类常用的镇痛药物。

（1）老年人的药物代谢动力学

老年群体中普遍存在的健康问题和老化过程都会影响老年人的药物代谢动力学特性（Egbert，1991；McCaffrey & Beebe，1989），从而导致老年人比其他年龄组更易出现与药物吸收有关的问题。老化或一些疾病会导致肝肾功能下降，改变老年人的新陈代谢速率和肾清除率，最终导致药物在体内的半衰期延长和浓度增加。老年人的肌肉质量下降则会导致体内脂肪增加，从而增加脂溶性药物（如地西泮等）累积的风险。老年人更加缓慢的胃清空速率也增加了对胃的刺激。除此之外，老年人药物处方的剂量适应性问题也值得关注。患有相似疾病的老年人所需的镇痛药剂量不一定相同，同一患者长时间服用某种镇痛药后可能所需剂量也会发生变化（Marchand，2012）。

（2）非甾体类抗炎药

非甾体类抗炎药（NSAIDs）常用于轻度至中度疼痛，或与阿片类药物组合治疗强烈的疼痛。不过，使用这种方法时必须谨慎（Egbert，1991；Enck，1991；Skander & Ryan，1988），因为 NSAIDs 可能会导致严重的肾功能衰竭。在将 NSAIDs 与利尿剂联用，或用于有肾脏功能障碍的老年人时需格外小心（Brater et al.，2001）。对于 75 岁以上的女性而言，NSAIDs 会损坏其胃内壁和十二指肠，妨碍血液凝固，同时减少疼痛，破坏疼痛的警示功能。因此，NSAIDs 应用到老年人身上需要有一个从短期到中期的半衰期范围，避免其在体内累积，以减少对胃部的伤害。最后，由于 NSAIDs 的副作用，健康已严重受损的老年人不应使用此类药物（Marchand，2012）。

（3）阿片类药物

阿片类药物主要用于治疗中等到严重程度的疼痛，但是其副作用在老年群体中也更为明显，因此对于老年人而言，最好选择相对半衰期较短的其他药物（Egbert，1991）。不过，如果能够充分考虑到老年人的特殊情况，阿片类药物也可以用于缓解老年人的疼痛。但是，使用阿片类药物时应特别注意用药方式，某些方式可能会带来较大的副作用，如肌肉注射会引起体内药量在短时间内发生明显变化，即从不能引起最佳镇痛作用的低药量水平到可能导致低通气和肺膨胀不全的高药量水平（Egbert et al.，1990）。

（4）其他药物

在老年人群体中，抗抑郁药、抗惊厥药、类固醇和安非他命等与 NSAIDs 或阿片类药物组合使用时，只需要较少的剂量就能达到预期效果，但副作用可能也更为明显（Egbert，1991）。因此，使用此类治疗方式时需谨慎。

三、总结

本节介绍了儿童和老年人这两个特殊人群的疼痛问题。儿童的生理发育和疼痛相关行为使我们相信他们也可以感受到疼痛，但由于儿童语言能力仍处于发展期，对他们的疼痛评估需要综合考虑疼痛行为和生理指标。老年人的情况与儿童类似。由于认知功能的减退，测量老年人的疼痛也需要更多地参考疼痛行为和与疼痛相关的指标。除了疼痛测量上的问题，儿童和老年人的疼痛治疗也需要考虑他们各自的生理和心理特点，选用合适的非药物方法或药物方法进行治疗。

第四节　疼痛与学习记忆

疼痛是一种与实际或潜在的组织损伤相关的不愉悦的感觉和情绪体验（Loeser & Treede，2008），其生物学意义在于有效识别躯体所受到的威胁，以避免躯体损伤或尽快从损伤中恢复（Tabor et al.，2017）。为实现这一功能，个体必须保留与疼痛相关的过往经验：一方面，对某些疼痛相关事物的记忆有助于个体规避未来躯体损伤的风险；另一方面，躯体损伤后，对会导致疼痛的特定姿势和动作等的记忆能减少个体对受伤部位的使用，从而加快恢复过程，避免产生持续性的伤痛。

除此以外，疼痛和记忆还有着更为广泛的联系。现有研究结果也支持了这一观点，如疼痛过敏在行为表现和生理机制上和记忆都有相似之处（Sandkühler & Lee，2013），且个体记忆的改变对疼痛有直接的影响（Choi et al.，2007；Millecamps et al.，2007）。

记忆主要是通过学习形成的。本节主要关注通过不同类型的学习而形成的记忆和疼痛之间的关系。学习是一个复杂的过程，按照方式的不同，学习可分为非联结学习（non-associative learning）、联结学习（associative learning）以及社会学习（social learning）三大类。其中，非联结学习包括敏感化（sensitization）和习惯化（habituation），是某一刺激的重复呈现所导致的个体行为或行为潜能的变化；联结学习包括经典条件反射（classical conditioning）和操作性条件反射（operant conditioning），是个体对不同事件之间的关系的学习；社会学习是个体通过观察其他个体的行为而形成的学习。联结学习和社会学习相对高级，而且是高等动物学习的主要方式，其应用价值也更大，所以我们将主要考察通过这两类学习而形成的记忆对疼痛的影响。

一、疼痛与经典条件反射

经典条件反射，又称巴甫洛夫条件反射、经典条件化、经典条件性学习等，是对事物之间的相互关系的学习（Rescorla，1988）。典型的经典条件反射范式包括条件性学习和学习检测两个阶段。在条件性学习阶段，某一中性的刺激（条件刺激，CS）和另一种能引发特定反应（非条件反应，UR）的刺激（非条件刺激，US）相继呈现多次；在学习检测阶段，如果单独呈现条件刺激时，个体能做出与非条件反应相关的反应（条件反应，CR），那么经典条件反射就建立了（Pavlov，1927）。研究中经常使用的是经典条件反射的一个变式：差异条件化（differential conditioning）。在差异条件化范式中，一个条件性刺激（CS+）与非条件刺激（如激光痛刺激）配对，另一个条件性刺激（CS−）不与任何非条件刺激配对或与一个明显不同的非条件刺激（如不痛的激光刺激）配对。如果 CS+ 和 CS−能在学习检测阶段引起不同的反应，那么经典条件反射就成功建立了。

这种条件刺激和非条件刺激的联结在日常生活中十分常见，在与疼痛相关的场景中也不例外。疼痛的产生和缓解几乎总是伴随着一些非伤害性刺激，如腰背痛的产生和缓解常与特定的体态姿势联系在一起，这提供了发生经典条件反射的可能性，同时也意味着经典条件反射可能会改变个体的疼痛敏感性。经典条件反射对疼痛的影响分为三个方面（Zhang et al.，2019）：一是加剧了疼痛，使得疼痛敏感性上升，即条件性疼痛过敏（conditioned hyperalgesia）；二是缓解了疼痛，使得疼痛敏感性下降，即条件性镇痛（conditioned hypoalgesia）；三是促进了慢性疼痛的发生和发展。下面分别就这三个方面做一简单介绍。

（一）条件性疼痛过敏效应

经典条件反射导致疼痛加剧的现象（条件性疼痛过敏效应）在动物和人类身上均有发现，研究者也对此进行了相应的研究。

1. 动物研究

Davis 和 Hendersen（1985）的研究是最早在动物中证实了条件性疼痛过敏效应的研究之一。在 Davis 和 Hendersen（1985）的实验一中，条件刺激是声音刺激，而非条件刺激是短暂的电刺激。大鼠第一天在操作箱中接受条件化，第二天进行条件化效果的检测。在第二天的检测中，相比没有条件刺激呈现组的大鼠，有条件刺激呈现组的大鼠僵直的比例更高，即疼痛敏感性更高。有趣的是，如果条件化检测在条件化之后 90 天才进行，前述的效应依然存在，且 90 天后检测的效应还强于 1 天后检测的效应。因此，他们认为这一结果是由大鼠对条件刺激和非条件刺激的联结性记忆导致的。

在后续的实验二至四中，Davis 和 Hendersen（1985）增加了控制组（如不经历条件化，但呈现声音刺激），更改疼痛敏感性衡量指标（改用大鼠从接受疼痛刺激到摆动尾巴的潜伏期，即使用摆尾测试，tail-flick test），但条件性疼痛过敏效应依然存在。该结果得到了 Lysle 和 Fowler（1988）的支持。同时，Lysle 和 Fowler（1988）还发现，即使测试阶段施加的非条件刺激和条件化阶段的非条件刺激不同（如测试阶段使用热痛刺激，而条件化阶段使用电刺激），条件性疼痛过敏现象也依然存在。

Wicrtelak 等（1994）用条件性味觉厌恶范式证实了非条件刺激不是电刺激时的条件性疼痛过敏效应。在他们的实验中，实验组大鼠在舔舐糖水后被注射 LiCl 溶液，而控制组则被注射生理盐水。结果显示，实验组大鼠在接受条件刺激时（糖水），在摆尾测试中的潜伏期显著短于控制组大鼠。这一结果重复了 Johnston 和 Westbrook（2003）的研究结果。

2. 人类研究

条件性疼痛过敏效应在人类身上也存在（Harvie et al.，2016；Jensen et al.，2015；Madden et al.，2016；Williams & Rhudy，2007）。Madden 等（2016）以触觉刺激为条件刺激，以激光刺激为非条件刺激，研究了经典条件反射对疼痛阈限的影响。他们的研究了使用差异条件化范式：施加于不同身体部位的触觉刺激和不同强度的激光刺激配对建立条件化。结果显示，相比接受与低强度激光配对的触觉刺激，接受与高强度激光配对的触觉刺激时，被试的疼痛敏感性更高，从而证实了条件性疼痛过敏效应。

除了激光痛刺激以外，相关研究也发现使用接触式热刺激（Jensen et al.，2015）和电刺激（Harvie et al.，2016；Williams & Rhudy，2007）作为非条件刺激时，疼痛过敏效应也存在。有趣的是，Harvie 等（2016）还考察了条件性学习阶段条件刺激和非条件刺激之间的时间间隔对实验结果的影响。结果显示，这一变量对被试的疼痛敏感性没有影响。Harvie 等（2016）据此得出结论：条件性疼痛过敏效应不需要个体意识到条件刺激和非条件刺激之间的关系。这一结论也得到了 Jensen 等（2015）、Egorova 等（2015，2017）使用掩蔽范式来呈现阈下刺激的研究的支持。

然而，也有研究无法重复条件性疼痛过敏效应（Harvie et al.，2018；Icenhour et al.，2017；Labrenz et al.，2016；Madden et al.，2016）。这可能是由于条件刺激

和非条件刺激在选取上存在差异，如 Icenhour 等（2017）和 Labrenz 等（2016）选用的非条件刺激是内脏疼痛，而非通常使用的电刺激或激光刺激。另外，这些无法重复条件性疼痛过敏效应的研究在实验过程中均只使用了经典条件反射范式，而未告知被试条件性刺激和非条件性刺激的关系。正如 Reicherts 等（2016）所认为的那样，如果没有关于条件性刺激和非条件性刺激之间关系的言语信息，经典条件反射对被试疼痛感知的影响可能比较小，从而使得在统计检验力不足的情况下无法发现显著的条件性疼痛过敏效应。

（二）条件性镇痛效应

与加剧疼痛的现象相似，经典条件反射缓解疼痛（条件性镇痛效应）也有动物和人类方面的研究。

1. 动物研究

Chance 等（1977）的研究是关于条件性镇痛效应的最早的研究之一。在该研究中，8 只 Sprague-Dawley 雄性大鼠被连续 7 天置于特定操作箱中接受 15s 的电刺激。第 8 天时，研究者再次将大鼠置于操作箱中，用摆尾测试测量其疼痛敏感性。相较于没有接受过电刺激的控制组，实验组大鼠的摆尾潜伏期更长，这意味着它们的疼痛敏感性更低。在此研究中，操作箱本身充当了条件刺激，因此，Chance 等（1977）的研究证实了条件性镇痛效应的存在。然而，Chance 等（1977）的研究设计并不是十分严格（如没有前测，控制组完全没有接受电刺激等），不过之后的研究采取了更加严格的实验设计，结果依然与条件性镇痛效应一致（Chance et al.，1978；MacLennan et al.，1980）。

Chance 等（1977）的研究中的条件刺激是整个鼠笼，属于连续性的情景刺激。Ross 和 Randich（1985）则证实了当条件刺激是离散的灯光刺激时，条件性镇痛效应依然存在。另外，经典条件反射中的一些典型效应也可在条件性镇痛现象中观察到，如消退（Ross & Randich，1985）、阻断（blocking）（Ross，1985）、二阶条件化（second-order conditioning）（Ross，1986）、迁移（transfer）（Oliverio et al.，1986）、条件性抑制（conditioned inhibition）（Wiertelak et al.，1992）等。可见，经典条件反射对动物的伤害性感知有明显的影响。

2. 人类研究

条件性镇痛现象在人类身上也得到了大量研究的证实（Colloca & Benedetti，2006；Colloca et al.，2008；Flor et al.，2002；Flor & Grosser，1999；Jensen et al.，2015；Reicherts et al.，2016；Schafer et al.，2015；Yeung et al.，2014）。例如，在

Jensen 等（2015）的研究中，被试建立以人脸图片为条件刺激，低强度热痛为非条件刺激的条件反射后，检测阶段呈现的条件刺激使得被试对疼痛刺激强度的评分降低。有趣的是，Jensen 等（2015）还发现，在条件性刺激呈现 12ms 后立即呈现掩蔽刺激的情况下，条件性镇痛效应依然存在。这意味着条件性镇痛效应在阈下刺激时依然存在。其他相关研究还发现，条件性镇痛效应在非条件性刺激为激光痛刺激（Lui et al.，2010；Valentini et al.，2014）和电刺激时（Flor et al.，2002a；Flor & Grosser，1999）也存在。因此，条件反射降低疼痛敏感性是一种相对普遍的现象，不受疼痛刺激类型的影响。

另外，也有一些研究未能发现条件性镇痛效应（Carlino et al.，2015；Flaten et al.，2018；Rhudy et al.，2018）。不过，这些研究有两个特点值得注意：一是某些研究采用了可能让被试对经典条件反射的效果产生负性预期的实验范式，如告知被试实验处理可能不会有镇痛作用（Flaten et al.，2018）或肯定不会有镇痛作用（Rhudy et al.，2018），这种负性预期可能部分抵消了经典条件反射的作用。第二个特点是在建立经典条件反射的过程中，条件性刺激和非条件性刺激配对的次数偏少，如 Flaten 等（2018）只配对了 2 次，Rhudy 等（2018）只配对了 12 次，这可能会使经典条件反射的效果过弱，从而降低了统计检验力。

（三）经典条件反射为什么造成了相反的结果？

总的来看，在不同的非条件刺激和不同物种情况下，条件性镇痛现象和条件性疼痛过敏现象都稳定地存在。因此，经典条件反射有时能使疼痛敏感性下降，有时又能使疼痛敏感性上升。这意味着其他调节变量对条件反射和疼痛敏感性之间的关系会产生影响，因而在不同条件下，它们之间的关系也有所不同。从经典条件反射的程序来看，调节其效果的因素可能包括非条件性刺激的属性（Jennings et al.，2014；Rhudy & Meagher，2000）和条件性刺激的属性（Miguez et al.，2014）。

相对刺激强度是最明显的影响经典条件反射效果的非条件性刺激属性之一。如果将差异条件化范式中与 CS+ 配对的非条件刺激定义为目标 US，而把与 CS- 配对的非条件刺激定义为控制 US，那么相对刺激强度就可以被定义为目标 US 与控制 US 的刺激强度的差值。因此，正相对刺激强度就意味着目标 US 的强度大于控制 US，而负相对刺激强度就意味着目标 US 的强度小于控制 US。相对刺激强度的正负与经典条件反射造成的是疼痛敏感性上升还是下降有直接联系：正相对刺激强度造成的是条件性疼痛过敏效应，而负相对刺激强度造成的是条件性镇痛效应（Colloca et al.，2010，2008；Egorova et al.，2017，2015；Jensen et al.，2012，2015）。例如，Jensen 等（2015）的研究发现，与没有经过配对的新面孔图片相比，与正相对刺激强度的接触式热刺激配对的面孔图片引起了疼痛敏感性的上升，而与负相对刺激强度的接触式热刺激配对的面孔图片引起了疼痛敏感性的下降。

除了相对刺激强度以外，非条件刺激的情绪效价也会引起经典条件反射出现不同结果：一般来说，正性情绪效价会缓解疼痛，而负性情绪效价会加剧疼痛（Rhudy et al.，2008）。另外，不同的负性情绪也可能会造成不同的结果。比如，Rhudy 和 Meagher（2000）发现，恐惧可以减弱疼痛感知，而焦虑能够增强疼痛感知。这一结果也得到了其他相关研究的证实（Absi & Rokke，1991；Finn et al.，2004；Ploghaus et al.，2001；Rhudy et al.，2004）。需要注意的是，相对刺激强度和情绪效价虽然有所联系，但在含义上仍有所不同。如果目标 US 的强度小于控制 US（负相对刺激强度），如目标 US 是温热刺激，而控制 US 是热痛刺激，那么相对于控制 US 而言，目标 US 可能引发的是积极情绪。然而，这并不意味着目标 US 具有积极的情绪效价，因为个体可能仍然对目标 US 持有负性情绪，只是相对于控制 US，目标 US 引发的负性情绪较弱。

条件刺激和非条件刺激的类型也可能会影响条件反射和疼痛敏感性的关系。Miguez 等（2014）根据相关研究（Flor et al.，2002b；Flor & Grosser，1999；Johnston & Westbrook，2003；Wicrtelak et al.，1994）总结出：当条件刺激是味觉或嗅觉刺激，且非条件刺激能诱发一定的躯体不良反应（如吗啡诱发的反应）时，诱发的是条件性疼痛过敏；当条件刺激是情景、视觉或听觉刺激时，诱发的是条件性镇痛效应。然而，如果非条件刺激具有正相对刺激强度，那么视觉或听觉刺激依然可能会诱发条件性疼痛过敏效应（Madden et al.，2016）。这意味着不同的调节变量之间可能相互影响，从而改变某一单独调节变量可能产生的结果。

总的来看，非条件刺激和条件刺激的某些属性对经典条件反射和疼痛敏感性的关系具有调节作用，但是否存在其他调节变量，以及各个调节变量之间存在怎样的相互作用，仍不清楚。

（四）经典条件反射影响疼痛敏感性的神经机制

1. 条件性疼痛过敏的神经机制

条件性疼痛过敏效应的内在机制之一是经典条件反射之后条件性刺激使个体产生条件性焦虑，从而影响疼痛感知（Rhudy & Meagher，2000）。越来越多的神经化学和神经影像研究得出了相似的结论：焦虑的神经化学基础之一是胆囊收缩素（CCK）（Colloca & Benedetti，2007）。虽然暂时没有直接的证据表明 CCK 在条件性疼痛过敏效应中的作用，但大量关于言语信息诱发的疼痛过敏效应研究已经证实 CCK 能调节疼痛过敏效应（Benedetti et al.，1997，2006）。由于言语信息诱发的疼痛过敏效应也是由焦虑介导的（Colloca & Benedetti，2007），CCK 很可能也参与了条件性疼痛过敏效应的形成。

另外，神经影像研究也发现，条件性疼痛过敏效应激活了与条件性焦虑加工相关的脑区（图 6-1）。例如，相比与 CS-之后呈现的热痛刺激，CS+之后呈现的热痛刺激使得杏仁核和脑岛的激活程度增强（Jensen et al.，2015），而它们正是与焦虑紧密相关的两个区域（Davis，1992；Paulus & Stein，2006）。不仅如此，条件性疼痛过敏效应还使得杏仁核和脑岛之间的功能连接增强（Reicherts et al.，2017）。除了杏仁核和脑岛以外，与条件性焦虑的形成和表达密切相关的脑岛脑区海马（Izquierdo et al.，2016；Maren，2001）在 CS+之后的激活程度也大于 CS-之后的激活程度（Icenhour et al.，2017；Jensen et al.，2015；Kong et al.，2008；Ploghaus et al.，2001；Reicherts et al.，2017）。

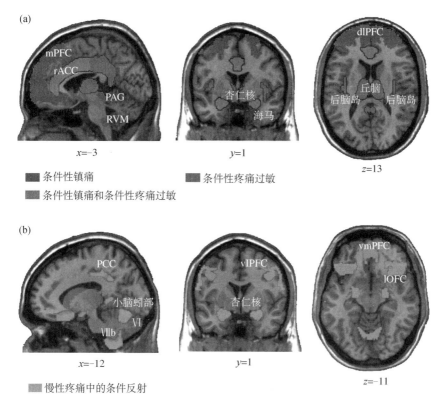

图 6-1 经典条件反射影响疼痛的神经机制。图（a）蓝色区域为与条件性镇痛相关的区域，橙色区域为与条件性疼痛过敏相关的区域，绿色区域则是与条件性镇痛和条件性疼痛过敏均相关的区域。图（b）为与经典条件反射和慢性疼痛均相关的区域（见彩图 6-1）

2. 条件性镇痛效应的神经机制

条件性镇痛效应的形成与预期和情绪密切相关（Atlas & Wager，2012；Enck et al.，2008），而预期和情绪又能够通过激活疼痛下行抑制系统而抑制疼痛信息的上行，从而缓解疼痛（Lau & Vaughan，2014）。神经化学研究发现，疼痛下行抑制系统的活动受到内源性阿片、内源性大麻素、γ-氨基丁酸和谷氨酸等神经递质的调控（Lau & Vaughan，2014；Rea et al.，2013），而这些神经递质均可以调节条件性镇痛效应（Chance et al.，1977；Chance et al.，1978；Davis & Hendersen，1985；Finn et al.，2004；Flor et al.，2002；Lee et al.，2001）。例如，Flor 等（2002）发现，内源性阿片的拮抗剂纳洛酮可减弱条件性镇痛效应。地西泮（Helmstetter，1993）、苯二氮䓬类药物（Harris & Westbrook，1995）、咪达唑仑（Harris & Westbrook，1996）等 GABA 的激动剂也具有减弱条件性镇痛效应的作用。

神经影像方面的研究进一步证实了疼痛下行抑制系统在条件性镇痛效应中的作用（图 6-1）。在下行抑制系统中，PAG 接受来自高级脑区的信号输入，并经由 RVM 投射至脊髓背角（De Felice & Ossipov，2016；Ossipov et al.，2014）。借助功能磁共振技术，Bingel 等（2006）发现条件性镇痛效应激活了 PAG。虽然 Bingel 等（2006）的研究中未观察到 RVM 的显著激活，但这可能是 RVM 过小而功能磁共振空间分辨率有限造成的。增加功能磁共振技术的空间分辨率后，Eippert 等（2009）成功观察到了 PAG 和 RVM 在条件性镇痛效应中有显著激活。

前面提到，条件性镇痛效应与预期和情绪等密切相关。事实上，如图 6-1 所示，神经影像研究已发现与这些心理过程相关的多个脑区（如海马、背外侧前额叶、腹内侧前额叶、头端前扣带回、杏仁核等）都与条件性镇痛效应有关（Bingel et al.，2006；Jensen et al.，2015；Krummenacher et al.，2010；Lui et al.，2010；Watson et al.，2009）。例如，使用低频重复经颅磁刺激抑制背外侧前额叶后，条件性镇痛效应可被成功消除（Krummenacher et al.，2010），而背外侧前额叶正是一个与预期密切相关的脑区（Krummenacher et al.，2010；Lui et al.，2010；Watson et al.，2009）。另外，许多研究发现，损毁情绪加工的核心脑区之一的杏仁核（Izquierdo et al.，2016）可减弱乃至消除条件性镇痛效应（Fox & Sorenson，1994；Helmstetter，1992；Watkins et al.，1993）。

（五）经典条件反射与慢性疼痛

1. 经典条件反射与慢性疼痛关系的理论模型

慢性疼痛是指组织损伤修复后疼痛依然持续存在的现象（Merskey & Bogduk，1994）。慢性疼痛往往起源于急性疼痛（Häuser et al.，2014），但对于急性疼痛如何转化为慢性疼痛这一问题，仍未完全得到解决。不过，学习记忆在疼痛慢性化过程中的作用已得到越来越多的重视，有研究者甚至认为慢性疼痛是因损伤导致的疼痛记忆无法消除而产生的一种现象（Apkarian et al.，2009）。

Gentry 和 Bernal（1977）最早提出经典条件反射会在慢性疼痛发展中起作用，之后 Linton 等（1984）发展了这一理论。该理论认为，周围环境或特定身体姿势皆可充当条件刺激，与急性疼痛相配对形成经典条件反射，从而使得条件刺激能在没有疼痛的情况下诱发一系列身心条件反应（如焦虑、恐惧、肌肉紧张等），最终改变个体的疼痛敏感性乃至诱发疼痛（Linton et al.，1984）。这一观点得到了关于慢性疼痛和条件性肌肉紧张关系的研究的支持：相较于健康人，条件性肌肉紧张反应在慢性疼痛患者中表现得更强（Klinger et al.，2010；Schneider et al.，2004）。

恐惧-回避模型（fear-avoidance model）也强调了经典条件反射在慢性疼痛发生和发展中的作用（Lethem et al.，1983）。该理论模型认为，个体有两种方式应对疼痛及相关的非条件反应：一是面对；二是回避（Vlaeyen & Linton，2000；Vlaeyen & Linton，2012）。如果采取的是面对策略，个体不会体验到过度的疼痛恐惧，从而在伤口愈合后疼痛会迅速消失，不会发展成慢性疼痛。相反，如果采取的是回避的应对方式（即采取疼痛灾难化的认知方式），那么患者更容易发展出疼痛恐惧。对疼痛的恐惧可能会导致个体错误地解释躯体感觉、错误估计疼痛程度、过度警觉以及生理失健等。这些对疼痛的过度反应又会使患者对疼痛更加恐惧，从而形成恐惧—过度反应—恐惧的恶性循环，最终导致疼痛慢性化（Vlaeyen & Linton，2000，2012）。有研究发现，疼痛灾难化和疼痛恐惧的确是慢性疼痛的强预测因子（George et al.，2006；Smeets et al.，2006；Turner et al.，2002），因而支持了恐惧-回避模型。

以上两个理论在解释慢性疼痛发展时都注重与疼痛相关的恐惧、焦虑等心理状态和肌肉紧张等生理状态对疼痛慢性化的影响。然而，疼痛恐惧、回避行为、肌肉紧张等虽然都是与疼痛相关的概念，却并不等同于疼痛。因此，这两个理论并不认为疼痛本身可以直接通过经典条件反射而产生，而是假设疼痛是恐惧和肌肉紧张的直接后果。Moseley 和 Vlaeyen（2015）提出的非精确编码假说则认为，疼痛本身就是一种直接的条件性反应，而对疼痛刺激或疼痛事件的非精确编码会导致过度泛化，从而使得急性疼痛发展成慢性疼痛。具体来说，如果疼痛患者身上出现了过度泛化，仅与条件性刺激相似却从未与非条件刺激配对的刺激就能引发条件性反应（即疼痛），因此，当躯体损伤恢复后，疼痛也会持续存在。长此以往，具有适应性的急性疼痛就转化成了非适应性的慢性疼痛。Harvie 等（2017）的元分析结果在一定程度上支持了这一假说，即：相较于健康人，慢性疼痛患者的辨别和学习能力下降、泛化能力提升。

2. 经典条件反射与慢性疼痛关系的神经机制

与慢性疼痛发展过程中经典条件反射作用的神经机制相关的研究较少，但仍有少数几项研究发现了一些有意义的结果。借助差异条件化范式，Schneider 等（2004）发现，在经典条件性学习阶段末期，CS+和 CS-引发的关联负电位变化（contingent negative variation，CNV）在慢性腰背痛患者身上没有差异。CNV 通常被认为是一个表征条件性刺激和非条件刺激之间的关联的神经指标（Flor et al.，1996）。因此，CS+和 CS-引发相似的 CNV，意味着慢性腰背痛患者的条件性学习能力可能有所下降。除此以外，肠易激综合征患者在条件性学习阶段也在腹外侧前额叶、后扣带回、杏仁核、部分小脑等区域（Claassen et al.，2017；Icenhour et al.，2015）表现出与健康人不同的神经活动（图 6-1）。可见，慢性疼痛患者和健康人在条件性学习过程中的神经活动有很大区别。

二、疼痛与操作性条件反射

操作性条件反射是行为结果所导致的学习（Skinner，1965）。在操作性条件反射中，个体某一行为出现的概率受到该行为之后的结果的影响：如果结果是积极的，行为出现的概率就会升高；如果结果是消极的，行为出现的概率就会降低。

Fordyce（1976）第一次将操作性条件反射的概念引入了疼痛研究领域，并提出操作性条件反射在疼痛慢性化的过程中发挥了重要作用。由于个体的疼痛感受具有私人性，即我们无法感受到其他个体的疼痛，Fordyce（1976）对无法观察的疼痛感受和可观察的疼痛行为进行了区分，并将个体的疼痛主观评分、痛苦的面部表情和止疼药使用量等可观察的行为作为其理论的主要关注点。按照这一理论，疼痛行为导致的结果会影响到后续的疼痛行为。操作性条件反射可通过三种方式维持疼痛行为：正强化（如因表现出强烈疼痛而得到的关注、安慰）、负强化（使用止痛药后使疼痛得到缓解）和良性行为的强化不足（如缺乏对工作的激励）（Vlaeyen，2015）。如果疼痛行为得到强化而继续维持下去，那么急性疼痛就可能会逐渐转化为慢性疼痛（Gatzounis et al.，2012）。

按照操作性学习理论，疼痛行为导致的关注、支持、安慰等积极后果会起到强化疼痛行为的效果，现有的研究结果支持了这一理论预测。Block 等（1980）发现，慢性疼痛患者报告的疼痛水平与他们认为谁在通过单向玻璃看着自己有关。配偶的关注会使患者报告的疼痛水平发生变化：相比无关人员的关注，平常很关心患者疼痛行为的配偶的关注会使患者报告的疼痛水平上升，而平常不太关心患者疼痛行为的配偶的关注则会产生相反的效果。也就是说，社会支持提高了慢性疼痛患者报告的疼痛水平（Turk et al.，1992）。Flor 等（1995）的研究进一步发现，高关爱水平的配偶会使慢性疼痛患者的疼痛敏感性增强。另外，亲子关系也会对慢性疼痛患者的疼痛行为产生影响；父母的注意会使患有慢性功能性腹痛的孩子对病症的抱怨增多（Walker et al.，2006）。

除此以外，慢性疼痛患者的操作学习能力和健康人有所差异。研究结果显示，与健康人相比，在操作学习任务中，下腰痛患者的疼痛消退得更慢，不管是口头报告层面还是脑活动层面都是如此（Flor et al.，2002）；纤维肌痛患者的感觉会发生敏感化，而习惯化的操作学习能力则会受到损伤（Becker et al.，2011）。

上面的研究的着眼点都在慢性疼痛患者身上。诚然，慢性疼痛的防治是一项重大的公共议题，但如果操作性条件反射确实能影响疼痛行为，那么这一效应在健康人身上应该也存在。研究结果显示，无论强化物是言语鼓励（Jolliffe & Nicholas，2004）、金钱奖励（Lousberg et al.，2005）还是疼痛刺激强度变化（Becker et al.，2011；Becker et al.，2008），操作性条件反射都会影响健康人报告的疼痛水平，而且这种影响与被试是否意识到了强化关系无关（Becker et al.，2012；Hölzl et al.，2005）。另外，除了报告的疼痛水平外，操作性条件反射还能改变与疼痛相关的面部表情（Kunz et al.，2011）。

总而言之，操作性条件反射对疼痛行为的影响已得到了研究的初步证实。根据操作性条件反射影响疼痛的理论，研究者也试图开发出相应的减少疼痛行为、恢复身心功能的行为疗法，如行为塑造、按时而非按需服药等，不过这些行为疗法的效果并不尽如人意（Gatzounis et al.，2012）。因此，我们仍然需要更多的研究证据来明确操作性条件反射和疼痛之间的具体关系，并据此优化针对慢性疼痛的有效且实用的行为疗法。

三、疼痛与观察学习

与经典条件反射和操作性条件反射不同，观察学习不是对事件关系的学习，而是通过观察和模仿其他个体的行为，从而习得相应行为的学习。观察学习属于间接学习，能够克服个体亲身经历的局限性，扩大经验范围，提高学习效率，因此对人类而言是一种十分重要的学习方式。

与疼痛相关的行为和反应也可以通过观察学习获得。在儿童期，个体可能会通过观察学习，从父母那里习得如何解释疼痛及如何应对疼痛。个体也可以通过他人的经验间接地习得某些事物的危险性，从而避开它们，或习得某一曾经危险的事物已不再危险。不过，观察学习也可能会起反作用，使个体对疼痛产生过度的恐惧或躯体反应。与此预测一致，研究发现，相比健康人的子女，慢性疼痛患者的子女会表现出更多的疼痛行为，如感到疼痛时大喊大叫，报告自己身上有地方感到痛等（Rickard，1988）。Goodman 和 McGrath（2003）则用实验法检验了儿童通过观察从母亲那里习得疼痛行为的可能性。他们让母亲在接受冷压痛测试时表现出不同的疼痛行为（夸张的疼痛行为、不表现疼痛的行为和自然表现疼痛的行为），然后将这些行为录下来给相应的孩子观看，最后观察这些孩子接受冷压痛任务时的表现。结果发现，在观看母亲的录像后，夸张行为组母亲的孩子的疼痛阈限比其他两组更低，即观察学习改变了儿童的疼痛敏感性。

观察学习影响疼痛的效果不只局限于亲人之间，观察陌生人的行为也可以改变个体的疼痛敏感性（Colloca & Benedetti，2009；Egorova et al.，2015；Goodman & McGrath，2003；Świder & Bąbel，2013；Świder & Bąbel，2016；Tu et al.，2019；Yakunchikov et al.，2016；Zhang et al.，2017）。例如，Colloca 和 Benedetti（2009）发现，被试在看到绿色灯光能使另一个人的疼痛感受性下降后，自己在绿色灯光情况下的疼痛感受性也下降了，而且这种观察学习的效果大小和亲身体验的效果大小类似。除了疼痛敏感性以外，与疼痛相关的生理响应［如心率（Colloca & Benedetti，2009）和皮电（Koban & Wager，2016）］也会受到观察学习的影响。值得注意的是，共情在观察学习影响疼痛的过程中起到了重要的作用（Goubert et al.，2011；Bajcar & Bąbel，2018）。

相比观察学习影响急性疼痛的研究，关于观察学习影响慢性疼痛的研究并不多，但许多研究者都认为观察学习在慢性疼痛发生和发展的过程中起着重要作用（Feuerstein et al.，1987；Flor et al.，1990；Den Hollander et al.，2010；Goubert et al.，2011）。其中，尤其重要的是观察学习对疼痛恐惧习得的影响（Hollander et al.，2010）。在经典条件反射影响慢性疼痛的论述中，我们已经知道疼痛恐惧在慢性疼痛的恐惧–回避模型中起着关键作用（Vlaeyen & Linton，2000，2012）。Hollander等（2010）认为，除了经典条件反射以外，观察学习也是个体习得疼痛恐惧的一种方式。相关研究也证实了这一观点，即疼痛恐惧确实可以通过观察学习习得（Helsen et al.，2011；Helsen et al.，2013）。

四、总结

本节中我们考察了经典条件反射、操作性条件反射以及观察学习与疼痛之间的关系。学习和记忆是影响疼痛的重要心理因素，感觉和情绪是疼痛的两种组成成分（Loeser & Treede，2008），它们都受到学习和记忆的影响：条件性镇痛效应和条件性疼痛过敏效应揭示了经典条件反射对疼痛的感觉成分的影响，操作性条件反射能通过强化或惩罚来改变个体的疼痛感知，而观察学习则提供了间接习得疼痛恐惧的途径。除此以外，经典条件反射、操作性条件反射和观察学习在慢性疼痛的发生和发展过程中也起到了重要作用。

第五节　疼痛与应激

慢性疼痛是世界范围内主要的身心障碍之一，它会引起患者生理和心理的不适感，并大幅增加医疗花销（Murray & Lopez，2013）。虽然目前关于慢性疼痛发展机制的研究，特别是监测和预防疼痛慢性化方面的研究，仍然十分有限，但是在最近几十年间，临床及动物实验研究在探索急性疼痛转化为慢性疼痛的机制上已经取得了重要的进展。

Melzack（1999）首先阐述了应激反应在疼痛慢性化过程中的作用。之后，越来越多的证据表明，应激调节（通过下丘脑-垂体-肾上腺[HPA]轴的功能反应）参与了疼痛慢性化的过程（Blackburn-Munro G & Blackburn-Munro R E，2001；Borsook et al.，2012；McEwen & Kalia，2010）。同时，有研究发现，参与应激调节的几个特定脑区（De Kloet et al.，2005；Herman et al.，2005；McEwen，2007）也参与了急性疼痛转化为慢性疼痛的过程，这些脑区包括杏仁核、前额叶和海马（Baliki et al.，2012；Hashmi et al.，2013；Mansour et al.，2013；Vachon-Presseau et al.，2016）。因此，一些研究推测，这些脑区（特别是关于加工情感信息的皮层边缘系统）作为一个中枢枢纽，连接了疼痛调节和应激调节两大方面。

本节将简要阐述疼痛与应激的概念、HPA轴对急性疼痛和慢性疼痛的影响，以及应激相关脑区在急性疼痛和慢性疼痛中的变化，最后在探讨现有关于慢性疼痛的应激模型的基础上，提出一个潜在的疼痛慢性化应激模型。

一、疼痛的概念

疼痛是一种涉及感觉、情绪及认知等多维度意识成分的主观体验（Melzack，1999）。这种主观体验反映了与疼痛促进及疼痛抑制相关脑区的不同层次的神经活动。急性疼痛的功能在于，通过激活脊髓反射机制来回避或预防当前或潜在的伤害性刺激。然而，当急性疼痛持续时间过长时（如超过3个月），即使最初的损伤或疾病已被治愈，依然会发展为慢性疼痛（Merskey & Bogduk，1994）。此外，慢性疼痛通常与痛觉过敏和/或痛觉超敏有关（Millan，1999），并伴随与疼痛相关的心理问题，如焦虑和抑郁等（Linton，2000）。

二、应激与 HPA 轴

应激反应是一种机体的非特异性反应（Melzack，1999），包含两条通路：快速的交感神经系统激活反应和相对较慢的 HPA 轴激活反应（McEwen，2007）。前者通过释放肾上腺素和去甲肾上腺素使机体进入经典的"战斗或逃跑"模式（如心率加快、血压上升和出汗）；后者的激活则使下丘脑室旁核释放促肾上腺皮质激素释放因子（corticotropin-releasing factor，CRF）至垂体，从而释放促肾上腺皮质激素（adrenocoticotropic hormone，ACTH）。ACTH 则会反过来刺激肾上腺分泌重要的应激反应成分——糖皮质激素（在人类身上是皮质醇，在啮齿动物身上则是皮质酮）。该激素能够自然地穿过血脑屏障（blood-brain barrier）进入诸如海马、前额叶、杏仁核等脑区，并与糖皮质激素受体（glucocorticoid receptor，GR）和盐皮质激素受体（mineralocorticoid receptor，MR）相结合，从而发挥调控作用（Joëls et al.，2008）。糖皮质激素会影响神经元的兴奋性以及突触和神经元的可塑性（McEwen，2001；Roozendaal et al.，2009）。总之，两条应激反应通路均可影响大脑的结构和功能，进而影响疼痛调节。

三、应激调节对疼痛的影响

关于应激的相关研究显示，无论是实验条件下诱发的疼痛（Al Absi et al.，2002；Zimmer et al.，2003）还是不同的慢性疼痛疾病（Blackburn-Munro & Blackburn-Munro，2001；McEwen & Kalia，2010），其中的 HPA 轴活动都会发生变化。从概念上看，疼痛相关的 HPA 轴活动可被归到疾病的"非稳态负荷"模型中（Borsook et al.，2012；McEwen，1998）。该模型假设，当有机体处于潜在或急性应激情境时，大脑和机体会激活多种生理和神经活动以适应外界环境的变化。

研究表明，急性疼痛引起的皮质醇水平增高能够降低疼痛带来的不适感（Vachon-Presseau et al.，2013），或者提高疼痛忍耐力（Dixon et al.，2004），这些研究结果为急性应激的镇痛效应提供了可靠的证据（Yarushkina et al.，2011）。然而，当这些应激（如生理损伤和与疼痛相关的心理因素）变成持久、不定期且无法控制的存在时，机体的应激反应可能会变得适应不良，进入一种恶性循环，从而导致疼痛由急性发展为慢性，并伴随着大脑结构和功能的改变（Borsook et al.，2012；McEwen，1998）。与此同时，慢性疼痛条件下的皮质醇无法发挥其保护作用，从而进一步加重了疼痛的严重程度。事实上，越来越多的证据表明，慢性疼痛与皮质醇分泌功能障碍有关，但可惜的是对于两者之间的关系尚未完全阐明。

研究者在不同类型的慢性疼痛疾病中都发现了皮质醇分泌减少或空腹皮质醇

水平较低，如纤维性肌痛（Crofford，1998；Riva et al.，2012）、慢性挥鞭样疼痛（Gaab et al.，2005）、慢性颈部疼痛（Karlsson et al.，2015）、慢性背痛（Muhtz et al.，2013）、慢性疲劳综合征（Nijhof et al.，2014）以及慢性盆腔痛（Petrelluzzi et al.，2008）等。鉴于 HPA 轴是一个自我调节的负反馈系统（Herman et al.，2005），肾上腺皮质功能的减退就意味着 HPA 轴的活性减弱或反馈灵敏度受损。

然而，也有研究发现，某些慢性疼痛，如纤维性肌痛和慢性背痛会表现出皮质醇水平升高（Catley et al.，2000；Crofford et al.，1994；Neeck & Riedel，1999；Vachon-Presseau et al.，2013）、异常的皮质醇昼夜变化（McCain & Tilbe，1989）和 HPA 轴反馈灵敏度增加（Wingenfeld et al.，2007）等现象。另一些研究发现，患有纤维性肌痛（Macedo et al.，2008；Wingenfeld et al.，2008）、慢性背痛（Sudhaus et al.，2007；Sveinsdottir et al.，2016）或慢性颞下颌关节紊乱症（Jo et al.，2016）的患者的皮质醇水平与健康对照组没有差异。

不同研究结果之所以存在这么大的差异，原因可能在于 HPA 轴在疼痛慢性化早期通常处于过度激活状态，当长期过度激活后，应激反应系统就会进入疲劳状态，从而导致 HPA 轴的活性减退（Riva et al.，2012）。尽管这种解释仍需要进一步的研究加以验证，但我们有理由相信，HPA 轴的确参与了慢性疼痛的发生过程。

四、疼痛/应激引起的神经可塑性

皮质边缘系统是一个强大的神经网络，主要包括杏仁核、前额叶和海马。研究者认为，该系统也参与了急性疼痛发展为慢性疼痛的过程（Vachon-Presseau et al.，2016）。此外，皮质边缘系统也与应激调节有关（McEwen，2007），它通过改变相关脑区的结构和功能来参与这一调节过程。同时，人类的神经影像研究和动物模型研究均表明，无论是急性疼痛还是慢性疼痛都会对这个系统产生深远的影响。

（一）急性疼痛/急性应激引起的中枢响应

急性疼痛相关的人类神经影像研究均发现，急性疼痛发生的同时会伴随着脑岛和前扣带回皮层的激活（Apkarian et al.，2005；Bushnell et al.，2013；Peyron et al.，2000）。另外，关于急性疼痛的神经影像研究也经常报道杏仁核、前额叶和海马的激活（Derbyshire et al.，1997；Maleki et al.，2013；Matre et al.，2010；Segerdahl et al.，2015；Tran et al.，2010；Wilder-Smith et al.，2004），不过，也有研究者得出了相反的结果，所以现有的研究并未得出一致的结论。

具体来说，伤害性刺激作用于健康被试时，可在前额叶（Berna et al.，2010；Bornhövd et al.，2002；Derbyshire et al.，1997；Wilder-Smith et al.，2004）和海马

区域（Bingel et al., 2002；Derbyshire et al., 1997；Matre et al., 2010；Ziv et al., 2010）诱发更强的血氧水平依赖信号（blood oxygenation level dependent，BOLD）；而杏仁核和海马的激活则与疼痛期待有关（Bornhövd et al., 2002；Ploghaus et al., 1999；Ziv et al., 2010）。有研究显示，杏仁核具有整合疼痛与情绪信息的作用，比如，抑郁患者接受疼痛刺激时，其杏仁核的激活程度更高（Strigo et al., 2008），而正常被试在感受到更大的疼痛不适感并伴有抑郁情绪时，也会出现杏仁核的激活（Berna et al., 2010）。

此外，在急性疼痛调节下，HPA 轴可能会影响上述脑区的激活。例如，研究显示，皮质醇水平的升高有以下影响：①可降低持续性伤害性刺激所引起的疼痛不适感，抑制疼痛相关脑区的激活（Vachon-Presseau et al., 2013）；②可降低疼痛阈限，抑制炎症疼痛所诱发的前额叶的过度激活（Benson et al., 2015）；③在伤害性刺激的递增模式下，可增强海马的激活程度（Choi et al., 2016）。这些研究表明，急性疼痛与急性应激反应相似，所以二者可能也具有相似的脑神经机制，即通过抑制和/或促进相关脑网络的活动引起皮质醇水平的增高，进而提高机体的存活率。虽然这些研究没有通过路径分析来验证急性疼痛、应激调节与皮质边缘系统的功能改变之间的关系，但我们可以大胆地做出推测：急性疼痛通过皮质醇的升高与杏仁核、前额叶和海马的脑响应的共同作用，引起适应性反应，从而保护机体逃离威胁。

关于动物的研究也得到了相似的结果。关于疼痛的动物研究都观察到了一种现象，即皮质边缘系统中出现了与急性疼痛相关的功能改变。例如，伤害性刺激能诱发杏仁核（Bernard et al., 1992；Li & Neugebauer, 2004；Neugebauer & Li, 2003）和前额叶（Zhang et al., 2004）神经元的兴奋，却抑制了海马 CA1 区神经元的活性（Khanna, 1997；Khanna & Sinclair, 1989）。与电生理的结果一致，当给予大鼠伤害性刺激时，免疫组织化学和 fMRI 的研究发现，这些脑区也出现了相似的激活模式（Hayashi et al., 2009；Khanna et al., 2004；Nakagawa et al., 2003；Wang et al., 2008；Zhang et al., 2004）。这些结果证实了急性疼痛对大脑具有可塑性的作用。

另外，关于应激调节在急性疼痛条件下对大脑响应的作用这个问题，免疫细胞化学研究的证据在一定程度上对其做出了解释（Lehner et al., 2006）。该研究对大鼠施加条件性厌恶刺激后发现，疼痛敏感性较低的大鼠出现了较少的木僵行为和更强烈的尖叫行为，同时，它们的前额叶被激活，血浆肾上腺酮水平也有所升高。另外，研究人员还发现，同一组大鼠的下丘脑和海马齿状回的 Fos 表达（大鼠神经元活动的指标）也有所增加。相比之下，疼痛敏感性较高的大鼠对厌恶刺激表现出更多的被动反应（如更多的木僵行为和较弱的尖叫行为），以及杏仁核和海马 CA1 区的激活增加，但没有出现明显的皮质酮水平的改变（Lehner et al.，2006）。由此可知，疼痛敏感性较低的大鼠的害怕轴活性的增加是由于前额叶和海马调节了糖皮质激素的释放，而糖皮质激素对于生存是至关重要的，但这种调节作用对疼痛敏感性较高的大鼠则无效（Lehner et al.，2006）。

总而言之，关于急性疼痛的人类和动物的实证研究表明，急性疼痛类似于急性应激，可以促进糖皮质激素的释放。同时，上述讨论的脑区对急性疼痛和应激刺激高度敏感，可以通过前额叶和海马调节糖皮质激素的负反馈，表现出了高度的可塑性。由此我们可以推测，这个过程是对厌恶刺激的适应性和保护性的反应，以便更好地适应生存。

（二）慢性疼痛/慢性应激引起的中枢改变

关于人类的神经影像研究显示，在不同类型的慢性疼痛中，患者的大脑灰质密度和皮层厚度均会发生不同程度的改变（Apkarian et al.，2004；May，2008；Smallwood et al.，2013）。值得注意的是，大量同质研究也发现，在不同类型的慢性疼痛群体中，慢性疼痛会导致杏仁核（Burgmer et al.，2009；Labus et al.，2014；Mao & Yang，2015；Rodriguez-Raecke et al.，2009；Vachon-Presseau et al.，2016；Valfrè et al.，2008）、内侧前额叶（Apkarian et al.，2004；Blankstein et al.，2010；Burgmer et al.，2009；Geha et al.，2008；Schmidt-Wilcke et al.，2005）以及海马（Apkarian et al.，2004；Labus et al.，2013；Mutso et al.，2012；Schmidt-Wilcke et al.，2005；Vachon- Presseau et al.，2013）的体积减小。

除了形态学上的改变以外，这些脑区的功能相应地也发生了变化（Apkarian et al.，2001；Maleki et al.，2013；Simons et al.，2014）。一项元分析研究发现，临床患者的基底外侧杏仁核均被激活，这可能意味着慢性疼痛患者的中枢认知–情感处理加工过程得到了强化（Simonset al.，2014）。慢性疼痛患者的疼痛强度似乎与内侧前额叶（Baliki et al.，2006；Schweinhardt et al.，2006）和海马（Vachon-Presseau et al.，2013）的过度激活相关。此外，在临床疼痛存在波动的情况下，内侧前额叶与边缘系统（包括杏仁核和海马）的功能连接性的增加能够预示疼痛慢性化的发生（Baliki et al.，2012；Hashmi et al.，2013；Mutso et al.，2014；Simons et al.，2014；Vachon-Presseau et al.，2016）。

虽然有研究提出应激调节和疼痛慢性化在脑结构和功能上具有相似的调节机制（Melzack，1999），但我们仍不清楚应激调节究竟能使慢性疼痛患者的大脑产生怎样的变化。一项临床研究考察了不良适应性的应激反应对患者疼痛状态的影响，结果发现，皮质醇水平的升高与疼痛程度的加重以及海马的体积减小和激活增强有关（Vachon-Presseau et al.，2013），这项研究为应激反应的不良适应性在急性疼痛转化为慢性疼痛中的作用提供了有力的证据（Borsook et al., 2012）。有趣的是，一项关于慢性肌筋膜疼痛的研究却发现，前额叶和海马的灰质的萎缩与皮质醇水平无关。研究者还报告称，只有前额叶的灰质密度与患者的疼痛阈限呈负相关关系，而这是疼痛去抑制效应的表现（Niddam et al., 2017）。尽管这些研究结果相互矛盾，但我们可以做出推测，即慢性疼痛的不良适应性反应可能会引起 HPA 轴的功能紊乱和大脑的异常改变。

来自动物研究的证据也支持上述观点。同时，该研究还发现慢性疼痛会使皮质边缘系统的结构和功能发生变化。长期的交感神经疼痛不仅能引起啮齿类动物杏仁核的神经元活性增高和树突分支增加（Ikeda et al., 2007；Tajerian et al., 2014），还能使杏仁核的体积增大（Goncalves et al., 2008）。坐骨神经损伤所引起的交感神经疼痛还会引起内侧前额叶的树突长度、树突棘密度和神经活性发生变化（Kiritoshi & Neugebauer, 2015；Metz et al., 2009）。同时，长期的神经病理性疼痛也会使大鼠前额叶的体积减小（Schweinhardt et al., 2009）。此外，大鼠神经病理性疼痛模型还显示，海马神经元的新生受到抑制，这可能也是导致疼痛慢性化的机制之一（Mutso et al., 2012；Terada et al., 2008）。我们已经知道，内侧前额叶可接受来自杏仁核和海马的投射（Hoover & Vertes, 2007），而关节炎疼痛模型则显示，与疼痛相关的杏仁核过度激活可能会抑制内侧前额叶的激活，并损害其决策功能（Ji et al., 2010；Ji & Neugebauer, 2014）。大鼠的神经病理性疼痛模型发现，海马与前额叶之间的功能连接性下降可能与空间记忆能力的受损有关（Cardoso-Cruz et al., 2013）。然而，比较可惜的是，关于应激调节在慢性疼痛条件下对大脑变化的影响，我们仍然知之甚少。关于慢性神经病理性疼痛的动物研究还发现，慢性疼痛条件下出现的痛觉敏感性增强与杏仁核的过度激活和海马的激活减少有关，但未能影响 HPA 轴的活性（Ulrich-Lai et al., 2006）。有趣的是，大鼠所呈现的这种疼痛敏感性与应激反应的分离现象暗示：慢性疼痛患者的 HPA 轴功能紊乱可能是源于疼痛本身，而非与反复的疼痛刺激相关的其他因素（例如，实验提示和无法逃避疼痛）。

总而言之，人类神经影像的研究和慢性疼痛的动物模型均表明，慢性疼痛可以在 HPA 轴和皮质边缘系统中引起慢性应激样改变，具体表现为 HPA 轴功能失调以及皮质边缘系统功能紊乱和重组。由此我们可以得出一个结论，即不良适应性反应可能是导致慢性疼痛的因素之一。

五、疼痛慢性化的应激模型

考虑到 HPA 轴的活性对大脑结构和功能的变化所产生的重要影响，我们需要对应激调节作用做进一步的深入研究，这将有利于我们了解急性疼痛向慢性疼痛转化的脑机制。

从应激调节的角度来看，关于人类和动物的研究均发现，慢性应激源会通过 HPA 轴的激活特别是糖皮质激素的分泌，对大脑产生持久的、具有破坏性的影响（Lupien et al.，2009）。关于这种现象，目前主要有两种理论对其做出了解释，分别是不良适应性理论和脆弱性理论。不良适应性理论认为，糖皮质激素的长期释放会减弱神经系统抵抗其他毒性物质或正常损耗的能力，从而导致诸如创伤后应激障碍、抑郁或慢性应激人群的海马体积的减小（Sapolsky et al.，1986）等问题。脆弱性理论认为，海马体积较小的个体对于慢性应激的易感风险概率更高，这种易感风险会使个体更容易受到遗传或早期生活应激事件的影响（Gilbertson et al.，2002）。这一说法已得到了应激（Lyons et al.，2001）、焦虑（Karatsoreos & McEwen，2011）和创伤后应激障碍（Gilbertson et al.，2002）等相关研究的支持。

相应地，有研究者基于环境影响和先天遗传分别提出了两种慢性疼痛模型：不良适应性模型（neurotoxic model）和脆弱性模型（vulnerability model）。不良适应性模型指出，持续的疼痛会导致不良的应激反应，如 HPA 轴的功能异常会影响大脑的结构和功能（De Kloet et al.，2005；Sapolsky et al.，1990）。在这个模型中，与慢性疼痛相关的皮质边缘系统脑区，包括杏仁核、前额叶和海马（Apkarian et al.，2004；Maleki et al.，2013；Simons et al.，2014；Smallwood et al.，2013）被认为是慢性疾病非稳态负荷的后果，具体表现为持续的疼痛导致 HPA 轴失调，继而损害脑结构和功能（Borsook et al.，2012）。

可是，脆弱性模型却强调，特定脑结构的一些特性，例如，皮质边缘系统脑区的体积（Hibar et al.，2015）会影响急性疼痛发展为慢性疼痛的易感性，从而影响 HPA 轴的活动和大脑功能（Lupien et al.，2007；Lyons et al.，2001）。例如，一项纵向研究对亚急性背痛发展为慢性疼痛的患者的大脑变化进行了为期 3 年的追踪研究，结果发现体积偏小的海马和杏仁核可以成为预测慢性背痛发生的危险因素之一（Vachon-Presseau et al.，2016）。

值得注意的是，最近一项采用路径分析的慢性背痛研究表明，较小的海马体积通过不良适应性的应激反应模式会成为导致持续性疼痛的一个风险因素（脆弱性模型）（Vachon-Presseau et al.，2016）。但是，这也不能说明不良适应性模型就是不合理的，毕竟慢性疼痛疾病是一个动态变化的过程，而横向研究无法做到全程跟踪疼痛慢性化和应激调节与大脑改变之间的因果关系。事实上，我们不能完全排除该假说的可能性，也就是说，应激反应对疼痛慢性化的影响是受到环境和遗传两个方面因素的共同作用。而且，新兴的研究也从应激调节或疼痛慢性化的角度支持了这一假说（Baliki & Apkarian，2015；Lupien et al.，2009）。

因此，我们认为，HPA 轴的激活程度是由两个因素共同决定的（图 6-2），即脆弱性因素（例如，皮质边缘系统的结构特征）和环境因素（例如，疼痛是由受伤造成的），同时其激活程度的不同使皮质边缘系统的结构和功能发生了不同的变化。之后，这些生理反应可能会帮助身体恢复健康，又或者促使疼痛状态持续下去，而持续性疼痛反过来又会加速大脑重塑，最终发展为慢性疼痛状态（Li & Hu，2016）。此外，我们还应通过纵向研究跟踪所有生理反应的变化，以对该疼痛慢性化应激模型进行验证，这些生理反应主要包括脑结构和功能以及糖皮质激素水平。综上所述，探讨疼痛慢性化过程中应激对脑机制的作用是非常重要的，这将有助于预测慢性疼痛的发生与发展（Baliki et al.，2012；Hashmi et al.，2013；Mansour et al.，2013；Vachon-Presseau et al.，2016），具有非常重大的临床意义。

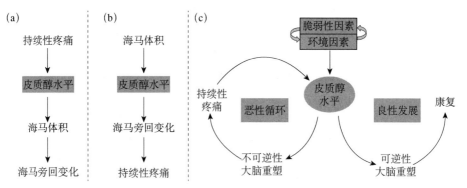

图 6-2　疼痛慢性化的应激模型。图（a）不为良适应模型：从环境影响的角度出发，持续性疼痛造成应激反应，进而引起海马和海马旁回结构和功能的变化；图（b）为脆弱性模型：从遗传倾向的角度出发，不同个体的海马的体积各异，而海马的体积会影响应激反应，从而增加海马旁回响应，最终导致持续性疼痛；图（c）为整合性模型：遗传倾向因素和环境因素共同影响应激反应，导致大脑结构和功能产生变化，根据这一变化的不同性质（恶性或良性），个体可能会体验到持续性疼痛，也可能会从伤害中恢复。改绘自 Li 和 Hu（2016）的研究，在 CC BY 4.0 下获得许可

六、总结

大量证据表明，疼痛调节和应激调节可以被看作皮质边缘系统框架下的一个综合处理过程（Melzack，1999）。人类神经影像研究和动物模型均揭示了慢性疼痛在 HPA 轴调控作用下的发生与发展机制。在急性疼痛中，HPA 轴和皮质边缘系统的激活可以被看作一种适应性的方式，机体能通过这种方式感知危险。不同于急性疼痛，慢性疼痛常伴随着 HPA 轴的功能紊乱和大脑重塑。基于现有的两个慢性疼痛应激模型，我们提出了一个整合的疼痛慢性化应激模型，并且强调在急性

疼痛转化为慢性疼痛的过程中，应将环境影响与先天遗传两者视为一个整体。不过，关于该模型的具体机制，仍有待探索。未来的研究可以探究将 HPA 轴的激活和皮质边缘系统的变化作为疼痛慢性化的特异性生物标志物的可能性。这将有助于监测和预防慢性疼痛的发生和发展，从而促进疼痛的康复，减少疼痛相关的痛苦，提高患者的生活质量。

第六节　疼痛与共情

共情是疼痛研究中的热门话题。共情一词最早由英国心理学家 Titchener 于 1909 年从德语 Einfühlung 翻译而来，意为"感受到"（feeling into）（Chen，2018）。从概念上讲，共情指感知到他人的情感状态，并使自己产生与之类似的情绪或感受的能力（Decety & Michalska，2010）。根据所涉及的心理加工过程的不同，共情可以大致分为情绪共情（emotional empathy）和认知共情（cognitive empathy）（Zaki & Ochsner，2012）。情绪共情是指替代性地体验他人的心理状态，是较为原始、初级的共情维度，是刺激驱动的自动化的过程；认知共情是指外显地理解他人的心理状态及其原因，涉及更多的高级认知活动。共情是激发亲社会行为和抑制攻击行为的关键，为个体的道德发展提供了情感和动机基础（Decety，2012），对于维持社会和谐起到了重要的作用。面对他人在遭受疼痛的场景，我们大多时候会产生疼痛共情，即产生与他人疼痛类似的体验（疼痛相关的感觉和情绪），也就是我们常说的"感同身受"。关于疼痛的临床研究表明，有效的共情能够提高慢性疼痛患者的满意度和治疗依从性，减轻患者的焦虑和压力，有助于建立良好的医患关系，从而使得诊断更加准确、疗效更加显著（Derksen et al.，2013）。

本节首先介绍共情的认知神经机制，然后阐述共情对疼痛调节的影响，最后为如何在疼痛情境下调节共情提出方法和建议，希望能在一定程度上帮助患者缓解痛苦。

一、共情的认知神经机制

功能磁共振研究一般通过操纵共情任务来观察相应任务下激活的脑区，而非直接探究调控某一脑区对被试的共情能力的影响。这一特性带来了一个严重问题：这些研究发现的脑区并不一定是共情的特异性脑区（Shamay-Tsoory，2011）。要解决这个问题，相关脑区受损或脑结构异常的案例能对基于健康人的功能磁共振研究进行重要补充（Dal Monte et al.，2012；Dronkers et al.，2004）。如果以患者为被试的研究和以健康人为被试的研究的结果是一致的，我们将能得出更加可信的结论。本部分将结合大脑损伤或异常患者以及健康被试的神经影像研究结果讨论共情的认知神经基础。

（一）情感共情

情感共情包含情绪感染和情感观点采择两个方面。前者通常指个体对自我情感状态的抑制以及对他人情感状态的识别，但这种识别并不一定能被个体意识到；后者则指抑制个体的自我观点，通过观察或想象来识别他人的情感状态（Hillis，2014）。研究发现，额下回、脑岛和前扣带回等脑区对情感共情加工有重要作用（图 6-3），可能是情感共情的特异性脑区（杨业等，2017）。

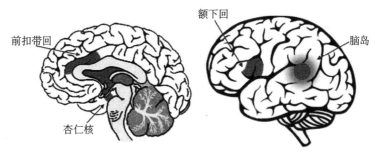

图 6-3　情感共情的相关脑区

1. 额下回

额下回（IFG）是额叶脑回的一部分，涉及语义的加工和风险规避等认知过程（Christopoulos et al.，2009；Jameson，2018）。研究显示，IFG 的激活与情感共情相关，尤其体现在其右侧区域对情绪的识别和感染方面（Ross & Monnot，2008），这可能是由于这个区域中的镜像神经元具有识别面部表情和模仿他人的重要作用，而这种模仿正是情绪感染的基础（Bodini et al.，2004）。

共情者会根据自己与被共情者的熟悉度、共同特征或经历、性别以及潜在的重要性等因素来调节自身的共情水平，并表现为不同程度的 IFG 激活（Shamay-Tsoory，2015）。例如，有研究发现，被试在共情量表中的得分越高（即共情能力越强），其观看动态情绪视频（如快乐、悲伤、生气和厌恶等）时 IFG 的激活程度就越强（Chakrabarti et al.，2006）。类似地，Jabbi 等（2007）发现，被试在观看静态的积极和厌恶的表情时，IFG 被激活，且激活程度可以通过被试的共情量表得分高低来进行预测。这些研究均表明，IFG 参与了情感共情任务的加工。

Shamay-Tsoory 等（2009）对 IFG 病变患者和前额叶病变患者的研究，进一步证明了 IFG 的激活对共情的必要性。该研究发现，相对于健康被试，IFG 病变患者的情绪感染和识别能力均受到了损害，表现为人际反应指针量表（IRI）中情绪共情分量表部分的得分较低，且在共情相关的任务中无法正确识别他人的情绪表情。更重要的是，非 IFG 病变的前额叶病变患者在 IRI 情绪共情分量表部分的得分和表情识别任务中的表现与正常被试相比并无显著差异，表明 IFG 可能是情感共情的特异性脑区。

2. 脑岛和前扣带回

脑岛是向内凹陷的皮层区域，位于外侧沟深面，主要涉及感觉、意识和决策等过程（Craig，2011；Craig，2009；Sanfey et al.，2003）；ACC 位于扣带回皮层的前部，主要涉及情绪和认知功能（Bush et al.，2000）。近年来，很多功能成像的证据均表明，脑岛和 ACC 都参与了对他人情绪的感知（Chakrabarti et al.，2006；Gu et al.，2012；Jabbi et al.，2007；Lamm et al.，2011；Singer et al.，2004）。例如，通过与眶额叶、前额叶、ACC、颞极和杏仁核的广泛连接，脑岛可以对情绪进行整合。其中，右侧前脑岛在调节感觉意识或厌恶感觉方面具有重要的作用（Brown et al.，2011），而 ACC 不仅与脑岛的关系密切，还与眶额叶和杏仁核之间的功能联系紧密相关（Bernhardt & Singer，2012；Mesulam & Mufson，1982；Viskontas et al.，2007）。脑成像研究还发现，脑岛和 ACC 在情绪感染和情感观点采择任务中都会被显著激活（Hadjikhani et al.，2014）。因此，脑岛和 ACC 也被认为是参与共情过程的重要脑区。

对神经疾病患者的研究进一步证实了脑岛和 ACC 在情感共情加工中的作用。Kim 等（2011）对额颞叶型认知障碍症（frontotemporal dementia，FTD）（一种神经退行性疾病，主要表现为共情能力受损）患者的脑岛和 ACC 中的纺锤体神经元（von Economo neurons，VENs）进行了选择性追踪研究，结果发现，右侧脑岛和 ACC 的 VENs 丧失量与 FTD 的临床严重程度显著相关。由此证明，VENs 可能在情感共情加工的过程中发挥了重要的作用（Butti et al.，2013）。Boucher 等（2015）对 15 名因癫痫而被切除脑岛的患者进行了研究，结果发现，这些患者在观看静态情绪面孔图片时无法正确识别面孔图片所表达的情绪。这说明脑岛的移除影响了这些患者的情绪识别能力。Driscoll 等（2012）采用基于体素的病变症状映射（voxel-based lesion-symptom mapping）方法，对 192 名患有局灶性穿透颅脑损伤多年的退休老兵的共情能力进行了研究。结果发现，患者在自我报告式情感共情量表中的得分与其前脑岛的病变体积呈显著负相关。此外，Leigh 等（2013）对 27 名中风患者在中风后 48 小时之内的表现进行了观察，结果发现，ACC 病变患者的情感观点采择能力受损，主要表现为在观看视频或阅读简短的故事后，这些患者无法根据情景准确地推断出他人的情绪状态。总而言之，以上研究结果均证明了脑岛和 ACC 在情绪感染和情感观点采择中的必要性。

（二）认知共情

认知共情是指理解他人的情感，并推断他人可能的心理或情感状态的一种能力（Shamay-Tsoory，2011；Walter，2012）。认知共情主要涉及心理理论（theory of mind，ToM），即站在他人的视角，且在此基础上想象并理解他人的思想和情感的能力（Baron-Cohen，2009）。与共情相同，ToM 也可分为认知 ToM 和情感 ToM，而情感 ToM（从他人的视角出发，想象并理解他人的情感）则与认知共情有密切关系（Walter，2012）。

研究发现，认知共情会激活 ToM 相关脑区，如腹内侧前额叶（vmPFC）、颞上沟（superior temporal sulcus，STS）、颞顶交界处（temporoparietal junction，TPJ）、颞极（temporal pole，TP）等，其中 vmPFC 对认知共情的产生尤为重要（Mitchell et al.，2006；Shamay-Tsoory & Aharon-Peretz，2007）（图 6-4）。

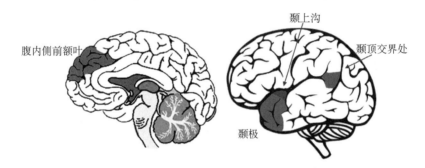

图 6-4　认知共情相关脑区

研究表明，腹内侧前额叶（vmPFC）参与了多种高级认知活动，例如，决策和情绪管理等（Clark et al.，2008；Koenigs & Tranel，2007；Urry et al.，2006）。关于共情的研究则发现，vmPFC 对共情过程的加工也非常重要，尤其是对共情的认知成分的加工（Shamay-Tsoory & Aharon-Peretz，2007；Shamay-Tsoory et al.，2005）。例如，Shamay-Tsoory 等（2007）对精神分裂症患者的研究发现，精神分裂症患者的情感和社会行为方面都受到了损害，与健康被试相比，精神分裂症患者在完成情感 ToM 相关任务时的错误率更高。Shamay-Tsoory 等（2007）随后又对 24 名精神分裂症患者与 vmPFC 病变患者、背外侧前额叶皮层病变患者以及健康被试的认知共情进行了比较。结果发现，与健康被试和背外侧前额叶皮层病变患者相比，精神分裂症患者和 vmPFC 发生病变患者在情感 ToM 任务中出现了相似的错误，而在认知 ToM 相关的任务中都表现正常。

为了进一步探索精神分裂症患者 ToM 能力的受损是否与 vmPFC 异常相关，Hooker 等（2011）采用基于体素的形态学测量（voxel-based morphometry，VBM）和行为评估等方法发现，相较于健康被试，患有精神分裂症被试的 vmPFC 的灰质体积更小，而且他们在 ToM 任务中的行为表现和 vmPFC 的灰质体积存在相关关系，即患者的 vmPFC 灰质体积越小，在任务中的错误率越高。上述研究说明，精神分裂症患者的大脑 vmPFC 的异常和认知共情能力受损非常相关。

另外，Shamay-Tsoory 和 Aharon-Peretz（2007）对 49 名不同类型大脑病变患者的共情能力进行了研究，实验中，研究人员要求患者观看一个名叫 Yoni 的卡通人物的眼神和面部表情，以此来判断 Yoni 在想什么（认知 ToM），或者 Yoni 对自己周围的人和事物所持有的情感（情感 ToM）。结果发现，相对于健康被试，vmPFC 病变的患者不能准确地判断出 Yoni 对自己周围的人和事物所持有的情感，但是可以正确判断出 Yoni 在想什么，也就是说，他们只有情感 ToM（认知共情）受到了损害。之后，研究者使用共情问卷对 30 名大脑发生病变的患者进行了研究，结果与之前的研究一致，即与 vmPFC 未发生病变的患者相比，vmPFC 发生病变的患者在共情量表的认知共情部分得分更低，说明 vmPFC 患者的认知共情能力受损，证明了 vmPFC 在认知共情过程中的关键作用（Shamay-Tsoory et al.，2009）。

二、共情与疼痛的关系

（一）他人的共情反应对疼痛患者疼痛的影响

共情是照料者和他人试图理解疼痛患者的情绪反应和需求的一种途径。Green 等（2009）发现，在观看他人遭受疼痛时，共情能力越高的观察者对受疼者的疼痛强度评分越高。Loggia 等（2008）将健康被试分为高共情组（观看陌生人特别悲惨的访谈）和低共情组（观看陌生人中性的访谈），然后再让两组被试分别观看陌生人（访谈中的陌生人）接受疼痛刺激。结果发现，高共情组的被试对假被试所接受的疼痛强度和不愉悦度的评分都显著高于低共情组。另外，研究还发现，观察者在体验痛苦共情时，他们眼部周围的肌肉紧绷，这是面部疼痛表情的原型，而这种情况只有在要求观察者想象自己正在经历的痛苦时才会产生，若是想象别人经历的痛苦则没有产生（Lamm et al.，2011）。

一些研究探索了婚姻背景下的共情对疼痛的影响。在 Gauthier 等（2008）的研究中，慢性疼痛患者的配偶通过观看患者的录像来判断其疼痛感受。结果发现，健康配偶的共情准确性（配偶的判断和真实的疼痛之间的差异）与患者的疼痛、灾难化、疼痛恐惧和无助感等评分呈现出显著的正相关关系，即疼痛对患者的影响越大，患者配偶的共情的准确性越高。Leonard 和 Cano（2006）的研究则发现，共情的准确性越高的配偶，其面对疼痛患者时的负性情绪反应越少，而且能为患者提供更多的情感支持，患者的生活满意度也越高。

Tait 等（2005）则对医护人员的共情进行了研究。结果发现，与共情能力低的外科医生相比，共情能力高的外科医生更少将手术失败归因于患者。另外，研究还发现，医生与患者进行了深入的共情交流后，纤维肌痛患者的满意度和积极性都有所提高（Graugaard et al.，2004）。同时，如果医护人员经常对患者进行安慰，就能够在短时间内减少患者的焦虑。

综上所述，疼痛患者的照料者（配偶和医护人员）的共情反应能够在很大程度上影响患者的生活满意度和疼痛情绪反应。因此，患者的照料者应对患者提供更多的共情关怀，相关机构也应着重训练医护人员的共情能力。

（二）共情交流对疼痛的影响

疼痛患者与其照料者（如配偶、亲人、保姆和医护人员）所进行的疼痛相关的共情交流对患者的疼痛有重要影响。在日常生活中，患者可能仅仅将疼痛看作一种简单的感觉体验，却并未意识到疼痛相关的情绪可能会导致他们不愿意主动与其照料者进行正常的交流。患者也可能会担心自己对疼痛恐惧的表达会加重家庭成员的负担或增添家庭成员的烦恼，因此他们可能会为了减少给他人造成的负担，而试着对他人隐藏自己的痛苦（Druley et al.，2003）。另外，患者可能担心他们的疼痛表情会换来他人无动于衷的反应，也担心自己需要支持的时候，照料者不能提供相应的关心和帮助（Reich et al.，2006）。根据疼痛的社会交流模型，患者（信息发出者）和照料者（信息接收者）之间的共情交流能够缓解患者的疼痛反应（Hadjistavropoulos & Craig，2002）。因此，患者的这些拒绝正常交流的态度不仅会影响人际关系，还可能会加重他们的疼痛症状。

然而，即使交流相对畅通，不合理的交流模式也可能会产生消极后果。例如，当患者在应对与疼痛相关的感觉和情绪痛苦时，他们可能会通过一些与疼痛灾难化相关的行为来表达对疼痛的恐惧，以传达其对社会支持的需要（Thorn et al.，2003）。相关研究已经证实，疼痛灾难化的认知和行为并非一种有效的交流模式。Sullivan 等（2006）发现，灾难化程度越高的健康被试在冷压痛实验中会表现出更多的疼痛行为（痛苦的面部表情），而且当有他人在场时尤为如此。以持续性疼痛的青年患者为被试的研究也发现，疼痛的灾难化会增加其疼痛相关的行为反应（痛苦的面部表情和言语表达）（Vervoort et al.，2009）。除此以外，患者高频率的灾难化反应可能会导致照料者对其丧失共情反应，从而长久地损害患者的社会支持系统（Buenaver et al.，2007）。研究发现，灾难化与已婚患者的社会支持丧失存在相关关系，高度灾难化的患者可能会以一种非常令人厌恶的方式表达其对社会和情感支持的需要，而这种方式会降低照料者的共情反应，甚至会对患者产生厌恶行为，进而拒绝患者所渴望的需求和支持（Cano et al., 2009）。

除了信息发出者以外，信息接收者（如家庭照料者）也面临着很多与疼痛共情和交流相关的挑战。首先，当看到自己所关心的人正遭受痛苦时，他们也会体验到相应的压力，但是为了更好地照料患者，他们必须将自己从患者身上所体验到的痛苦情绪分离出来（Goubert et al., 2005）。其次，观察者经常无法对患者产生准确的共情，无法推断患者的痛苦或者低估其痛苦，这可能会导致患者失望和沮丧。而且，由于观察者与患者长期相处，持久的疼痛共情会使观察者产生与疼痛相关的负性思想和信念，这既会影响到他们对患者疼痛的评估和反应，也会降低观察者自身的生活质量。

三、疼痛共情的调节

（一）通过阅读提高照料者和医护人员的共情能力

社会和咨询心理学的研究发现，通过理解他人的价值观、文化、痛苦和磨难可以减少对他人的偏见，增强认同感。当要求一个人去阅读一个特殊群体（艾滋病人、无家可归的人、死刑犯）的经历和故事时，阅读者会以更加积极的态度去对待这些群体（Batson et al., 1997）。因此，我们可以采用阅读的方法来提升医护人员的共情能力，病患照料者也可以主动采用类似的方法进行学习。

（二）改善照料者和医护人员的工作环境

机体状态对人类有着重要的驱动和自我管理的作用。机体状态主要包含情绪（如生气、厌恶和高兴等）、心境和基本驱力（如饥饿、痛觉和性唤起等）。它们的共同特征是：会使人们产生主观感觉，进而影响注意、信息加工和记忆等认知过程并引发相应的行为。研究表明，照料者和医护人员的工作环境会影响其机体状态，进而影响共情反应（Hojat et al., 2002；Singer, 2006）。因此，给照料者和医护人员创造一个安全适宜的环境，是改善疼痛共情的重要方法。

（三）加强沟通

在与患者的互动中，照料者和医护人员应该根据患者的实际情况逐步开展共情工作。首先，要从多方面了解与患者相关的信息。然后，要站在患者的角度，设身处地地感受患者的内心体验，并准确地用言语表达出自己对患者内心感受的理解（More & Milligan，1994）。最后，要引导患者诉说更多自己内心的感受和体验，让患者不再因为疾病而感到孤独，进而建立起信任关系，使得患者能够积极地配合治疗。

四、总结

本节介绍了疼痛共情的认知神经机制以及疼痛共情对疼痛的调节作用，并对疼痛共情的改善提出了相应的方法和建议。战胜疼痛需要患者与其照料者（家庭成员、护工和医护人员）的共同努力和配合。作为一种媒介，共情可以让观察者了解患者的状态和感受，使患者得以表达其痛苦和需要，进而使观察者更好地为患者提供帮助。因此，对共情和疼痛之间的关系的研究能为缓解患者的痛苦提供一定的帮助。然而，目前对共情的临床应用的研究仍相对薄弱，未来的研究需要对该领域做出更多的探索，进而采取更好的共情干预措施来改善患者的疼痛症状。

第七节　疼痛的社会因素

自从 Engel（1977）提出健康的生物-心理-社会模型以来，人们对于疾病和健康的观念发生了巨大的变化。各种疾病不再被认为是单纯由生理因素引发的躯体异常，而是受到生理、心理和社会因素影响的综合现象，疼痛自然也不例外（Gatchel et al.，2007；Keefe & France，1999）。前面的章节已经对疼痛的生理和心理方面做了具体的介绍，本节我们将简述社会因素对疼痛的影响。

社会因素包含文化、职业、教育、经济水平和社会结构等方面。若全面而详细地阐述它们对疼痛的影响，就超出了本书的范围。为了在有限的篇幅内介绍清楚影响疼痛的主要社会因素，我们将主要考虑族群（ethnicity）和社会阶层（social class）对疼痛的影响，因为这两个因素在一定程度上集中反映了文化、教育、经济水平等社会因素造成的人群差异。

一、族群和疼痛

族群是基于共同的血缘、祖先、语言、文化、宗教等因素而形成的具有认同感的社会群体（Giddens et al.，2013）。族群是文化的载体，不同族群之间可能有着迥异的文化。这些文化差异不仅体现在风俗习惯上，还体现在生理和心理层面上，其中一个例子就是族群对个体疼痛的感受和表达的影响（Peacock & Patel，

2008）。人类学调查发现，有些族群有着我们难以想象的习俗，他们必须经历特定的仪式后才能获得某些身份（Schildkrout，2004）。例如，巴布新几内亚 Kaningara 部族的男子必须经过残酷而痛苦的仪式（切割皮肤以，在皮肤上留下特定纹理的疤痕）后才能被接受成为真正的成年人（Krutak，2013）。由于疼痛与部落中的身份等级相关，这些文化中的男子不会认为这些伤害是让人痛苦的，反而坚忍甚至面带微笑地承受这些伤害。因此，他们可能比没有类似习俗的社会中的人更善于忍受疼痛。

除了文化人类学上的调查记录外，实证研究也发现了族群对个体疼痛感知的影响（Edwards et al.，2001；Green et al.，2003）。例如，Bulls 等（2016）测量了非裔美国人和非西语裔美国白人的手、肩和膝盖三个部位对于机械痛和热痛的敏感性，结果发现非裔美国人的敏感性程度显著高于非西语裔白人。Ostrom 等（2017）的研究则发现疼痛阈上敏感性也与族群相关：非西语裔白人对机械痛和热痛的阈上疼痛敏感性显著低于非裔、西语裔和亚裔美国人。

不同族群间为什么在疼痛感敏感性上存在差异呢？Campbell 等（2008）认为这可能与疼痛调节能力有关。他们以非裔美国人和非西语裔美国人为研究对象（平均年龄为 24.5 岁），向两组被试施加能产生缺血性疼痛的条件刺激，并在施加条件刺激的前、中、后三个阶段对他们的脚踝施加电刺激（实验刺激），同时记录他们在不同阶段的肌肉电活动和主观疼痛强度评分。结果发现，所有被试在接受条件刺激的同时，实验刺激所诱发的肌电响应均减弱，疼痛强度评分也显著降低，即表现出明显的疼痛调节效应。不过，相较于两个群体在生理响应上相似程度的减弱，非西语裔白种人的主观疼痛强度评分比非裔美国人降低得更多。由于疼痛主观评分是目前衡量疼痛强度最直接且最有效的指标，Campbell 等（2008）的研究结果就意味着非西语裔白种人的疼痛调节能力很可能比非裔美国人更强。除此以外，中老年（45～70 岁）非西语裔白人也比非西语裔黑人表现出更强的疼痛调节能力（Bulls et al.，2016；Riley et al.，2014）。这些结果均表明，不同族群在疼痛敏感性上的差异可能是由疼痛调节能力的差异所导致的。然而，青少年期（10～17 岁）的非裔美国人和非西语裔白种人的疼痛调节能力却并没有显示出相同的模式：非裔美国人比非西语裔白种人的热痛阈限更低（高疼痛敏感性），但非裔美国青少年的疼痛调节能力也更强，这表明疼痛调节功能差异和疼痛敏感性之间的关系并不单一（Morris et al.，2015）。

成年人和青少年的疼痛调节能力之所以在族群差异上表现出不同的模式，原因可能在于：①不同研究测量疼痛调节能力的范式存在差别。一方面是实验刺激类型的差异，如 Campbell 等（2008）的实验刺激和条件刺激分别是电刺激和缺血性疼痛，而 Morris 等（2015）的实验则分别以热刺激和高温热水作为实验刺激和条件刺激；另一方面是测量指标的差异，如 Campbell 等（2008）测量的是对实验刺激的主观疼痛评分和肌电响应，而 Morris 等（2015）测量的是对多次实验刺激的疼痛评分的平均值。②不同年龄层面临的社会条件存在一定的差异。例如，相比青少年，成年人承受着更大的社会经济压力和生活压力。③疼痛调节能力受到年龄的影响。从青少年到成年人，人的疼痛调节功能是在逐步发展和变化的（Tsao et al., 2013），这导致青少年的疼痛调节功能存在较大的个体差异（Grashorn et al., 2013），而处于某个特定年龄范围的成年人的疼痛调节功能则相对稳定。然而，疼痛调节功能的族群差异在青少年群体中的研究仍然相对较少，所以族群差异究竟是否与年龄有关，仍有待进一步研究。

除了疼痛调节能力以外，不同族群之间在遗传上的差异也可能是影响不同族群疼痛敏感性的一个因素。虽然目前相关的研究并不多，但也有研究提出了这种可能性。Hastie 等（2012）的研究发现，非西语裔白人的疼痛敏感性与其携带的 OPRM1 基因有关。事实上，不同族群在遗传上的差异也可能是其疼痛调节能力产生差异的内在机制之一。

社会经济地位差异可能是不同族群的疼痛敏感性产生差异的另一个原因。例如，非裔美国人的社会地位较低，经济较为困难，无法接受有效的医疗保健和疼痛管理（Green et al., 2003; Shavers et al., 2010），对临床治疗的信任度也较低，而这些因素都可能和他们的疼痛敏感性较高有关。

对于慢性疼痛患病率的研究则得到了与疼痛敏感性的族群差异不同的结果。虽然慢性疼痛得到妥当治疗的可能性存在族群差异（Nguyen et al., 2005），但慢性疼痛患病率似乎并没有族群差异，有些研究甚至发现非裔美国人和西语裔美国人患慢性疼痛的风险低于非西语裔白人（Grol-Prokopczyk, 2017; Hardt et al., 2008; Plesh et al., 2011）。不过，直接考察慢性疼痛患病率的研究数量仍相对较少，要得出明确的结论，还需要更进一步地进行研究。

二、社会阶层和疼痛

社会阶层是一个社会按照个体的经济水平、社会地位和权力资源等将个体分成几个类别的系统（Macionis, 2016）。社会阶层化是普遍的，每个社会都存在社会阶层化的现象。与较低阶层的人相比，较高阶层的人拥有更多的物质财富，能享受更好的教育，并占据更高的社会地位。在实证研究中，社会阶层的不同可用个体的社会经济地位（socio-economic status）加以衡量，而对于社会经济地位，通常根据个体的收入水平、受教育程度和职业状况来进行量化（Winkleby et al., 1992）。

　　整体而言，社会经济地位与个体的健康水平存在显著相关（Adler & Ostrove，1999；Winkleby et al.，1992）。例如，在美国，社会经济地位低的人具有更高的吸烟率和肥胖率（National Center for Health Statistics，2012）。同样地，社会经济地位与慢性疼痛患病率也密切相关（Blyth et al.，2001；Poleshuck & Green，2008；Van Hecke et al.，2013），如下腰痛（Lallukka et al.，2014；Rodrigues-de-Souza et al.，2016）、坐骨神经痛（Lallukka et al.，2014）、膝盖痛、肩痛（Macfarlane et al.，2009）和牙痛（Constante et al.，2012；Pau et al.，2007）等的发生率在社会经济地位低的人群中都更高。另外，对澳大利亚、英国和德国的调查显示，社会经济地位和躯体疼痛之间的关系也呈现出随年龄的增长而增强的趋势，在 60 岁时两者之间的关系达到了最强（Schurer et al.，2014）。另外，社会经济地位与慢性疼痛的严重程度也有关系：社会经济地位较低的人所患的慢性疼痛往往更加严重，感受到的疼痛也更为强烈（Bouhassira et al.，2008；Chibnall & Tait，2009；Constante et al.，2012；Dorner et al.，2011；Jablonska et al.，2006）。

　　总的来看，社会阶层和慢性疼痛之间的关系是明确的：与处于社会上层的人相比，处于社会下层的人患慢性疼痛的概率会更高，受到慢性疼痛的影响也更大。就目前的研究来看，社会阶层影响慢性疼痛可能的机制有族群、职业、社会支持、人际关系、儿童期虐待和应对策略等（Poleshuck & Green，2008）。社会分层中处于下层的人通常是少数族裔，没有足够的医疗保险，从事的工作自主性差、以体力劳动为主，对工作的满意度差，社会支持系统不完善，人际关系不太令人满意，儿童期可能遭受过虐待，也缺乏应对疼痛的恰当策略，而这些因素都与慢性疼痛的发生率和严重程度有一定关系。

　　然而，这些研究仍存在一些缺陷：一方面是这些研究多采用队列研究和横断研究方法来进行非实验性的调查，而这些方法对干扰因素的控制都较差，难以明确现象背后的因果联系；另一方面则是社会分层的形成存在众多影响因素，研究难以完全控制相关的影响因素。

　　相比社会阶层对慢性疼痛的影响，社会阶层对健康人的疼痛敏感性的影响则没有那么明确。Miljković 等（2014）的研究是为数不多的直接考察了这一问题的研究之一。他们使用机械痛来施加疼痛，以疼痛阈限和耐痛阈限为主的疼痛敏感性衡量指标。结果显示，教育年限和经济水平都与疼痛阈限和耐痛阈限有显著的正相关。这意味着社会经济地位越低的个体的疼痛敏感性越高。控制了被试的年龄、性别、人格特质、健康水平和服用止痛药的情况后，经济水平和耐痛阈限的相关依然存在。因此，社会经济地位和疼痛敏感性之间可能存在相互关联。

　　然而，除了 Miljković 等（2014）的研究外，很少有其他研究直接考察社会经济地位和疼痛敏感性的关系。在没有进一步的研究验证之前，关于社会经济地位对疼痛敏感性到底有没有影响这一问题，还不会有明确的答案。但有趣的是，国家失业率的上升同时伴随着阿片类止疼药使用量的上升（Hollingsworth et al.，2017），这在某种程度上间接地支持了社会经济地位和疼痛敏感性之间存在相关的结论。

三、总结

本节我们从族群和社会阶层两方面介绍了社会因素对个体疼痛的影响。从疼痛敏感性和慢性疼痛患病率两个不同的角度出发，我们发现族群和社会阶层对疼痛有着明显的影响。总体上而言，在社会上处于弱势地位的群体会面临更多的疼痛问题，但由于相关影响因素众多，要想探明族群和社会阶层影响疼痛的内在机理仍十分困难。

参 考 文 献

任巧悦，孙元淼，吕雪靖，黄超，胡理.（2019）. 基于心理生理学视角的共情研究：方法与特点. *科学通报*，*64*（22），2292-2304.

王锦琰.（2006）. 遗传、疼痛与镇痛. *中国疼痛医学杂志*，*12*（1），2-3.

王鑫，王珂，赵国屏.（2014）. 疼痛的遗传学研究进展. *中国疼痛医学杂志*，*20*（7），500-504.

杨业，汤艺，彭微微，吕雪靖，胡理，陈军.（2017）. 共情：遗传-环境-内分泌-大脑机制. *科学通报*，*62*（32），3729-3742.

Adler，N. E.，& Ostrove，J. M.（1999）. Socioeconomic status and health：What we know and what we don't. *Annals of the New York Academy of Sciences*，*896*（1），3-15.

Al Absi，M.，Petersen，K. L.，& Wittmers，L. E.（2002）. Adrenocortical and hemodynamic predictors of pain perception in men and women. *Pain*，*96*（1-2），197-204.

Al Absi，M. A.，& Rokke，P. D.（1991）. Can anxiety help us tolerate pain? *Pain*，*46*（1），43-51.

Aloisi，A. M.（2001）. *Sensory Effects of Gonadal Hormones*. Cambridge：Cambridge University Press.

Aloisi，A. M.（2003）. Gonadal hormones and sex differences in pain reactivity. *The Clinical Journal of Pain*，*19*（3），168-174.

Aloisi，A. M.，& Bonifazi，M.（2006）. Sex hormones，central nervous system and pain. *Hormones & Behavior*，*50*（1），1-7.

Aloisi，A. M.，Pari，G.，Ceccarelli，I.，Vecchi，I.，Ietta，F.，Lodi，L.，et al.（2005）. Gender-related effects of chronic non-malignant pain and opioid therapy on plasma levels of macrophage migration inhibitory factor（MIF）. *Pain*，*115*（1），142-151.

Alonso，C.，Loevinger，B. L.，Muller，D.，& Coe，C. L.（2004）. Menstrual cycle influences on pain and emotion in women with fibromyalgia. *Journal of Psychosomatic Research*，*57*（5），

451-458.

Amandusson，A.，Hallbeck，M.，Hallbeck，A. L.，Hermanson，O.，& Blomqvist，A.（1999）. Estrogen-induced alterations of spinal cord enkephalin gene expression. *Pain*，*83*（2），243-248.

Anand，K. J.，& Carr，D. B.（1989）. The neuroanatomy，neurophysiology，and neurochemistry of pain，stress，and analgesia in newborns and children. *Pediatric Clinics of North America*，*36*（4），795-822.

Anand，K. J. S.，& Craig，K. D.（1996）. New perspectives on the definition of pain. *Pain*，*67*（1），209-211.

Anand，K. J.，& Hickey，P. R.（1987）. Pain and its effects in the human neonate and fetus. *New England Journal of Medicine*，*317*（21），1321-1329.

Anand，K. J. & Scalzo，F. M.（2000）. Can adverse neonatal experiences alter brain development and subsequent behavior? *Biology of the Neonate*，*77*（2），69-82.

Andersson，G. B.（1999）. Epidemiological features of chronic low-back pain. *The Lancet*，*354*（9178），581-585.

Andres-Enguix，I.，Shang，L.，Stansfeld，P. J.，Morahan，J. M.，Sansom，M. S. P.，Lafrenière，R. G.，et al.（2012）. Functional analysis of missense variants in the TRESK（KCNK18）K+ channel. *Scientific Reports*，*2*，237

Anttila，V.，Stefansson，H.，Kallela，M.，Todt，U.，Terwindt，G. M.，Calafato，M. S.，et al.（2010）. Genome-wide association study of migraine implicates a common susceptibility variant on 8q22.1. *Nature Genetics*，*42*（10），869-873.

Apkarian，A. V.，Baliki，M. N.，& Geha，P. Y.（2009）. Towards a theory of chronic pain. *Progress in Neurobiology*，*87*（2），81-97.

Apkarian，A. V.，Bushnell，M. C.，Treede，R. D.，& Zubieta，J. K.（2005）. Human brain mechanisms of pain perception and regulation in health and disease. *European Journal of Pain*，*9*（4），463-463.

Apkarian，A. V.，Sosa，Y.，Sonty，S.，Levy，R. M.，Harden，R. N.，Parrish，T. B.，et al.（2004）. Chronic back pain is associated with decreased prefrontal and thalamic gray matter density. *The Journal of Neuroscience*，*24*（46），10410-10415.

Apkarian，A. V.，Thomas，P. S.，Krauss，B. R.，& Szeverenyi，N. M.（2001）. Prefrontal cortical hyperactivity in patients with sympathetically mediated chronic pain. *Neuroscience Letters*，*311*（3），193-197.

Arendt-Nielsen，L.，Bajaj，P.，& Drewes，A. M.（2004）. Visceral pain: Gender differences in response to experimental and clinical pain. *European Journal of Pain*，*8*（5），465-472.

Arnow，B. A.，Hunkeler，E. M.，Blasey，C. M.，Lee，J.，Constantino，M. J.，Fireman，B.，et al.（2006）. Comorbid depression，chronic pain，and disability in primary care. *Psychosomatic Medicine*，*68*（2），262-268.

Atlas，L. Y.，& Wager，T. D.（2012）. How expectations shape pain. *Neuroscience Letters*，*520*（2），140-148.

Baad-Hansen，L.，Poulsen，H. F.，Jensen，H. M.，& Svensson，P.（2005）. Lack of sex differences in modulation of experimental intraoral pain by diffuse noxious inhibitory controls（DNIC）. *Pain*，*116*（3），359-365.

Bajcar, E. A., & Babel, P.（2018）. How does observational learning produce placebo effects? A model integrating research findings. *Frontiers in Psychology*，*9*，2041.

Baliki, M. N., & Apkarian, A. V.（2015）. Nociception, pain, negative moods, and behavior selection. *Neuron*，*87*（3），474-491.

Baliki, M. N., Chialvo, D. R., Geha, P. Y., Levy, R. M., Harden, R. N., Parrish, T. B., et al. （2006）. Chronic pain and the emotional brain：Specific brain activity associated with spontaneous fluctuations of intensity of chronic back pain. *The Journal of Neuroscience*，*26* （47），12165-12173.

Baliki, M. N., Petre, B., Torbey, S., Herrmann, K. M., Huang, L., Schnitzer, T. J., et al. （2012）. Corticostriatal functional connectivity predicts transition to chronic back pain. *Nature Neuroscience*，*15*（8），1117-1119.

Baron-Cohen, S.（2009）. Autism：The empathizing-systemizing（E-S）theory. *Annals of the New York Academy of Sciences*，*1156*（1），68-80.

Barraza, J. A., & Zak, P. J.（2009）. Empathy toward strangers triggers oxytocin release and subsequent generosity. *Annals of the New York Academy of Sciences*，*1167*（1），182-189.

Batson, C. D., Polycarpou, M. P., Harmon-Jones, E., Imhoff, H. J., Mitchener, E. C., Bednar, L. L., et al.（1997）. Empathy and attitudes：Can feeling for a member of a stigmatized group improve feelings toward the group? *Journal of Personality and Social Psychology*，*72*（1），105-118.

Becker, S., Kleinböhl, D., Baus, D., & Hölzl, R.（2011）. Operant learning of perceptual sensitization and habituation is impaired in fibromyalgia patients with and without irritable bowel syndrome. *Pain*，*152*（6），1408-1417.

Becker, S., Kleinböhl, D., & Hölzl, R.（2012）. Awareness is awareness is awareness? Decomposing different aspects of awareness and their role in operant learning of pain sensitivity. *Consciousness and Cognition*，*21*（3），1073-1084.

Becker, S., Kleinböhl, D., Klossika, I., & Hölzl, R.（2008）. Operant conditioning of enhanced pain sensitivity by heat-pain titration. *Pain*，*140*（1），104-114.

Benedetti, F., Amanzio, M., Casadio, C., Oliaro, A., & Maggi, G.（1997）. Blockade of nocebo hyperalgesia by the cholecystokinin antagonist proglumide. *Pain*，*71*（2），135-140.

Benedetti, F., Amanzio, M., Vighetti, S., & Asteggiano, G.（2006）. The biochemical and neuroendocrine bases of the hyperalgesic nocebo effect. *The Journal of Neuroscience*，*26*（46），12014-12022.

Benson, S., Rebernik, L., Wegner, A., Kleine-Borgmann, J., Engler, H., Schlamann, M., et al.（2015）. Neural circuitry mediating inflammation-induced central pain amplification in human experimental endotoxemia. *Brain*，*Behavior*，*and Immunity*，*48*，222-231.

Berkley, K. J.（1995）. From psychophysics to the clinic? Take caution. *Pain Forum*，*4*（4），225-227.

Berna, C., Leknes, S., Holmes, E. A., Edwards, R. R., Goodwin, G. M., & Tracey, I.（2010）.

Induction of depressed mood disrupts emotion regulation neurocircuitry and enhances pain unpleasantness. *Biological Psychiatry*，*67*（11），1083-1090.

Bernabei, R., Gambassi, G., Lapane, K., Landi, F., Gatsonis, C., Dunlop, R., et al.（1998）. Management of pain in elderly patients with cancer. *Journal of the American Medical Association*，*279*（23），1877-1882.

Bernard, J. F., Huang, G. F., & Besson, J. M.（1992）. Nucleus centralis of the amygdala and the globus pallidus ventralis：Electrophysiological evidence for an involvement in pain processes. *Journal of Neurophysiology*，*68*（2），551-569.

Bernhardt, B. C., & Singer, T.（2012）. The neural basis of empathy. *Annual Review of Neuroscience*，*35*，1-23.

Bingefors, K., & Isacson, D.（2004）. Epidemiology, co-morbidity, and impact on health-related quality of life of self-reported headache and musculoskeletal pain—A gender perspective. *European Journal of Pain*，*8*（5），435-450.

Bingel, U., Lorenz, J., Schoell, E., Weiller, C., & Büchel, C.（2006）. Mechanisms of placebo analgesia：RACC recruitment of a subcortical antinociceptive network. *Pain*，*120*（1），8-15.

Bingel, U., Quante, M., Knab, R., Bromm, B., Weiller, C., & Büchel, C.（2002）. Subcortical structures involved in pain processing: Evidence from single-trial fMRI. *Pain*, *99*(1-2), 313-321.

Blackburn-Munro, G., & Blackburn-Munro, R. E.（2001）. Chronic pain, chronic stress and depression：Coincidence or consequence? *Journal of Neuroendocrinology*, *13*（12），1009-1023.

Blankstein, U., Chen, J., Diamant, N. E., & Davis, K. D.（2010）. Altered brain structure in irritable bowel syndrome：Potential contributions of pre-existing and disease-driven factors. *Gastroenterology*，*138*（5），1783-1789.

Block, A. R., Kremer, E. F., & Gaylor, M.（1980）. Behavioral treatment of chronic pain: The spouse as a discriminative cue for pain behavior. *Pain*，*9*（2），243-252.

Blyth, F. M., March, L. M., Brnabic, A. J. M., Jorm, L. R., Williamson, M., & Cousins, M. J.（2001）. Chronic pain in Australia：A prevalence study. *Pain*，*89*（2），127-134.

Bodini, B., Iacoboni, M., & Lenzi, G. L.（2004）. Acute stroke effects on emotions：An interpretation through the mirror system. *Current Opinion in Neurology*，*17*（1），55-60.

Bonin, R. P., & De Koninck, Y.（2014）. A spinal analog of memory reconsolidation enables reversal of hyperalgesia. *Nature Neuroscience*，*17*（8），1043-1045.

Bornhövd, K., Quante, M., Glauche, V., Bromm, B., Weiller, C., & Büchel, C.（2002）. Painful stimuli evoke different stimulus-response functions in the amygdala, prefrontal, insula and somatosensory cortex: A single-trial fMRI study. *Brain*，*125*（6），1326-1336.

Borsook, D., Maleki, N., Becerra, L., & McEwen, B.（2012）. Understanding migraine through the lens of maladaptive stress responses：A model disease of allostatic load. *Neuron*，*73*（2），219-234.

Boucher, O., Rouleau, I., Lassonde, M., Lepore, F., Bouthillier, A., & Nguyen, D. K.（2015）. Social information processing following resection of the insular cortex. *Neuropsychologia*，*71*，1-10.

Bouhassira, D., Lantéri-Minet, M., Attal, N., Laurent, B., & Touboul, C. (2008). Prevalence of chronic pain with neuropathic characteristics in the general population. *Pain*, *136* (3), 380-387.

Boukalova, S., Touska, F., Marsakova, L., Hynkova, A., & Vlachova, V. (2014). Gain-of-function mutations in the transient receptor potential channels TRPV1 and TRPA1: How painful? *Physiological Research*, *63* (suppl 1), S205-S213.

Brater, D. C., Harris, C., Redfern, J. S., & Gertz, B. J. (2001). Renal effects of COX-2-selective inhibitors. *American Journal of Nephrology*, *21* (1), 1-15.

Brown, S., Gao, X. Q., Tisdelle, L., Eickhoff, S. B., & Liotti, M. (2011). Naturalizing aesthetics: Brain areas for aesthetic appraisal across sensory modalities. *NeuroImage*, *58* (1), 250-258.

Buenaver, L. F., Edwards, R. R., & Haythornthwaite, J. A. (2007). Pain-related catastrophizing and perceived social responses: Inter-relationships in the context of chronic pain. *Pain*, *127*(3), 234-242.

Bulls, H. W., Goodin, B. R., McNew, M., Gossett, E. W., & Bradley, L. A. (2016). Minority aging and endogenous pain facilitatory processes. *Pain Medicine*, *17* (6), 1037-1048.

Burgmer, M., Gaubitz, M., Konrad, C., Wrenger, M., Hilgart, S., Heuft, G., et al. (2009). Decreased gray matter volumes in the cingulo-frontal cortex and the amygdala in patients with fibromyalgia. *Psychosomatic Medicine*, *71* (5), 566-573.

Busch, L., Sterin-Borda, L., & Borda, E. (2006). Effects of castration on cannabinoid Cb1 receptor expression and on the biological actions of cannabinoid in the parotid gland. *Clinical and Experimental Pharmacology and Physiology*, *33* (3), 258-263.

Bush, G., Luu, P., & Posner, M. I. (2000). Cognitive and emotional influences in anterior cingulate cortex. *Trends in Cognitive Sciences*, *4* (6), 215-222.

Bushnell, M. C., Čeko, M., & Low, L. A. (2013). Cognitive and emotional control of pain and its disruption in chronic pain. *Nature Reviews Neuroscience*, *14* (7), 502-511.

Butti, C., Santos, M., Uppal, N., & Hof, P. R. (2013). Von Economo neurons: Clinical and evolutionary perspectives. *Cortex*, *49* (1), 312-326.

Campbell, C. M., Edwards, R. R., Carmona, C., Uhart, M., Wand, G., Carteret, A., et al. (2009). Polymorphisms in the GTP cyclohydrolase gene (GCH1) are associated with ratings of capsaicin pain. *Pain*, *141* (1-2), 114-118.

Campbell, C. M., France, C. R., Robinson, M. E., Logan, H. L., Geffken, G. R., & Fillingim, R. B. (2008). Ethnic differences in diffuse noxious inhibitory controls. *The Journal of Pain*, *9* (8), 759-766.

Campbell, T. S., Hughes, J. W., Girdler, S. S., Maixner, W., & Sherwood, A. (2004). Relationship of ethnicity, gender, and ambulatory blood pressure to pain sensitivity: Effects of individualized pain rating scales. *The Journal of Pain*, *5* (3), 183-191.

Cano, A., Leong, L., Heller, J. B., & Lutz, J. R. (2009). Perceived entitlement to pain-related support and pain catastrophizing: Associations with perceived and observed support. *Pain*, *147* (1-3), 249-254.

Cardoso-Cruz，H.，Lima，D.，& Galhardo，V.（2013）. Impaired spatial memory performance in a rat model of neuropathic pain is associated with reduced hippocampus-prefrontal cortex connectivity. *The Journal of Neuroscience*，*33*（6），2465-2480.

Cargnin，S.，Magnani，F.，Viana，M.，Tassorelli，C.，Mittino，D.，Cantello，R.，et al.（2013）. An opposite-direction modulation of the COMT Val158Met polymorphism on the clinical response to intrathecal morphine and triptans. *The Journal of Pain*，*14*（10），1097-1106.

Carlino，E.，Torta，D. M. E.，Piedimonte，A.，Frisaldi，E.，Vighetti，S.，& Benedetti，F.（2015）. Role of explicit verbal information in conditioned analgesia. *European Journal of Pain*，*19*（4），546-553.

Carrillo，E.，Moya-Albiol，L.，González-Bono，E.，Salvador，A.，Ricarte，J.，& Gómezarmor，J.（2001）. Gender differences in cardiovascular and electrodermal responses to public speaking task：The role of anxiety and mood states. *International Journal of Psychophysiology*，*42*（3），253-264.

Caterina，M. J.，Schumacher，M. A.，Tominaga，H.，Rosen，T. A.，Ton Levine，D.，& Julins，D.（1997）. The capsaicin receptor：A heat-activated ion channel in the pain pathway. *Nature*，*389*（6653），816-824.

Catley，D.，Kaell，A. T.，Kirschbaum，C.，& Stone，A. A.（2000）. A naturalistic evaluation of cortisol secretion in persons with fibromyalgia and rheumatoid arthritis. *Arthritis Care & Research*，*13*（1），51-61.

Chakrabarti，B.，Bullmore，E.，& Baron-Cohen，S.（2006）. Empathizing with basic emotions：Common and discrete neural substrates. *Social Neuroscience*，*1*（3-4），364-384.

Chance，W. T.，White，A. C.，Krynock，G. M.，& Rosecrans，J. A.（1977）. Autoanalgesia：Behaviorally activated antinociception. *European Journal of Pharmacology*，*44*（3），283-284.

Chance，W. T.，White，A. C.，Krynock，G. M.，& Rosecrans，J. A.（1978）. Conditional fear-induced antinociception and decreased binding of [3H]N-Leu-enkephalin to rat brain. *Brain Research*，*141*（2），371-374.

Chen，J.（2018）. Empathy for distress in humans and rodents. *Neuroscience Bulletin*，*34*（1），216-236.

Chia，Y. Y.，Chow，L. H.，Hung，C. C.，Liu，K.，Ger，L. P.，& Wang，P. N.（2002）. Gender and pain upon movement are associated with the requirements for postoperative patient-controlled iv analgesia：A prospective survey of 2，298 Chinese patients. *Canadian Journal of Anesthesia*，*49*（3），249-255.

Chibnall，J. T.，& Tait，R. C.（2009）. Long-term adjustment to work-related low back pain：Associations with socio-demographics，claim processes，and post-settlement adjustment. *Pain Medicine*，*10*（8），1378-1388.

Chiechio，S.，Zammataro，M.，Morales，M. E.，Busceti，C. L.，Drago，F.，Copani，A.，et al.（2009）. Epigenetic modulation of mGlu2 receptors by histone deacetylase inhibitors in the treatment of inflammatory pain. *Molecular Pharmacology*，*75*（5），1014-1020.

Choi，D. S.，Choi，D. Y.，Whittington，R. A.，& Nedeljković，S. S.（2007）. Sudden amnesia resulting in pain relief：The relationship between memory and pain. *Pain*，*132*（1-2），206-210.

Choi, J. C., Kim, J., Kang, E., Choi, J. H., Park, W. Y., Choi, Y. S., et al. (2016). Step-down vs. step-up noxious stimulation: Differential effects on pain perception and patterns of brain activation. *Acta Anaesthesiologica Scandinavica*, *60* (1), 117-127.

Christopoulos, G. I., Tobler, P. N., Bossaerts, P., Dolan, R. J., & Schultz, W. (2009). Neural correlates of value, risk, and risk aversion contributing to decision making under risk. *The Journal of Neuroscience*, *29* (40), 12574-12583.

Claar, R. L., Simons, L. E., & Logan, D. E. (2008). Parental response to children's pain: The moderating impact of children's emotional distress on symptoms and disability. *Pain*, *138* (1), 172-179.

Claassen, J., Labrenz, F., Ernst, T. M., Icenhour, A., Langhorst, J., Forsting, M., et al. (2017). Altered cerebellar activity in visceral pain-related fear conditioning in Irritable Bowel syndrome. *The Cerebellum*, *16* (2), 508-517.

Clark, L., Bechara, A., Damasio, H., Aitken, M. R. F., Sahakian, B. J., & Robbins, T. W. (2008). Differential effects of insular and ventromedial prefrontal cortex lesions on risky decision-making. *Brain*, *131* (5), 1311-1322.

Colloca, L., & Benedetti, F. (2006). How prior experience shapes placebo analgesia. *Pain*, *124* (1-2), 126-133.

Colloca, L., & Benedetti, F. (2007). Nocebo hyperalgesia: How anxiety is turned into pain. *Current Opinion in Anaesthesiology*, *20* (5), 435-439.

Colloca, L., & Benedetti, F. (2009). Placebo analgesia induced by social observational learning. *Pain*, *144* (1-2), 28-34.

Colloca, L., Petrovic, P., Wager, T. D., Ingvar, M., & Benedetti, F. (2010). How the number of learning trials affects placebo and nocebo responses. *Pain*, *151* (2), 430-439.

Colloca, L., Sigaudo, M., & Benedetti, F. (2008). The role of learning in nocebo and placebo effects. *Pain*, *136* (1-2), 211-218.

Constante, H. M., Bastos, J. L., Peres, K. G., & Peres, M. A. (2012). Socio-demographic and behavioural inequalities in the impact of dental pain among adults: A population-based study. *Community Dentistry and Oral Epidemiology*, *40* (6), 498-506.

Costigan, M. Belfer, I., Griffin, R. S., Dai, F., Barrett, L. B, Coppolu, G, et al. (2010). Multiple chronic pain states are associated with a common amino acid-changing allele in KCNS1. *Brain*, 133 (9), 2519-2527.

Craft, R. M. (2003). Sex differences in opioid analgesia: "From mouse to man". *The Clinical Journal of Pain*, *19* (3), 175-186.

Craig, A. D, (2009). How do you feel-now? The anterior insula and human awareness. *Nature Reviews Neuroscience*, *10* (1), 59-70.

Craig, A. D. (2011). Significance of the insula for the evolution of human awareness of feelings from the body. *Annals of the New York Academy of Sciences*, *1225* (1), 72-82.

Craig, K. D. (1987). Age-related aspects of pain: Pain in children. *Pain*, *30* (suppl 1), S226.

Craig, K. D., McMahon, R. J., Morison, J. D., & Zaskow, C. (1984). Developmental changes in infant pain expression during immunization injections. *Social Science & Medicine*，*19*（12），1331-1337.

Craig，K. D.，Whitfield，M. F.，Grunau，R. V. E.，Linton，J.，& Hadjistavropoulos，H. D.（1993）. Pain in the preterm neonate：Behavioural and physiological indices. *Pain*，*52*（3），287-299.

Crofford，L. J.（1998）. The hypothalamic-pituitary-adrenal stress axis in fibromyalgia and chronic fatigue syndrome. *Zeitschrift Für Rheumatologie*，*57*（2），S67-S71.

Crofford，L. J.，Pillemer，S. R.，Kalogeras，K. T.，Cash，J. M.，Michelson，D.，Kling，M. A.，et al.（1994）. Hypothalamic-pituitary-adrenal axis perturbations in patients with fibromyalgia. *Arthritis & Rheumatism*，*37*（11），1583-1592.

Crombez，G.，Eccleston，C.，Baeyens，F.，& Eelen，P.（1998）. When somatic information threatens，catastrophic thinking enhances attentional interference. *Pain*，*75*（2-3），187-198.

Dal Monte，O.，Krueger，F.，Solomon，J. M.，Schintu，S.，Knutson，K. M.，Strenziok，M.，et al.（2012）. A voxel-based lesion study on facial emotion recognition after penetrating brain injury. *Social Cognitive and Affective Neuroscience*，*8*（6），632-639.

Dao，T. T.，& Leresche，L.（1999）. Gender differences in pain. *Journal of Orofacial Pain*，*27*（3），169-184.

Das，A.，& Chaudhuri，S. K.（1995）. Effects of sex steroids on the concentrations of some brain neurotransmitters in male and female rats：Some new observations. *Indian Journal of Physiology & Pharmacology*，*39*（3），223-230.

Davis，H. D.，& Hendersen，R. W.（1985）. Effects of conditioned fear on responsiveness to pain：Long-term retention and reversibility by naloxone. *Behavioral Neuroscience*，*99*（2），277-289.

Davis，M.（1992）. The role of the amygdala in fear and anxiety. *Annual Review of Neuroscience*，*15*（1），353-375.

Davis，M. H.（1983）. Measuring individual differences in empathy：Evidence for a multidimensional approach. *Journal of Personality and Social Psychology*，*44*（1），113-126.

De Felice，M.，& Ossipov，M. H.（2016）. Cortical and subcortical modulation of pain. *Pain Management*，*6*（2），111-120.

De Gregori M.，Garbin，G.，De Gregori S.，Minella，C. E.，Bugada，D.，Lisa，A.，et al.（2013）. Genetic variability at COMT but not at OPRM1 and UGT2B7 loci modulates morphine analgesic response in acute postoperative pain. *European Journal of Clinical Pharmacology*，*69*（9），1651-1658.

De Kloet，E. R.，Joëls，M.，& Holsboer，F.（2005）. Stress and the brain：From adaptation to disease. *Nature Reviews Neuroscience*，*6*（6），463-475.

Decety，J.（2012）. *Empathy：From Bench to Bedside*. Cambridge：MIT Press.

Decety，J.，& Michalska，K. J.（2010）. Neurodevelopmental changes in the circuits underlying empathy and sympathy from childhood to adulthood. *Developmental Science*，*13*（6），886-899.

Decety，J.，Yang，C. Y.，& Cheng，Y. W.（2010）. Physicians down-regulate their pain empathy response：An event-related brain potential study. *NeuroImage*，*50*（4），1676-1682.

Den Hollander，M.，De Jong，J. R.，Volders，S.，Goossens，M. E.，Smeets，R. J.，& Vlaeyen，

J. W. S. （2010）. Fear reduction in patients with chronic pain: A learning theory perspective. *Expert Review of Neurotherapeutics*, *10* （11）, 1733-1745.

Derbyshire, S. W. G., Jones, A. K. P., Gyulai, F., Clark, S., Townsend, D., & Firestone, L. L. （1997）. Pain processing during three levels of noxious stimulation produces differential patterns of central activity. *Pain*, *73* （3）, 431-445.

Derksen, F., Bensing, J., & Lagro-Janssen, A. （2013）. Effectiveness of empathy in general practice: A systematic review. *British Journal of General Practice*, *63* （606）, e76-e84.

Diatchenko, L., Nackley, A. G., Tchivileva, I. E., Shabalina, S. A., & Maixner, W. （2007）. Genetic architecture of human pain perception. *Trends in Genetics*, *23* （12）, 605-613.

Dichgans, M., Freilinger, T., Eckstein, G., Babini, E., Lorenz-Depiereux, B., Biskup, S., et al. （2005）. Mutation in the neuronal voltage-gated sodium channel SCN1A in familial hemiplegic migraine. *The Lancet*, *366* （9483）, 371-377.

Dimberg, U., Thunberg, M., & Elmehed, K. （2000）. Unconscious facial reactions to emotional facial expressions. *Psychological Science*, *11* （1）, 86-89.

Dixon, K. E., Thorn, B. E., & Ward, L. C. （2004）. An evaluation of sex differences in psychological and physiological responses to experimentally-induced pain: A path analytic description. *Pain*, *112* （1-2）, 188-196.

Doan, B. D., & Wadden, N. P. （1989）. Relationships between depressive symptoms and descriptions of chronic pain. *Pain*, *36* （1）, 75-84.

Dorner, T. E., Muckenhuber, J., Stronegger, W. J., Ràsky, É., Gustorff, B., & Freidl, W. （2011）. The impact of socio-economic status on pain and the perception of disability due to pain. *European Journal of Pain*, *15* （1）, 103-109.

Dowdy, S. W., Dwyer, K. A., Smith, C. A., & Wallston, K. A. （1996）. Gender and psychological well-being of persons with rheumatoid arthritis. *Arthritis Care & Research*, *9* （6）, 449-456.

Drac, H., Babiuch, M., & Wiśniewska, W. （1991）. Morphological and biochemical changes in peripheral nerves with aging. *Neuropatologia Polska*, *29* （1-2）, 49-67.

Driscoll, D. M., Dal Monte, O., Solomon, J., Krueger, F., & Grafman, J. （2012）. Empathic deficits in combat veterans with traumatic brain injury: A voxel-based lesion-symptom mapping study. *Cognitive and Behavioral Neurology*, *25* （4）, 160-166.

Dronkers, N. F., Wilkins, D. P., Van Jr Valin, R. D., Redfern, B. B., & Jaeger, J. J. （2004）. Lesion analysis of the brain areas involved in language comprehension. *Cognition*, *92* （1-2）, 145-177.

Druley, J. A., Stephens, M. A. P., Martire, L. M., Ennis, N., & Wojno, W. C. （2003）. Emotional congruence in older couples coping with wives' osteoarthritis: Exacerbating effects of pain behavior. *Psychology and Aging*, *18* （3）, 406-414.

Dziobek, I., Rogers, K., Fleck, S., Bahnemann, M., Heekeren, H. R., Wolf, O. T., et al. （2008）. Dissociation of cognitive and emotional empathy in adults with Asperger syndrome using the Multifaceted Empathy Test （MET）. *Journal of Autism and Developmental Disorders*, *38* （3）, 464-473.

Edwards，C. L.，Fillingim，R. B.，& Keefe，F.（2001）. Race，ethnicity and pain. *Pain*，*94*（2），133-137.

Edwards，R. R.，& Fillingim，R. B.（2001）. Effects of age on temporal summation and habituation of thermal pain：Clinical relevance in healthy older and younger adults. *The Journal of Pain*，*2*（6），307-317.

Edwards，R.，Augustson，E. M.，& Fillingim，R.（2000）. Sex-specific effects of pain-related anxiety on adjustment to chronic pain. *The Clinical Journal of Pain*，*16*（1），46-53.

Edwards，R. R.，Fillingim，R. B.，& Ness，T. J.（2003）. Age-related differences in endogenous pain modulation：A comparison of diffuse noxious inhibitory controls in healthy older and younger adults. *Pain*，*101*（1-2），155-165.

Egbert，A. M.（1991）. Help for the hurting elderly：Safe use of drugs to relieve pain. *Postgraduate Medicine*，*89*（4），217-228.

Egbert，A. M.，Parks，L. H.，Short，L. M.，& Burnett，M. L.（1990）. Randomized trial of postoperative patient-controlled analgesia vs intramuscular narcotics in frail elderly men. *Archives of Internal Medicine*，*150*（9），1897-1903.

Egorova，N.，Park，J.，& Kong，J.（2017）. In the face of pain：The choice of visual cues in pain conditioning matters. *European Journal of Pain*，*21*（7），1243-1251.

Egorova，N.，Park，J.，Orr，S. P.，Kirsch，I.，Gollub，R. L.，& Kong，J.（2015）. Not seeing or feeling is still believing：Conscious and non-conscious pain modulation after direct and observational learning. *Scientific Reports*，*5*，16809.

Eippert，F.，Bingel，U.，Schoell，E. D.，Yacubian，J.，Klinger，R.，Lorenz，J.，et al.（2009）. Activation of the opioidergic descending pain control system underlies placebo analgesia. *Neuron*，*63*（4），533-543.

Eisenberg，D. M.，Kessler，R. C.，Foster，C.，Norlock，F. E.，Calkins，D. R.，& Delbanco，T. L.（1993）. Unconventional medicine in the United States. Prevalence，costs，and patterns of use. *New England Journal of Medicine*，*328*（4），246-252.

Enck，P.，Benedetti，F.，& Schedlowski，M.（2008）. New insights into the placebo and nocebo responses. *Neuron*，*59*（2），195-206.

Enck，R. E.（1991）. Pain control in the ambulatory elderly. *Geriatrics*，*46*（3），49-53.

Engel，G. L.（1977）. The need for a new medical model：A challenge for biomedicine. *Science*，*196*（4286），129-136.

Evans，J. M.，Ziegler，M. G.，Patwardhan，A. R.，Ott，J. B.，Kim，C. S.，Leonelli，F. M.，et al.（2001）. Gender differences in autonomic cardiovascular regulation：Spectral，hormonal，and hemodynamic indexes. *Journal of Applied Physiology*，*91*（6），2611-2618.

Evers，A. W.，Kraaimaat，F. W.，Geenen，R.，& Bijlsma，J. W.（1997）. Determinants of psychological distress and its course in the first year after diagnosis in rheumatoid arthritis patients. *Journal of Behavioral Medicine*，*20*（5），489-504.

Fan，Y.，& Han，S. H.（2008）. Temporal dynamic of neural mechanisms involved in empathy for pain：An event-related brain potential study. *Neuropsychologia*，*46*（1），160-173.

Feuerstein, M., Papciak, A. S., & Hoon, P. E. (1987). Biobehavioral mechanisms of chronic low back pain. *Clinical Psychology Review*, 7 (3), 243-273.

Fillingim, R. B. (2008). Sex, gender, and pain. In A. I. Basbaum (Ed.), *The Senses: A Comprehensive Reference* (Vol. 5, pp.253-257). Amsterdam: Elsevier.

Fillingim, R. B., Browning, A. D., Powell, T., & Wright, R. A. (2002). Sex differences in perceptual and cardiovascular responses to pain: The influence of a perceived ability manipulation. *The Journal of Pain*, 3 (6), 439-445.

Fillingim, R. B., & Gear, R. W. (2004). Sex differences in opioid analgesia: Clinical and experimental findings. *European Journal of Pain*, 8 (5), 413-425.

Fillingim, R. B., Maddux, V., & Shackelford, J. A. (1999). Sex differences in heat pain thresholds as a function of assessment method and rate of rise. *Somatosensory & Motor Research*, 16 (1), 57-62.

Fillingim, R. B., & Maixner, W. (1995). Gender differences in the responses to noxious stimuli. *Pain Forum*, 4 (4), 209-221.

Fillingim, R. B., & Maixner, W. (1996). The influence of resting blood pressure and gender on pain responses. *Psychosomatic Medicine*, 58 (4), 326-332.

Fillingim, R. B., Maixner, W., Kincaid, S., & Silva, S. (1998). Sex differences in temporal summation but not sensory-discriminative processing of thermal pain. *Pain*, 75 (1), 121-127.

Fillingim, R. B., & Ness, T. J. (2000). Sex-related hormonal influences on pain and analgesic responses. *Neuroscience & Biobehavioral Reviews*, 24 (4), 485-501.

Finn, D. P., Beckett, S. R. G., Richardson, D., Kendall, D. A., Marsden, C. A., & Chapman, V. (2004). Evidence for differential modulation of conditioned aversion and fear-conditioned analgesia by CB1 receptors. *European Journal of Neuroscience*, 20 (3), 848-852.

Fishbain, D. (2000). Evidence-based data on pain relief with antidepressants. *Annals of Medicine*, 32 (5), 305-316.

Flaten, M. A., Bjørkedal, E., Lyby, P. S., Figenschau, Y., & Aslaksen, P. M. (2018). Failure to find a conditioned placebo analgesic response. *Frontiers in Psychology*, 9, 1198.

Flor, H., Birbaumer, N., Roberts, L. E., Feige, B., Lutzenberger, W., Hermann, C., et al. (1996). Slow potentials, event-related potentials, "gamma-band" activity, and motor responses during aversive conditioning in humans. *Experimental Brain Research*, 112 (2), 298-312.

Flor, H., Birbaumer, N., Schulz, R., Grüsser, S. M., & Mucha, R. F. (2002a). Pavlovian conditioning of opioid and nonopioid pain inhibitory mechanisms in humans. *European Journal of Pain*, 6 (5), 395-402.

Flor, H., Birbaumer, N., & Turk, D. C. (1990). The psychobiology of chronic pain. *Advances in Behaviour Research and Therapy*, 12 (2), 47-84.

Flor, H., Breitenstein, C., Birbaumer, N., & Fürst, M. (1995). A psychophysiological analysis of spouse solicitousness towards pain behaviors, spouse interaction, and pain perception. *Behavior Therapy*, 26 (2), 255-272.

Flor, H., & Grösser, S. M. (1999). Conditioned stress-induced analgesia in humans. *European Journal of Pain*，*3*（4），317-324.

Flor，H.，Knost，B.，& Birbaumer，N.（2002b）. The role of operant conditioning in chronic pain：An experimental investigation. *Pain*，*95*（1-2），111-118.

Fordyce，W. E.（1976）. *Behavioral Methods for Chronic Pain and Illness*. St. Louis：Mosby.

Fowler-Kerry，S.，& Lander，J. R.（1987）. Management of injection pain in children. *Pain*，30（2），169-175.

Fox，R. J.，& Sorenson，C. A.（1994）. Bilateral lesions of the amygdala attenuate analgesia induced by diverse environmental challenges. *Brain Research*，*648*（2），215-221.

France，C. R.，& Suchowiecki，S.（1999）. A comparison of diffuse noxious inhibitory controls in men and women. *Pain*，*81*（1-2），77-84.

Frot，M.，Feine，J. S.，& Bushnell，M. C.（2004）. Sex differences in pain perception and anxiety. A psychophysical study with topical capsaicin. *Pain*，*108*（3），230-236.

Fuller，B. F.（1991）. Acoustic discrimination of three types of infant cries. *Nursing Research*，*40*（3），156-160.

Fusco，M. D.，Marconi，R.，Silvestri，L.，Atorino，L.，Rampoldi，L.，Morgante，L.，et al.（2003）. Haploinsufficiency of ATP1A2 encoding the Na+/K+pump α2 subunit associated with familial hemiplegic migraine type 2. *Nature Genetics*，*33*（2），192-196.

Gaab，J.，Baumann，S.，Budnoik，A.，Gmünder，H.，Hottinger，N.，& Ehlert，U.（2005）. Reduced reactivity and enhanced negative feedback sensitivity of the hypothalamus-pituitary-adrenal axis in chronic whiplash-associated disorder. *Pain*，*119*（1-3），219-224.

Gatchel，R. J.，Peng，Y. B.，Peters，M. L.，Fuchs，P. N.，& Turk，D. C.（2007）. The biopsychosocial approach to chronic pain：Scientific advances and future directions. *Psychological Bulletin*，*133*（4），581-624.

Gatzounis，R.，Schrooten，M. G. S.，Crombez，G.，& Vlaeyen，J. W. S.（2012）. Operant learning theory in pain and chronic pain rehabilitation. *Current Pain and Headache Reports*，*16*（2），117-126.

Gaumond，I.，Arsenault，P.，& Marchand，S.（2002）. The role of sex hormones on formalin-induced nociceptive responses. *Brain Research*，*958*（1），139-145.

Gaumond，I.，Arsenault，P.，& Marchand，S.（2005）. Specificity of female and male sex hormones on excitatory and inhibitory phases of formalin-induced nociceptive responses. *Brain Research*，*1052*（1），105-111.

Gauthier，N.，Thibault，P.，& Sullivan，M. J. L.（2008）. Individual and relational correlates of pain-related empathic accuracy in spouses of chronic pain patients. *The Clinical Journal of Pain*，*24*（8），669-677.

Gazerani，P.，& Arendt-Nielsen，L.（2005）. The impact of ethnic differences in response to capsaicin-induced trigeminal sensitization. *Pain*，*117*（1-2），223-229.

Ge，H. Y.，Madeleine，P.，& Arendt-Nielsen，L.（2004）. Sex differences in temporal characteristics of descending inhibitory control：An evaluation using repeated bilateral experimental induction of muscle pain. *Pain*，*110*（1-2），72-78.

Ge, H. Y., Madeleine, P., & Arendt-Nielsen, L. (2005). Gender differences in pain modulation evoked by repeated injections of glutamate into the human trapezius muscle. *Pain*, *113* (1), 134-140.

Gear, R. W., Gordon, N. C., Heller, P. H., Paul, S., Miaskowski, C., & Levine, J. D. (1996). Gender difference in analgesic response to the kappa-opioid pentazocine. *Neuroscience Letters*, *205* (3), 207-209.

Geha, P. Y., Baliki, M. N., Harden, R. N., Bauer, W. R., Parrish, T. B., & Apkarian, A. V. (2008). The brain in chronic CRPS pain: Abnormal gray-white matter interactions in emotional and autonomic regions. *Neuron*, *60* (4), 570-581.

Gentry, W., & Bernal, G. (1977). Chronic pain. In G. Williams & W. Gentry (Eds.), *Behavioral Approaches to Medical Treatment* (pp.173-182). Cambridge: Ballinger.

George, S. Z., Dannecker, E. A., & Robinson, M. E. (2006). Fear of pain, not pain catastrophizing, predicts acute pain intensity, but neither factor predicts tolerance or blood pressure reactivity: An experimental investigation in pain-free individuals. *European Journal of Pain*, *10* (5), 457-465.

Géranton, S. M., Morenilla-Palao, C., & Hunt, S. P. (2007). A role for transcriptional repressor methyl-CpG-binding protein 2 and plasticity-related gene serum-and glucocorticoid-inducible kinase 1 in the induction of inflammatory pain states. *The Journal of Neuroscience*, *27* (23), 6163-6173.

Gibson, S. J., & Farrell, M. (2004). A review of age differences in the neurophysiology of nociception and the perceptual experience of pain. *The Clinical Journal of Pain*, *20* (4), 227-239.

Gibson, S. J., & Helme, R. D. (2001). Age-related differences in pain perception and report. *Clinics in Geriatric Medicine*, *17* (3), 433-456.

Giddens, A., Duneier, M., Appelbaum, R. P., & Carr, D. (2013). *Introduction to Sociology* (9 edition). New York: W. W. Norton & Company.

Gil, K. M., Keefe, F. J., Crisson, J. E., & Dalfsen, P. J. V. (1987). Social support and pain behavior. *Pain*, *29* (2), 209-217.

Gilbertson, M. W., Shenton, M. E., Ciszewski, A., Kasai, K., Lasko, N. B., Orr, S. P., et al. (2002). Smaller hippocampal volume predicts pathologic vulnerability to psychological trauma. *Nature Neuroscience*, *5* (11), 1242-1247.

Goffaux, P., Michaud, K., Gaudreau, J., Chalaye, P., Rainville, P., & Marchand, S. (2011). Sex differences in perceived pain are affected by an anxious brain. *Pain*, *152* (9), 2065-2073.

Goksan, S., Baxter, L., Moultrie, F., Duff, E., Hathway, G., Hartley, C., et al. (2018). The influence of the descending pain modulatory system on infant pain-related brain activity. *ELife*, *7*, e37125.

Goksan, S., Hartley, C., Emery, F., Cockrill, N., Poorun, R., Moultrie, F., et al. (2015). fMRI reveals neural activity overlap between adult and infant pain. *ELife*, *4*, e06356.

Gonçalves, L., Silva, R., Pinto-Ribeiro, F., Pêgo, J. M., Bessa, J. M., Pertovaara, A., et al. (2008). Neuropathic pain is associated with depressive behaviour and induces neuroplasticity in the amygdala of the rat. *Experimental Neurology*, *213* (1), 48-56.

Goodman, J. E., & McGrath, P. J. (2003). Mothers' modeling influences children's pain during a cold pressor task. *Pain, 104* (3), 559-565.

Gordon, N. C., Gear, R. W., Heller, P. H., Paul, S., Miaskowski, C., & Levine, J. D. (1995). Enhancement of morphine analgesia by the GABAB agonist baclofen. *Neuroscience, 69* (2), 345-349.

Goubert, L., Craig, K. D., Vervoort, T., Morley, S., Sullivan, M. J. L., De Williams, A. C., et al. (2005). Facing others in pain: The effects of empathy. *Pain, 118* (3), 285-288.

Goubert, L., Vlaeyen, J. W. S., Crombez, G., & Craig, K. D. (2011). Learning about pain from others: An observational learning account. *The Journal of Pain, 12* (2), 167-174.

Granot, M., Buskila, D., Granovsky, Y., Sprecher, E., Neumann, L., & Yarnitsky, D. (2001). Simultaneous recording of late and ultra-late pain evoked potentials in fibromyalgia. *Clinical Neurophysiology, 112* (10), 1881-1887.

Grashorn, W., Sprenger, C., Forkmann, K., Wrobel, N., & Bingel, U. (2013). Age-dependent decline of endogenous pain control: Exploring the effect of expectation and depression. *PLoS One, 8* (9), e75629.

Graugaard, P. K. er, Holgersen, K., & Finset, A. (2004). Communicating with alexithymic and non-alexithymic patients: An experimental study of the effect of psychosocial communication and empathy on patient satisfaction. *Psychotherapy and Psychosomatics, 73* (2), 92-100.

Green, A. D., Tripp, D. A., Sullivan, M. J. L., & Davidson, M. (2009). The relationship between empathy and estimates of observed pain. *Pain Medicine, 10* (2), 381-392.

Green, C. R., Anderson, K. O., Baker, T. A., Campbell, L. C., Decker, S., Fillingim, R. B., et al. (2003). The unequal burden of pain: Confronting racial and ethnic disparities in pain. *Pain Medicine, 4* (3), 277-294.

Greitemeyer, T., Osswald, S., & Brauer, M. (2010). Playing prosocial video games increases empathy and decreases schadenfreude. *Emotion, 10* (6), 796.

Grol-Prokopczyk, H. (2017). Sociodemographic disparities in chronic pain, based on 12-year longitudinal data. *Pain, 158* (2), 313-322.

Grunau, R. E., Whitfield, M. F., & Petrie, J. (1998). Children's judgements about pain at age 8-10 years: Do extremely low birthweight (< or = 1000 g) children differ from full birthweight peers? *Journal of Child Psychology & Psychiatry, 39* (4), 587-594.

Grunau, R. V., & Craig, K. D. (1987). Pain expression in neonates: Facial action and cry. *Pain, 28* (3), 395-410.

Gu, X., Gao, Z., Wang, X. C., Liu, X., Knight, R. T., Hof, P. R., et al. (2012). Anterior insular cortex is necessary for empathetic pain perception. *Brain, 135* (9), 2726-2735.

Hadjikhani, N., Zürcher, N. R., Rogier, O., Hippolyte, L., Lemonnier, E., Ruest, T., et al. (2014). Emotional contagion for pain is intact in autism spectrum disorders. *Translational Psychiatry, 4* (1), e343.

Hadjistavropoulos, T., & Craig, K. D. (2002). A theoretical framework for understanding self-report and observational measures of pain: A communications model. *Behaviour Research and*

Therapy，*40*（5），551-570.

Haley，W. E.，Turner，J. A.，& Romano，J. M.（1985）. Depression in chronic pain patients：Relation to pain，activity，and sex differences. *Pain*，*23*（4），337-343.

Han，C. Y.，Yang，Y.，Te Morsche，R. H.，Drenth，J. P. H.，Politei，J. M.，Waxman，S. G.，et al.（2016）. Familial gain-of-function Nav1.9 mutation in a painful channelopathy. *Journal of Neurology，Neurosurgery & Psychiatry*，*88*（3），233-240.

Han，S.，Fan，Y.，Xu，X.，Qin，J.，Wu，B.，Wang，X.，et al.（2009）. Empathic neural responses to others' pain are modulated by emotional contexts. *Human Brain Mapping*，*30*（10），3227-3237.

Hardt，J.，Jacobsen，C.，Goldberg，J.，Nickel，R.，& Buchwald，D.（2008）. Prevalence of chronic pain in a representative sample in the United States. *Pain Medicine*，*9*（7），803-812.

Harris，J. A.，& Westbrook，R. F.（1995）. Effects of benzodiazepine microinjection into the amygdala or periaqueductal gray on the expression of conditioned fear and hypoalgesia in rats. *Behavioral Neuroscience*，*109*（2），295-304.

Harris，J. A.，& Westbrook，R. F.（1996）. Midazolam impairs the acquisition of conditioned analgesia if rats are tested with an acute but not a chronic noxious stimulus. *Brain Research Bulletin*，*39*（4），227-233.

Hartley，C.，Duff，E. P.，Green，G.，Mellado，G. S.，Worley，A.，Rogers，R.，et al.（2017）. Nociceptive brain activity as a measure of analgesic efficacy in infants. *Science Translational Medicine*，*9*（388），eaah6122.

Hartley，C.，Goksan，S.，Poorun，R.，Brotherhood，K.，Mellado，G. S.，Moultrie，F.，et al.（2015）. The relationship between nociceptive brain activity，spinal reflex withdrawal and behaviour in newborn infants. *Scientific Reports*，*5*，12519.

Harvie，D. S.，Meulders，A.，Madden，V. J.，Hillier，S. L.，Peto，D. K.，Brinkworth，R.，et al.（2016）. When touch predicts pain：Predictive tactile cues modulate perceived intensity of painful stimulation independent of expectancy. *Scandinavian Journal of Pain*，*11*，11-18.

Harvie，D. S.，Moseley，G. L.，Hillier，S. L.，& Meulders，A.（2017）. Classical conditioning differences associated with chronic pain：A systematic review. *The Journal of Pain*，*18*（8），889-898.

Harvie，D. S.，Sterling，M.，& Smith，A. D.（2018）. Do pain-associated contexts increase pain sensitivity？ An investigation using virtual reality. *Scandinavian Journal of Pain*，*18*（3），525-532.

Hashmi，J. A.，Baliki，M. N.，Huang，L. J.，Baria，A. T.，Torbey，S.，Hermann，K. M.，et al.（2013）. Shape shifting pain：Chronification of back pain shifts brain representation from nociceptive to emotional circuits. *Brain*，*136*（9），2751-2768.

Hastie，B. A.，Riley，J. L. I.，Kaplan，L.，Herrera，D. G.，Campbell，C. M.，Virtusio，K.，et al.（2012）. Ethnicity interacts with the OPRM1gene in experimental pain sensitivity. *Pain*，*153*（8），1610-1619.

Hastie，B. A.，Riley，J. L.，Robinson，M. E.，Glover，T.，Campbell，C. M.，Staud，R.，et al.

（2005）. Cluster analysis of multiple experimental pain modalities. *Pain*，*116*（3），227-237.

Häuser, W., Wolfe, F., Henningsen, P., Schmutzer, G., Brähler, E., & Hinz, A. (2014). Untying chronic pain: Prevalence and societal burden of chronic pain stages in the general population—A cross-sectional survey. *BMC Public Health*，*14*（1），1-8.

Hayashi, T., Miyata, M., Nagata, T., Izawa, Y., & Kawakami, Y. (2009). Intracerebroventricular fluvoxamine administration inhibited pain behavior but increased Fos expression in affective pain pathways. *Pharmacology Biochemistry and Behavior*，*91*（3），441-446.

Haywood, S. A., Simonian, S. X., Van der Beek, E. M., Bicknell, R. J., & Herbison, A. E. (1999). Fluctuating estrogen and progesterone receptor expression in brainstem norepinephrine neurons through the rat estrous cycle. *Endocrinology*，*140*（7），3255-3263.

Helme, R. D., & Gibson, S. J. (2001). The epidemiology of pain in elderly people. *Clinics in Geriatric Medicine*，*17*（3），417-431.

Helmstetter, F. J. (1992). The amygdala is essential for the expression of conditional hypoalgesia. *Behavioral Neuroscience*，*106*（3），518-528.

Helmstetter, F. J. (1993). Stress-induced hypoalgesia and defensive freezing are attenuated by application of diazepam to the amygdala. *Pharmacology Biochemistry and Behavior*，*44*（2），433-438.

Helsen, K., Goubert, L., Peters, M. L., & Vlaeyen, J. W. S. (2011). Observational learning and pain-related fear: An experimental study with colored cold pressor tasks. *The Journal of Pain*，*12*（12），1230-1239.

Helsen, K., Goubert, L., & Vlaeyen, J. W. S. (2013). Observational learning and pain-related fear: Exploring contingency learning in an experimental study using colored warm water immersions. *The Journal of Pain*，*14*（7），676-688.

Helsen, K., Vlaeyen, J. W. S., & Goubert, L. (2015). Indirect acquisition of pain-related fear: An experimental study of observational learning using coloured cold metal bars. *PLoS One*，*10*（3），e0117236.

Herman, J. P., Ostrander, M. M., Mueller, N. K., & Figueiredo, H. (2005). Limbic system mechanisms of stress regulation: Hypothalamo-pituitary-adrenocortical axis. *Progress in Neuro-Psychopharmacology and Biological Psychiatry*，*29*（8），1201-1213.

Herr, K. A., & Mobily, P. R. (1991). Complexities of pain assessment in the elderly. Clinical considerations. *Journal of Gerontological Nursing*，*17*（4），12-19.

Hibar, D. P., Stein, J. L., Renteria, M. E., Arias-Vasquez, A., Desrivières, S., Jahanshad, N., et al. (2015). Common genetic variants influence human subcortical brain structures. *Nature*，*520*（7546），224-249.

Hillis, A. E. (2014). Inability to empathize: Brain lesions that disrupt sharing and understanding another's emotions. *Brain*，*137*（4），981-997.

Hogan, R. (1969). Development of an empathy scale. *Journal of Consulting and Clinical Psychology*，*33*（3），307-316.

Hojat, M., Gonnella, J. S., Nasca, T. J., Mangione, S., Vergare, M., & Magee, M. (2002).

Physician empathy: Definition, components, measurement, and relationship to gender and specialty. *American Journal of Psychiatry*, *159*（9）, 1563-1569.

Hollingsworth, A., Ruhm, C. J., & Simon, K.（2017）. Macroeconomic conditions and opioid abuse. *Journal of Health Economics*, *56*, 222-233.

Hölzl, R., Kleinböhl, D., & Huse, E.（2005）. Implicit operant learning of pain sensitization. *Pain*, *115*（1）, 12-20.

Hooker, C. I., Bruce, L., Lincoln, S. H., Fisher, M., & Vinogradov, S.（2011）. Theory of mind skills are related to gray matter volume in the ventromedial prefrontal cortex in schizophrenia. *Biological Psychiatry*, *70*（12）, 1169-1178.

Hoover, W. B., & Vertes, R. P.（2007）. Anatomical analysis of afferent projections to the medial prefrontal cortex in the rat. *Brain Structure and Function*, *212*（2）, 149-179.

Huguet, A., & Miró, J.（2008）. The severity of chronic pediatric pain: An epidemiological study. *The Journal of Pain*, *9*（3）, 226-236.

Hurlemann, R., Patin, A., Onur, O. A., Cohen, M. X., Baumgartner, T., Metzler, S., et al.（2010）. Oxytocin enhances amygdala-dependent, socially reinforced learning and emotional empathy in humans. *The Journal of Neuroscience*, *30*（14）, 4999-5007.

Icenhour, A., Labrenz, F., Ritter, C., Theysohn, N., Forsting, M., Bingel, U., et al.（2017）. Learning by experience? Visceral pain-related neural and behavioral responses in a classical conditioning paradigm. *Neurogastroenterology and Motility*, *29*, e13026.

Icenhour, A., Langhorst, J., Benson, S., Schlamann, M., Hampel, S., Engler, H., et al.（2015）. Neural circuitry of abdominal pain-related fear learning and reinstatement in irritable bowel syndrome. *Neurogastroenterology and Motility*, *27*（1）, 114-127.

Ikeda, R., Takahashi, Y., De Inoue, K., & Kato, F.（2007）. NMDA receptor-independent synaptic plasticity in the central amygdala in the rat model of neuropathic pain. *Pain*, *127*(1-2), 161-172.

Isacson, D., & Bingefors, K.（2002）. Epidemiology of analgesic use: A gender perspective. *European Journal of Anaesthesiology*, *19*, 5-15.

Izquierdo, I., Furini, C. R. G., & Myskiw, J. C.（2016）. Fear memory. *Physiological Reviews*, *96*（2）, 695-750.

Jabbi, M., Swart, M., & Keysers, C.（2007）. Empathy for positive and negative emotions in the gustatory cortex. *NeuroImage*, *34*（4）, 1744-1753.

Jablonska, B., Soares, J. J. F., & Sundin, Ö.（2006）. Pain among women: Associations with socio-economic and work conditions. *European Journal of Pain*, *10*（5）, 435-435.

Jackson, P. L., Meltzoff, A. N., & Decety, J.（2005）. How do we perceive the pain of others? A window into the neural processes involved in empathy. *NeuroImage*, *24*（3）, 771-779.

Jameson, J. L.（2018）. *Harrison's Principles of Internal Medicine*（20th ed.）. New York: McGraw-Hill Education.

Janssen, S. A.（2002）. Negative affect and sensitization to pain. *Scandinavian Journal of Psychology*, *43*（2）, 131-137.

Janssen, S. A., & Arntz, A.（1996）. Anxiety and pain: Attentional and endorphinergic influences.

Pain，*66*（2-3），145-150.

Jennings，E. M.，Okine，B. N.，Roche，M.，& Finn，D. P.（2014）. Stress-induced hyperalgesia. *Progress in Neurobiology*，*121*，1-18.

Jensen，I.，Nygren，A.，Gamberale，F.，Goldie，I.，& Westerholm，P.（1994）. Coping with long-term musculoskeletal pain and its consequences：Is gender a factor? *Pain*，*57*（2），167-172.

Jensen，K.，Kaptchuk，T.，Chen，X. Y.，Kirsch，I.，Ingvar，M.，Gollub，R.，et al.（2015）. A neural mechanism for nonconscious activation of conditioned placebo and nocebo responses. *Cerebral Cortex*，*25*（10），3903-3910.

Jensen，K.，Kaptchuk，T.，Kirsch，I.，Raicek，J.，Lindstrom，K.，Berna，C.，et al.（2012）. Nonconscious activation of placebo and nocebo pain responses. *Proceedings of the National Academy of Sciences*，*109*（39），15959-15964.

Jensen，K.，Kircher，I.，Odmalm，S.，Kaptchuk，T. J.，& Ingvar，M.（2015）. Classical conditioning of analgesic and hyperalgesic pain responses without conscious awareness. *Proceedings of the National Academy of Sciences*，*112*（25），7863-7867.

Ji G.，Sun，H.，Fu，Y.，Li，Z.，Pais-Vieira，M.，Galhardo，V.，et al.（2010）. Cognitive impairment in pain through amygdala-driven prefrontal cortical deactivation. *The Journal of Neuroscience*，*30*（15），5451-5464.

Ji，G.，& Neugebauer，V.（2014）. CB1 augments mGluR5 function in medial prefrontal cortical neurons to inhibit amygdala hyperactivity in an arthritis pain model. *European Journal of Neuroscience*，*39*（3），455-466.

Jo K. B.，Lee，Y. J.，Lee，I. G.，Lee，S. C.，Park，J. Y.，& Ahn，R. S.（2016）. Association of pain intensity，pain-related disability，and depression with hypothalamus-pituitary-adrenal axis function in female patients with chronic temporomandibular disorders. *Psychoneuroendocrinology*，*69*，106-115.

Joëls，M.，Karst，H.，De Rijk，R.，& De Kloet，E. R.（2008）. The coming out of the brain mineralocorticoid receptor. *Trends in Neurosciences*，*31*（1），1-7.

Johnston，I. N.，& Westbrook，R. F.（2003）. Acute and conditioned sickness reduces morphine analgesia. *Behavioural Brain Research*，*142*（1），89-97.

Jolliffe，C. D.，& Nicholas，M. K.（2004）. Verbally reinforcing pain reports：An experimental test of the operant model of chronic pain. *Pain*，*107*（1-2），167-175.

Julien，N.，Goffaux，P.，Arsenault，P.，& Marchand，S.（2005）. Widespread pain in fibromyalgia is related to a deficit of endogenous pain inhibition. *Pain*，*114*（1-2），295-302.

Kakigi，R.（1987）. The effect of aging on somatosensory evoked potentials following stimulation of the posterior tibial nerve in man. *Electroencephalography & Clinical Neurophysiology*，*68*（4），277-286.

Karatsoreos，I. N.，& McEwen，B. S.（2011）. Psychobiological allostasis：Resistance，resilience and vulnerability. *Trends in Cognitive Sciences*，*15*（12），576-584.

Karlsson，L.，Gerdle，B.，Ghafouri，B.，Bäckryd，E.，Olausson，P.，Ghafouri，N.，et al.（2015）. Intramuscular pain modulatory substances before and after exercise in women with chronic neck pain. *European Journal of Pain*, *19*（8），1075-1085.

Karp, J. F., Shega, J. W., Morone, N. E., & Weiner, D. K.（2008）. Advances in understanding the mechanisms and management of persistent pain in older adults. *British Journal of Anaesthesia*, *101*（1），111-120.

Keefe, F. J., & France, C. R.（1999）. Pain: Biopsychosocial mechanisms and management. *Current Directions in Psychological Science*, *8*（5），137-141.

Kerns, R. D., Haythornthwaite, J., Southwick, S., & Jr Giller, E. L.（1990）. The role of marital interaction in chronic pain and depressive symptom severity. *Journal of Psychosomatic Research*, *34*（4），401-408.

Kest, B., Sarton, E., & Dahan, A.（2000）. Gender differences in opioid-mediated analgesia: Animal and human studies. *Anesthesiology*, *93*（2），539-547.

Khanna, S.（1997）. Dorsal hippocampus field CA1 pyramidal cell responses to a persistent vs an acute nociceptive stimulus and their septal modulation. *Neuroscience*, *77*（3），713-721.

Khanna, S., Chang, L. S., Jiang, F., & Koh, H. C.（2004）. Nociception-driven decreased induction of Fos protein in ventral hippocampus field CA1 of the rat. *Brain Research*, *1004*（1），167-176.

Khanna, S., & Sinclair, J. G.（1989）. Noxious stimuli produce prolonged changes in the CA1 region of the rat hippocampus. *Pain*, *39*（3），337-343.

Kim, D. H., Dai, F., Belfer, I., Banco, R. J., Martha, J. F., Tighiouart, H., et al.（2010）. Polymorphic variation of the guanosine triphosphate cyclohydrolase 1 gene predicts outcome in patients undergoing surgical treatment for lumbar degenerative disc disease. *Spine*, *35*（21），1909-1914.

Kim, E. J., Sidhu, M., Gaus, S. E., Huang, E. J., Hof, P. R., Miller, B. L., et al.（2011）. Selective frontoinsular von Economo neuron and fork cell loss in early behavioral variant frontotemporal dementia. *Cerebral Cortex*, *22*（2），251-259.

Kim, H., Ramsay. E., Lee. H., Wahl. S., & Dionne R. A.（2009）Genome-wide association study of acute post-surgical pain in humans. *Pharmacogenomics*, *10*（2），171-179.

Kiritoshi, T., & Neugebauer, V.（2015）. Group Ⅱ mGluRs modulate baseline and arthritis pain-related synaptic transmission in the rat medial prefrontal cortex. *Neuropharmacology*, *95*，388-394.

Klatzkin, R. R., Mechlin, B., & Girdler, S. S.（2010）. Menstrual cycle phase does not influence gender differences in experimental pain sensitivity. *European Journal of Pain*, *14*（1），77-82.

Kleiber, C., & Harper, D. C.（1999）. Effects of distraction on children's pain and distress during medical procedures: A meta-analysis. *Nursing Research*, *48*（1），44-49.

Klinger, R., Matter, N., Kothe, R., Dahme, B., Hofmann, U. G., & Krug, F.（2010）. Unconditioned and conditioned muscular responses in patients with chronic back pain and chronic tension-type headaches and in healthy controls. *Pain*, *150*（1），66-74.

Knox, C. A., Kokmen, E., & Dyck, P. J.（1989）. Morphometric alteration of rat myelinated fibers with aging. *Journal of Neuropathology & Experimental Neurology*, *48*（2），119-139.

Koban, L., & Wager, T. D.（2016）. Beyond conformity: Social influences on pain reports and physiology. *Emotion*, *16*（1），24-32.

Koenigs, M., & Tranel, D. (2007). Irrational economic decision-making after ventromedial prefrontal damage: Evidence from the Ultimatum Game. *The Journal of Neuroscience*, *27* (4), 951-956.

Kong, J., Gollub, R. L., Polich, G., Kirsch, I., La Violette, P., Vangel, M., et al. (2008). A functional magnetic resonance imaging study on the neural mechanisms of hyperalgesic nocebo effect. *The Journal of Neuroscience*, *28* (49), 13354-13362.

Kowalczyk, W. J., Evans, S. M., Bisaga, A. M., Sullivan, M. A., & Comer, S. D. (2010). Sex differences and hormonal influences on response to cold pressor pain in humans. *The Journal of Pain*, *11* (4), 330-342.

Krummenacher, P., Candia, V., Folkers, G., Schedlowski, M., & Schönbächler, G. (2010). Prefrontal cortex modulates placebo analgesia. *Pain*, *148* (3), 368-374.

Krutak, L. (2013). *Making boys into men: The skin-cutting ritual of the Kaningara tribe of Papua New Guinea*. Retrieved from http://www.larskrutak.com/making-boys-into-men-the-skin-cutting-ritual-of-the-kaningara-tribe-of-papua-new-guinea/

Kuba, T., Wu, H. B. K., Nazarian, A., Festa, E. D., Barr, G. A., Jenab, S., et al. (2006). Estradiol and progesterone differentially regulate formalin-induced nociception in ovariectomized female rats. *Hormones & Behavior*, *49* (4), 441-449.

Kunz, M., Rainville, P., & Lautenbacher, S. (2011). Operant conditioning of facial displays of pain. *Psychosomatic Medicine*, *73* (5), 422-431.

Kuttner, L., Bowman, M., & Teasdale, M. (1988). Psychological treatment of distress, pain, and anxiety for young children with cancer. *Journal of Developmental & Behavioral Pediatrics*, *9* (6), 374-381.

Labrenz, F., Icenhour, A., Schlamann, M., Forsting, M., Bingel, U., & Elsenbruch, S. (2016). From Pavlov to pain: How predictability affects the anticipation and processing of visceral pain in a fear conditioning paradigm. *NeuroImage*, *130*, 104-114.

Labus, J. S., Dinov, I. D., Jiang, Z. G., Ashe-McNalley, C., Zamanyan, A., Shi, Y., et al. (2014). Irritable bowel syndrome in female patients is associated with alterations in structural brain networks. *Pain*, *155* (1), 137-149.

Labus, J. S., Hubbard, C. S., Bueller, J., Ebrat, B., Tillisch, K., Chen, M., et al. (2013). Impaired emotional learning and involvement of the corticotropin-releasing factor signaling system in patients with irritable bowel syndrome. *Gastroenterology*, *145* (6), 1253-1261.e3.

Lacroix-Fralish, M. L., Ledoux, J. B., & Mogil, J. S. (2007). The Pain Genes Database: An interactive web browser of pain-related transgenic knockout studies. *Pain*, *131* (1-2), e1-e4.

Lacroix-Fralish, M. L., Mo, G., Smith, S. B., Sotocinal, S. G., Ritchie, J., Austin, J. S., et al. (2009). The β3 subunit of the Na+, K+-ATPase mediates variable nociceptive sensitivity in the formalin test. *Pain*, *144* (3), 294-302.

Lacroix-Fralish, M. L., Tawfik, V. L., & Deleo, J. A. (2005). The organizational and activational effects of sex hormones on tactile and thermal hypersensitivity following lumbar nerve root injury in male and female rats. *Pain*, *114* (1-2), 71-80.

Lallukka, T., Viikari-Juntura, E., Raitakari, O. T., Kähönen, M., Lehtimäki, T., Viikari, J., et al. (2014). Childhood and adult socio-economic position and social mobility as determinants of low back pain outcomes. *European Journal of Pain*, *18* (1), 128-138.

Lamm, C., Decety, J., & Singer, T. (2011). Meta-analytic evidence for common and distinct neural networks associated with directly experienced pain and empathy for pain. *NeuroImage*, *54* (3), 2492-2502.

Larivière, M., Goffaux, P., Marchand, S., & Julien, N. (2007). Changes in pain perception and descending inhibitory controls start at middle age in healthy adults. *Clinical Journal of Pain*, *23* (6), 506-510.

Lau, B. K., & Vaughan, C. W. (2014). Descending modulation of pain: The GABA disinhibition hypothesis of analgesia. *Current Opinion in Neurobiology*, *29*, 159-164.

Lautenbacher, S., & Rollman, G. B. (1993). Sex differences in responsiveness to painful and non-painful stimuli are dependent upon the stimulation method. *Pain*, *53* (3), 255-264.

Lautenbacher, S., Roscher, S., Strian, D., Fassbender, K., Krumrey, K., & Krieg, J. C. (1994). Pain perception in depression: Relationships to symptomatology and naloxone-sensitive mechanisms. *Psychosomatic Medicine*, *56* (4), 345.

Le Bars, D., Dickenson, A. H., & Besson, J. M. (1979). Diffuse noxious inhibitory controls (DNIC). I. Effects on dorsal horn convergent neurones in the rat. *Pain*, *6* (3), 283-304.

Lee, H. J., Choi, J. S., Brown, T. H., & Kim, J. J. (2001). Amygdalar NMDA receptors are critical for the expression of multiple conditioned fear responses. *The Journal of Neuroscience*, *21*(11), 4116-4124.

Lehner, M., Taracha, E., Skórzewska, A., Maciejak, P., Wislowskastanek, A., Zienowicz, M., et al. (2006). Behavioral, immunocytochemical and biochemical studies in rats differing in their sensitivity to pain. *Behavioural Brain Research*, *171* (2), 189-198.

Leigh, R., Oishi, K., Hsu, J., Lindquist, M., Gottesman, R. F., Jarso, S., et al. (2013). Acute lesions that impair affective empathy. *Brain*, *136* (8), 2539-2549.

Leonard, M. T., & Cano, A. (2006). Pain affects spouses too: Personal experience with pain and catastrophizing as correlates of spouse distress. *Pain*, *126* (1-3), 139-146.

Lethem, J., Slade, P. D., Troup, J. D. G., & Bentley, G. (1983). Outline of a fear-avoidance model of exaggerated pain perception—I. *Behaviour Research and Therapy*, *21* (4), 401-408.

Leventhal, E. A., & Prohaska, T. R. (1986). Age, symptom interpretation, and health behavior. *Journal of the American Geriatrics Society*, *34* (3), 185-191.

Levine, F. M., & De Simone, L. L. (1991). The effects of experimenter gender on pain report in male and female subjects. *Pain*, *44* (1), 69.

Li, W., & Han, S. H. (2010). Perspective taking modulates event-related potentials to perceived pain. *Neuroscience Letters*, *469* (3), 328-332.

Li, W. D., & Neugebauer, V. (2004). Differential roles of mGluR1 and mGluR5 in brief and prolonged nociceptive processing in central amygdala neurons. *Journal of Neurophysiology*, *91* (1), 13-24.

Li, X., & Hu, L. (2016). The role of stress regulation on neural plasticity in pain chronification.

Neural Plasticity，2016，1-9.

Liao，Y.，Anttonen，A. K.，Liukkonen，E.，Gaily，E.，Maljevic，S.，Schubert，S.，et al.（2010）. SCN2A mutation associated with neonatal epilepsy，late-onset episodic ataxia，myoclonus，and pain. *Neurology*，75（16），1454-1458.

Linton，S. J.（1987）. *Pain Research and Clinical Management*. Amsterdam：Elsevier.

Linton，S. J.（2000）. A review of psychological risk factors in back and neck pain. *Spine*，25（9），1148.

Linton，S. J.，Melin，L.，& Götestam，K. G.（1984）. Behavioral analysis of chronic pain and its management. *Progress in Behavior Modification*，18，1-42.

Listed，N.（1998）. The management of chronic pain in older persons：AGS panel on chronic pain in older persons. *American Geriatrics Society*，46（5），635-651.

Loeser，J. D.，& Treede，R. D.（2008）. The Kyoto protocol of IASP Basic Pain Terminology. *Pain*，137（3），473-477.

Loggia，M. L.，Jensen，K.，Gollub，R. L.，Wasan，A. D.，Edwards，R. R.，& Kong，J.（2011）. The Catechol-O-Methyltransferase（COMT）val158met polymorphism affects brain responses to repeated painful stimuli. *PLoS One*，6（11），e27764.

Loggia，M. L.，Mogil，J. S.，& Bushnell，M. C.（2008）. Empathy hurts：Compassion for another increases both sensory and affective components of pain perception. *Pain*，136（1-2），168-176.

Lousberg，R.，Vuurman，E.，Lamers，T.，Van Breukelen，G.，Jongen，E.，Rijnen，H.，et al.（2005）. Pain report and pain-related evoked potentials operantly conditioned. *The Clinical Journal of Pain*，21（3），262-271.

Lui，F.，Colloca，L.，De Duzzi，D.，Anchisi，D.，Benedetti，F.，& Porro，C. A.（2010）. Neural bases of conditioned placebo analgesia. *Pain*，151（3），816-824.

Lupien，S. J.，Maheu，F.，Tu，M.，Fiocco，A.，& Schramek，T. E.（2007）. The effects of stress and stress hormones on human cognition：Implications for the field of brain and cognition. *Brain and Cognition*，65（3），209-237.

Lupien，S. J.，McEwen，B. S.，Gunnar，M. R.，& Heim，C.（2009）. Effects of stress throughout the lifespan on the brain，behaviour and cognition. *Nature Reviews Neuroscience*，10（6），434-445.

Lyons，D. M.，Yang，C.，Sawyer-Glover，A. M.，Moseley，M. E.，& Schatzberg，A. F.（2001）. Early life stress and inherited variation in monkey hippocampal volumes. *Archives of General Psychiatry*，58（12），1145-1151.

Lysle，D. T.，& Fowler，H.（1988）. Changes in pain reactivity induced by unconditioned and conditioned excitatory and inhibitory stimuli. *Journal of Experimental Psychology：Animal Behavior Processes*，14（4），376-389.

Maccarrone，M.，Bari，M.，Battista，N.，& Finazziagrò，A.（2002）. Estrogen stimulates arachidonoylethanolamide release from human endothelial cells and platelet activation. *Blood*，100（12），4040-4048.

Macedo，J. A.，Hesse，J.，Turner，J. D.，Meyer，J.，Hellhammer，D. H.，& Muller，C. P.（2008）.

Glucocorticoid sensitivity in fibromyalgia patients: Decreased expression of corticosteroid receptors and glucocorticoid-induced leucine zipper. *Psychoneuroendocrinology*, *33* (6), 799-809.

Macfarlane, G. J., Norrie, G., Atherton, K., Power, C., & Jones, G. T. (2009). The influence of socioeconomic status on the reporting of regional and widespread musculoskeletal pain: Results from the 1958 British Birth Cohort Study. *Annals of the Rheumatic Diseases*, *68* (10), 1591-1595.

Macionis, J. J. (2016). *Sociology* (6th ed). Hoboken: Pearson Education.

MacLennan, A. J., Jackson, R. L., & Maier, S. F. (1980). Conditioned analgesia in the rat. *Bulletin of the Psychonomic Society*, *15* (6), 387-390.

Madden, V. J., Bellan, V., Russek, L. N., Camfferman, D., Vlaeyen, J. W. S., & Moseley, G. L. (2016). Pain by association? Experimental modulation of human pain thresholds using classical conditioning. *The Journal of Pain*, *17* (10), 1105-1115.

Madden, V. J., Harvie, D. S., Parker, R., Jensen, K. B., Vlaeyen, J. W. S., Moseley, G. L., et al. (2016). Can pain or hyperalgesia be a classically conditioned response in humans? A systematic review and meta-analysis. *Pain Medicine*, *17* (6), 1094-1111.

Madden, V. J., Russek, L. N., Harvie, D. S., Vlaeyen, J. W. S., & Moseley, G. L. (2016). Classical conditioning fails to elicit allodynia in an experimental study with healthy humans. *Pain Medicine*, *18* (7), 1314-1325.

Maixner, W., & Humphrey, C. (1993). Gender differences in pain and cardiovascular responses to forearm ischemia. *The Clinical Journal of Pain*, *9* (1), 16-25.

Maleki, N., Becerra, L., Brawn, J., McEwen, B., Burstein, R., & Borsook, D. (2013). Common hippocampal structural and functional changes in migraine. *Brain Structure and Function*, *218* (4), 903-912.

Mancini, G., Ferrari, P. F., & Palagi, E. (2013). Rapid facial mimicry in geladas. *Scientific Reports*, *3*, 1527.

Mansour, A. R., Baliki, M. N., Huang, L. J., Torbey, S., Herrmann, K. M., Schnitzer, T. J., et al. (2013). Brain white matter structural properties predict transition to chronic pain. *Pain*, *154* (10), 2160-2168.

Mao, C. P., & Yang, H. J. (2015). Smaller amygdala volumes in patients with chronic low back pain compared with healthy control individuals. *The Journal of Pain*, *16* (12), 1366-1376.

Marchand, S. (2012). *The Phenomenon of Pain*. Seattle: IASP Press.

Marcus, D. A. (1995). Interrelationships of neurochemicals, estrogen, and recurring headache. *Pain*, *62* (2), 129-139.

Maren, S. (2001). Neurobiology of Pavlovian fear conditioning. *Annual Review of Neuroscience*, *24* (1), 897-931.

Marsh, A. A., Finger, E. C., Fowler, K. A., Adalio, C. J., Jurkowitz, I. T., Schechter, J. C., et al. (2013). Empathic responsiveness in amygdala and anterior cingulate cortex in youths with psychopathic traits. *Journal of Child Psychology and Psychiatry*, *54* (8), 900-910.

Martelli, M. F., Zasler, N. D., Bender, M. C., & Nicholson, K. (2004). Psychological, neuropsychological, and medical considerations in assessment and management of pain. *The Journal of Head Trauma Rehabilitation*, *19* (1), 10-28.

Marzinski, L. R. (1991). The tragedy of dementia: Clinically assessing pain in the confused nonverbal elderly. *Journal of Gerontological Nursing*, *17* (6), 25-28.

Matre, D. A., Hernandez-Garcia, L., Tran, T. D., & Casey, K. L. (2010). "First pain" in humans: Convergent and specific forebrain responses. *Molecular Pain*, *6* (1), 81.

May, A. (2008). Chronic pain may change the structure of the brain. *Pain*, *137* (1), 7-15.

McCaffrey, M., & Beebe, A. (1989). Giving narcotics for pain. *Nursing*, *19* (10), 161-165.

McCain, G. A., & Tilbe, K. S. (1989). Diurnal hormone variation in fibromyalgia syndrome: A comparison with rheumatoid arthritis. *The Journal of Rheumatology*, *19*, 154-157.

McEwen, B. S. (1998). Stress, adaptation, and disease: Allostasis and allostatic load. *Annals of the New York Academy of Sciences*, *840* (1), 33-44.

McEwen, B. S. (2006). Plasticity of the hippocampus: Adaptation to chronic stress and allostatic load. *Annals of the New York Academy of Sciences*, *933* (1), 265-277.

McEwen, B. S. (2007). Physiology and neurobiology of stress and adaptation: Central role of the brain. *Physiological Reviews*, *87* (3), 873-904.

McEwen, B. S., & Kalia, M. (2010). The role of corticosteroids and stress in chronic pain conditions. *Metabolism*, *59*, S9-S15.

McGrath, P. A. (1990). *Pain in Children: Nature, Assessment, and Treatment*. New York: Guilford.

McGrath, P. A., & Hillier, L. M. (1989). The enigma of pain in children: An overview. *Pediatrician*, *16* (1-2), 6-15.

McGrath, P. J., & Pisterman, S. (1991). Developmental issues: Adolescent pain. In J. Bush & S. W. Harkins (Eds.), *Children in Pain: Clinical and Research Issues from a Developmental Perspective* (pp.231-248). New York: Springer Verlag.

McGrath, P. J., & Unruh, A. M. (2013). Measurement and assessment of pediatric pain. In S. B. McMahon, M. Koltzenburg, I. Tracey, & D. C. Turk (Eds.), *Wall and Melzack's Textbook of Pain* (6th ed, pp.320-327). Philadelphia: Saunders.

McGrath, P. J., Walco, G. A., Turk, D. C., Dworkin, R. H., Brown, M. T., Davidson, K., et al. (2008). Core outcome domains and measures for pediatric acute and chronic/recurrent pain clinical trials: PedIMMPACT recommendations. *The Journal of Pain*, *9* (9), 771-783.

McMahon, S. B., Koltzenburg, M., Tracey, I., & Turk, D. (2013). *Wall & Melzack's Textbook of Pain* (6th ed). Philadelphia: Saunders.

McQuay, H. J., Tramér, M., Nye, B. A., Carroll, D., Wiffen, P. J., & Moore, R. A. (1996). A systematic review of antidepressants in neuropathic pain. *Pain*, *68* (2), 217-227.

Meana, M. (1998). The meeting of pain and depression: Comorbidity in women. *The Canadian Journal of Psychiatry Revue Canadienne De Psychiatrie*, *43* (9), 893-899.

Mechanic, D. (1964). The influence of mothers on their children's health attitudes and behavior. *Pediatrics*, *33* (3), 444-453.

Mehrabian，A.，& Epstein，N.（1972）. A measure of emotional empathy. *Journal of Personality*，*40*（4），525-543.

Meiri，H.（1986）. Is synaptic transmission modulated by progesterone? *Brain Research*，*385*（1），193-196.

Melding，P. S.（1991）. Is there such a thing as geriatric pain? *Pain*，*46*（2），119-121.

Melzack，R.（1975）. The McGill Pain Questionnaire：Major properties and scoring methods. *Pain*，*1*（3），277-299.

Melzack，R.（1999）. Pain and stress：A new perspective. In R. J. Gatchel & D. C. Turk（Eds.），*Psychosocial Factors in Pain：Critical Perspectives*（pp.89-106）. New York：The Guilford Press.

Merskey，H.，& Bogduk，N.（1994）. *Classification of Chronic Pain：Descriptions of Chronic Pain Syndromes and Definitions of Pain Terms*（2nd ed.）. Seattle：IASP Press.

Mesulam，M. M.，& Mufson，E. J.（1982）. Insula of the old world monkey. I：Architectonics in the insulo-orbito-temporal component of the paralimbic brain. *The Journal of Comparative Neurology*，*212*（1），1-22.

Metz，A. E.，Yau，H. J.，Centeno，M. V.，Apkarian，A. V.，& Martina，M.（2009）. Morphological and functional reorganization of rat medial prefrontal cortex in neuropathic pain. *Proceedings of the National Academy of Sciences*，*106*（7），2423-2428.

Miaskowski，C.（2004）. Gender differences in pain，fatigue，and depression in patients with cancer. *JNCI Monographs*，（32），139-143.

Miaskowski，C.，Gear，R. W.，& Levine，J. D.（2000）. Sex-related differences in analgesic responses. In R. B. Fillingim（Ed.），*Progress in Pain Research and Management*，*Vol. 17. Sex，Gender，and Pain*（pp.209-230）. Seattle：IASP Press.

Middaugh，S. J.，Levin，R. B.，Kee，W. G.，Barchiesi，F. D.，& Roberts，J. M.（1988）. Chronic pain：Its treatment in geriatric and younger patients. *Archives of Physical Medicine & Rehabilitation*，*69*（12），1021-1026.

Miguez，G.，Laborda，M. A.，& Miller，R. R.（2014）. Classical conditioning and pain：Conditioned analgesia and hyperalgesia. *Acta Psychologica*，*145*，10-20.

Miljković，A.，Stipčić，A.，Braš，M.，Dorđević，V.，Brajković，L.，Hayward，C.，et al.（2014）. Is experimentally induced pain associated with socioeconomic status? Do poor people hurt more? *Medical Science Monitor：International Medical Journal of Experimental and Clinical Research*，*20*，1232-1238.

Millan，M. J.（1999）. The induction of pain：An integrative review. *Progress in Neurobiology*，*57*（1），1-164.

Millecamps，M.，Centeno，M. V.，Berra，H. H.，Rudick，C. N.，Lavarello，S.，Tkatch，T.，& Apkarian，A. V.（2007）. D-Cycloserine reduces neuropathic pain behavior through limbic NMDA-mediated circuitry. *Pain*，*132*（1-2），108-123.

Mitchell，J. P.，Macrae，C. N.，& Banaji，M. R.（2006）. Dissociable medial prefrontal contributions to judgments of similar and dissimilar others. *Neuron*，*50*（4），655-663.

Mogil，J. S.（2012）. Pain genetics：Past，present and future. *Trends in Genetics*，*28*（6），258-266.

Mogil, J. S., Sorge, R. E., Lacroix-Fralish, M. L., et al. (2011). Pain sensitivity and vasopressin analgesia are mediated by a gene-sex-environment interaction. *Nature Neuroscience*, *14* (12), 1569-1573.

Mogil, J. S., Wilson, S. G., Chesler, E. J., Rankin, A. L., Lariviere, W. R., Groce, M. K., et al. (2003). The melanocortin-1 receptor gene mediates female-specific mechanisms of analgesia in mice and humans. *Proceedings of the National Academy of Sciences of the United States of America*, *100* (8), 4867-4872.

More, E. S., & Milligan, M. A. (1994). *The Empathic Practitioner: Empathy, Gender, and Medicine*. New Brunswick: Rutgers University Press.

Morisawa, Y. (1998). Morphological study of mechanoreceptors on the coracoacromial ligament. *Journal of Orthopaedic Science*, *3* (2), 102-110.

Morris, M. C., Walker, L., Bruehl, S., Hellman, N., Sherman, A. L., & Rao, U. (2015). Race effects on conditioned pain modulation in youth. *The Journal of Pain*, *16* (9), 873-880.

Morrison, R. S, Carney, M. T, Manfredi, P. L. (2000). Pain management. In R. A. Rosenthal, M. E. Zenilman, & M. R. Katlicc (Eds), *Principles and Practice of Geriatric Surgery* (pp.160-173). New York: Springer Verlag.

Morrison, R. S., Carney, M. T., & Manfredi, P. L. (2001). Pain management. In R. A. Rosenthal, M. E. Zenilman, & M. R. Katlic (Eds.), *Principles and Practice of Geriatric Surgery* (pp.160-173). New York: Springer.

Moseley, G. L., & Vlaeyen, J. W. S. (2015). Beyond nociception: The imprecision hypothesis of chronic pain. *Pain*, *156* (1), 35-38.

Moss, M. S., Lawton, M. P., & Glicksman, A. (1991). The role of pain in the last year of life of older persons. *Journal of Gerontology*, *46* (2), 51-57.

Muhtz, C., Rodriguez-Raecke, R., Hinkelmann, K., Moeller-Bertram, T., Kiefer, F., Wiedemann, K., et al. (2013). Cortisol response to experimental pain in patients with chronic low back pain and patients with major depression. *Pain Medicine*, *14* (4), 498-503.

Murray, C. J. L., & Lopez, A. D. (2013). Measuring the global burden of disease. *New England Journal of Medicine*, *369* (5), 448-457.

Mutso, A. A., Petre, B., Huang, L. J., Baliki, M. N., Torbey, S., Herrmann, K. M., et al. (2014). Reorganization of hippocampal functional connectivity with transition to chronic back pain. *The Journal of Neurophysiology*, *111* (5), 1065-1076.

Mutso, A. A., Radzicki, D., Baliki, M. N., Huang, L., Banisadr, G., Centeno, M. V., et al. (2012). Abnormalities in hippocampal functioning with persistent pain. *The Journal of Neuroscience*, *32* (17), 5747-5756.

Myers, C. D., Riley, J. L. I., & Robinson, M. E. (2003). Psychosocial contributions to sex-correlated differences in pain. *The Clinical Journal of Pain*, *19* (4), 225-232.

Myers, C. D., Robinson, M. E., & Sheffield, D. (1900). Sex, gender, and blood pressure: Contributions to experimental pain report. *Psychosomatic Medicine*, *63* (4), 545-550.

Nakagawa, T., Katsuya, A., Tanimoto, S., Yamamoto, J., Yamauchi, Y., Minami, M., et al.

（2003）. Differential patterns of c-fos mRNA expression in the amygdaloid nuclei induced by chemical somatic and visceral noxious stimuli in rats. *Neuroscience Letters，344*（3），197-200.

Nation, E. M., & Warfield, C. A.（1989）. Pain in the elderly. *Hospital Practice，24*（7），113-117.

National Center for Health Statistics.（2012）. *Health，United States，2011：With Special Feature on Socioeconomic Status and Health.* Hyattsville（MD）：National Center for Health Statistics（US）.

Neeck, G., & Riedel，W.（1999）. Hormonal pertubations in fibromyalgia syndrome. *Annals of the New York Academy of Sciences，876*（1），325-339.

Nestoriuc，Y., & Martin，A.（2007）. Efficacy of biofeedback for migraine：A meta-analysis. *Pain，128*（1-2），111-127.

Nestoriuc，Y., Martin，A., Rief，W., & Andrasik，F.（2008）. Biofeedback treatment for headache disorders：A comprehensive efficacy review. *Applied Psychophysiology and Biofeedback，33*（3），125-140.

Neugebauer，V., & Li，W. D.（2003）. Differential sensitization of amygdala neurons to afferent inputs in a model of arthritic pain. *Journal of Neurophysiology，89*（2），716-727.

Neumann，D. L., Chan，R. C., Boyle，G. J., Wang，Y., & Westbury，H. R.（2015）. Measures of empathy：Self-report，behavioral，and neuroscientific approaches. In G. J. Boyle，D. H. Saklofske，& G. Matthews（Eds.），*Measures of Personality and Social Psychological Constructs*（pp.257-289）. London：Academic Press.

Neumann，D. L., & Westbury，H. R.（2011）. The psychophysiological measurement of empathy. In D. J. Scapaletti（Ed.），*Psychology of Empathy*（pp.119-142）. New York：Nova Science Publishers Inc.

Nguyen，M., Ugarte，C., Fuller，I., Haas，G., & Portenoy，R. K.（2005）. Access to care for chronic pain：Racial and ethnic differences. *The Journal of Pain，6*（5），301-314.

Niddam，D. M., Lee，S. H., Su，Y. T., & Chan，R. C.（2017）. Brain structural changes in patients with chronic myofascial pain. *European Journal of Pain，21*（1），148-158.

Nielsen，C. S., Staud，R., & Price，D. D.（2009）. Individual differences in pain sensitivity：Measurement，causation，and consequences. *The Journal of Pain，10*（3），231-237.

Nijhof，S. L., Rutten，J. M. T. M., Uiterwaal，C. S. P. M., Bleijenberg，G., Kimpen，J. L. L., &，Van de Putte，E. M.（2014）. The role of hypocortisolism in chronic fatigue syndrome. *Psychoneuroendocrinology，42*，199-206.

O'Sullivan，D. J., & Swallow，M.（1968）. The fibre size and content of the radial and sural nerves. *Journal of Neurology Neurosurgery & Psychiatry，31*（5），464-470.

Ochoa，J., & Mair，W. G. P.（1969）. The normal sural nerve in man. *Acta Neuropathologica，13*（3），197-216.

Oliverio, A., Castellano, C., & Pavone, F.（1986）. Transfer of conditioning in stress-induced analgesia. *Pharmacology Biochemistry and Behavior，25*（1），181-183.

Onghena，P., & Van Houdenhove，B.（1992）. Antidepressant-induced analgesia in chronic non-malignant pain：A meta-analysis of 39 placebo-controlled studies. *Pain，49*（2），205-219.

Ophoff，R. A., Terwindt，G. M., Vergouwe，M. N., Eijk，R. V., & Lindhout，D.（1996）. Familial hemiplegic migraine and episodic ataxia type-2 are caused by mutations in the Ca²⁺ channel gene CACNL1A4. *Cell*, *87*（3），543-552.

Ossipov, M. H., Morimura, K., & Porreca, F.（2014）. Descending pain modulation and chronification of pain. *Current Opinion in Supportive and Palliative Care*, *8*（2），143-151.

Ostrom, C., Bair, E., Maixner, W., Dubner, R., Fillingim, R. B., Ohrbach, R., et al.（2017）. Demographic predictors of pain sensitivity: Results from the OPPERA study. *The Journal of Pain*, *18*（3），295-307.

Otto, M. W., & Dougher, M. J.（1985）. Sex differences and personality factors in responsivity to pain. *Perceptual and Motor Skills*, *61*（2），383-390.

Owens, M. E.（1984）. Pain in infancy: Conceptual and methodological issues. *Pain*, 20（3），213-230.

Papka, R. E., Williams, S., Miller, K. E., Copelin, T., & Puri, P.（1998）. CNS location of uterine-related neurons revealed by trans-synaptic tracing with pseudorabies virus and their relation to estrogen receptor-immunoreactive neurons. *Neuroscience*, *84*（3），935-952.

Parmelee, P. A., Katz, I. R., & Lawton, M. P.（1991）. The relation of pain to depression among institutionalized aged. *Journal of Gerontology*, *46*（1），15-21.

Patel, K. V., Guralnik, J. M., Dansie, E. J., & Turk, D. C.（2013）. Prevalence and impact of pain among older adults in the United States: Findings from the 2011 National Health and Aging Trends Study. *Pain*, *154*（12），2649-2657.

Pau, A., Croucher, R. E., & Marcenes, W.（2007）. Demographic and socio-economic correlates of dental pain among adults in the United Kingdom, 1998. *British Dental Journal*, *202*（9），E21.

Paulus, M. P., & Stein, M. B.（2006）. An insular view of anxiety. *Biological Psychiatry*, *60*（4），383-387.

Pavlov, I. P.（1927）. *Conditioned Reflexes: An Investigation of the Physiological Activity of the Cerebral Cortex*. London: Oxford University Press.

Peacock, S., & Patel, S.（2008）. Cultural influences on pain. *Reviews in Pain*, *1*（2），6-9.

Perrin, E. C., & Gerrity, P. S.（1981）. There's a demon in your belly: Children's understanding of illness. *Pediatrics*, *67*（6），841-849.

Petrelluzzi, K. F. S., Garcia, M. C., Petta, C. A., Grassi-Kassisse, D. M., & Spadari-Bratfisch, R. C.（2008）. Salivary cortisol concentrations, stress and quality of life in women with endometriosis and chronic pelvic pain. *Stress*, *11*（5），390-397.

Peyron, R., Laurent, B., & García-Larrea, L.（2000）. Functional imaging of brain responses to pain. A review and meta-analysis. *Neurophysiologie Clinique/Clinical Neurophysiology*, *30*（5），263-288.

Plesh, O., Adams, S., & Gansky, S.（2011）. Racial/ethnic and gender prevalences in reported common pains in a national sample. *Journal of Orofacial Pain*, *25*（1），25-31.

Ploghaus, A., Narain, C., Beckmann, C. F., Clare, S., Bantick, S., Wise, R., et al.（2001）. Exacerbation of pain by anxiety is associated with activity in a hippocampal network. *The Journal of Neuroscience*, *21*（24），9896-9903.

Ploghaus, A., Tracey, I., Gati, J. S., Clare, S., Menon, R. S., Matthews, P. M., et al. (1999). Dissociating pain from its anticipation in the human brain. *Science*, *284* (5422), 1979-1981.

Poleshuck, E. L., & Green, C. R. (2008). Socioeconomic disadvantage and pain. *Pain*, *136* (3), 235-238.

Popescu, A., Le Resche, L., Truelove, E. L., & Drangsholt, M. T. (2010). Gender differences in pain modulation by diffuse noxious inhibitory controls: A systematic review. *Pain*, *150* (2), 309-318.

Porter, F. L., Wolf, C. M., Gold, J., Lotsoff, D., & Miller, J. P. (1997). Pain and pain management in newborn infants: A survey of physicians and nurses. *Pediatrics*, *100* (4), 626-632.

Prohaska, T. R., Keller, M. L., Leventhal, E. A., & Leventhal, H. (1987). Impact of symptoms and aging attribution on emotions and coping. *Health Psychology*, *6* (6), 495-514.

Rafalowska, J., Drac, H., & Rosińska, K. (1976). Histological and electrophysiological changes of the lower motor neurone with aging. *Polish Medical Sciences & History Bulletin*, *15* (3), 271-280.

Rainville, P., Feine, J. S., Bushnell, M. C., & Duncan, G. H. (1992). A psychophysical comparison of sensory and affective responses to four modalities of experimental pain. *Somatosensory & Motor Research*, *9* (4), 265-277.

Rameson, L. T., Morelli, S. A., & Lieberman, M. D. (2012). The neural correlates of empathy: Experience, automaticity, and prosocial behavior. *Journal of Cognitive Neuroscience*, *24* (1), 235-245.

Ranger, M., Johnston, C. C., & Anand, K. J. (2007). Current controversies regarding pain assessment in neonates. *Seminars in Perinatology*, *31* (5), 283-288.

Rea, K., Olango, W. M., Harhen, B., Kerr, D. M., Galligan, R., Fitzgerald, S., et al. (2013). Evidence for a role of GABAergic and glutamatergic signalling in the basolateral amygdala in endocannabinoid-mediated fear-conditioned analgesia in rats. *Pain*, *154* (4), 576-585.

Reich, J. W., Olmsted, M. E., & Van Puymbroeck, C. M. (2006). Illness uncertainty, partner caregiver burden and support, and relationship satisfaction in fibromyalgia and osteoarthritis patients. *Arthritis Care & Research: Official Journal of the American College of Rheumatology*, *55* (1), 86-93.

Reicherts, P., Gerdes, A. B. M., Pauli, P., & Wieser, M. J. (2016). Psychological placebo and nocebo effects on pain rely on expectation and previous experience. *The Journal of Pain*, *17*(2), 203-214.

Reicherts, P., Wiemer, J., Gerdes, A. B. M., Schulz, S. M., Pauli, P., & Wieser, M. J. (2017). Anxious anticipation and pain: The influence of instructed vs conditioned threat on pain. *Social Cognitive and Affective Neuroscience*, *12* (4), 544-554.

Reimann, F., & Waxman, S. G. (2010). Pain perception is altered by a nucleotide polymorphism in SCN9A. *Proceedings of the National Academy of Sciences of the United States of America*, *107* (11), 5148-5153.

Rescorla, R. A. (1988). Pavlovian conditioning: It's not what you think it is. *The American*

Psychologist，*43*（3），151-160.

Rhudy，J. L.，Grimes，J. S.，& Meagher，M. W.（2004）. Fear-induced hypoalgesia in humans：Effects on low intensity thermal stimulation and finger temperature. *The Journal of Pain*，*5*（8），458-468.

Rhudy，J. L.，Güereca，Y. M.，Kuhn，B. L.，Palit，S.，& Flaten，M. A.（2018）. The influence of placebo analgesia manipulations on pain report，the nociceptive flexion reflex，and autonomic responses to pain. *The Journal of Pain*，*19*（11），1257-1274.

Rhudy，J. L.，& Meagher，M. W.（2000）. Fear and anxiety：Divergent effects on human pain thresholds. *Pain*，*84*（1），65-75.

Rhudy，J. L.，Williams，A. E.，McCabe，K. M.，Russell，J. L.，& Maynard，L. J.（2008）. Emotional control of nociceptive reactions（ECON）：Do affective valence and arousal play a role? *Pain*，*136*（3），250-261.

Rickard，K.（1988）. The occurrence of maladaptive health-related behaviors and teacher-rated conduct problems in children of chronic low back pain patients. *Journal of Behavioral Medicine*，*11*（2），107-116.

Riley Ⅲ，J. L.，Robinson，M. E.，Wade，J. B.，Myers，C. D.，& Price，D. D.（2001）. Sex differences in negative emotional responses to chronic pain. *The Journal of Pain*，*2*（6），354-359.

Riley Ⅲ，J. L.，Robinson，M. E.，Wise，E. A.，& Price，D. D.（1999）. A meta-analytic review of pain perception across the menstrual cycle. *Pain*，*81*（3），225-235.

Riley Ⅲ，J. L.，Robinson，M. E.，Wise，E. A.，Myers，C. D.，& Fillingim，R. B.（1998）. Sex differences in the perception of noxious experimental stimuli：A meta-analysis. *Pain*，*74*（2-3），181-187.

Riley，J. L.，Cruz-Almeida，Y.，Glover，T. L.，King，C. D.，Goodin，B. R.，Sibille，K. T.，et al.（2014）. Age and race effects on pain sensitivity and modulation among middle-aged and older adults. *The Journal of Pain*，*15*（3），272-282.

Riley Ⅲ，J. L.，Wade，J. B.，Robinson，M. E.，& Price，D. D.（2000）. The stages of pain processing across the adult lifespan. *The Journal of Pain*，*1*（2），162-170.

Riva，R.，Mork，P. J.，Westgaard，R. H.，& Lundberg，U.（2012）. Comparison of the cortisol awakening response in women with shoulder and neck pain and women with fibromyalgia. *Psychoneuroendocrinology*，*37*（2），299-306.

Robinson，J. E.，& Short，R. V.（1977）. Changes in breast sensitivity at puberty，during the menstrual cycle，and at parturition. *British Medical Journal*，*1*（6070），1188-1191.

Robinson，M. E. & Riley Ⅲ，J. L.（1999）. The role of emotion in pain. In R. J. Gatchel & D. C. Turk（Eds.），*Psychosocial Factors in Pain：Critical Perspectives*. New York：Guilford.

Robinson，M. E.，Riley Ⅲ，J. L.，Myers，C. D.，Papas，R. K.，Wise，E. A.，Waxenberg，L. B.，et al.（2001）. Gender role expectations of pain：Relationship to sex differences in pain. *The Journal of Pain*，*2*（5），251-257.

Rodgers，B. L.（1989）. Loneliness：Easing the pain of the hospitalized elderly. *Journal of Gerontological Nursing*，*15*（8），16-21.

Rodriguez-Raecke, R., Niemeier, A., Ihle, K., Ruether, W., & May, A. (2009). Brain gray matter decrease in chronic pain is the consequence and not the cause of pain. *The Journal of Neuroscience, 29* (44), 13746-13750.

Rodrigues-de-Souza, D. P., Palacios-Ceña, D., Moro-Gutiérrez, L., Camargo, P. R., Salvini, T. F., & Alburquerque-Sendín, F. (2016). Socio-cultural factors and experience of chronic low back pain: A Spanish and brazilian patients' perspective. A qualitative study. *PLoS One, 11* (7), e0159554.

Rollman, G. B., & Lautenbacher, S. (2001). Sex differences in musculoskeletal pain. *Clinical Journal of Pain, 17* (1), 20-24.

Roozendaal, B., McEwen, B. S., & Chattarji, S. (2009). Stress, memory and the amygdala. *Nature Reviews Neuroscience, 10* (6), 423-433.

Ross, D. M., & Ross, S. A. (1984). Childhood pain: The school-aged child's viewpoint. *Pain, 20* (2), 179-191.

Ross, E. D., & Monnot, M. (2008). Neurology of affective prosody and its functional-anatomic organization in right hemisphere. *Brain and Language, 104* (1), 51-74.

Ross, R. T. (1985). Blocking and unblocking of conditioned analgesia. *Learning and Motivation, 16* (2), 173-189.

Ross, R. T. (1986). Pavlovian second-order conditioned analgesia. *Journal of Experimental Psychology: Animal Behavior Processes, 12* (1), 32-39.

Ross, R. T., & Randich, A. (1985). Associative aspects of conditioned analgesia evoked by a discrete CS. *Animal Learning & Behavior, 13* (4), 419-431.

Rotthier, A., Baets, J., Timmerman, V., & Janssens, K. (2012). Mechanisms of disease in hereditary sensory and autonomic neuropathies. *Nature Reviews Neurology, 8* (2), 73-85.

Rovensky, J., Kvetnansky, R., Radikova, Z., Imrich, R., Greguska, O., Vigas, M., et al. (2005). Hormone concentrations in synovial fluid of patients with rheumatoid arthritis. *Clinical & Experimental Rheumatology, 23* (3), 292-296.

Roy, R. (1986). A psychosocial perspective on chronic pain and depression in the elderly. *Social Work in Health Care, 12* (2), 27-36.

Ruau, D., Dudley, J. T., Chen, R., Phillips, N. G., Swan, G. E., Lazzeroni, L. C., et al. (2012). Integrative approach to pain genetics identifies pain sensitivity loci across diseases. *PLoS Computational Biology, 8* (6), e1002538.

Saarela, M. V., Hlushchuk, Y., Williams, A. C. D. C., Schürmann, M., Kalso, E., & Hari, R. (2006). The compassionate brain: Humans detect intensity of pain from another's face. *Cerebral Cortex, 17* (1), 230-237.

Sandkühler, J., & Lee, J. (2013). How to erase memory traces of pain and fear. *Trends in Neurosciences, 36* (6), 343-352.

Sanfey, A. G., Rilling, J. K., Aronson, J. A., Nystrom, L. E., & Cohen, J. D. (2003). The neural basis of economic decision-making in the ultimatum game. *Science, 300* (5626), 1755-1758.

Sanford, S. D., Kersh, B. C., Thorn, B. E., Rich, M. A., & Ward, L. C. (2002). Psychosocial mediators of sex differences in pain responsivity. *The Journal of Pain*, *3*（1），58-64.

Sapolsky，R. M.，Krey，L. C.，& McEwen，B. S.（1986）. The neuroendocrinology of stress and aging：The Glucocorticoid cascade hypothesis. *Endocrine Reviews*，*7*（3），284-301.

Sapolsky，R. M.，Uno，H.，Rebert，C. S.，& Finch，C. E.（1990）. Hippocampal damage associated with prolonged glucocorticoid exposure in primates. *The Journal of Neuroscience*，*10*（9），2897-2902.

Sarlani，E.，Grace，E. G.，Reynolds，M. A.，& Greenspan，J. D.（2004）. Sex differences in temporal summation of pain and aftersensations following repetitive noxious mechanical stimulation. *Pain*，*109*（1-2），115-123.

Sarlani，E.，& Greenspan，J. D.（2002）. Gender differences in temporal summation of mechanically evoked pain. *Pain*，*97*（1-2），163-169.

Schafer，S. M.，Colloca，L.，& Wager，T. D.（2015）. Conditioned placebo analgesia persists when subjects know they are receiving a placebo. *The Journal of Pain*，*16*（5），412-420.

Schechter，N. L.（1989）. The management of pain in children. *Australian Paediatric Journal*，*25*（1），1-2.

Schildkrout，E.（2004）. Inscribing the body. *Annual Review of Anthropology*，*33*（1），319-344.

Schmidt-Wilcke，T.，Leinisch，E.，Straube，A.，Kämpfe，N.，Draganski，B.，Diener，H. C.，et al.（2005）. Gray matter decrease in patients with chronic tension type headache. *Neurology*，*65*（9），1483-1486.

Schneider，C.，Palomba，D.，& Flor，H.（2004）. Pavlovian conditioning of muscular responses in chronic pain patients：Central and peripheral correlates. *Pain*，*112*（3），239-247.

Schnell，K.，Bluschke，S.，Konradt，B.，& Walter，H.（2011）. Functional relations of empathy and mentalizing：An fMRI study on the neural basis of cognitive empathy. *NeuroImage*，*54*（2），1743-1754.

Schurer，S.，Shields，M. A.，& Jones，A. M.（2014）. Socio-economic inequalities in bodily pain over the life cycle：Longitudinal evidence from Australia，Britain and Germany. *Journal of the Royal Statistical Society：Series A （Statistics in Society）*，*177*（4），783-806.

Schweinhardt，P.，Glynn，C.，Brooks，J.，McQuay，H.，Jack，T.，Chessell，I.，et al.（2006）. An fMRI study of cerebral processing of brush-evoked allodynia in neuropathic pain patients. *NeuroImage*，*32*（1），256-265.

Schweinhardt，P.，Seminowicz，D. A.，Jaeger，E.，Duncan，G. H.，& Bushnell，M. C.（2009）. The anatomy of the mesolimbic reward system：A link between personality and the placebo analgesic response. *The Journal of Neuroscience*，*29*（15），4882-4887.

Scott，C. J.，Rawson，J. A.，Pereira，A. M.，& Clarke，I. J.（1998）. The distribution of estrogen receptors in the brainstem of female sheep. *Neuroscience Letters*，*241*（1），29-32.

Segerdahl，A. R.，Mezue，M.，Okell，T. W.，Farrar，J. T.，& Tracey，I.（2015）. The dorsal posterior insula subserves a fundamental role in human pain. *Nature Neuroscience*，*18*（4），499-500.

Serrao，M.，Rossi，P.，Sandrini，G.，Parisi，L.，Amabile，G. A.，Nappi，G.，et al.（2004）. Effects of diffuse noxious inhibitory controls on temporal summation of the RIII reflex in humans. *Pain*, *112*（3），353-360.

Sexton, J. E., Cox, J. J., Zhao, J., & Wood, J. N.（2018）. The genetics of pain: Implications for therapeutics. *Annual Review of Pharmacology and Toxicology*, *58*（1），123-142.

Shamay-Tsoory, S.（2015）. The neuropsychology of empathy: Evidence from lesion studies. *Revue de Neuropsychologie*, *7*（4），237-243.

Shamay-Tsoory, S. G.（2011）. The neural bases for empathy. *The Neuroscientist*, *17*（1），18-24.

Shamay-Tsoory, S. G., & Aharon-Peretz, J.（2007）. Dissociable prefrontal networks for cognitive and affective theory of mind: A lesion study. *Neuropsychologia*, *45*（13），3054-3067.

Shamay-Tsoory, S. G., Aharon-Peretz, J., & Levkovitz, Y.（2007）. The neuroanatomical basis of affective mentalizing in schizophrenia: Comparison of patients with schizophrenia and patients with localized prefrontal lesions. *Schizophrenia Research*, *90*（1-3），274-283.

Shamay-Tsoory, S. G., Aharon-Peretz, J., & Perry, D.（2009）. Two systems for empathy: A double dissociation between emotional and cognitive empathy in inferior frontal gyrus versus ventromedial prefrontal lesions. *Brain*, *132*（3），617-627.

Shamay-Tsoory, S. G., Shur, S., Barcai-Goodman, L., Medlovich, S., Harari, H., & Levkovitz, Y.（2007）. Dissociation of cognitive from affective components of theory of mind in schizophrenia. *Psychiatry Research*, *149*（1-3），11-23.

Shamay-Tsoory, S. G., Tomer, R., Berger, B. D., Goldsher, D., & Aharon-Peretz, J.（2005）. Impaired "affective theory of mind" is associated with right ventromedial prefrontal damage. *Cognitive and Behavioral Neurology*, *18*（1），55-67.

Shavers, V. L., Bakos, A., & Sheppard, V. B.（2010）. Race, ethnicity, and pain among the U.S. adult population. *Journal of Health Care for the Poor and Underserved*, *21*（1），177-220.

Sherman, E. D.（1943）. Sensitivity to pain. *Canadian Medical Association Journal*, *48*（5），437-441.

Sherman, E. D., & Robillard, E.（1960）. Sensitivity to pain in the aged. *Canadian Medical Association Journal*, *83*（18），944-947.

Sherman, J. J., & Le Resche, L.（2006）. Does experimental pain response vary across the menstrual cycle? A methodological review. *American Journal of Physiology-Regulatory*, *Integrative and Comparative Physiology*, *291*（2），R245-R256.

Sherman, J. J., Leresche, L., Mancl, L. A., Huggins, K., Sage, J. C., & Dworkin, S. F.（2005）. Cyclic effects on experimental pain response in women with temporomandibular disorders. *Journal of Orofacial Pain*, *19*（2），133-143.

Siegmund, D.（2002）. Upward bias in estimation of genetic effects. *The American Journal of Human Genetics*, *71*（5），1183-1188.

Simons, L. E., Elman, I., & Borsook, D.（2014）. Psychological processing in chronic pain: A neural systems approach. *Neuroscience & Biobehavioral Reviews*, *39*，61-78.

Simons, L. E., Moulton, E. A., Linnman, C., Carpino, E., Becerra, L., & Borsook, D.（2014）. The human amygdala and pain: Evidence from neuroimaging. *Human Brain Mapping*, *35*（2），527-538.

Singer, T.（2006）. The neuronal basis and ontogeny of empathy and mind reading: Review of literature and implications for future research. *Neuroscience & Biobehavioral Reviews*，*30*（6），855-863.

Singer，T.，Critchley，H. D.，& Preuschoff，K.（2009）. A common role of insula in feelings，empathy and uncertainty. *Trends in Cognitive Sciences*，*13*（8），334-340.

Singer，T.，Seymour，B.，O'Doherty，J.，Kaube，H.，Dolan，R. J.，& Frith，C. D.（2004）. Empathy for pain involves the affective but not sensory components of pain. *Science*，*303*（5661），1157-1162.

Skander，M. P.，& Ryan，F. P.（1988）. Non-steroidal anti-inflammatory drugs and pain free peptic ulceration in the elderly. *British Medical Journal*，*297*（6652），833-834.

Skeik，N.，Rooke，T. W.，Davis，M. D.，Davis，D. M.，Kalsi，H.，Kurth，I.，et al.（2012）. Severe case and literature review of primary erythromelalgia: Novel SCN9A gene mutation. *Vascular Medicine*，*17*（1），44-49.

Skinner，B. F.（1965）. *Science and Human Behavior*（First Free Press Paperback edition）. New York: The Free Press.

Smallwood，R. F.，Laird，A. R.，Ramage，A. E.，Parkinson，A. L.，Lewis，J.，Clauw，D. J.，et al.（2013）. Structural brain anomalies and chronic pain: A quantitative meta-analysis of gray matter volume. *The Journal of Pain*，*14*（7），663-675.

Smeets，R. J. E. M.，Vlaeyen，J. W. S.，Kester，A. D. M.，& Knottnerus，J. A.（2006）. Reduction of pain catastrophizing mediates the outcome of both physical and cognitive-behavioral treatment in chronic low back pain. *The Journal of Pain*，*7*（4），261-271.

Smith，S. B.，Maixner，D. W.，Fillingim，R. B.，Slade，G.，Gracely，R. H.，Ambrose，K.，et al.（2012）. Large candidate gene association study reveals genetic risk factors and therapeutic targets for fibromyalgia. *Arthritis & Rheumatism*，*64*（2），584-593.

Smith，S. S.（1994）. Female sex steroid hormones: From receptors to networks to performance—Actions on the sensorimotor system. *Progress in Neurobiology*，*44*（1），55-86.

Sorkin，B. A.，Rudy，T. E.，Hanlon，R. B.，Turk，D. C.，& Stieg，R. L.（1990）. Chronic pain in old and young patients: Differences appear less important than similarities. *Journal of Gerontology*，*45*（2），64-68.

Staud，R.，Robinson，M. E.，Jr Vierck，C. J.，& Price，D. D.（2003）. Diffuse noxious inhibitory controls（DNIC）attenuate temporal summation of second pain in normal males but not in normal females or fibromyalgia patients. *Pain*，*101*（1-2），167-174.

Stening，K.，Eriksson，O.，Wahren，L.，Berg，G.，Hammar，M.，& Blomqvist，A.（2007）. Pain sensations to the cold pressor test in normally menstruating women: Comparison with men and relation to menstrual phase and serum sex steroid levels. *American Journal of Physiology-Regulatory，Integrative and Comparative Physiology*，*293*（4），R1711-R1716.

Strigo，I. A.，Simmons，A. N.，Matthews，S. C.，Craig，A. D. B.，& Paulus，M. P.（2008）. Increased affective bias revealed using experimental graded heat stimuli in young depressed adults: Evidence of "emotional allodynia". *Psychosomatic Medicine*，*70*（3），338-344.

Sudhaus，S.，Fricke，B.，Schneider，S.，Stachon，A.，Klein，H.，Von Düring，M.，& Hasenbring，

M.（2007）. The cortisol awakening response in patients with acute and chronic low back pain. Relations with psychological risk factors of pain chronicity. *Schmerz（Berlin，Germany）, 21*（3），202-211.

Sullivan, M. J. L., Martel, M. O., Tripp, D., Savard, A., & Crombez, G.（2006）. The relation between catastrophizing and the communication of pain experience. *Pain, 122*（3），282-288.

Sullivan, M. J. L., Thorn, B., Haythornthwaite, J. A., Keefe, F., Martin, M., Bradley, L. A., et al.（2001）. Theoretical perspectives on the relation between catastrophizing and pain. *The Clinical Journal of Pain, 17*（1），52-64.

Sveinsdottir, V., Eriksen, H. R., Ursin, H., Hansen, Å. M., & Harris, A.（2016）. Cortisol, health, and coping in patients with nonspecific low back pain. *Applied Psychophysiology and Biofeedback, 41*（1），9-16.

Świder, K., & Babel, P.（2013）. The effect of the sex of a model on nocebo hyperalgesia induced by social observational learning. *Pain, 154*（8），1312-1317.

Świder, K., & Bąbel, P.（2016）. The effect of the type and colour of placebo stimuli on placebo effects induced by observational learning. *PLoS One, 11*（6），e0158363.

Tabor, A., Thacker, M. A., Moseley, G. L., & Körding, K. P.（2017）. Pain: A statistical account. *PLoS Computational Biology, 13*（1），e1005142.

Tait, R. C., Chibnall, J. T., Luebbert, A., & Sutter, C.（2005）. Effect of treatment success and empathy on surgeon attributions for back surgery outcomes. *Journal of Behavioral Medicine, 28*（4），301-312.

Tajerian, M., Leu, D., Zou, Y., Sahbaie, P., Li, W., Khan, H., et al.（2014）. Brain neuroplastic changes accompany anxiety and memory deficits in a model of complex regional pain syndrome. *Anesthesiology: The Journal of the American Society of Anesthesiologists, 121*（4），852-865.

Takai, Y., Yamamoto-Mitani, N., Okamoto, Y., Koyama, K., & Honda, A.（2010）. Literature review of pain prevalence among older residents of nursing homes. *Pain Management Nursing, 11*（4），209-223.

Tang, J., & Gibson, S. J.（2005）. A psychophysical evaluation of the relationship between trait anxiety, pain perception, and induced state anxiety. *The Journal of Pain, 6*（9），612-619.

Teepker, M., Peters, M., Vedder, H., Schepelmann, K., & Lautenbacher, S.（2010）. Menstrual variation in experimental pain: Correlation with gonadal hormones. *Neuropsychobiology, 61*（3），131-140.

Terada, M., Kuzumaki, N., Hareyama, N., Imai, S., Niikura, K., Narita, M., et al.（2008）. Suppression of enriched environment-induced neurogenesis in a rodent model of neuropathic pain. *Neuroscience Letters, 440*（3），314-318.

Thomas, B. L.（1990）. Pain management for the elderly: Alternative interventions（Part Ⅱ）. *AORN Journal, 52*（6），1268-1272.

Thomas, E., Peat, G., Harris, L., Wilkie, R., & Croft, P. R.（2004）. The prevalence of pain and pain interference in a general population of older adults: Cross-sectional findings from the North Staffordshire Osteoarthritis Project（NorStOP）. *Pain, 110*（1），361-368.

Thompson, T., Correll, C. U., Gallop, K., Vancampfort, D., & Stubbs, B. (2016). Is pain perception altered in people with depression? A systematic review and meta—Analysis of experimental pain research. *The Journal of Pain*, *17* (12), 1257-1272.

Thorn, B. E., Ward, L. C., Sullivan, M. J. L., & Boothby, J. L. (2003). Communal coping model of catastrophizing: Conceptual model building. *Pain*, *106* (1), 1-2.

Thorsteinsson, G. (1987). Chronic pain: Use of TENS in the elderly. *Geriatrics*, *42* (12), 75-77, 81-72.

Tousignant-Laflamme, Y., & Marchand, S. (2006). Sex differences in cardiac and autonomic response to clinical and experimental pain in LBP patients. *European Journal of Pain*, *10* (7), 603-614.

Tousignant-Laflamme, Y., & Marchand, S. (2009). Excitatory and inhibitory pain mechanisms during the menstrual cycle in healthy women. *Pain*, *146* (1-2), 47-55.

Tousignant-Laflamme, Y., Rainville, P., & Marchand, S. (2005). Establishing a link between heart rate and pain in healthy subjects: A gender effect. *The Journal of Pain*, *6* (6), 341-347.

Tran, T. D., Wang, H., Tandon, A., Hernandez-Garcia, L., & Casey, K. L. (2010). Temporal summation of heat pain in humans: Evidence supporting thalamocortical modulation. *Pain*, *150* (1), 93-102.

Tsao, J. C. I., Seidman, L. C., Evans, S., Lung, K. C., Zeltzer, L. K., & Naliboff, B. D. (2013). Conditioned pain modulation in children and adolescents: Effects of sex and age. *The Journal of Pain*, *14* (6), 558-567.

Tu, Y. H., Park, J., Ahlfors, S. P., Khan, S., Egorova, N., Lang, C., et al. (2019). A neural mechanism of direct and observational conditioning for placebo and nocebo responses. *NeuroImage*, *184*, 954-963.

Turk, D. C., Kerns, R. D., & Rosenberg, R. (1992). Effects of marital interaction on chronic pain and disability: Examining the down side of social support. *Rehabilitation Psychology*, *37* (4), 259-274.

Turk, D. C., & Melzack, R. (2001). The measurement of pain and the assessment of people experiencing pain. In D. C. Turk & R. Melzack (Eds.), *Handbook of Pain Assessment* (pp.1-11). New York: The Guilford Press.

Turk, D. C., & Okifuji, A. (1999). Does sex make a difference in the prescription of treatments and the adaptation to chronic pain by cancer and non-cancer patients? *Pain*, *82* (2), 139-148.

Turner, J. A., Jensen, M. P., Warms, C. A., & Cardenas, D. D. (2002). Catastrophizing is associated with pain intensity, psychological distress, and pain-related disability among individuals with chronic pain after spinal cord injury. *Pain*, *98* (1), 127-134.

Twycross, A., Voepel-Lewis, T., Vincent, C., Franck, L. S., & Von Baeyer, C. L. (2015). A debate on the proposition that self-report is the gold standard in assessment of pediatric pain intensity. *The Clinical Journal of Pain*, *31* (8), 707-712.

Ulrich-Lai, Y. M., Xie, W. R., Meij, J. T. A., Dolgas, C. M., Yu, L., & Herman, J. P. (2006). Limbic and HPA axis function in an animal model of chronic neuropathic pain. *Physiology & Behavior*, *88* (1), 67-76.

United Nations，Department of Economic and Social Affairs，Population Division.（2017）. *World population aging 2017*. Retrieved from http://www.un.org/en/development/desa/population/ publications/pdf/ageing/WPA2017_Report.pdf

Unruh，A. M.（1996）. Gender variations in clinical pain experience. *Pain*，*65*（2-3），123-167.

Urry，H. L.，Van Reekum，C. M.，Johnstone，T.，Kalin，N. H.，Thurow，M. E.，Schaefer，H. S.，et al.（2006）. Amygdala and ventromedial prefrontal cortex are inversely coupled during regulation of negative affect and predict the diurnal pattern of cortisol secretion among older adults. *The Journal of Neuroscience*，*26*（16），4415-4425.

Vachon-Presseau，E.，Martel，M. O.，Roy，M.，Caron，E.，Albouy，G.，Marin，M. F.，et al.（2013）. Acute stress contributes to individual differences in pain and pain-related brain activity in healthy and chronic pain patients. *The Journal of Neuroscience*，*33*（16），6826-6833.

Vachon-Presseau，E.，Roy，M.，Martel，M. O.，Caron，E.，Marin，M. F.，Chen，J.，et al.（2013）. The stress model of chronic pain：Evidence from basal cortisol and hippocampal structure and function in humans. *Brain*，*136*（3），815-827.

Vachon-Presseau，E.，Tétreault，P.，Petre，B.，Huang，L.，Berger，S. E.，Torbey，S.，et al.（2016）. Corticolimbic anatomical characteristics predetermine risk for chronic pain. *Brain*，*139*（7），1958-1970.

Valentini，E.，Martini，M.，Lee，M.，Aglioti，S. M.，& Iannetti，G.（2014）. Seeing facial expressions enhances placebo analgesia. *Pain*，*155*（4），666-673.

Valfrè，W.，Rainero，I.，Bergui，M.，& Pinessi，L.（2008）. Voxel-based morphometry reveals gray matter abnormalities in migraine. *Headache：The Journal of Head and Face Pain*，*48*（1），109-117.

Van den Beuken-van Everdingen，M. H. J.，De Rijke，J. M.，Kessels，A. G.，Schouten，H. C.，van Kleef，M.，& Patijn，J.（2007）. High prevalence of pain in patients with cancer in a large population-based study in The Netherlands. *Pain*，*132*（3），312-320.

Van Hecke，O.，Torrance，N.，& Smith，B. H.（2013）. Chronic pain epidemiology and its clinical relevance. *British Journal of Anaesthesia*，*111*（1），13-18.

Vervoort，T.，Goubert，L.，Eccleston，C.，Vandenhende，M.，Claeys，O.，Clarke，J.，et al.（2009）. Expressive dimensions of pain catastrophizing：An observational study in adolescents with chronic pain. *Pain*，*146*（1-2），170-176.

Vignolo，V.，Vedolin，G. M.，De Araujo，C. D. R. P.，& Conti，P. C. R.（2008）. Influence of the menstrual cycle on the pressure pain threshold of masticatory muscles in patients with masticatory myofascial pain. *Oral Surgery，Oral Medicine，Oral Pathology，Oral Radiology，and Endodontology*，*105*（3），308-315.

Viskontas，I. V.，Possin，K. L.，& Miller，B. L.（2007）. Symptoms of frontotemporal dementia provide insights into orbitofrontal cortex function and social behavior. *Annals of the New York Academy of Sciences*，*1121*（1），528-545.

Vlaeyen，J. W. S.（2015）. Learning to predict and control harmful events：Chronic pain and conditioning. *Pain*，*156*，S86-S93.

Vlaeyen, J. W. S., & Linton, S. J. (2000). Fear-avoidance and its consequences in chronic musculoskeletal pain: A state of the art. *Pain*, *85* (3), 317-332.

Vlaeyen, J. W. S., & Linton, S. J. (2012). Fear-avoidance model of chronic musculoskeletal pain: 12 years on. *Pain*, *153* (6), 1144-1147.

Von Korff, M. V., Dworkin, S. F., Le Resche, L. L., & Kruger, A. (1988). An epidemiologic comparison of pain complaints. *Pain*, *32* (2), 173-183.

Walker, L. S., Williams, S. E., Smith, C. A., Garber, J., Van Slyke, D. A., & Lipani, T. A. (2006). Parent attention versus distraction: Impact on symptom complaints by children with and without chronic functional abdominal pain. *Pain*, *122* (1-2), 43-52.

Wallbott, H. G., & Scherer, K. R. (1991). Stress specificities: Differential effects of coping style, gender, and type of stressor on autonomic arousal, facial expression, and subjective feeling. *Journal of Personality & Social Psychology*, *61* (1), 147-156.

Walter, C., & Lötsch, J. (2009). Meta-analysis of the relevance of the OPRM1 118A>G genetic variant for pain treatment. *Pain*, *146* (3), 270-275.

Walter, H. (2012). Social cognitive neuroscience of empathy: Concepts, circuits, and genes. *Emotion Review*, *4* (1), 9-17.

Wang, Z., Bradesi, S., Maarek, J. M. I., Lee, K., Winchester, W. J., Mayer, E. A., et al. (2008). Regional brain activation in conscious, nonrestrained rats in response to noxious visceral stimulation. *Pain*, *138* (1), 233-243.

Washington, L. L., Gibson, S. J., & Helme, R. D. (2000). Age-related differences in the endogenous analgesic response to repeated cold water immersion in human volunteers. *Pain*, *89* (1), 89-96.

Watkins, L. R., Wiertelak, E. P., & Maier, S. F. (1993). The amygdala is necessary for the expression of conditioned but not unconditioned analgesia. *Behavioral Neuroscience*, *107* (2), 402-405.

Watson, A., El-Deredy, W., Iannetti, G. D., Lloyd, D., Tracey, I., Vogt, B. A., et al. (2009). Placebo conditioning and placebo analgesia modulate a common brain network during pain anticipation and perception. *Pain*, *145* (1), 24-30.

Weir, R., Browne, G., Tunks, E., Gafni, A., & Roberts, J. (1996). Gender differences in psychosocial adjustment to chronic pain and expenditures for health care services used. *The Clinical Journal of Pain*, *12* (4), 277-290.

Wicrtelak, E. P., Smith, K. P., Furness, L., Mooney-Heiberger, K., Mayr, T., Maier, S. F., et al. (1994). Acute and conditioned hyperalgesic responses to illness. *Pain*, *56* (2), 227-234.

Wiertelak, E. P., Watkins, L. R., & Maier, S. F. (1992). Conditioned inhibition of analgesia. *Animal Learning & Behavior*, *20* (4), 339-349.

Wilder-Smith, C. H., Schindler, D., Lovblad, K., Redmond, S. M., & Nirkko, A. (2004). Brain functional magnetic resonance imaging of rectal pain and activation of endogenous inhibitory mechanisms in irritable bowel syndrome patient subgroups and healthy controls. *Gut*, *53* (11), 1595-1601.

Willer, J. C., Dehen, H., & Cambier, J. (1981). Stress-induced analgesia in humans: Endogenous opioids and naloxone-reversible depression of pain reflexes. *Science*, *212* (4495), 689.

Williams, A. E., & Rhudy, J. L. (2007). The influence of conditioned fear on human pain thresholds: Does preparedness play a role? *The Journal of Pain*, 8 (7), 598-606.

Wingenfeld, K., Heim, C., Schmidt, I., Wagner, D., Meinlschmidt, G., & Hellhammer, D. H. (2008). HPA axis reactivity and lymphocyte glucocorticoid sensitivity in fibromyalgia syndrome and chronic pelvic pain. *Psychosomatic Medicine*, 70 (1), 65.

Wingenfeld, K., Wagner, D., Schmidt, I., Meinlschmidt, G., Hellhammer, D. H., & Heim, C. (2007). The low-dose dexamethasone suppression test in fibromyalgia. *Journal of Psychosomatic Research*, 62 (1), 85-91.

Winkleby, M. A., Jatulis, D. E., Frank, E., & Fortmann, S. P. (1992). Socioeconomic status and health: How education, income, and occupation contribute to risk factors for cardiovascular disease. *American Journal of Public Health*, 82 (6), 816-820.

Wise, E. A., Price, D. D., Myers, C. D., Heft, M. W., & Robinson, M. E. (2002). Gender role expectations of pain: Relationship to experimental pain perception. *Pain*, 96 (3), 335-342.

Witt, N., Coynor, S., Edwards, C., & Bradshaw, H. (2016). A guide to pain assessment and management in the neonate. *Current Emergency and Hospital Medicine Reports*, 4, 1-10.

Wolff, P. H. (1969). The natural history of crying and other vocalizations in early infancy. In B. Foss (Ed.), *Determinants of Infant Behavior* (pp.81-115). London: Methuen and Co.

Woodrow, K. M., Friedman, G. D., Siegelaub, A. B., & Collen, M. F. (1972). Pain tolerance: Differences according to age, sex and race. *Psychosomatic Medicine*, 34 (6), 548-556.

Yaar, M., Eller, M. S., & Gilchrest, B. A. (2002). Fifty years of skin aging. *Journal of Investigative Dermatology Symposium Proceedings*, 7 (1), 51-58.

Yakunchikov, D. Y., Olechowski, C. J., Simmonds, M. K., Verrier, M. J., Rashiq, S., McWilliams, L. A., et al. (2017). The effect of social observational learning, empathy and catastrophizing in chronic pain patients during acute pain induction. *Pain Medicine*, 18 (5), 871-878.

Yarnitsky, D. (2010). Conditioned pain modulation (the diffuse noxious inhibitory control-like effect): Its relevance for acute and chronic pain states. *Current Opinion in Anaesthesiology*, 23 (5), 611-615.

Yarushkina, N. I., Bagaeva, T. R., & Filaretova, L. P. (2011). Central corticotropin-releasing factor (CRF) may attenuate somatic pain sensitivity through involvement of glucocorticoids. *Journal of Physiology and Pharmacology: An Official Journal of the Polish Physiological Society*, 62 (5), 541-548.

Yehuda, S., & Carasso, R. L. (1997). A brief history of pain perception and pain tolerance in aging. In D. I. Mostofsky & J. Lomranz (Eds.), *Handbook of Pain and Aging* (pp.19-35). New York: Springer.

Yeung, S. T. A., Colagiuri, B., Lovibond, P. F., & Colloca, L. (2014). Partial reinforcement, extinction, and placebo analgesia. *Pain*, 155 (6), 1110-1117.

Young, K. D. (2005). Pediatric procedural pain. *Annals of Emergency Medicine*, 45 (2), 160-171.

Zakharian, E., Cao, C. K., & Rohacs, T. (2010). Gating of transient receptor potential melastatin 8 (TRPM8) channels activated by cold and chemical agonists in planar lipid bilayers. *The*

Journal of Neuroscience，30（37），12526-12534.

Zaki，J.，& Ochsner，K. N.（2012）. The neuroscience of empathy：Progress，pitfalls and promise. *Nature Neuroscience*，15（5），675-680.

Zhang，H. J.，Zhou，L. L.，Wei，H.，Lu，X.，& Hu，L.（2017）. The sustained influence of prior experience induced by social observation on placebo and nocebo responses. *Journal of Pain Research*，10，2769-2780.

Zhang，L. B.，Lu，X. J.，Bi，Y. Z.，& Hu，L.（2019）. Pavlov's pain：The effect of classical conditioning on pain perception and its clinical implications. *Current Pain and Headache Reports*，23（3），19.

Zhang，R.，Tomida，M.，Katayama，Y.，& Kawakami，Y.（2004）. Response durations encode nociceptive stimulus intensity in the rat medial prefrontal cortex. *Neuroscience*，125（3），777-785.

Zhang，X. Y.，Wen，J. M.，Yang，W.，Wang，C.，Gao，L.，Zheng，L. H.，et al.（2013）. Gain-of-function mutations in SCN11A cause familial episodic pain. *The American Journal of Human Genetics*，93（5），957-966.

Zhao，J. Y.，Liang，L. L.，Gu，X.，Li，Z.，Wu，S.，Sun，L.，et al.（2017）. DNA methyltransferase DNMT3a contributes to neuropathic pain by repressing Kcna2 in primary afferent neurons. *Nature Communications*，8，14712.

Zimmer，C.，Basler，H. D.，Vedder，H.，& Lautenbacher，S.（2003）. Sex differences in cortisol response to noxious stress. *The Clinical Journal of Pain*，19（4），233-239.

Ziv，M.，Tomer，R.，Defrin，R.，& Hendler，T.（2010）. Individual sensitivity to pain expectancy is related to differential activation of the hippocampus and amygdala. *Human Brain Mapping*，31（2），326-338.

Zubieta，J. K.，Dannals，R. F.，& Frost，J. J.（1999）. Gender and age influences on human brain mu-opioid receptor binding measured by PET. *American Journal of Psychiatry*，156（6），842-848.

Zubieta，J. K.，Heitzeg，M. M.，Smith，Y. S.，Bueller，J. A.，Xu，K.，Xu，Y. J.，et al.（2003）. COMT val158met genotype affects mu-opioid neurotransmitter responses to a pain stressor. *Science*，299（5610），1240-1243.

第七章

疼痛的调节

在前面的章节，我们已经详细阐述了疼痛的认知神经机制和影响疼痛的生理、心理和社会因素。疼痛不仅会给个体的身体带来巨大的折磨，同时也会诱发焦虑、抑郁等负性情绪，甚至会造成自杀行为，大大降低了患者的生活质量。认识疼痛的终极目的在于消除不必要的疼痛。目前，主要的镇痛策略可以根据是否使用药物分为两大类：药物镇痛和非药物镇痛。然而，镇痛药物可能存在一定的副作用和依赖性，而且这一局限性在临床应用中越发凸显。美国的阿片类药物滥用危机的爆发，引起了疼痛医疗界的广泛关注和反思，使得非药物镇痛手段成为今后治疗疼痛的重要方向。除此之外，本书是从认知神经科学的视角展开讨论，不适宜过多阐述药物镇痛相关知识。因此，本章从外周神经系统到中枢神经系统，从生理到心理，详细介绍目前常用的非药物镇痛手段。

第一节　安慰剂和反安慰剂效应

一、定义

安慰剂是指可以改变个体生理或心理反应的惰性物质或程序，这种惰性物质或程序使个体的生理或心理症状得以改善的效应，被称为安慰剂效应。然而，对于安慰剂效应，并不能根据这种物质或程序的内在力量来进行解释（Stewart-Williams & Podd, 2004）。最初，安慰剂的使用仅仅是作为药物随机对照实验（randomized controlled trials, RCTs）中的控制组（Kaptchuk, 1998），用以排除无关因素对治疗手段或者药物实际效果的影响，从而为药物本身的有效性提供说服力。近几十年来，安慰剂效应作为研究心身交互的一种良好模型，引起了越来越多的研究者和临床医护人员的兴趣与关注，研究者逐渐将安慰剂本身作为研究对象，以探索其作用机制（Price et al.，2008）。临床研究已表明，安慰剂效应存在于慢性疼痛、运动障碍（如帕金森综合征）和精神疾病（如抑郁症、精神分裂症和焦虑症）等的治疗中（Benedetti，2008；Carlino et al.，2014）。随着对安慰剂效应的认识的加深，研究者逐渐意识到影响安慰剂效应的因素不仅包括有形的药物或治疗，也包括无形的因素，如与个体相关的社会和心理背景（Enck et al.，2013）。

作为安慰剂效应的对立面，反安慰剂效应又被称为消极的安慰剂效应。反安慰剂效应不仅会完全抵消药物的实际功效（Bingel et al.，2011），还可能会使疾病恶化（Faasse & Petrie，2013）。反安慰剂效应浪费了大量医疗资源，影响了患者的康复，给患者的身心造成了巨大损害（魏华等，2015）。然而，反安慰剂效应和安慰剂效应之间并没有明显的区分，因为对于两者的定义是根据其导致的结果来进行评定的。因此，与个体相关的社会和心理背景对个体生理或心理所产生的影响既可能是安慰剂效应，也可能是反安慰剂效应。由于伦理方面的顾虑，与反安慰剂效应相关的研究要比与安慰剂效应相关的研究少得多。

二、心理机制

从心理层面来说，预期与条件化对安慰剂和反安慰剂效应的产生起着关键的作用（Wei et al.，2018；邓潇斐等，2015）。实际上，除此二者之外，社会观察学习、个体因素和多种其他心理因素的共同作用也会对安慰剂效应的发生产生重要影响（图 7-1）。

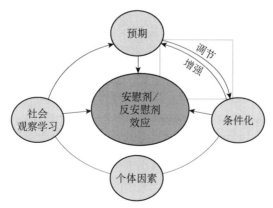

图 7-1 产生安慰剂/反安慰剂效应的心理模型及影响因素

（一）预期与条件化

预期是凭借经验推测某种可能的结果或某种期待效应的发生。言语指导是一种被广泛用于调节预期的方法，如实验员告知被试所使用的药膏（安慰剂）是一种可增加或者降低疼痛的药物，使被试产生镇痛或痛敏的预期，进而诱发安慰剂镇痛或痛觉过敏反应（Colloca et al.，2008）。Bingel 等（2011）研究了不同预期水平对雷米芬太尼（一种阿片类兴奋剂）镇痛效果的影响。研究者将被试分为四组，三组被试接受相同剂量的雷米芬太尼注射，并在注射的同时分别接受积极、消极或者没有任何预期的言语指导，对照组则仅接受相同剂量的生理盐水注射。结果发现，与对照组相比，无预期组产生了显著的镇痛效果（即药物本身的镇痛效果），积极预期可显著增强雷米芬太尼的镇痛效果，在消极言语引导下产生的预期抵消了雷米芬太尼的镇痛效果。

条件化是安慰剂与反安慰剂发挥作用的另外一种重要的机制。在疼痛研究中，当条件刺激多次伴随无条件刺激出现并发挥作用后，单独呈现条件刺激就可以改变个体的疼痛感知（Jensen et al.，2015；Jensen et al.，2012），即出现安慰剂效应。例如，将安慰剂与镇痛药物多次配对联结后，单独使用安慰剂时，大鼠也会表现出镇痛反应（Zhang et al.，2013）。在以人类为被试的研究中，通过偷偷降低或增强伴随条件刺激出现的疼痛刺激强度，也可以使被试建立条件化，而建立的条件化就可以使被试产生安慰剂/反安慰剂效应（Colloca et al.，2008）。

一般认为，预期是一种有意识的调节方式，而条件化是一种无意识的调节方式。在安慰剂/反安慰剂效应的形成过程中，预期和条件化都起到了重要的作用。在实际发挥作用的过程中，要明确区分两者的作用并不那么容易。如果没有先前的条件化过程，预期很难发挥作用（Benedetti et al.，2003）；在条件化发挥作用的过程中，我们也很难排除预期的干扰（Montgomery & Kirsch，1997）。然而，值得注意的是，没有预期，条件化也可以发挥作用，这表现在条件化过程所诱发的不受意识控制的生理反应上，如呼吸、激素分泌和免疫系统等的改变（Benedetti et al.，2003）。另外，阈下线索与热痛刺激进行条件化配对后仍可以诱发显著的安慰剂/反安慰剂效应（Jensen et al.，2015；Jensen et al.，2012），从而表明没有可意识到的认知参与（即不存在可意识到的预期）的条件化过程也可以诱发安慰剂/反安慰剂效应。但是，Carlino 等（2014）运用激光诱发电位研究安慰剂效应的神经机制时却发现，只有在预期的配合下，条件反射才能引发安慰剂效应。实验中，一组被试只接受视觉提示训练（"+"对应高疼，"−"对应低疼），另一组被试则同时接受视觉提示训练和言语暗示。结果发现，只有在后一组被试中，高疼提示后被试的疼痛评分和脑电信号响应（P2 幅值）与低疼提示相比显著更高。

综上所述，关于预期和条件反射在安慰剂/反安慰剂效应中是否存在交互作用，还没有得出一致的结论（Zhang et al.，2019），即目前的实验证据无法结论性地回答安慰剂/反安慰剂效应的发生究竟是只需要条件反射的独立作用（Jensen et al.，2015；Jensen et al.，2012），还是需要预期的共同作用（Carlino et al.，2014）。

（二）社会观察学习

通过社会观察学习也可以诱发安慰剂效应。与言语指导所产生的效应相比，观察他人经历条件化与亲身体验条件化均呈现出更强的安慰剂效应（Colloca & Benedetti，2009）。同时，无论是现场观察还是通过观看录像观察，所诱发的安慰剂效应的大小无显著差异（Hunter et al.，2014）。安慰剂线索刺激的样式和颜色并不会影响由观察学习所诱发的安慰剂效应（Swider & Babel，2016）。后续研究发现，与通过亲身体验获取的经验相比，通过观察学习获取的经验对个体之后产生的安慰剂和反安慰剂效应的影响没有显著差异（Zhang et al.，2017）。

（三）个体因素

某些人格特质，如乐观特质和受暗示性会在一定程度上影响个体的安慰剂反应（Zhou et al.，2019）。高乐观特质的个体往往更容易对治疗效果产生积极预期，进而产生较高的安慰剂反应（Morton et al.，2009）。个体的受暗示性也可以与预期产生交互作用，从而影响安慰剂效应（de Pascalis et al.，2002），即易受暗示者在接受言语建议的预期条件下，更容易对药物疗效产生积极预期，进而表现出更大的安慰剂效应。

个体情绪状态的变化，如焦虑的降低，可能会对个体的安慰剂反应产生影响。Vase 等（2005）的研究发现，患者的焦虑状态评分可以显著预测安慰剂镇痛效应，这表明焦虑水平的降低与安慰剂效应的增强有关（Morton et al.，2009）。然而，目前并无直接证据证明焦虑降低对安慰剂效应的产生具有直接的推动作用，因此对于焦虑降低在安慰剂效应产生中的确切作用，还有待进一步研究。

此外，个体独特的先前经验也会影响安慰剂效应。接受过有效安慰剂镇痛的被试会产生强烈的安慰剂效应，且效果显著强于接受过无效安慰剂镇痛的被试（Colloca & Benedetti，2006）。这可能是由于有效的治疗经验在产生条件反应的同时强化了被试的积极预期，有利于增强安慰剂效应；无效的治疗经验则弱化或阻断了这种积极预期的作用，进而降低了安慰剂效应。

三、神经生理机制

从神经生理学方面来说，安慰剂/反安慰剂效应涉及中枢、外周神经系统、机体末梢组织的改变以及内源性物质的释放，其神经生理机制主要包括生化机制和脑机制两个方面。

（一）生化机制

安慰剂效应的生化机制包含阿片成分和非阿片成分。1978 年，Levine 等（1978）第一次发现阿片拮抗剂纳洛酮（naloxone）能够阻断安慰剂效应的发生，从而首次证明了安慰剂效应与内源性阿片物质的释放有关。随后，Benedetti 等（1999）发现，预期所引发的安慰剂镇痛和利用吗啡进行条件化镇痛所引起的安慰剂效应也可以被纳洛酮阻断，但由非甾体抗炎药酮咯酸所建立起的条件化所引发的安慰剂镇痛不受纳洛酮的影响，而由酮咯酸条件化与预期共同作用所产生的镇痛效果仅被纳洛酮部分阻断。这一结果表明，镇痛预期触发了内源性阿片肽的释放，而条件化诱发的镇痛则涉及不同的子系统，其中阿片条件化（吗啡）所引起的安慰剂镇痛效应可由内源性阿片肽介导，这与非阿片条件化所引发的镇痛效应机制不同（邓潇斐等，2015）。之后，有研究进一步证明，纳洛酮和利莫那班（rimonabant，大麻受体拮抗剂）可以分别不完全地抑制安慰剂的镇痛效果，而将二者联合使用时，安慰剂效应则完全被阻断（Benedetti et al., 2011；Benedetti et al., 2013），这说明大麻素在安慰剂效应的非阿片成分中起着关键性作用。

反安慰剂效应和安慰剂效应虽然具有类似的心理机制，但其生化机制并不相同。反安慰剂效应的产生可能与胆囊收缩素（CCK）分泌的增加直接相关（André et al., 2005；Benedetti et al., 2006），而没有涉及内源性阿片系统（Benedetti et al., 1997）。Benedetti 等（1997）在术后 1h 给三组病人注射生理盐水，并给予消极的言语暗示，与此同时，分别给三组病人注射低（0.05 mg）、中（0.5mg）和高（5mg）三种剂量的丙谷胺（proglumide，一种胆囊收缩素拮抗剂，可以非特异性地与CCK-A 和 CCK-B 两种受体结合），而只给第四组病人注射生理盐水并给予消极的言语暗示。结果，未注射丙谷胺组和低剂量组病人均产生了反安慰剂效应，而中、高剂量组病人没有产生反安慰剂效应。这表明，胆囊收缩素与反安慰剂效应的发生直接相关。与此同时，研究者给另外两组病人注射 10mg 的阿片拮抗剂纳洛酮，结果发现，这两组病人仍然产生了反安慰剂效应，这进一步说明了反安慰剂效应的发生可能与内源性阿片系统没有直接关系。CCK 分泌的增加可能是由焦虑情绪的出现导致的，进而使被试产生痛敏，即反安慰剂效应（Benedetti et al., 2007）。

例如，Andre 等（2005）首先诱导大鼠产生焦虑情绪，进而引发痛敏，然后将它们随机分为两组，并分别为其注射胆囊收缩素拮抗剂 CI-988（CCK-B 选择性受体拮抗剂）和苯二氮卓（chlordiazepoxide，抗焦虑药物）。结果发现，CI-988 和苯二氮卓都能阻断大鼠的痛敏反应。这意味着 CCK 可能是处于焦虑和疼痛过敏反应之间的中介变量。Benedetti 等（2006）对健康成人的研究也证实了这一点，他们发现苯二氮安定（benzodiazepine diazepam，一种常用的抗焦虑药物）能抑制"下丘脑-垂体-肾上腺素轴"（HPA 轴）的过度激活且能阻断反安慰剂效应，而丙谷胺只能阻断反安慰剂效应，并不会影响 HPA 轴的活动水平。因此，他们认为苯二氮安定可以通过缓解焦虑情绪来阻止 HPA 轴的过度激活，以消除反安慰剂效应，而丙谷胺则是通过阻止胆囊收缩素的功能来阻止反安慰剂效应。

阿片系统和胆囊收缩素系统之间的平衡可能在安慰剂/反安慰剂效应中起到了关键作用（Benedetti，2008）。Colloca 和 Benedetti（2005）发现，胆囊收缩素受体拮抗剂丙谷胺可以增强疼痛背景下由预期所引起的安慰剂效应，但在隐蔽治疗条件（无预期）下，丙谷胺并无镇痛效果。因此，安慰剂效应的增强可能是由于丙谷胺消除了胆囊收缩素系统对阿片系统的抑制作用。然而，关于注射阿片拮抗剂纳洛酮是否可以促进反安慰剂效应的发生，这个问题还需要进一步进行研究证实。因此，在关于疼痛的研究中，研究者应该考虑胆囊收缩素与内源性阿片系统之间复杂的相互制约关系，从而进一步阐明反安慰剂效应和安慰剂效应的生化机制及其差异。

（二）脑机制

近年来，随着脑成像技术的发展，我们对安慰剂效应所涉及的脑机制有了更深入的认识。在安慰剂效应发生的过程中，往往伴随着包括丘脑、岛叶、前扣带回以及躯体感觉皮层等疼痛信息加工区域的活动水平的降低（Bingel et al.，2006；Eippert et al.，2009；Elsenbruch et al.，2012；Geuter et al.，2013；Wager et al.，2004）。另外，疼痛下行抑制通路主要包含中脑导水管周围灰质区、延髓头端腹内侧区、前额叶皮层、下丘脑，也在安慰剂镇痛中发挥着重要作用，并由内源性阿片系统所驱动（Bingel et al.，2006；Eippert et al.，2009；Kong et al.，2006；Zubieta et al.，2005）。Wager 等（2004）的研究将关注点聚焦于从线索出现到疼痛刺激之间的疼痛预期阶段，结果发现，在此阶段，背外侧前额叶皮层的激活增强，且丘脑、前扣带回皮层和脑岛激活的降低水平的高低与被试的疼痛强度评分呈负相关，与包含 PAG 在内的中脑区域激活的增强呈正相关。功能连接分析表明，rACC 的激活与 PAG 和双侧杏仁核的激活相关，进一步支持了边缘区域和 PAG 存在联系的观点（Bingel et al., 2006）。另外，前额叶区域似乎在安慰剂镇痛中起着关键作用。Krummenacher 等（2010）的研究表明，利用低频重复经颅磁刺激短暂抑制前额叶皮层的兴奋性，也会阻断安慰剂镇痛效应。

很多研究发现，反安慰剂效应具有不同于安慰剂效应的大脑控制区，而海马在其中起到了重要作用。Bingel 等（2011）在研究不同预期水平对雷米芬太尼镇痛效果的影响时发现，当积极预期引发安慰剂效应时，内源性疼痛调节系统出现了显著激活；当消极预期引发反安慰剂效应时，海马则出现了显著激活。Kong 等（2008）在研究反安慰剂效应的脑机制时发现，左侧海马在反安慰剂效应的发生过程中有重要作用。左侧海马在这一过程中的活动可能与焦虑所引起的疼痛调节过程相关。在反安慰剂效应发生的过程中，内侧疼痛系统所涉及的脑区优先被激活，如双边背侧 ACC 和岛叶等，这说明反安慰剂效应可能是通过情感—认知通路发生作用的（邓潇斐等，2015），所以 Kong 等认同 Ploghaus 等（2001）的观点，即在焦虑增加的过程中，海马可以放大危险信号（增加对疼痛的感知），做好准备以应对可能出现的最坏结果。与此同时，Jensen 等（2014）发现，与阈上提示引发的反安慰剂效应相比，当阈下提示引发反安慰剂效应时，右侧海马的激活程度明显更高。这意味着在阈下提示引发反安慰剂效应的过程中，右侧海马的活动促进了大脑对疼痛信号的加工。由此我们可以推测，在反安慰剂效应发生的过程中，左侧和右侧海马的活动可能都与疼痛的情感—认知加工有关。

然而，也有研究表明，安慰剂效应和反安慰剂效应可能受相同脑区（如与内源性阿片系统和多巴胺系统相关的脑区、岛叶等）的控制，两者脑机制的区别仅仅在于相关脑区的激活状态不同。例如，Scott 等（2008）首先对 20 名被试做安慰剂处理，然后根据被试的反应，把被试分为高安慰剂效应组（10 人）和低安慰剂效应组（10 人，其中包括出现反安慰效应的 5 名被试）。结果发现，高安慰剂效应组激活的脑区主要与内源性阿片系统和多巴胺系统相关，而低安慰剂效应组在以上脑区则出现了显著的去激活。类似地，在 Schmid 等（2013）的研究中，相比中性预期条件，岛叶在积极预期条件下出现了显著的去激活（安慰剂效应），在消极预期条件下出现了显著激活（反安慰剂效应）。

四、临床应用

现有安慰剂镇痛的研究成果主要来源于实验室背景下的健康人群，实验室研究成果是否可以被应用于临床疾病中的疼痛，尤其是慢性疼痛的治疗，仍有待商榷。但已有临床研究发现，偏头疼、紧张性头痛、慢性腰背痛和膝盖关节炎等慢性疼痛患者在接受安慰剂治疗后，均可以产生显著的安慰剂镇痛效应（Linde et al.,

2007）。若能充分考虑影响安慰剂效应的诸多因素，并综合调节这些因素使安慰剂效应最大化，则可以在药物剂量不增加的前提下改善患者的症状，提高医疗效果，降低社会医疗成本（张会娟等，2018）。

（一）合理预期

利用安慰剂效应促进治疗效果的提高，最为直接的方式就是医护人员利用言语引导，帮助患者建立积极、合理的预期（Zhou et al.，2019）。患者在和医护人员的交流中可以得到疾病相关的权威信息，这有助于患者树立积极预期（Klinger et al.，2014）。实验室与临床研究都表明，相比低预期，增加被试对疾病治愈的积极预期更易引发强安慰剂效应（McGregor et al.，2013；Price et al.，1999）。

然而，相比最大化患者的安慰剂效应，帮助患者免受反安慰剂效应的危害更加重要。在一项治疗肌肉纤维痛的药物实验中，安慰剂组（2026 名患者）中有 67.2% 的患者至少出现过一次反安慰剂反应，并且其中有 9.5% 的患者因无法忍受实验而选择中途退出（Mitsikostas et al.，2012）。患者作为一个特殊的群体，其自身的治疗经历使他们成为反安慰剂效应的易感人群，因为他们往往更多地关注与疾病相关的消极方面，容易接受消极暗示，导致反安慰剂效应的出现。不仅如此，医护人员和患者家属都容易忽略患者的关注点和自己的关注点不同这一事实，因此，在和患者接触的短暂时间中，应尽量避免传达负面信息，以免诱发反安慰剂效应，从而促进患者的康复。

除了要避免消极预期外，还要避免过高预期（Zhou et al.，2019）。事实上，过高预期对于治疗效果的危害常常处于被忽略的状态，因为和消极预期相比，过高预期和积极预期的界限更为模糊（Faasse & Petrie，2013）。Iversen 等（1998）的研究发现，虽然更高的预期往往意味着更好的康复状况，然而对于疼痛控制而言，却出现了相反的结果。如果患者持有更高的预期，其术后 6 个月反而会有更多的疼痛体验，这可能是因为疼痛具有不同于机体康复的机制。因此，寻找一个最佳预期平衡点，就成为促使安慰剂效应效果最大化的一个重要环节（Enck et al.，2013）。

（二）条件化学习

任何原本与治疗无关的中性刺激，比如，药物的颜色、声音甚至医院的气味都有可能成为引发安慰剂效应的线索。当这些线索具有了与治疗效果相关的意义时，它们就会引发安慰剂效应。与预期相比，利用条件化促进安慰剂效应对患者的康复具有不可替代的作用，因为条件化能调控不受意识控制的生理功能

（Benedetti et al.，2003）。另外，逐步利用安慰剂代替药物的使用或者部分代替药物的使用能得到和完全使用药物一样的效果（Doering & Rief，2012）。这样就能在减少药物使用的同时，最大程度地避免药物使用产生的副作用，有利于机体利用自身的能力对抗疼痛。

（三）调节个体因素

如果个体有过不良的就医经历，那么即使通过积极的言语引导，可能也很难诱发安慰剂效应（Benedetti et al.，2003）。因为那些引发反安慰剂效应相关的线索很难从患者的记忆中消除，所以即使通过安慰剂效应条件化，可能也无法在短时间内消除反安慰剂效应发生的风险（Colloca & Benedetti，2006）。更为重要的是，安慰剂效应和反安慰剂效应都可以通过社会观察学习的方式习得（Colloca & Benedetti，2009；Świder & Bąbel，2013；Vögtle et al.，2013）。而且，与安慰剂效应相比，个体可能更容易通过社会观察学习的方式习得反安慰剂效应（Świder & Babel，2013）。因此，医护人员和患者家属应引导患者多接触治疗效果明显的患者，并尽量避免患者观察到治疗效果不太明显的患者；评估患者对治疗的先前经验及其当前态度，帮助他们正视以往的消极治疗经验，使其建立对当前治疗的积极态度；尽量使患者保持积极乐观的态度，调节并控制患者的焦虑和恐惧等负性情绪，综合评估患者的人格特质及情绪状态，进而对其进行个性化的治疗。

（四）建立良好的医患关系

良好的医患关系是言语引导和强化学习能够发挥作用的最基本保证。由医生进行的治疗效果显著好于机器控制的治疗效果，原因不仅在于患者的积极期望发挥了作用，更在于双方的交流过程能使患者获得更多的信息和有益于疾病治疗的线索（Klinger et al.，2014）。相比安慰剂常规处理组和无治疗组，安慰剂附加支持护理组（充满温暖、关注和信任的医患关系）患者的症状改善程度相对较高（Kaptchuk et al.，2008）。Ferreira 等（2013）的研究发现，与治疗师建立了积极关系的慢性腰痛患者的症状有了更大的改善。这说明医患之间良好的关系可以增强安慰剂效应。医生和患者直接的言语交流，甚至医生的面部表情或者与患者的眼神交流等，都可能成为影响安慰剂效应大小的重要因素（Valentini et al.，2014）。

在我国医疗资源不足的大背景下，强调医患关系对于治疗的辅助作用就显得更加重要。对于前来求助的患者而言，医护人员处于相对优势的权威地位，他们的预期及言行等都会对患者的心理产生重要影响（Gracely et al.，1985）。因此，医护人员应对安慰剂效应持有科学、正确的认识，并在临床治疗中合理利用安慰剂效应。医护人员要以患者为中心，给予患者积极的关注、体贴和共情等，以热情友好的方式向患者传递信息，并向患者传达对治疗结果的积极预期与信心（O'Keeffe et al.，2016）。然而，需要明确的是，一方面，营造良好的医疗环境需要医患双方的共同努力以及社会各界人士的支持；另一方面，患者对治愈疾病的过高预期不仅是阻碍安慰剂效应的直接原因，也会对良好医患关系的建立造成严重的阻碍。

五、总结

最大化安慰剂效应，以及避免反安慰剂效应的发生，是调节疼痛的一种重要方法，有利于改善患者的症状，提高医疗效果，降低社会医疗成本。需要注意的是，疼痛疾病背景下的安慰剂效应和其他疾病背景下的安慰剂效应的发生机制并不相同（Benedetti，2008）。而且，预期对于疼痛和机体功能的恢复可能有不同的指示作用（Iversen et al.，1998）。尽管研究者目前已经对疼痛背景下的安慰剂效应机制进行了充分研究，但是要想真正将其应用到临床实践中，还面临诸多困难，具体表现在以下几个方面。

第一，安慰剂效应存在显著的个体差异。安慰剂效应的个体差异不仅受多种心理因素的影响，如人格特质和情绪状态等，还与多种神经生理学因素有关（Hashmi et al.，2012；Tétreault et al.，2016；Wager et al.，2011），如大脑解剖结构及功能的不同和基因多态性等（顾丽佳和郭建友，2014）。因此，在综合考虑多种因素、规范安慰剂相关基础研究实验范式及数据分析方式的基础上，建立基于心理行为和神经影像测量的安慰剂效应预测模型就显得尤为重要。

第二，实验室环境和临床环境存在巨大的差异。实验室研究无法真正模拟复杂的临床环境，因此在严格控制的实验条件下通过健康被试所得出的结论往往无法直接应用于复杂的临床背景中。所以，在保证实验室研究结果精准性的基础上，需要进一步加强对临床背景下安慰剂的相关研究，以提高研究结论的生态效度。同时，医护人员对安慰剂的相关知识进行了解，也是非常有必要的。

第三，在安慰剂效应的临床应用中，如何避免欺骗或者尽量减少欺骗，也是有待进一步研究的问题。长久以来，安慰剂被认为与欺骗紧密相关，在患者不知情的情况下使用安慰剂进行治疗，侵犯了患者的知情同意权，可能会引发医患之间的信任危机（Brody，1982）。不过，最近也有研究表明，安慰剂效应在没有欺骗的情况下仍然有效（Carvalho et al.，2016）。但要想真正解决安慰剂使用中的伦理问题，关键在于还是要彻底弄清楚安慰剂效应的发生机制。只有真正弄清楚其发挥作用的机制，才能找到解决安慰剂使用过程中所涉及的伦理问题的方法。

总体来说，导致这些问题的根本原因就在于，目前仍缺乏对安慰剂效应的应用的系统性研究，如现在应用于临床实践的治疗措施在很大程度上都是实验室研究结果的直接推论，而对于这些措施在临床实践中应用的可靠性问题，还缺乏系统、严格的检验。尽管如此，我们也不能因噎废食，在合理可控的范围内，充分利用安慰剂效应促进临床治疗，仍不失为一种有益的尝试，这将有利于合理利用医疗资源，降低社会医疗成本。

第二节　神经调控技术

神经调控是指利用侵入性或非侵入性技术，采用电刺激和磁刺激等手段改变中枢神经、外周神经或自主神经系统的活性，从而改善患者的症状、提高生命质量的生物医学工程技术。目前，神经调控技术已经成为缓解急性疼痛和慢性疼痛（尤其是难治性慢性疼痛）的一种重要手段和有效方法。无论是侵入性的大脑神经调控手段，如深部脑刺激、运动皮层刺激（MCS）及脊髓电刺激（spinal cord electrical stimulation），还是非侵入性的大脑神经调控手段，如经颅直流电刺激（transcranial direct current stimulation，tDCS）、经颅交流电刺激（transcranial alternating current stimulation，tACS）及经颅磁刺激（transcranial magnetic stimulation，TMS），以及外周神经调控手段，如经皮神经电刺激，都已取得显著的成果且被应用于临床实践。本节将从中枢和外周两方面分别介绍常见的非侵入性的神经调控技术，以及其在缓解疼痛方面的临床应用。

一、非侵入性中枢神经调控技术

（一）经颅直流电刺激

经颅直流电刺激（tDCS）是一种非侵入性的，利用恒定、低强度的直流电调节大脑皮层神经元活动的技术。tDCS 一般由阳极和阴极两个置于头皮表面的电极和一个恒定电流输出控制器组成。恒定电流输出控制器通过电极向大脑皮层发送恒定的低强度直流电，电流自阳极流入，从阴极流出，在阳极与阴极之间形成回路。tDCS 能够双向调控大脑的活动，提高或抑制皮层活动的兴奋性：阳极刺激（阳极电极置于大脑刺激区域）可以增加神经元自发放电频率，使皮层诱发电位的幅度增大；阴极刺激（阴极电极置于大脑刺激区域）可以降低神经元自发放电频率，使皮层诱发电位的幅度降低（Nitsche & Paulus，2000）。

1. tDCS 的镇痛机制

近年来，越来越多的证据表明，tDCS 是一种新型的疼痛调控手段，可以提高健康志愿者的疼痛阈值，改善术后急性疼痛，缓解慢性疼痛等（Borckardt et al.，2013；Cruccu et al.，2016；Vaseghi et al.，2014）。已有研究表明，对多个不同大脑区域（如初级运动皮层和背外侧前额叶皮层，即 M1 和 dlPFC）进行 tDCS 刺激，可以显著缓解疼痛。以健康志愿者为例，阳极 tDCS 刺激 M1 可显著提高被试对侧躯体的热痛阈值，降低疼痛感知（Vaseghi et al.，2014）；阴极 tDCS 刺激 M1 则可以显著提高对侧躯体的机械疼痛阈值（Bachmann et al.，2010）。以上结果表明，阳极和阴极 tDCS 刺激 M1 均可以提高疼痛阈限，且不同刺激模式的 tDCS 对不同类型疼痛的调节效果具有偏向性。此外，阳极 tDCS 刺激 dlPFC 不仅可以提高痛阈，减轻疼痛感知觉（Vaseghi et al.，2014），还能够降低由疼痛图片所诱发的不愉悦度和不舒适度（Boggio et al.，2009），证明 tDCS 刺激 dlPFC 不仅可以用于调节疼痛的感知觉，也可以用于调节疼痛的情绪。

2. tDCS 镇痛效果的影响因素

（1）刺激参数

tDCS 相关刺激参数包括刺激的强度、时长、位置和模式等，不同刺激参数的 tDCS 对大脑皮层神经活动可能会产生不同的效果。然而，目前对 tDCS 刺激的参数选择并没有统一的规定，这也提示研究者需要进一步深入研究不同刺激参数下 tDCS 的镇痛效果，通过确定 tDCS 刺激参数与 tDCS 镇痛效果之间的关联模型，最大程度地缓解疼痛。

（2）个体差异

不同个体的大脑组织（如头皮、脂肪、颅骨、脑脊液和灰白质）在解剖结构上存在显著差异，因此对不同个体采用同一刺激参数的 tDCS 时，流过大脑的电流密度分布也不相同（Truong et al.，2013）。此外，随着疼痛的慢性化，患者大脑功能的可塑性会发生改变，这主要是由于患者大脑功能的可塑性会受到疼痛的持续时间和强度的影响（Baliki et al.，2012），而同一参数下的 tDCS 可能无法适用于大脑功能可塑性改变程度不同的患者。因此，在使用 tDCS 进行疼痛治疗时，应充分考虑到患者间脑结构和功能的差异以及其他心理和生理方面的差异对 tDCS 镇痛效果的影响。只有在充分考察不同刺激参数下 tDCS 对不同个体的疼痛调控效果，才能进一步探明 tDCS 对疼痛的作用机制，从而确定个性化的 tDCS 镇痛方案。

3. tDCS 的临床应用

tDCS 对急性疼痛有调节作用。与对照组患者（sham 组）相比，用刺激强度为 2mA 的阳极 tDCS 刺激 M1 区域 20min 后，关节手术术后患者的镇痛药物使用量显著降低（Borckardt et al.，2013）；类似地，腹部手术术后患者在接受 tDCS 干预后，疼痛评分显著降低（Borckardt et al.，2011）。此外，tDCS 对慢性疼痛，如三叉神经痛、中风后疼痛综合征、后背痛和纤维肌痛等慢性疼痛也均有显著的缓解作用（Antal et al.，2010；Cruccu et al.，2016；Hamdy et al.，1998）。例如，利用刺激强度为 2mA 的阳极 tDCS 刺激 M1 区域 20min 后，外伤性脊髓损伤的慢性疼痛患者的疼痛程度显著降低，其伴随的焦虑和抑制症状也均有显著减少（Fregni et al.，2006）。类似地，在 tDCS 干预后，纤维肌痛患者的疼痛情况和睡眠质量得到显著改善（Fagerlund et al.，2015）。用 tDCS 刺激 dlPFC 也被证实有利于缓解纤维肌痛，且后效持续时间可达 30 天（Valle et al.，2009）。然而，目前也有研究对 tDCS 刺激 M1 和 dlPFC 对慢性疼痛患者的镇痛效果提出了质疑（O'Connell et al.，2013；Roizenblatt et al.，2007；Wrigley et al.，2013）。这些不一致的结果可能是由慢性疼痛的复杂性和 tDCS 干预效果存在个体差异导致的。

（二）经颅交流电刺激

经颅交流电刺激（tACS）是一种非侵入性的大脑神经调控技术，它通过在大脑颅骨表面放置电极并施加某种频率的交流电刺激，来调节大脑神经元的振荡活动以及神经元之间的耦合性，从而对大脑的全局属性产生影响，如增强大脑各区域间的关联性，加快各区域之间的信息传递速度。

1. tACS 的镇痛机制

低频 α-tACS 和/或高频 γ-tACS 可以分别调节大脑的 α 和 γ 神经振荡节律，从而影响个体的感知觉（Feurra et al.，2011；Kanai et al.，2008）、运动功能（Joundi et al.，2012）以及认知功能（Santarnecchi et al.，2016；Santarnecchi et al.，2013）。Feurra 等（2011）对健康志愿者的大脑初级感觉皮层施加不同刺激频率的 tACS，结果发现，以 α 频段（10～14Hz）为刺激频率的 tACS（α-tACS）和以 γ 频段（52～70Hz）为刺激频率的 tACS（γ-tACS）对个体的感知觉具有调节作用。已有研究表明，大脑自发的 α 和 γ 频带的神经振荡活动与个体的疼痛感知觉密切相关（Ploner et al.，2017；Tu et al.，2016）。具体而言，施加激光疼痛刺激之前的大脑 α 和 γ 频带的神经振荡能量可以预测刺激所诱发的疼痛感知觉强度，而且同时考虑刺激前 α 和 γ 能量时对疼痛的预测会更加准确（Tu et al.，2016），这可能反映了刺激前大脑默认模式网络和感觉运动网络的状态对疼痛感知的独立调节机制。另外，相对于年龄、性别均匹配的健康被试，神经性疼痛和纤维肌痛等慢性疼痛患者会表现出神经振荡活动的失调（González-Roldán et al.，2016；Green et al.，2009），且失调程度与其感受到的疼痛强度呈显著相关（Lim et al.，2016），这也提示了神经振荡活动与临床慢性疼痛的感知觉强度之间有密切关系。因此，利用特定频率（如 α 和 γ 频带）的 tACS 可以选择性地调控大脑的神经振荡活动，从而达到缓解疼痛的目的。

2. tACS 镇痛效果的影响因素

（1）刺激参数

与 tDCS 类似，tACS 的治疗参数包括刺激频率、强度、时长和位置等，且不同刺激参数的 tACS 可能会产生不同的神经生理效应。因此，未来研究需要进一步考察 tACS 的各项刺激参数与其镇痛效果之间的关联性，刻画不同刺激参数对镇痛效果的影响曲线。

（2）个体差异

tACS 对疼痛的调节效果与大脑背景的可塑性变化程度、个体情绪状态的变化程度等的关联性，我们尚不清楚，且鲜有研究采用不同类型的疼痛模型对 tACS 镇痛的有效性进行全面的验证和研究。因此，未来的 tACS 研究需要对健康被试和慢性疼痛患者进行对比，结合短时疼痛、长时疼痛和临床疼痛等多种疼痛模型，使用行为学测量和神经影像测量，采用情绪、脑功能响应、脑状态和非脑生理状态等多方面的生物指标，深入探究 tACS 镇痛与各项生物指标变化之间的关系，从心理、生理等多个角度探明 tACS 镇痛的潜在作用机制。

3. tACS 的临床应用

与 tDCS 广泛被应用于临床镇痛相比，目前关于 tACS 的相关应用研究较少。这可能是因为脑神经振荡活动与疼痛感知觉的关联特性往往只基于较为简单的相关分析，两者的因果关系并没有得到彻底的揭示。因此，采用 tACS 选择性地调节大脑自发神经振荡活动对个体疼痛知觉的影响，仍有待进一步研究。

（三）经颅磁刺激

经颅磁刺激（TMS）是利用脉冲磁场作用于中枢神经系统（主要是大脑），改变皮层神经细胞的膜电位，使之产生感应电流，影响脑内代谢和神经电活动，从而引起一系列生理生化反应的磁刺激技术（Lefaucheur et al.，2014）。TMS 的刺激模式主要有三种，分别是单脉冲 TMS、成对脉冲 TMS 和重复性 TMS（repetitive

TMS，rTMS）。TMS 作为一种无创伤的刺激手段，早期主要用于治疗精神疾病，近年来也有用于临床镇痛治疗的报道（Lefaucheur et al.，2012）。

1. TMS 的镇痛机制

TMS 的工作原理主要是基于法拉第电磁感应定律，通过刺激器的时变磁场产生磁脉冲，在几乎无衰减、无创的情况下穿过头皮颅骨，到达大脑皮层，然后产生感应电流，影响皮层细胞的动作电位，进而影响大脑的新陈代谢以及神经的电生理活动（Kobayashi & Pascual-Leone，2003）。虽然关于 TMS 的镇痛机制目前仍未得到彻底揭示，但研究者以健康被试为研究对象，利用高频 TMS 刺激手部 M1，结果发现被试双手的疼痛阈值增大（Maarrawi et al.，2007）。TMS 的镇痛效果依赖于内源性阿片系统，因此当使用阿片阻断剂纳洛酮时，TMS 的镇痛效果显著降低（De Andrade et al.，2011）。此外，使用 TMS 刺激 M1 和前额叶皮层能够显著调节初级和次级躯体感觉皮层等整合疼痛信息的脑区（Hasan et al.，2014），并显著抑制下丘脑、脊髓的伤害性反射和活动（Lefaucheur et al.，2010；Mylius et al.，2010），这可能也是 TMS 镇痛的机制之一。

2. TMS 镇痛效果的影响因素

与其他非侵入性的中枢神经调控技术类似，不同的刺激参数设置（如刺激频率、强度、时长）也会导致 TMS 镇痛效果的不同。例如，TMS 的刺激频率可以分为高频和低频。其中，高频（>5Hz）刺激会增强大脑皮层的兴奋性，而低频（<1Hz）刺激会抑制大脑皮层的兴奋性。一项 TMS 治疗慢性疼痛的研究发现，相比 0.5Hz 的低频刺激和假刺激，10Hz 的高频刺激的镇痛效果显著（Lefaucheur et al.，2001）。此外，慢性疼痛的缓解程度和每次 TMS 刺激治疗的总脉冲个数（即刺激时长）密切相关。研究发现，2000 个脉冲产生的镇痛效果显著好于 1000 个脉冲产生的镇痛效果。一般认为，一次刺激至少要达到 1200 个脉冲，才可能会产生镇痛效果（Lefaucheur，2006）。

3. TMS 的临床应用

TMS 可被用于治疗神经病理性疼痛，其作用的刺激靶点主要是 M1 和 dlPFC。例如，Lefaucheur 等（2001）给予 18 例各种病因的难治性神经病理性疼痛患者单组 rTMS 治疗，刺激靶点为 M1，发现 10Hz 的刺激有显著的镇痛效果。类似地，Hirayama 等（2006）也发现，对难治性神经病理性疼痛患者的 M1 施加 5Hz 的单组 rTMS，可以使患者的疼痛显著缓解，而且这种镇痛效果会持续 3h。此外，用 rTMS 刺激 M1，对三叉神经痛和中风后中枢性疼痛也具有良好的镇痛作用。Khedr

等（2005）对经历这两类疼痛的患者施加 TMS，每组刺激时间为 10min，每分钟刺激 10s（10s 开放，50s 关闭），每组共 2000 个脉冲刺激，每天 1 组，连续治疗 5 天，结果发现，两类患者的疼痛评分均显著降低，且镇痛效果持续了两周。综上所述，目前利用 TMS 缓解慢性疼痛取得了较好的效果，但仍处于探索研究和初步应用阶段，尚未在临床中得到广泛应用。未来的研究需要明确刺激靶点和刺激参数等对 TMS 镇痛效果的影响，并进一步探讨 TMS 镇痛的机制，提高 TMS 在临床缓解难治性疼痛中的效果。

二、非侵入性外周神经调控技术

经皮神经电刺激是一种非侵入式的镇痛疗法，其原理是在皮肤表面放置电极，以电流脉冲来激活外周神经纤维，以此达到镇痛效果（Kerai et al.，2014）。TENS 可以分为高频低强度的常规 TENS（conventional transcutaneous electrical nerve stimulation，conventional TENS）和低频高强度的针刺样 TENS（acupuncture-like transcutaneous electrical nerve stimulation，AL-TENS）。常规 TENS 可选择性地激活非伤害性传入神经（Aβ 纤维）（Vance et al.，2015），从而产生局部的镇痛作用；针刺样 TENS 可激活小直径的伤害性纤维（Aδ 纤维和 C 纤维），诱发下行抑制系统的激活（Vance et al.，2014），并释放阿片类物质（Sato et al.，2013），从而产生"以痛镇痛"的效果（汤征宇等，2017）。

（一）TENS 的镇痛机制

1. 闸门控制理论

TENS 的生理机制可以用 Melzack 和 Wall（1965）提出的闸门控制理论来解释。该理论认为，脊髓背角的胶质细胞对脊髓背角第二级神经元 T 细胞存在一种类似于闸门的神经控制机制，闸门的开闭决定了疼痛信息能否继续向上传输，从而促进或抑制外周到中枢的感觉神经冲动。其中，传导触觉和压觉的粗纤维（Aβ 纤维）、传导痛觉和温觉的细纤维（Aδ 纤维和 C 纤维）会导致胶质细胞对 T 细胞产生不同的影响。Aβ 纤维可以增强胶质细胞的抑制作用，即抑制 T 细胞向更高一级的中枢传导神经冲动，而 Aδ 纤维和 C 纤维可降低胶质细胞的抑制作用，即促进 T 细胞向更高一级的中枢传导神经冲动。因此，当有触觉刺激输入的时候，Aβ 纤维兴奋，胶质细胞的抑制作用增强，闸门关闭，抑制外周的伤害性刺激向上传输，T 细胞接收到的伤害性刺激减弱，最终实现镇痛的效果。当有痛觉刺激输入时，Aδ 纤维和 C 纤维兴奋，胶质细胞的抑制作用减弱，此时闸门开放，促进 T 细胞将伤害性刺激上传到中枢，最终产生疼痛知觉（Braz et al.，2014）。

基于这一理论，常规 TENS 能够通过施加高频（通常频率为 50～100Hz）、低强度（可诱发触觉，但不引起痛觉）的电刺激，激活阈限较低的非伤害性传入神经（Aβ 纤维），而不激活伤害性传入神经（Aδ 纤维和 C 纤维），由此增强胶质细胞的抑制作用，从而抑制脊髓和脑干中的疼痛相关信息的向上传导，达到镇痛的效果（Mendell，2014；Sandkühler，2000）。这一解释得到了许多基于不同类型疼痛模型的研究结果的支持。以 α-氯醛缩葡萄糖麻醉状态下的猫模型为例，Garrison 和 Foreman（1994）采用碳纤维微电极记录脊髓背角中 83 个神经元的自发放电活动，发现 100Hz 的高频 TENS 刺激后，65% 的神经元的自发放电下降了 54%，30% 的神经元的放电没有发生变化，另外的 5% 的神经元放电出现上升，即高频 TENS 可显著抑制大部分脊髓背角神经元的神经电活动，从而抑制伤害信息向中枢传导。另外，有研究者认为，这一镇痛机制不涉及高级中枢的调控。例如，进行高频 TENS 刺激后，第十二胸椎处脊髓被横切的猫的脊髓背角神经元的自发放电显著得到了抑制，伤害性刺激引起的脊髓背角神经元的放电活动也显著下降，而脊髓横切前后的背角神经元放电活动不存在显著差异。

然而，近年来有研究指出，高频 TENS 也涉及中枢系统的神经递质释放。Woolf 等（1980）发现，施加于大鼠尾根部的高频（100Hz）TENS 可以显著延长大鼠尾尖的热痛（49℃热水）甩尾反射潜伏期，这一镇痛效果可被阿片拮抗剂纳洛酮逆转。此外，若对大鼠给予氯苯丙氨酸（para-chlorophenylalanine，pCPA）来消耗脑内的 5-羟色胺，也可以显著抑制 TENS 的镇痛效果，这说明高频 TENS 的镇痛与阿片类物质以及神经递质 5-HT 相关，即涉及了中枢层面的神经机制。基于大鼠慢性关节炎模型的研究发现，在脊髓水平给予阿片受体拮抗剂，高频（100Hz）TENS 对脊髓背角神经元的痛敏抑制效果可以被 δ 受体拮抗剂纳曲吲哚（naltrindole）阻断（Lima et al.，2015；Sato et al.，2013）。对多种类型的神经病理性疾病患者进行研究后，Han 等（1991）发现高频 TENS 可以显著降低患者的疼痛程度，且可以诱发患者腰椎—脑脊液中的强啡肽（阿片 K 受体激动剂）的浓度上升。这些研究进一步表明，高频 TENS 镇痛也与 δ、K 阿片类物质的释放有关。因此，对于高频 TENS 的镇痛机制，不能单一地用闸门控制理论来解释，可能还涉及中枢系统的递质释放。

2. 弥散性伤害抑制性控制理论

弥散性伤害抑制性控制（DNIC）理论认为，在中枢神经系统中，神经元对伤害性刺激的反应可以被其他伤害性刺激所抑制（Saimon et al.，2015；Vigàno et al.，2013）。具体而言，脊髓背角神经元中的广动力型（wide-dynamic range，WDR）神经元会被其感受野内的疼痛刺激所激活，但其兴奋性可以被远离其感受野的另一种伤害性刺激所抑制，从而达到"以痛镇痛"的效果（汤艺等，2016）。

基于"以痛制痛"理论，目前研究者开发了不同的镇痛疗法（如韩式电针疗法），主要是利用低频（1～4Hz）、高强度（一般为个体的疼痛耐阈）的电刺激引起电极周围肌肉有规律地收缩，激活皮肤深层的直径较小的 Aδ 纤维和 C 纤维，从而抑制身体其他部位的疼痛，达到镇痛效果（Fleckenstein，2013；Han，2011）。AL-TENS 的刺激位置一般位于远离疼痛的穴位、肌肉组织、运动关节等（Han，2016）。Chung 等（1987）在猫胫神经处施加低频（2Hz）、高强度（超过 Aδ 纤维和 C 纤维的兴奋阈限）的电刺激，并采用单电极记录了猫脊髓 L7-S1 段脊髓背角神经元对伤害性机械刺激和热刺激的反应。结果发现，低频、高强度的电针刺激显著抑制了脊髓背角神经元对伤害性刺激的放电活动，且抑制程度高达 36%。可见，DNIC 是高强度 TENS 对伤害性刺激的抑制作用的机制之一。

AL-TENS 会激活中脑导水管周围灰质—延髓头端腹内侧区—脊髓的疼痛下行抑制通路，并释放内源性阿片肽神经递质（Qi et al.，2016；Wang et al.，2013）。其中，内源性阿片肽又被称为内源性吗啡样多肽，主要包括亮啡肽、甲啡肽、强啡肽、孤啡肽（orphanin FQ/nociceptin，OFQ）等。从中脑导水管周围灰质到延髓头端腹内侧区的中缝大核这一疼痛下行抑制通路中存在三种阿片受体：μ 受体、δ 受体和 K 受体。基于大鼠模型，在大鼠脊髓水平分别给予阿片 μ、δ 受体拮抗剂（Radhakrishnan & Sluka，2003），发现低频（4Hz）TENS 对痛觉过敏的抑制效果可以被阿片 μ 受体拮抗剂纳洛酮阻断，而高频（100Hz）TENS 对痛觉过敏的抑制效果可以被阿片 δ 受体拮抗剂纳曲吲哚阻断，这一结果直接证明了低频 AL-TENS 镇痛与脊髓水平 μ-阿片受体有关，而高频 TENS 镇痛主要受 δ-阿片受体的影响（Xiang et al.，2014）。Han 等（1991）对神经系统损伤患者进行一段时间的低频 TENS（2Hz）治疗后，患者的疼痛程度显著降低，且患者腰椎—脑脊液中的蛋氨酸脑啡肽（阿片 μ 受体激动剂）的浓度会上升。为了考察了 OFQ 对电针镇痛的影响，Wan 等（2009）以 OFQ 基因敲除小鼠为研究对象，在足三里和三阴交穴位处进行电针刺激，结果发现，和正常控制组小鼠（无基因敲除）相比，OFQ 基因敲除小鼠的甩尾潜伏期显著变长，100Hz 的电针镇痛效果更为显著，而 2Hz 的电针镇痛效果无显著差异，这表明 OFQ 可拮抗 100Hz 的电针镇痛效果。同时，以脊神经结扎大鼠作为神经病理性疼痛模型，Lau 等（2008）采用化学遗传学的方法进一步研究了电针对神经病理性疼痛的镇痛机制，在电针组大鼠的足三里和三阴交穴位处给予 3Hz 的电针刺激，对控制组不做处理，结果发现，电针刺激后大鼠的机械痛觉超敏和热痛超敏显著降低，且大鼠中枢神经系统中的环氧化酶（cyclooxygensae-2，COX-2）含量显著下降，而控制组无显著变化。这一结果表明，电针镇痛可以通过抑制中枢神经系统中 COX-2 的表达来实现。

值得注意的是，AL-TENS 和常规 TENS 涉及不同的镇痛机制，它们的镇痛效果存在一些差异：①所涉及递质的差异。常规 TENS 和 AL-TENS 所涉及的神经递质不同，常规 TENS 主要受阿片 δ 受体的影响，AL-TENS 主要受阿片 μ 受体的影响。此外，有些患者可能对阿片类药物产生了耐受（至少 4 个月以上），对于这类患者，常规 TENS 比 AL-TENS 的镇痛效果更好（Leonard et al.，2011）。因此，在临床实践中，对于 TENS 类型的选择，应考虑患者对不同类型阿片类药物的耐受性。②起效时间的差异。常规 TENS 会引起 Aβ 纤维对 Aδ 纤维和 C 纤维的抑制，表现为即时镇痛效果，而 AL-TENS 需要通过激活疼痛的下行抑制通路，以及需要中枢系统分泌阿片类物质来镇痛，最强镇痛效果在治疗后 20～30min 出现（Zhang et al.，2014），因此临床实践中要根据患者的疼痛症状来选择适当的 TENS 类型。比如，对急性创伤性疼痛患者（术后痛、分娩痛等）宜使用常规 TENS，对慢性疼痛患者（腰背痛、神经痛等）宜使用 AL-TENS。③镇痛持续时间的差异。研究表明，AL-TENS 可获得比常规 TENS 更显著、更持久的镇痛效果。例如，关于动物的研究表明，对 Aδ 纤维给予高强度的电刺激后，中枢伤害性神经元会产生长达 2h 的长时程抑制（long-term depression，LTD）效应（Macefield & Burke，1991；Sandkühler et al.，1997）。

3. 皮层调控

对于 TENS 的镇痛机制，还可以用自上而下的皮层调控和主动控制等理论进行解释。例如，Peng 等（2019）以健康被试为研究对象，对比了 AL-TENS 和常规 TENS 镇痛效果和作用机制的差异。结果发现，高频（50～100Hz）、低强度的常规 AL- TENS 对施加电刺激相同/相似位置的伤害性刺激所诱发的疼痛具有优化的镇痛作用，即局部最优的镇痛效果；相比之下，低频（2～4Hz）、高强度的 AL-TENS 起到的更多的是一种全局的镇痛作用，即该镇痛作用的区域不依赖于 TENS 的刺激位置。与此同时，AL-TENS 诱发了初级体表感觉/运动皮层自发脑电中 α 频带神经振荡信号的增强，这种增强也伴随着 AL-TENS 刺激对侧初级体表感觉/运动皮层与内侧前额叶皮层（mPFC）之间功能连接的增强，进而产生更强的疼痛下行抑制调控。这一结果一方面提示 AL-TENS 和常规 TENS 涉及不同的镇痛机制，另一方面也表明 AL-TENS 全局镇痛效果受到自上而下的大脑皮层的调控。基于此，临床实践可以根据这些机制选择相应的镇痛策略和镇痛参数来优化镇痛效果。此外，Zhao 等（2017）对比了个体自发启动（主动控制）和非自发启动（被动控制）条件下电刺激（TENS 诱发）的镇痛效果。结果发现，相比被动控制（非自发启动），主动控制（即自发启动）能有效地抑制个体的疼痛感知和疼痛脑响应，表现为疼痛强度和不愉悦度评分的降低，以及激光诱发脑响应的减弱。同时，在主动控制条件下，疼痛刺激前的脑电中 α 和 β 神经振荡信号显著大于被动控制条件，表明主动控制的镇痛效果源于自上而下的皮层调控。这种调控体现了人体主动控制过程中运动处理和感觉反馈等信息的绑定，体现在自发脑电中 α 和 β 神经振荡信号能量的增加。

（二）TENS 镇痛效果的影响因素

1. 电极位置

在常规 TENS 中，TENS 装置的电极位置对治疗效果起着至关重要的作用。在临床治疗中，为了达到最佳镇痛效果，对于 TENS 的电极位置，应根据患者的临床症状、TENS 类型等来确定（Gobbo et al.，2014）。对于常规 TENS 来说，电极位置应与疼痛位置处于同一神经皮节内。这是由于常规 TENS 主要通过激活对应皮节内的大直径纤维，来抑制同一皮节内传导疼痛的小直径纤维的激活（Carbonario et al.，2013），从而达到镇痛效果。Ekblom 等（1985）比较了皮节内和皮节外的高频（100Hz）常规 TENS 对被试手臂处痒觉的缓解程度。结果发现，皮节外的常规 TENS 对手臂处的痒觉没有缓解作用，而皮节内的常规 TENS 对手臂处的痒觉有显著的缓解效果。而且，在采用常规 TENS 缓解外周神经损伤患者的疼痛时，若电极置于神经损伤同侧皮节处，镇痛效果显著；当 TENS 电极置于神经损伤对侧皮节处时，疼痛程度加剧（Ottoson & Lundeberg，2012）。这表明，在缓解躯体神经损伤疼痛时，电极和疼痛部位应在同一皮节的同侧。

与常规 TENS 不同的是，AL-TENS 的镇痛效果与电极位置无关。为了比较皮节外和皮节内 AL-TENS 的镇痛效果，Cheing 和 Chan（2009）在被试右手肘处的曲池穴或邻近部位的非穴位处分别给予低频（4Hz）AL-TENS 刺激，两者均可以显著提高被试手背处的机械痛阈，并且穴位处和非穴位处 TENS 的镇痛效果并无显著差异，这说明 AL-TENS 镇痛不依赖于特定的刺激位置，而是否处于同一皮节或穴位，也不会影响其镇痛效果。另外，Zhang 等（2016）的研究结果也与之一致：即使是对慢性肩周炎患者疼痛区域的对侧给予针灸治疗，患者的疼痛程度依然显著下降、运动能力显著增强。因此，当同一皮节内的常规 TENS 镇痛效果不明显时，可考虑使用 AL-TENS（Vance et al.，2014）。

2. 脉冲强度

以健康被试为实验对象，研究者发现电流强度对常规 TENS 镇痛有明显的影响，如高频（110Hz）、较高强度（足以诱发感觉异常，如麻木但不诱发疼痛感觉）TENS 的镇痛效果显著优于高频、低强度（略高于触觉阈限）TENS 的镇痛效果（Mulvey et al.，2015）。Moran 等（2011）则系统研究了 TENS 强度对健康被试的压痛阈限的影响，他们对被试施加不同强度的 TENS，包括强度分别为可承受的最大电流强度、感觉阈限强度、低于感觉阈限强度。此外，研究中还包括仅持续42s 感觉阈限强度的安慰剂 TENS 组和无 TENS 刺激的控制组。结果发现，在施加可承受的最大电流强度 TENS 的情况下，被试的压痛阈限显著提高，而其他组被试的压痛阈限变化不明显。这些研究均表明，若患者能自适应地调节 TENS 强度，进而诱发强烈但无痛的躯体感觉，可获得较为优化的 TENS 镇痛效果（Claydon et al.，2013）。

基于动物模型的研究也证明了电流强度对常规 TENS 镇痛的影响，如 Xiao 等（2000）以辐射热刺激大鼠尾部诱发甩尾反射，低强度（50Hz，0.5mA）的电针刺激只能对大鼠甩尾反射产生轻微抑制，而高强度（5Hz，5mA）的电针刺激对甩尾反射的抑制显著强于低强度电针，表明高强度的 TENS 刺激的镇痛效果优于低强度的 TENS。Liu 等（2000）采用慢性关节炎症大鼠模型，通过高、中、低三种强度的 100Hz TENS 分别对大鼠进行治疗，比较其镇痛效果。结果表明，三种强度的 TENS 均有镇痛效果，其中高强度的 TENS 对动物的即时镇痛效果最好，而低强度的 TENS 在缓解慢性炎症痛时具有最优的镇痛效果。这可能是由于高频、高强度的 TENS 刺激同时涉及皮节内的闸门控制机制和疼痛的下行抑制控制机制，因此可以在短时间内产生很好的镇痛效果。

高频、低强度的常规 TENS 只有局部的镇痛效果，且具有位置特异性，因此它涉及的是同一皮节内的大直径纤维对小直径纤维的抑制，当超出同一皮节时，镇痛效果就会减弱，而高强度 TENS 的镇痛范围更为广泛，因此，临床上使用常规 TENS 进行治疗时，应尽量采用可以引起患者强烈震动感觉的电流强度（能承受的最大震动感觉，但不诱发疼痛感觉），以获取最优的镇痛效果。具体而言，首先，强度的调节可从最小的刺激强度开始，然后缓慢增加刺激强度，直到达到患者的感觉阈限；其次，增大刺激强度，直到患者报告刺激无法忍受；最后，降低刺激强度，直到患者报告刺激强度可以引发强烈的震动感觉，但不诱发疼痛感觉。不过，对于针刺样 TENS，其强度应为患者的疼痛耐受阈限（Valencia et al.，2015）。

3. 电流频率

Sun 等（2002）通过比较低频和高频电针对大鼠慢性神经源性痛的治疗效果，发现低频（2Hz）电针对大鼠痛觉超敏和痛觉过敏的治疗效果优于高频（100Hz）电针，这表明低频 TENS 在治疗慢性神经源性痛有较好的疗效。这可能是由于 2Hz 电针引起了脊髓背角神经元的 LTD，抑制了疼痛的上行通路的传导；反之，100Hz 电针则引起了长时程增强（long-term potentiation，LTP），易化了疼痛。另外，Han（2001，2003）发现，不同频率的电针刺激会诱发中枢系统分泌不同种类的神经肽物质：低频（2Hz）电针可以促进内啡肽、内吗啡肽和脑啡肽的释放；高频（100Hz）电针则会促进强啡肽的释放。为了探究高、低两种频率刺激的结合是否可以引起四种阿片肽类物质的同时释放，该团队的研究者进一步设定了两种 TENS 刺激条件：①使低频和高频脉冲交替出现（2/100Hz），形成疏密波脉冲；②在一个穴位给予 2Hz 的脉冲，同时在另一个穴位给予 100Hz 的脉冲，形成脉冲组合（2+100Hz）。结果发现，疏密波脉冲的 TENS 镇痛效果显著优于脉冲组合 TENS，这说明在身体不同部位同时输入不同频率的电刺激脉冲，并不能同时促进四种阿片肽的释放，且只有高低频率的脉冲间隔交替出现的疏密波的镇痛效果最优。另外，高频和低频 TENS 的镇痛机制涉及不同的神经递质，如 5-HT2 和 5-HT3 受体在低频 TENS 镇痛中有重要作用，在高频 TENS 中的镇痛作用不显著；高频 TENS 可以减少脊髓背角的天冬氨酸盐和氨基酸盐的释放，而低频 TENS 则没有表现出此现象（Liu et al.，2014）。此外，高频和低频 TENS 均可以激活脊髓毒蕈碱受体外周的 α-2A 肾上腺素受体（King et al.，2005；Radhakrishnan & Sluka，2003），若给予一定剂量的可乐定，则可以增强 TENS 的镇痛效果（Sluka & Chandran，2002）。

因此，考虑到高频和低频电针涉及不同的镇痛机制，并存在不同的特性（Huang et al.，2000；Jiang et al.，2001），临床上使用 TENS 时应根据患者的疼痛类型、具体位置和疼痛程度等因素选择恰当的 TENS，如处置急性疼痛患者时，应优先考虑采用高频 TENS 进行即时镇痛，若为慢性疼痛患者，则宜采用低频 TENS 进行长期治疗。

4. 脉宽

脉宽是 TENS 刺激的另一个非常重要的参数，施加刺激脉冲的脉宽大小与纤维的激活程度及范围有直接的关系。Sundequist 等（1987）发现，皮肤感受器的感觉阈限随电刺激脉宽的增加而减小，且当脉宽小于 100μs 时，感觉阈限上升较快，当脉宽大于 600μs 时，可激活 Aδ 纤维，容易产生刺痛感，患者会感到不适。另外，降低电流脉宽有助于电流通过皮肤组织，有利于刺激更深层的神经纤维，可以在避免引起皮肤表面的强烈感受的情况下，刺激深部的肌肉组织（Mulvey et al.，2015）。因此，在临床上使用 TENS 镇痛治疗时，应考虑到不同脉宽电流刺激对皮肤感觉的影响，如采用常规 TENS 治疗时，若想激活阈限较低的大直径的 Aβ 纤维，而不激活直径较小的 Aδ 纤维和 C 纤维，则脉宽不宜太大，一般选用的脉宽的范围是 100~200μs（Vance et al.，2014）。

5. TENS 持续时间及使用频度

除 TENS 的位置、强度、频率、脉宽等物理参数外，TENS 刺激的持续时间及频度对镇痛疗效也有显著影响。临床研究发现，约 50% 的慢性疼痛患者在短期内使用 TENS 治疗后可以获得很好的疗效，疼痛可以迅速得到缓解，若长期使用 TENS，镇痛疗效将不再显著（Moreno-Duarte et al.，2014；Tousignant-Laflamme et al.，2015）。这可能是由于患者对 TENS 刺激产生了耐受性，当长期使用同一参数的 TENS 刺激时，感受纤维的激活程度下降，镇痛效果减弱。关于动物的研究也表明，重复使用 TENS 会使大鼠产生耐受性（Lima et al.，2015），而脉冲振幅逐渐增强的 TENS 可以有效降低适应性和耐受性（Chen & Johnson，2009；Sato et al.，2012）。这提示我们，当在临床上对患者长期使用 TENS 镇痛时，可考虑使用调制波形的 TENS，避免患者对 TENS 产生耐受性。基于大鼠慢性炎症痛模型，Liu 等（2000）考察了不同的治疗频度对大鼠痛觉超敏的影响，实验采用 4 种时间间隔（1 次/1 天、1 次/2 天、1 次/3 天、1 次/4 天）对大鼠给予电针治疗。结果表明，1 次/1 天的治疗频度的效果较差，而其他三组的镇痛效果较好，其中 1 次/3 天组的镇痛效果最优，且镇痛的持续时间也最长。这直接证明了 TENS 的使用频度过高或过低均不能起到很好的镇痛效果，也证明了 TENS 的镇痛疗效与其频度之间并不是线性关系。因此，在临床上使用 TENS 进行镇痛治疗时，应考虑到其镇痛效果会受到 TENS 持续时间及使用频率的影响，同时应根据患者的实际情况（如疼痛程度等）加以调整和优化。

（三）TENS 的临床应用

1. 术后痛

术后镇痛是 TENS 镇痛最为成功的临床应用之一。Bjordal 等（2003）对 21 项随机对照实验研究（共 1359 名患者）进行了元分析，结果表明，手术后使用 TENS 的患者所消耗的镇痛药物剂量显著低于不使用 TENS 的对照组患者，而且他们的伤口复原能力也显著较高。Rakel 和 Frantz（2003）考察了高频（50Hz）TENS 对腹部手术患者术后疼痛的影响，他们将电极贴片置于患者手术切口附近，刺激强度为患者可以承受的最大强度，结果发现，经过 TENS 后，患者在静息状态和行走状态下的疼痛评分均显著下降。另外，也有研究表明，如果患者在腹部手术后采用 TENS 辅助治疗，其肺不张的发病率（13%）将显著低于控制组（27%）（Naka et al.，2013）。这些研究均表明，TENS 不仅可以缓解手术后的疼痛，而且可以减少术后并发症，增强患者的行动能力，缩短康复期。

2. 慢性腰背痛

慢性腰背痛属于典型的慢性疼痛之一，表现为由肌肉痉挛所引起的背部或腰部疼痛或身体姿势异常，该病在西方中老年人群中的发病率高达 80%。大约 50%

的慢性腰背痛患者经过 TENS 治疗后，疼痛程度有显著缓解，且疼痛缓解程度高于 50%。Pivec 等（2015）考察了 TENS 对慢性腰背痛患者的镇痛药物使用的影响，他们将慢性腰背痛患者分成 TENS 治疗组和非 TENS 治疗组，结果发现，TENS 治疗组患者对阿片类药物的使用量显著低于非 TENS 治疗组。对不同年龄段（青年组、中年组和老年组）的慢性腰背痛患者给予 20min 的 125Hz 的 TENS 治疗（刺激位置为疼痛部位对应的脊髓节段），发现 TENS 有效减弱了所有年龄段慢性腰背痛患者的疼痛程度（Simon et al.，2015）。Fried 等（1984）对 846 名慢性创伤后背痛患者的 TENS 镇痛疗效进行了一项长期跟踪研究，结果表明，45%的患者的慢性背痛完全恢复且没有留下任何残疾，而且其中 36%的患者恢复了正常工作的能力；89%的患者表示 TENS 的治疗对其有益，他们的疼痛程度下降了约 74%，对镇痛药物的消耗下降了 54%，睡眠质量也提高了 59%。这说明 TENS 不仅可以有效缓解慢性腰背痛，而且可以提高患者的生活质量。

3. 分娩痛

临床上采用 TENS 作为孕妇分娩时的辅助镇痛手段，可以有效缓解孕妇生产时的痛苦（Levett et al.，2014）。Santana 等（2016）将 46 名初产妇随机分成 TENS 治疗组和非 TENS 控制组，TENS 治疗组孕妇在生产前接受 30min 的高频（100Hz）TENS 治疗，非 TENS 控制组不接受 TENS 治疗。结果发现，相对于非 TENS 控制组，TENS 治疗组产妇的疼痛评分下降了 15%，且需要使用镇痛药物的时间滞后了约 5h。Kaplan 等（1998）研究了 TENS 在 46 名初产妇和 58 名非初产妇生产过程中的镇痛作用。结果发现，72%的初产妇和 69%的非初产妇均认为 TENS 显著缓解了生产过程中至少 40%以上的疼痛，并且 TENS 显著缩短了产妇的第一生产阶段的时间，降低了生产过程中镇痛药物的使用量。同时，使用 TENS 镇痛的产妇的胎儿心率轮廓、阿普加评分、脐带血 PH 均处于正常水平。这些研究均表明，TENS 可以有效缓解产妇在生产过程中的阵痛，且 TENS 在辅助孕妇分娩的过程中，对于新生儿来说也是安全可靠的。

三、总结

过去几十年，神经调控技术发展迅速，并被应用于多种疾病的治疗中，如疼痛、癫痫、帕金森病、精神性疾病等。目前，常见的非侵入性的神经调控技术包括 tDCS、tACS、TMS 和 TENS 等。这些调控技术的镇痛机制和镇痛效果的影响因素不尽相同，但是都在临床镇痛中得到了广泛的应用，并取得了较好的治疗效果。这些技术的临床应用不仅为患者提供了治疗的新选择和可能性，同时也促进了多学科的交叉，有助于此类技术的进一步发展。

第三节 条件性疼痛调节

条件性疼痛调节也被称为弥散性伤害抑制性控制，是一种内源性疼痛抑制调节机制（Le Bars et al.，1979）。具体而言，CPM 是指身体某一部位的疼痛刺激（即条件刺激，conditioning stimulus，CS）可以抑制施于身体另一部位的疼痛刺激（即实验刺激，test stimulus，TS）所引起的疼痛感知，即"以痛镇痛"。条件刺激对实验刺激所引起的疼痛的抑制程度反映了个体的 CPM 效率，即抑制越明显，CPM效率越高，内源性疼痛的抑制功能越强。

近年来，关于 CPM 功能的临床研究不断涌出。研究发现，许多慢性疼痛患者伴随着内源性疼痛抑制功能的受损或缺失，与健康人群相比，其 CPM 效率显著更低，如患有纤维肌痛综合征（Chalaye et al.，2014）、颞下颌关节紊乱（Oono et al.，2014）、慢性颈椎扭伤（Daenen et al.，2013）、风湿性关节炎（Lee et al.，2013）、后遗神经痛（Pickering & Dubray，2014）和肠道易激综合征（Piche et al.，2011）等慢性疼痛的患者。因此，对 CPM 功能的深入了解，可以为探索慢性疼痛症状的发病机制提供新的视角（汤艺等，2016）。同时，患者术前 CPM 效率与其术后所使用的镇痛药物剂量呈显著相关（Grosen et al.，2014），所以对 CPM 功能的测试将有助于全面了解个体的疼痛调节系统功能，从而推动疼痛的精准医疗。另外，个体的 CPM 效率也可以预测其患慢性疼痛的风险（Yarnitsky et al.，2008），有利于医务人员对慢性疼痛高危患者进行有效的早期干预，从而减轻患者的痛苦，同时也可以有效降低社会医疗成本。基于 CMP 的工作原理，目前已有研究表明，可以利用低频、高强度的电刺激等（即疼痛刺激）抑制身体其他部位的疼痛，达到"以痛制痛"的效果，提示了在临床中利用 CMP 镇痛的可能性。

一、CPM 的神经生理机制

疼痛调节系统包括脊髓层面的通路调节：①上行通路信息从脊髓腹外侧传递到脊髓上结构；②下行通路通过脊髓背外侧索（dorsolateral funiculi，DLF）从脊髓上结构传递到脊髓背角神经元（Roby-Brami et al.，1987b；Villanueva et al.，1996）。脊髓背角是痛觉传递的初级中枢，伤害性信号由初级感觉神经元传入，在此经过初步整合后通过脊髓上行通路传递，经丘脑到达大脑皮层引起痛觉（Le Bars et al.，1979）。脊髓背角神经元在疼痛调节过程中起到了重要的作用，其中包括非特异性的多感受性广动力型神经元和特异性的伤害性（nociceptive）神经元（le Bars，2002）。WDR 神经元主要分布在脊髓灰质板层第 V 层，可接收伤害性和非伤害性两种躯体感觉信息。WDR 神经元能传递大部分的躯体感觉信息，其兴奋性可被施加在身体其他部位、远离神经元兴奋性感受野的伤害性刺激所抑制（Le Bars & Cadden，2009）。在 CPM 过程中，伤害性条件刺激能激活伤害性神经元，并有效地抑制感知实验刺激（远离条件刺激）的 WDR 神经元的兴奋性，从而使得实验刺激诱发的疼痛感知强度减弱，即出现 CPM 效应（Le Bars & Cadden，2009；Villanueva & Le Bars，1994）。

研究显示，脊髓横切面切除的大鼠或四肢瘫痪的患者均无法表现出明显的 CPM 效应（Roby-Brami et al.，1987a），这说明 CPM 过程也涉及脊髓上结构的参与。延髓尾端的网状背侧亚核（subnucleus reticularis dorsalis，SRD）损伤会导致个体 CPM 功能的显著降低，体现了 SRD 在 CPM 过程中的重要作用。而且，有研究表明，SRD 不仅可以被身体任意部位的感受野激活，而且可以通过脊髓背外侧索将信息传递到脊髓背角神经元，从而参与 CPM 过程（Villanueva et al.，1996）。然而，单侧丘脑（De Broucker et al.，1990）、PAG 和 RVM（Bouhassira et al.，1990）的损伤并不会影响个体的 CPM 效应，否定了这些脑区直接参与 CPM 过程的可能性。近年来，快速发展的神经影像技术推进了 CPM 相关的脑功能研究。研究发现，强度足够且不引起疼痛的刺激（42℃温水）就可以激活人体 CPM 系统，但也有研究发现，只有引起明确疼痛的水温（12℃或 46.5℃）才可以激活 CPM 系统。值得注意的是，在温室情况下，激活 CPM 系统所需的时长约为 10min，而在冷水或热水情况下，只需要 60s。研究表明，与疼痛信息的认知-情感相关的高级大脑中枢包括前额叶、脑岛、初级和次级体表感觉皮层 SI 和 SII 等脑区的功能活动均与 CPM 有关（Nahman- Averbuch et al.，2014；Vigàno et al.，2013）。然而，这些脑区是直接还是间接参与 CPM 过程，仍有待于进一步研究。

CPM 过程也涉及一系列神经递质的参与，如血清素、阿片类物质和去甲肾上腺素。研究显示，血清素受体阻断剂会显著减弱条件刺激对实验刺激所诱发的疼痛感知的抑制，即 CPM 的效率降低；同时，它对只施加实验刺激而不施加条件刺激时的疼痛感知没有显著的调节作用，这表明血清素和 CPM 过程有关（Chitour et al.，1982）。与服用非阿片类药物相比，患者服用阿片拮抗药物后，其 CPM 效应会显著降低（King et al.，2013），这表明阿片类药物对 CPM 功能具有调节作用。另外，通过比较慢性疼痛患者和健康被试的 CPM 效率，Parent 等（2015）发现，慢性疼痛患者的 CPM 效率的降低与血浆中去甲肾上腺素和 3-甲氧基肾上腺素的水平下降有关，但与脑脊液中神经递质无关，这表明去甲肾上腺素可能参与了 CPM 过程。最近一项研究显示，他喷他多（tapentadol，一种包含 μ 型阿片受体激动剂和去甲肾上腺素的再摄取抑制剂），可促进糖尿病型多发性神经病患者的下行疼痛抑制系统的功能恢复，提高患者的 CPM 效率，从而缓解疼痛症状（Niesters et al.，2014）。但是，Martini 等（2015）对比了吗啡（μ 型阿片受体激动剂）和他喷他多两种镇痛药物对健康被试的 CPM 功能的影响，结果发现，吗啡可以显著影响被试的 CPM 效率，而他喷他多对 CPM 效率无显著影响。他喷他多对慢性疼痛患者和健康被试的 CPM 效率的调节作用存在差异。这一矛盾的结果的出现可能是由于：①慢性疼痛患者的 CPM 功能受损较为严重，而健康被试的 CPM 功能相对完善，他喷他多对慢性疼痛患者的镇痛效果更为显著；②他喷他多受到激活阿片受体和抑制去甲肾上腺素再摄取的协同作用，而阿片类药物和去甲肾上腺素均参与 CPM 效应的形成，导致他喷他多对慢性疼痛患者的 CPM 效率无显著的调节作用。总的来说，对于 CPM 过程所涉及的神经递质，仍有待进一步研究。

二、CPM 效率的测量方法

（一）心理物理测量

在考察 CPM 效应的实验研究中，研究者一般需要分别记录有无条件刺激两种条件下被试对实验刺激的疼痛感知强度。其中，条件刺激为持续性疼痛刺激，实验刺激为短时伤害性疼痛刺激，且条件刺激和实验刺激应该施加于身体的不同部位。通过对比两种条件下被试对实验刺激的疼痛感知，研究者可以评估被试的 CPM 效率。在行为水平上，存在条件刺激时，被试对实验刺激的疼痛感受显著低于未施加条件刺激时的疼痛感受，即表现出 CPM 效应；反之，则无明显的 CPM 效应。

到目前为止，考察 CPM 效应的实验范式还不统一，具体表现在以下三个方面：①条件刺激和实验刺激的类型多种多样，通常包括热刺激、冷刺激、电刺激、压力刺激、机械刺激、激光刺激、缺血性刺激和化学刺激等。不同类型的实验刺激和条件刺激组合可能会得到不同的 CPM 效应（Nahman-Averbuch et al.，2013）。另外，同一类型的实验刺激或条件刺激的物理属性也有不同。比如，热刺激有不同的温度，激光刺激有不同的能量强度。②在身体不同部位施加条件刺激和实验刺激时，由于被试身体不同部位的疼痛敏感性存在差异，所以会导致不同研究结果之间的差异（Baad-Hansen et al.，2005；Oono et al.，2008）。例如，当对被试的腿部施加实验刺激时，研究者通常能观察到最大的 CPM 效应（Oono et al.，2011）。③用于评估 CPM 效应的指标也存在差异，如被试对实验刺激的疼痛感知阈限、主观疼痛强度评分。不同的实验指标给不同研究结果的比较造成了困难。

为了探讨 CPM 评估范式的重测信度，研究者以 1～3 周的时间间隔，采用同样的实验程序及参数，对同一批健康被试的 CPM 效率进行测量，测量指标包括主观疼痛评分和伤害性屈肌反射（the nociceptive flexor reflex，NRF，或 RIII reflex）反射响应，二者均显示出良好的重测信度（Jurth et al.，2014；Manresa et al.，2014）。但是，临床慢性疼痛患者的 CPM 效率的重测信度表现出了较大的性别差异，其中女性患者的 CPM 效率具有较好的稳定性，而男性患者的 CPM 效率在不同测试中表现出较大的差异，且这一差异与人口统计因素（如年龄）和心理因素（如疼痛灾难化认知）均无关（Martel et al.，2013）。这表明，目前的 CPM 评估范式对慢性疼痛男性患者的内源性疼痛调节功能的评估还有待进一步完善。因此，CPM 功能的测量范式及其相应的 CPM 效率评估方法都有待标准化，其重测信度同样也需要提高，这不仅有助于精确地揭示 CPM 效应的潜在机制，也有助于促进临床慢性疼痛的预测研究与疗效评估（Pud et al.，2009）。

（二）神经电生理测量

近年来，认知神经科学的发展为 CPM 有关的大脑功能响应特征的研究提供了新方法。EEG 技术具有很高的时间分辨率，这使研究者可以精确地探测大脑皮层活动随时间的变化过程。例如，研究者在被试的左手臂施加缺血性疼痛刺激（条件刺激）的前、中、后三个阶段，对其牙髓施加电刺激（实验刺激）并同步记录 EEG 数据，以探究 CPM 过程中的 EEG 响应特征。ERP 结果表明，同时施加条件刺激时，被试对实验刺激的疼痛感知强度明显降低，N2-P2 峰值显著减小（Fujii et al.，2006；Motohashi & Umino，2001）。因此，N2-P2 峰值的变化可能是评估 CPM 效率的有效电生理指标之一。

尽管 EEG 技术的空间分辨率不高，但应用源定位技术可以在一定程度上探测到与 CPM 效应有关的脑区活动变化时程。Moont 等（2011）应用源定位分析技术（standardized low-resolution brain electromagnetic tomography，sLORETA）考察了 CPM 效应相关的时间-空间动态脑响应特征，为探索 CPM 相关的中枢调节机制提供了有用的信息。与单独实验刺激（即基线条件）相比，在 CPM 条件（同时施加实验刺激和条件刺激）下，被试的主观疼痛感知强度显著降低，即表现出明显的 CPM 效应。此外，N2-P2 的幅值显著降低，并且其幅值与疼痛强度显著相关。进一步采用 sLORETA 对疼痛诱发电位进行源定位，在实验刺激后 250～600ms 的时间范围内，以每 50ms 为步长，计算相应的大脑皮层活动强度。通过对比基线条件和 CPM 条件下的大脑皮层活动，在 CPM 条件下，有以下发现：①实验刺激后 250～300ms 内，眶额皮层（OFC）和杏仁核的皮层活动显著增强；②在实验刺激后 400ms，SI、SII、ACC、后脑岛和辅助运动区的皮层活动开始显著减弱。这些结果表明，在 CPM 条件下，个体的疼痛强度显著降低。这一心理物理学变化首先涉及前额疼痛控制区 OFC 以及杏仁核激活强度的显著升高，随后则涉及疼痛感觉、情感相关区域的激活强度的显著降低。因此，该研究也揭示了通过 CPM 过程实现的疼痛抑制调节效应，与前额疼痛控制区 OFC 和杏仁核以及疼痛感觉、情感相关脑区在时间上的相继调节与控制相关。

（三）功能磁共振成像测量

采用高空间分辨率的功能磁共振成像技术可以较精确地探测伴随 CPM 效应而出现的大脑皮层神经活动的变化，从而揭示与 CPM 效应相关的脑功能活动的变化。例如，Piché 等（2009）在施加冷痛刺激（条件刺激）的前、中、后三个阶段，对被试的腓肠神经施加短暂的电刺激（实验刺激），并记录 fMRI 数据，以此来考察与 CPM 有关的大脑活动变化。行为结果表现出明显的 CPM 效应，即在条件刺激后，被试的疼痛感知评分显著降低。fMRI 结果显示，施加条件刺激后，实验刺激所诱发的与疼痛加工有关的脑区活动明显减弱，如 SI、ACC 与杏仁核，并且条件刺激所诱发的 OFC 持续激活能预测 CPM 效应。另外，PFC、后脑岛（Sprenger et al.，2011；Vigàno et al.，2013）、SII 和丘脑（Nahman-Averbuch et al.，2014）等脑区的神经活动也与 CPM 功能存在显著的关联性。更进一步地，Bogdanov 等（2015）探讨了与 CPM 功能的个体间差异相关的脑功能活动的特征，结果发现，疼痛相关脑区的神经功能特征能在一定程度上反映并且预测个体的 CPM 功能，其中包括：①条件刺激（冷痛）抑制实验刺激（激光）诱发的脑响应，且条件刺激对 SII 和后脑岛的活动强度的调节均与 CPM 效率显著相关；②条件刺激诱发的前额叶活动与个体间的 CPM 功能显著相关，两者之间的关系可能反映了个体间焦虑特质的差异。由此可见，探究与 CPM 过程相关的神经功能活动不仅有助于加深我们对 CPM 潜在机制的理解，如脊髓上结构是如何参与 CPM 过程的，而且有望通过 fMRI 技术实现对个体疼痛调节功能的客观、准确测量。

临床研究表明，一些患有慢性疼痛疾病的患者常伴有 CPM 功能失调，而且某些疼痛相关脑区会出现异常活动。例如，对于患有肠易激综合征的患者，在其 CPM 效应缺失的同时，研究者还观察到了疼痛加工-整合相关脑区的异常激活（Song et al.，2006），包括右侧顶下小叶和双侧颞上回的大脑皮层活动的显著增强。这或许可以为慢性疼痛患者 CPM 功能失调的评估提供有效的神经生理指标。

三、影响 CPM 效率的因素

（一）人口统计因素

1. 年龄

年龄是影响个体 CPM 效率的重要因素。研究发现，个体的 CPM 效率随年龄的增长而呈下降趋势（Lariviere et al.，2007）。相对于年轻人，老年人的 CPM 效率明显较低，这可能是慢性疼痛疾病在老年人中更为普遍的一个重要原因。

Washington 等（2000）的研究首次发现了健康人群以 CPM 效率为指标的内源性疼痛调节能力存在显著的年龄差异。在实验中，研究者先将被试的优势手没入冷水中，诱发持续性冷压疼痛来作为条件刺激。冷痛刺激结束后，立刻在其非优势手背部施加电刺激和 CO_2 激光热刺激（实验刺激），然后分别测量被试对电刺激和 CO_2 激光热刺激的疼痛感知阈限。结果发现，与接受冷痛条件刺激之前相比，年轻组（平均年龄为 23 岁）对电刺激和 CO_2 激光热刺激的疼痛感知阈限分别增加了 100% 和 30%，而老年组（平均年龄为 78 岁）对这两种刺激的疼痛感知阈限仅分别增加了 30% 和 5%。这表明虽然两组被试均表现出 CPM 效应，但相较于年轻人，老年人的 CPM 效应明显更弱，这可能表明老年人的内源性疼痛抑制系统的功能出现了明显下降。那么，CPM 功能是不是人先天具备的一项能力？研究者以出生后 21 天的大鼠为被试，在它身上观察到了明显的 DNIC 能力，而在出生后 12 天的大鼠身上则无法观察到。临床研究也发现，12～17 岁的青少年的 CPM 功能显著好于 8～11 岁人群，表明人类的 CPM 能力是逐渐发展的。此外，如果个体处于 CPM 发育期，过早暴露于疼痛刺激下会使其内源性疼痛系统的发育受到损伤（Tsao et al.，2013）。

另外，有研究分别以短时热痛刺激和冷痛刺激为实验刺激和条件刺激，比较了老年人和年轻人的 CPM 效率（Edwards et al.，2003；Riley et al.，2010）。结果发现，年轻人表现出明显的 CPM 效应，疼痛感受减弱（即抑制），而老年人不仅没有表现出 CPM 效应，反而还表现出对热痛刺激的疼痛感受增强（即易化）。这表明老年人的疼痛抑制系统可能失调或受损。除此之外，Naugle 等（2015）以冷痛刺激为条件刺激，以反应依赖型热刺激为实验刺激，即自动调整刺激强度使被试的评分维持在需要的评分设定值上，以此来研究疼痛敏化和脱敏与 CPM 效应之间的联系。其中，当评分第一次超过设定值时，刺激强度开始下降，而评分继续上升至高峰值，表现为敏化；当评分第一次低于设定值时，刺激强度开始上升，而评分继续下降至低峰值，表现为脱敏。结果表明，青年和老年群体均表现出相似的 CPM 效应，但相对于年轻被试组，条件刺激可以显著增强老年人的痛觉敏化和脱敏作用，而对年轻人并无作用。这表明 CPM 功能在年龄上的差异不仅可能与老年人的疼痛抑制功能的受损与缺失有关，也可能与 CPM 过程中的敏化和脱敏效应的年龄差异有关。

总体来说，现有研究已基本探测出 CPM 效率随年龄增加而出现的动态变化。Tsao 等（2013）以 133 名健康未成年人（8～17 岁，平均年龄为 13 岁）为研究对象，对被试的左、右手同时施加压痛刺激（实验刺激）和持续性冷痛刺激（条件刺激），并测量他们的 CPM 效率。结果发现，未成年被试均表现出明显的 CPM 效应。同时，与年龄较小的儿童（8～11 岁）相比，年龄较大的青少年（12～17岁）表现出了更强的 CPM 效应。这可能表明未成年人的 CPM 功能随年龄的增长而逐渐增强和完善。Grashorn 等（2013）测试了健康青年人（20～40 岁）、中年人（41～60 岁）和老年人（61～80 岁）的 CPM 效率。结果表明，相比具有较高CPM 效应的青年人，中年人和老年人均没有表现出显著的 CPM 效应，并且这种差异不受期望、抑郁等认知和情感因素的影响。这说明健康成年人的 CPM 功能可能会随年龄的增长而减弱。

以上这些研究在广泛的年龄范围内对CPM效率进行探索，揭示了个体的CPM效率随年龄的增长而呈现出的动态变化趋势：从年幼儿童到青少年阶段，个体的疼痛调节能力逐渐提高，到中年阶段开始减弱，到老年阶段则明显衰退。

2. 性别

疼痛感知受性别因素的影响。相对于健康男性，健康女性的疼痛感知通常更强，疼痛阈限和耐受阈限更低。临床研究也显示，女性患慢性疼痛的比例显著高于男性（Mogil，2012），这可能是由于健康女性比健康男性的 CPM 效率更低（Bulls et al.，2015；Popescu et al.，2010）。这些发现可能揭示了个体 CPM 效率与其患慢性疼痛风险的相关性，即 CPM 效率越低，患慢性疼痛的风险可能越高。

然而，也有研究显示，男性和女性的 CPM 效率没有明显差异（Grashorn et al.，2013）。导致这些矛盾结果的原因可能是：①研究 CPM 的实验范式不同，如实验刺激和条件刺激的物理属性、施加位置以及测量指标等不同；②影响 CPM 性别差异的因素很复杂，包括女性的激素水平、对疼痛的灾难化认知、社会文化期望等。例如，有研究在女性生理周期的各个阶段都发现了 CPM 效应，处于排卵期（高水平的雌激素，低水平的黄体酮）的女性甚至具有更高水平的 CPM 效率（Rezaii et al.，2012）。这表明激素水平的高低会明显影响女性的 CPM 效率，进而可能会导致 CPM 效率表现出性别差异。

CPM 重测信度在性别上也存在一定的差异，相对于慢性疼痛女性患者而言，男性患者表现出较低的重测信度（Martel et al.，2013），虽然在健康被试群体中重测信度无显著的性别差异（Manresa et al.，2014）。总的来说，性别是影响个体 CPM 效率的一个重要因素，在基础研究和临床慢性疼痛预测及治疗中，都应该对此加以重视。

3. 种族

个体的疼痛感知受社会文化基础（如不同种族）的影响（Green et al.，2003）。例如，Edwards 等（2001）通过对比非裔美国人和非西班牙裔白种人的疼痛敏感性发现，非裔美国人对冷、热和缺血性刺激的疼痛阈限和耐受阈限都比白种人低，疼痛感知强度评分更高。

为了考察不同种族人群之间的疼痛感知与 CPM 效率的关系，Campbell 等（2008）以非裔美国人和非西班牙裔白种人为研究对象（平均年龄为 24.5 岁），向两组被试施加能产生缺血性疼痛的条件刺激，并在接受条件刺激的前、中、后三个阶段对他们的脚踝腓肠神经施加电刺激（实验刺激），同时记录被试在不同阶段的 RIII 反射活动和主观疼痛强度评分。结果发现，所有被试在接受条件刺激的同时，实验刺激所诱发的肌电响应均减弱，疼痛强度评分显著降低，即表现出明显的 CPM 效应。但是，相较于两个群体在肌电响应上相似程度的减弱，非西班牙裔白种人比非裔美国人的主观疼痛强度评分降低得更多，即非西班牙裔白种人有更高的 CPM 效率。同时，对于中老年（45～70 岁）非西班牙裔白种人和非西班牙裔黑种人而言，前者也表现出更高的 CPM 效率（Riley et al.，2014）。这些结果表明，相对于非裔美国人，非西班牙裔白种人的 CPM 效率更高，这可能是导致他们具有相对较低疼痛敏感性的一个重要原因。但是，通过对比青少年期（10～17 岁）的非裔美国人和非西班牙裔白种人的 CPM 效应，研究表明非裔美国人比非西班牙裔白种人的热痛阈限更低（高疼痛敏感性），但非裔美国青少年的 CPM 效率也更高，这意味着两组被试的 CPM 功能差异并不能解释其疼痛敏感性的差异（Morris et al.，2015）。成年人和青少年的 CPM 效率在种族差异上出现分离，原因可能是：①CPM 的测量范式存在差别，一方面是实验刺激类型的差异，如 Campbell 等的实验中的实验刺激和条件刺激分别是电刺激和缺血性刺激，Morris 等的实验中分别以热刺激和高温热水作为实验刺激和条件刺激；另一方面是测量指标的差异，如 Campbell 等测量的是对实验刺激的主观疼痛评分和肌电响应，Morris 等测量的是对多次实验刺激的疼痛评分的平均值，不同的测量范式难以相互比较。②从青少年到成年人，CPM 功能是在逐步发展和变化的（Tsao et al.，2013），导致青少年的 CPM 功能存在较大的个体差异（Grashorn et al.，2013），而处于某个特定年龄范围的成年人的 CPM 功能相对稳定。③成年人和青少年接触的社会文化存在一定的差异，例如，相比青少年，成年人承受了更大的社会经济压力和生活压力。然而，关于青少年群体中的 CPM 功能的种族差异的研究还较少，CPM 的种族差异是否与年龄有关，仍有待进一步研究。

种族差异体现了社会文化环境的不同，而社会文化是导致个体间疼痛敏感性差异的一个重要因素。例如，非裔美国人社会地位较低，经济较为困难，对临床治疗不信任，无法接受有效的医疗保健和疼痛管理，这些均可能和他们较高的慢性疼痛发病率有关（Berry，2015）。因此，CPM 功能的种族差异可能受到其社会文化环境的影响。

（二）生理因素

个体的 CPM 效率也与其自身的生理活动有关。例如，失眠人群的 CPM 效率要低于睡眠正常人群，而正常个体的睡眠受到干扰后，CPM 的效率也出现了下降，而改善睡眠有助于提高 CPM 效率，从而降低慢性疼痛（Haack et al.，2012）。另外，研究也发现，勤于体育锻炼的人群的 CPM 效率更高。但是，需要注意的是，条件刺激既能诱发疼痛反应，又能引起自发的心血管活动的变化（Streff et al.，2010），而这些变化和 CPM 效率呈显著正相关。因此，自发心血管活动反应越强的被试，其 CPM 效率越高（Chalaye et al.，2013）。然而，纤维肌痛综合征患者的心血管活动变化较小（del Paso et al.，2011）。在冷痛条件刺激下，他们的血压增量小、CPM 效率低，表现出明显的 CPM 功能失调（Chalaye et al.，2014）。这可能在一定程度上揭示了纤维肌痛综合征的发病机理，也表明了个体的生理活动因素对其 CPM 效率有影响。相反，Nilsen 等（2014）通过对比两种不同类型（冷痛和缺血型疼痛）的条件刺激下的 CPM 效率，研究了 CPM 效率与条件刺激诱发的血压变化之间的关系。结果发现，不同类型的条件刺激均可以诱发显著的 CPM 效应，且冷痛刺激下的 CPM 效率显著高于缺血型疼痛刺激下的 CPM 效率，但两种条件刺激下所诱发的血压变化并无显著差异，表明心血管反应强度与 CPM 效率并无关联。两项研究结果产生差异的原因可能是：①二者测量的是不同状态下的血压水平。Chalaye 等所测量的血压水平是只施加条件刺激时的心血管状态，反映了对冷痛的血压活动性；而 Nilsen 等测量的是同时施加实验刺激与条件刺激时的血压水平。对于前者来说，实验刺激的疼痛评分发生于条件刺激之后，此时的血压水平可能已经回到基线状态或者低于施加条件刺激时的血压水平；后者测量的血压，是在发生疼痛调节作用时的心血管活动状态。CPM 效率有可能与只施加条件刺激下的心血管状态相关，但是和疼痛调节时的心血管状态无关。②Nilsen 等的研究是以 25 名健康男性为实验被试，研究其血压和 CPM 功能之间的关系，然而性别是影响 CPM 效率的一个非常重要的因素，所以 CPM 效率与心血管反应之间的关系可能也存在一定的性别差异。这说明在探讨 CPM 效率和心血管活动之间的关系的时候，除了考虑到其动态变化性，还要综合考虑其他因素对 CPM 功能的影响。由此可见，对于 CPM 过程相关的生理因素，仍有待进一步深入探讨。

（三）心理因素

疼痛体验不仅仅是一种躯体感受（强度、部位及性质），还受个体心理因素（如注意、预期和疼痛灾难化认知的水平等）的影响。

1. 注意

在 CPM 实验范式中，实验刺激比条件刺激的强度更弱，这可能会使被试通过自上而下的方式调节注意分配，将更少的注意资源分配于实验刺激上，从而导致他们对实验刺激的疼痛感知强度减弱（Downar et al.，2000）。然而，有研究表明，CPM 并不依赖于注意（Ladouceur et al.，2012）。研究者让被试分别在三种情况下对实验刺激进行疼痛评分：同时施加实验刺激和条件刺激，没有条件刺激但在接受实验刺激时完成注意分散任务，以及在施加条件刺激的同时完成注意分散任务。结果显示，在最后一种情况下，被试的疼痛感知强度减弱得最多（Moont et al.，2012；Moont et al.，2010）。这表明，注意和 CPM 对疼痛感知的调节具有相对独立的生理机制。但是，对于两者之间的差别仍需要做进一步的研究。

2. 预期

积极预期有助于缓解疼痛，提高疗效，而消极预期会加剧疼痛，减弱疗效。例如，Cormier 等（2013）诱导两组被试分别对条件刺激产生镇痛和痛敏的预期，以此来探究预期对个体 CPM 效率的影响。在持有镇痛预期的被试组中，研究者观察到了明显的 CPM 效应；在持有痛敏预期的被试组中，研究者没有观察到明显的 CPM 效应。这表明个体对疼痛的预期能显著调节其 CPM 效应。该发现在一定程度上可以推广到慢性疼痛患者身上，即如果慢性疼痛患者对治疗效果持消极预期，那么其 CPM 效应可能会减弱，疼痛的缓解程度也不明显（Goffaux et al.，2007）。

3. 疼痛灾难化认知

疼痛灾难化认知可能会对个体的 CPM 效率产生重要影响。研究发现，个体的疼痛灾难化认知水平越高，其疼痛调节能力越弱，CPM 效率越低，个体感知到的疼痛强度也越强，即疼痛灾难化认知和 CPM 可能呈负相关关系（Edwards et al.，2013；King et al.，2013）。因此，个体对疼痛事件持积极的认知，将更有利于疼痛的缓解（CPM 效率提高），持消极认知则会加重疼痛（CPM 效率降低）。

四、CPM 的临床应用

近年来，以临床患者为实验对象的 CPM 相关研究有力地推进了 CPM 在临床上的应用，其中包括鉴别慢性疼痛高危患者，预测术后镇痛药物的剂量，评估慢性疼痛相关疾病，衡量个体的健康生活质量，以及缓解疼痛。另外，CPM 效应可以反映个体的内源性疼痛调节系统的功能，影响健康个体的身体健康水平，故 CPM 功能对于健康人群的健康生活质量评估也具有重要的指导意义。

（一）鉴别术后慢性疼痛高危患者

研究显示，患者术前的 CPM 效率与其术后患上慢性疼痛的风险显著相关，如术前胸廓切开术（Yarnitsky et al.，2008）、剖腹产手术（Landau et al.，2010）和腹部外科手术（Wilder-Smith et al.，2010）等，即患者术前的 CPM 效率越低，术后患慢性疼痛的风险就越高，且持续时间越长，痛敏区域越广。这些研究结果表明，患者术前的 CPM 效率低下是其未来患慢性疼痛的重要因素，且疼痛相关事件（如手术）会使 CPM 效率低的患者有更高的风险发展成慢性疼痛患者（Yarnitsky et al.，2014）。因此，可以基于患者术前 CPM 效率的评估，预测其术后发展为慢性疼痛患者的风险性，这有助于医务人员更好地对慢性疼痛高危患者进行针对性的预防治疗，从而减轻患者的痛苦，并有效降低医疗成本。

（二）预测术后镇痛药物的剂量

疼痛调节能力存在很大的个体间差异，基于个体的疼痛调节能力有针对性地选择合适剂量的镇痛药物，即个性化疼痛药物，是发展个性化医疗的一个重要方面（Granovsky & Yarnitsky，2013）。其中，疼痛调节功能的评估是关键。CPM 效率的个体间差异可在一定程度上反映其内源性疼痛调节系统功能的差异，因此可以结合 CPM 效率的测量，综合评估个体的疼痛调节功能，为患者量身设计个性化的医药方案，以期达到治疗效果最大化和副作用最小化。例如，已有研究表明，患者术前的 CPM 效率还可预测其术后的吗啡用量，两者呈显著负相关（Grosen et al.，2014），即患者术前的 CPM 效率越高，疼痛调节功能越强，术后所需的镇痛药物剂量则越小。

（三）评估慢性疼痛相关疾病

研究显示，慢性疼痛患者的 CPM 效率显著低于健康人群，表现为 CPM 功能失调或缺失，如纤维肌痛综合征（Chalaye et al.，2014）、颞下颌关节紊乱（Oono et al.，2014）和风湿性关节炎（Lee et al.，2013）等慢性疼痛患者的 CPM 效率都比常人低。对慢性疼痛相关的各项因素进行研究后发现，慢性疼痛患者的 CPM 功能的缺失可能与伴随慢性疼痛而产生的各项生理和心理问题有关，如纤维肌痛综合征患者的 CPM 效率降低与其睡眠质量降低（Paul-Savoie et al.，2012）和血压水平降低（Chalaye et al.，2014）均存在显著相关。尽管某些慢性疼痛如三叉神经痛、外阴痛患者的 CPM 功能保持正常，但是更多的慢性疼痛患者均存在 CPM 受损的情况，且损伤程度与患者的疼痛程度密切相关。例如，以腹部手术患者为例，患者术前的 CPM 越弱，术后出现慢性疼痛的概率越高，并且疼痛程度、持续时间及痛觉过敏区域也有所增加，反之亦然。作为可反映内源性疼痛调节系统功能的一项重要指标，CPM 效率可应用于慢性疼痛疾病的评估与诊疗，这不仅有助于探索慢性疼痛疾病潜在的生理机制，也可以为慢性疼痛疾病的针对性治疗提供有效的理论支持和建议。

（四）衡量个体的健康生活质量

在健康人群中，个体的 CPM 效率也存在差异，这导致不同个体有不同的疼痛感受，对相同疼痛刺激的感知可能会表现出抑制或易化（Yarnitsky et al.，2014）。例如，Locke 等（2014）测试了 125 名健康被试的 CPM 效率，结果发现 CPM 效率在健康被试中存在个体差异：其中的 116 名被试表现出了有效的 CPM 效应，而另外 9 名被试的 CPM 效率很低，表现为明显的功能失调。Edwards 等（2003）通过研究个体的疼痛感知与其健康相关生活质量的关系，发现个体的 CPM 效率能对其疼痛感知强度和身体健康水平进行良好的预测，即 CPM 效应越大的个体，其疼痛抑制功能越强，体验到的疼痛更少，身体机能更好，且健康水平更高。这一研究不仅表明个体的 CPM 效率与其生活质量显著相关，也从一定程度上提示个体的 CPM 效率降低和患临床慢性疼痛疾病潜在相关。因此，CPM 效率可作为衡量个体健康生活质量的参数之一。

（五）缓解疼痛

CPM 是高强度经皮神经电刺激抑制伤害性刺激的作用机制之一。Chung 等（1987）在猫胫神经处施加低频（2Hz）、高强度（超过 Aδ 纤维和 C 纤维的兴奋阈限）的电刺激，并采用单电极记录猫脊髓 L7-S1 段脊髓背角神经元对伤害性机械刺激和热刺激的反应。结果发现，低频、高强度的电针刺激显著抑制了脊髓背角神经元对伤害性刺激的放电活动，且抑制程度高达 36%。在关于人类的研究中，研究者采用的低频（1～4Hz）、高强度（一般为个体的疼痛耐阈）的电刺激足以引起电极周围肌肉有规律地收缩，激活皮肤深层的直径较小的 Aδ 纤维和 C 纤维，从而抑制身体其他部位的疼痛，从而达到镇痛效果（Fleckenstein，2013；Han，2011）。

五、总结

在 CPM 相关的临床应用中，客观、准确地评估患者的 CPM 功能尤为重要。在基于 CPM 效率评估疼痛抑制调节功能的基础上，可结合时间累积效应评估其疼痛易化调节功能，综合探讨患者的疼痛调节系统的功能，这有利于加深我们对内源性疼痛调节系统的理解，并对临床疼痛的病理机制的探讨起到了促进作用。在慢性疼痛的预测与预防上，研究者和医务工作者可以考虑结合心理物理学测量方法和神经生理学测量方法（EEG 和 fMRI）全面评估个体的 CPM 功能，同时还要全面考虑到影响个体 CPM 效率的复杂因素，综合评估个体患慢性疼痛疾病的风险，并对慢性疼痛高危人群进行有效的干预治疗。在以患者为中心的个性化医疗中，可以考虑结合 CPM 效率的测量，综合评估其疼痛调节功能，并在考虑个体差异的基础上，有针对性地选择药物种类和剂量，如术后麻醉剂的剂量。另外，CPM 功能也能反映个体的疼痛调节功能，这与健康个体的身体健康水平密切相关，而基于健康个体的 CPM 效率可以为其健康生活质量评估提供重要信息。更重要的是，CPM 的工作原理可以直接用于镇痛，为临床疼痛的治疗与管理提供了补充性甚至是替代性的方案。总之，研究者和临床工作者应综合心理物理学和神经生理学方法来精确评估个体的 CPM 效率，并同时考虑到影响个体 CPM 效率的多维度的复杂因素，从而促进 CPM 在临床镇痛和疼痛预防等方面的应用。

第四节　音　乐　镇　痛

音乐作为人类的共同语言，在沟通交流、情感表达、情绪调节以及凝聚力增强等方面有着重要的作用。优美悦耳的音乐可以调节血流量，增强神经系统的活性；提高大脑皮层的兴奋性，改善人们的情绪，激发感情，振奋精神；有助于消除由心理、社会因素所造成的紧张、焦虑、忧郁和恐怖等不良心理状态，提高应激能力。例如，欢快、熟悉的音乐可以消除肌肉紧张和僵硬，改善生气和沮丧的情绪；缓慢、旋律性强、愉悦的旋律或者自然声音可以促进睡眠，帮助个体放松或者减轻焦虑；充满活力、节奏性强的音乐可以在个体感到疲乏的时候增强其活力（Hanser，1990；Hanser & Thompson，1994）。更重要的是，越来越多的证据表明，聆听音乐可以减轻疼痛并减少伴随疼痛出现的负性情绪，这一现象被称为音乐镇痛（Gardner et al.，1960）。

一、音乐镇痛的神经心理学和神经化学基础

疼痛是一种主观而复杂的现象，疼痛感知容易受到遗传、环境、病理、认知和情绪等多种因素的影响（Tracey，2011；Zhou et al.，2019）。其中，认知调控（Birnie et al.，2017；Wiech，2016）和情绪调控（Rhudy & Meagher，2001）是音乐缓解疼痛的两条主要途径。首先，当个体被其他刺激（如视觉干扰卡片）分散注意时，他们对伤害性刺激的敏感度和焦虑水平会降低（Aydin & Sahiner，2017；Miron et al.，1989），而且分散注意力的刺激对认知资源的需求越高，个体的疼痛敏感性和焦虑水平降低的程度越大（Bantick et al.，2002）。因此，当个体在听音乐时，他们可以将注意力从疼痛刺激上转移开，从而减轻疼痛（Hauck et al.，2013），这主要是因为疼痛的注意调节可以通过调节额顶叶的注意定向系统影响初级躯体感觉皮层和岛叶对疼痛感觉信息的加工（Bushnell et al.，2013；Zhang et al.，2012）。其次，无论音乐本身所表达的情感是快乐的还是悲伤的（Kenntner-Mabiala et al.，2007；Zhao & Chen，2009），声学上令人愉悦的音乐（即协和音组成的旋律）都可以产生强烈的镇痛效果（Roy et al.，2008），尤其表现为对疼痛情感维度（即疼痛的不愉悦度）的调节（Meeuse et al.，2010；Soo et al.，2016）。实际上，与不愉悦的音乐（即不协和音组成的旋律）相比，个体在听愉悦的音乐时会出现 RIII 反射和疼痛评分降低的现象，表明疼痛下行抑制机制参与了愉悦音乐对疼痛的情绪调节（Roy et al.，2012）。这与情绪可以通过疼痛下行抑制通路来调节上行疼痛信号传递的观点也是一致的（Bushnell et al.，2013；Villemure & Bushnell，2009）。

此外，音乐能够减轻压力和调节唤醒水平，因此令人放松的音乐可以有效减少健康人和慢性疼痛患者的压力和焦虑（Knight & Rickard，2001）及降低其疼痛不愉悦度（Garcia & Hand，2015）。聆听放松的音乐会导致 HPA 轴的变化，表现为在聆听音乐时两个 HPA 激活标记物，即皮质醇和 β-内啡肽的减少（McKinney et al.，1997），即通过抑制 HPA 轴的激活来减小压力（Li & Hu，2016）。更重要的是，聆听音乐可以激活奖赏回路，包括伏隔核、杏仁核、腹侧被盖区、PAG、ACC、OFC、mPFC 和小脑（Blood & Zatorre，2001；Koelsch & Siebel，2005；Menon & Levitin，2005；Salimpoor et al.，2013；Salimpoor et al.，2015；Zatorre，2015）。当个体对音乐诱发的情感反应达到高潮时，纹状体系统中的多巴胺释放（Salimpoor et al.，2011），而且奖赏回路的激活有助于通过学习和评价的方式调节疼痛信息的

处理。例如，关于动物的研究表明，前额叶皮层（PFC）和伏隔核之间的投射会影响疼痛行为（Lee et al.，2015；Schwartz et al.，2017）。此外，一项人类纵向神经影像学研究表明，腹内侧前额叶皮层（vmPFC）和伏隔核的功能和结构特征能够预测慢性疼痛的发展（Baliki et al.，2012）。因此，音乐可以通过对奖赏系统的激活而改变个体对疼痛的体验和评价。

二、音乐在疼痛调节方面的优势

大脑对伤害性信息的处理易受到其他感官输入的影响（Senkowski et al.，2014）。因此，除了音乐，来自其他感觉通路的干预也能产生镇痛效果，比如，正性图片（Kenntner-Mabiala et al.，2008；Kenntner-Mabiala & Pauli，2005）、幽默的电影（Weisenberg et al.，1995）、电子游戏（Jameson et al.，2011）、愉悦的气味（Villemure et al.，2003）、触摸（Mancini et al.，2015）和牵手等（Goldstein et al.，2018）。例如，在冷压测试之前或期间呈现情绪正性图片（例如，色情图片）时，个体的疼痛阈值或疼痛耐受性会升高（De Wied & Verbaten，2001；Meagher et al.，2001）。

当来自其他感觉通路的干预有着相似的吸引力时，音乐在疼痛调节方面有显著的优势吗？人们在听音乐时处理同时发生的其他感觉信息的成本很低，甚至是没有成本（Lloyd et al.，2003；Pud & Sapir，2006），因此可以被动聆听音乐但依旧保持较高的加工深度。例如，与电子游戏等视觉干预不同，个体可以容易地进行音乐聆听而不需要高水平的注意力和肌肉张力。此外，随着音乐的播放，音乐镇痛效果可以持续并累加，这是因为音乐所诱发的生理效应往往随着时间的推移而增加（Krumhansl，1997）。相反，虽然个体可以被动地加工令人愉快的气味，但长时间暴露后很容易适应，导致镇痛效果降低。然而，值得注意的是，尽管与噪声相比，音乐明显减轻了疼痛，但音乐可能不如主动分散注意力（例如，心算）在减轻疼痛方面有效（Garza-Villarreal et al.，2012）。因此，这也提示音乐镇痛通常被认为是处理疼痛的辅助手段，而不会替代止痛药或标准的疼痛治疗。

三、音乐镇痛的临床应用

为了证明音乐在临床实践中的镇痛作用，近年来有大量临床研究对比了伴有疼痛症状的患者在音乐条件下和在标准治疗或其他控制条件（如噪声）下对镇痛剂或止痛药的需求量（客观指标），或其对疼痛强度和不愉悦度的口头评分（主观指标）。结果发现，音乐作为辅助手段可以降低患者感受到的疼痛强度和不愉悦度，并提高其疼痛耐受性。此外，音乐也被证实可以提高患者的催产素水平（Nilsson，2009），从而降低痛苦水平（Phumdoung & Good，2003）和焦虑水平（Voss et al.，

2004）。实际上，音乐可以缓解多种疼痛，包括与癌症相关的慢性疼痛（Gardner et al.，1960；Good et al.，2005；Good et al.，1999）或与腰椎痛、纤维肌痛、炎症性疾病、神经疾病等相关的慢性疼痛（Guétin et al.，2012）、分娩痛（Hosseini et al.，2013），以及某些临床检查引起的疼痛（Phumdoung & Good，2003）和术后疼痛（Voss et al.，2004）。例如，Garza-Villarreal 等（2014）对 22 名患有肌纤维痛的患者进行了两种不同的实验处理（自选音乐条件和粉红噪声控制条件）。结果发现，患者自选的音乐可以有效降低自身的疼痛水平，并显著提高其功能灵活性。该研究团队后来利用功能磁共振技术进一步研究了音乐和噪声干预 5min 前后大脑静息状态下血氧水平依赖（BOLD）信号的变化。结果发现，听音乐后，患者左侧角回的 BOLD 信号低频振荡的幅值显著升高，并且与疼痛水平降低的主观报告相关；而且基于种子点对角回的功能连接分析发现，听音乐后，角回与右侧背外侧前额叶皮层（dlPFC）和左侧尾状核的连接增强，与右侧 ACC、右侧辅助运动区（SMA）、楔前叶和右侧中央前回的连接减弱（Garza-Villarreal et al.，2015）。这也从脑影像的角度证明了音乐镇痛的有效性及其相应的神经机制。此外，音乐镇痛不仅对成人患者有效，对儿童（Sundar et al.，2016）和婴儿患者（Klassen et al.，2008；Badr et al.，2017）也有明显效果，这表明音乐可以作为不同年龄段的患者应对疼痛的辅助手段。

然而，在肠镜检查等某些临床治疗中，聆听音乐可能并不是一种有效降低患者疼痛的手段（Meeuse et al.，2010）。这种矛盾结果的出现，一方面，可能是因为音乐镇痛效果受到疼痛强度的影响，如伴随某些特定疾病或者检查出现的疼痛过于强烈，因此无法实现音乐镇痛；另一方面，可能是因为不同的临床研究在选择患者的程序、实验设计、统计分析方法等方面存在差异，导致了结果的不一致性。为了在不同的研究中评估音乐对临床疼痛的影响，近年来研究者对使用了不同疼痛评估指标（例如，疼痛减轻程度、疼痛耐受性、镇痛剂的使用量、其他生命体征和情绪调节程度）的随机对照临床实验进行了元分析，对比了音乐和标准常规护理或控制条件下的镇痛效果，并进一步探讨了可能影响音乐镇痛效果的因素（例如，疼痛分类亚型、音乐选择、音乐播放时间、年龄和性别）。例如，Hole 等（2015）通过分析以 73 名接受外科手术的成年患者为研究对象的临床研究发现，与标准的常规护理或其他非药物干预相比，即使在患者全身麻醉的情况下，播放音乐也可以有效地减少患者的术后疼痛、焦虑和镇痛剂的使用量，并提高他们的生活满意度。

四、总结

对音乐镇痛的理解有助于在疼痛管理中进一步应用音乐，这也为研究者进一步探索认知情绪系统对疼痛感受性的调节提供了新的研究角度。随着网络和电子播放器的广泛使用，音乐的获取变得更加方便、快捷。鉴于疼痛在临床上的普遍性以及音乐辅助治疗和缓解疼痛的广泛应用前景，系统性的音乐镇痛研究具有理论研究和实际应用的双重价值。因此，未来的音乐镇痛研究有以下几个发展方向。

第一，开展实验室研究，系统性地探究音乐镇痛的作用方式、持续时间和影响因素等，并建立音乐镇痛模型。通过严谨的实验设计并结合电生理等更加客观的指标评估音乐的镇痛效果，不仅有助于研究者探讨不同类型音乐的镇痛效果，还有助于揭示不同类型音乐的镇痛机制。例如，具有高唤醒水平或充满活力的音乐通常会使人兴奋，因此这类音乐可能是通过激活大脑边缘系统从而减少个体的疼痛体验的；相反，具有低唤醒水平或平静的音乐往往会使人放松，因此这类音乐可以通过降低皮质醇水平来减少与疼痛相关的负性情绪（如紧张和焦虑），从而达到镇痛效果。

第二，充分考虑人格特质、音乐偏好等个体差异对音乐镇痛效果的影响。未来可以通过分析音乐镇痛效果和人格特质之间的内在关联，实现音乐镇痛模型的个性化，并且基于个人的音乐偏好，开发具有个性化的音乐干预手段，以达到最优的镇痛效果。

第三，音乐的镇痛作用通常是短时间的（Finlay，2013），因此，未来的研究可以考虑开发基于多种调节手段的疼痛干预项目，用以调节情绪、提高身体机能和缓解疼痛等。研究表明，将音乐与其他经济有效的非药物疗法相结合，如按摩（Ghezeljeh et al.，2017）和振动刺激（Sandler et al.，2017），也可以达到良好的镇痛效果。

第四，音乐在临床实践中通常只作为药物治疗的辅助镇痛手段，因此目前尚无法确定音乐镇痛效果是否和器质性病变、联合用药等存在交互作用。这也就提示我们，在研究音乐镇痛效果及其机制时，要对实验室结果与临床结果进行比较，并明确在实验室环境和实际临床情境中音乐镇痛是否涉及相同的神经机制，这类研究将有助于实现实验室结果向临床实践的转化与应用。

第五节 运动镇痛

现代社会，运动有益身心健康已成为人们的共识。运动不仅能够提升情绪状态，释放压力，促进心理健康，还能够有效地缓解疼痛，这一现象被称为运动镇痛（Koltyn，2000）。

一、运动镇痛的效果

大量研究表明，运动能够提高健康个体的疼痛阈限和疼痛耐受，降低个体对阈上刺激的疼痛评分（Koltyn，2000，1996；O'Connor & Cook，1999）。但是，不同研究得到的运动镇痛效果存在很大差异，运动镇痛效果受到运动类型、运动强度、运动时长和疼痛诱发方式等多种因素的影响（Naugle et al.，2012）。不同的运动类型有不同的镇痛效果，例如，有氧运动仅有中等程度的镇痛效果，而等长运动（指关节角度保持不变的静态肌肉收缩）和动态抗阻运动（伴随着关节运动的肌肉收缩）具有较强的镇痛效果（Kadetoff & Kosek，2007；Kosek & Lundberg，2012；Lannersten & Koseka，2010；Staud et al.，2005）。另外，运动强度和运动时长也会影响运动镇痛的效果。有研究表明，当健康被试进行有氧运动时，中高强度的运动（即超过最大有氧运动能力的 70%）的镇痛效果最好（Koltyn，2000）。还有研究对比了三种不同强度的有氧运动的镇痛效果，发现 30min 75% 最大氧气吸入量强度的运动对压痛的镇痛效果最好，而 30min 50% 最大氧气吸入量强度的运动仅能产生中等的镇痛效果，10min 75% 最大氧气吸入量强度的运动的镇痛效果最小（Hoffman et al.，2004）。对不同等长运动模式的镇痛效果的研究表明，相比低强度短时间（2min）和高强度极短时间（3～5s）的肌肉收缩，长时间以中低强度进行肌肉收缩（5～9min）能产生最强的镇痛效果（Marie et al.，2008）。元分析表明，运动对不同类型的实验室诱发疼痛可能有不同的镇痛效果（Naugle et al.，2012）。具体而言，与温度刺激相比，运动对电刺激和压力刺激诱发疼痛的镇痛效果更具有一致性。这可能是因为运动会导致皮肤温度产生变化，从而干扰个体对热痛刺激的感知。

运动的镇痛效果不仅有来自健康人在实验室诱发疼痛的证据，还在多种慢性疼痛中得到了验证，包括纤维肌痛综合征（Staud et al.，2010）、慢性疲劳综合征（Meeus et al.，2015）、慢性腰背痛（Hoffman et al.，2005）、慢性肌肉骨骼痛（Nijs et al.，2012）、肩肌痛（Lannersten & Kosek，2010）、骨质疏松性椎体骨折痛、全膝关节置换术和后慢性疼痛（Harvey et al.，2014）等。因此，适量运动也被纳入慢性疼痛患者的康复治疗方案中（Daenen et al.，2015）。但是，运动镇痛的效果取决于慢性疼痛的类型和患者所采取的运动模式（包括强度、时长），不当的运动反而可能会加剧疼痛。例如，对于纤维肌痛综合征患者，适度或中等强度的运动能产生较好的镇痛效果（Newcomb et al.，2011），但剧烈的等长运动或有氧运动会导致其产生痛觉过敏（Lannersten & Koseka，2010；Staud et al.，2005；Vierck et al.，2001）。同样，中等或剧烈的有氧运动会导致慢性疲劳综合征患者压痛痛敏（Meeus et al., 2010），却对慢性肌肉骨骼痛患者的热痛和压痛无镇痛效果（Cook et al., 2010）。另外，运动的部位也可能会对镇痛效果产生影响。对于肩部肌肉痛患者，非疼痛部位的肌肉运动能产生明显的运动镇痛效果，疼痛部位的肌肉运动则会加重疼痛（Lannersten & Koseka，2010）。

二、运动镇痛的生理机制

在大多数情况下，运动都能够有效地缓解慢性疼痛，因此理解运动镇痛的机制对科学利用运动疗法具有重要意义。运动镇痛的机制在神经系统、心血管系统和免疫系统中均有体现。

（一）神经系统

在神经系统中，运动镇痛主要是通过内源性阿片类物质、5-羟色胺和内源性大麻素等介导的。

一方面，阿片类物质可以直接介导运动镇痛。早期以人为被试的研究表明，高强度的跑步、骑自行车等运动产生的镇痛效果能被阿片类受体拮抗剂纳洛酮所逆转，表明阿片类物质参与了运动镇痛（Janal et al., 1984; Terman et al., 1986）。具体而言，运动会促进垂体和下丘脑中β-内啡肽的释放，继而通过下丘脑对中脑导水管周围灰质的投射，激活下行疼痛调节系统中的μ-阿片类受体，最终产生镇痛效果（Bender et al., 2007）。同样，关于动物的研究表明，无论是对健康大鼠（Martins et al., 2017; Mazzardo-Martins et al., 2010）还是对神经病理性疼痛模型（Stagg et al., 2011）或慢性肌肉痛模型（Bement & Sluka, 2005; Stagg et al., 2011）的大鼠，运动的镇痛效果都能够被阿片类受体拮抗剂所逆转。而且，来自动物研究的证据直接证实了阿片类物质在运动镇痛中的重要作用。例如，运动后的啮齿类动物的 PAG 和 RVM 的内源性阿片类物质浓度增加（Debruille et al., 1999; Stagg et al., 2011）。强迫运动 7 天或 75 天，动物的 PAG、RVM 以及海马的μ-阿片类受体表达增加（De Oliveira et al., 2010）。4～6 周的自主跑步会使老鼠对μ-阿片类兴奋剂耐受，这和长期使用阿片类物质的效果类似（Smith & Yancey, 2003）。同样，3 周的转轮跑步会减弱注射在大鼠 PAG 中的吗啡的镇痛作用（Mathes & Kanarek, 2006）。这些研究结果都表明，长期运动会促进中枢神经系统中的阿片类物质的释放，并增加阿片类受体的表达，从而产生镇痛效果。值得注意的是，不同的运动模式可能涉及不同的生理机制。例如，有研究深入探究了不同模式（包括不同运动强度、时长等）的运动的镇痛机制，发现一些运动模式的镇痛效果能被纳洛酮所逆转，而有的则不受纳洛酮的影响（Koltyn，

2000；Koltyn & Umeda，2007），这一结果表明可能存在非阿片类物质介导的运动镇痛机制。

另一方面，运动镇痛可能是通过内源性阿片类物质对条件化疼痛调节功能的影响而实现的。基于健康人的研究表明，日常运动强度与个体的 CPM 功能呈正相关（Geva & Defrin，2013）。类似地，运动员的 CPM 功能比非运动员更强（Flood et al.，2017）。这些发现说明运动能够改善个体的 CPM 功能。关于动物的研究进一步表明，阿片受体拮抗剂能够抑制 DNIC（Kraus et al.，1981）。DNIC 正是 CPM 的主要机制（Yarnitsky et al.，2010），这说明阿片类物质参与了运动对 CPM 的调节。此外，健康个体的 CPM 功能能够预测其运动镇痛效果（Lemley et al.，2015；Stolzman & Bement，2016）。在骨关节炎患者中，CPM 功能正常的个体运动后压痛阈限显著升高，而 CPM 功能较弱的个体运动后压痛阈限显著降低（Fingleton et al.，2017）。还有研究表明，全膝关节置换术前患者的 CPM 功能和运动镇痛效果都能预测其术后 6 个月的疼痛缓解情况（Vaegter et al.，2017）。这些研究结果均表明，运动镇痛和 CPM 可能涉及共同的神经机制。一些慢性疼痛疾病伴随着 CPM 功能的缺失，短暂运动无法对 CPM 产生影响，因而没有镇痛作用甚至会增强疼痛，而重复的、有规律的运动可能会通过恢复 CPM 功能实现对慢性疼痛的镇痛作用（Lima et al.，2017）。

5-羟色胺也在运动镇痛中有重要作用。例如，时长 1h 的游泳即可提高脑干和下丘脑的 5-羟色胺水平，4 周的游泳能进一步使大脑皮层的 5-羟色胺水平提高（Dey et al.，1992）。同样，4 周的跑步运动能够增强 RVM 的 5-羟色胺表达（Korb et al.，2010）。神经病理性疼痛的动物模型常伴随着 5-羟色胺转运体的表达增多，使得 5-羟色胺水平降低。研究表明，2 周的低强度跑步能够逆转这一现象，减少脑干和 RVM 的三个核团，即中缝大核（NRM）、中缝隐核（nucleus raphe obscurus，NRO）和中缝苍白核（nucleus raphe pallidus，NRP）的 5-羟色胺转运体的表达，提高 5-羟色胺的水平。还有研究表明，利用色氨酸羟化酶抑制剂降低大脑中的 5-羟色胺的合成，能够阻断运动带来的镇痛作用（Bobinski et al.，2015）。这些证据都支持了脊髓上 5-羟色胺的释放和 5-羟色胺转运体的减少是长期运动镇痛的机制之一。阿片类和 5-羟色胺类的镇痛机制不是单独起作用的，二者之间很可能存在相互影响。RVM 中既存在 5-羟色胺能神经元，也存在内源性阿片肽能神经元，而 5-羟色胺能神经元主要接受来自内源性阿片肽能神经元的信息输入。因此，运动能通过激活 μ-阿片类受体间接导致脑干 5-羟色胺转运体的表达减少，最终实现对疼痛的调节（Lima et al.，2016）。

除了内源性阿片类物质和 5-羟色胺，中枢神经系统中的内源性大麻素和神经生长因子等也参与运动镇痛。大脑和脊髓中疼痛调节相关区域存在内源性大麻素受体，这些受体被激活后能产生镇痛效果（Dietrich & McDaniel，2004）。研究表明，3min 的高强度等距运动会提升健康被试中枢神经系统中内源性大麻素的水平（Koltyn et al.，2014）。在被动抗阻运动后，大鼠大脑中的大麻素受体表达增加，而且这一现象能被大麻素受体拮抗剂阻断（Galdino et al.，2014）。此外，关于动物的研究表明，跑轮运动还能抑制胶质细胞的活化，降低脑源性神经营养因子和神经生长因子的释放（Bobinski et al.，2018），这可能也反映了运动镇痛的部分机制。

（二）心血管系统

运动镇痛效果可能来自运动时心血管系统的变化，如运动时心率、血压的升高。研究表明，高血压的患者的疼痛敏感性比健康人更低（Koltyn & Umeda，2006）。还有研究表明，血压值（即使在正常血压值范围内）和疼痛敏感性呈负相关关系（Ghione et al.，1988）。运动会导致血压升高，从机制上看，心血管系统的调节与运动镇痛可能涉及类似的脑干核团以及神经递质（如单胺类）和多肽类（如阿片类物质）物质（Ghione，1996）。例如，当血压超出正常范围时，无论是生理刺激还是病理状态所致，内源性阿片类系统都会被激活（Hoffmann & Thoren，1988）。还有研究表明，运动引起血压升高后，可激活动脉压力感受器，继而激活与疼痛调节相关的大脑区域（Dworkin et al.，1994），最终导致自上而下的疼痛抑制功能增强（Koltyn & Umeda，2006）。

（三）免疫系统

免疫系统主要通过调节中枢和外周的炎性细胞因子和抗炎细胞因子参与运动镇痛。炎性细胞因子能够激活伤害性感受器上的受体从而诱发疼痛，而抗炎细胞因子能够降低伤害性感受器的活性从而抑制疼痛。研究表明，日常生活中良好的运动习惯能够增加体内的抗炎细胞因子，减少炎性细胞因子（Sluka et al.，2018）。关于动物的研究表明，在中枢免疫中，跑轮运动能够减少组织损伤导致的脊髓背角星形胶质细胞和小胶质细胞的激活，减少炎性细胞因子的分泌，增加抗炎性细胞因子的分泌，并且可以扭转组织损伤导致的抗炎细胞因子水平下降的问题（Bobinski et al.，2018）。在外周免疫中，M1 表型巨噬细胞会释放炎性细胞因子，M2 表型巨噬细胞会释放抗炎细胞因子。研究表明，定期运动的小鼠的组织损伤处的巨噬细胞偏向于分化成 M2 表型，久坐不动的小鼠的巨噬细胞则偏向于分化成 M1 表型（Leung et al.，2016）。这一研究结果证实了长期运动能够引起免疫系统的积极改变，从而抑制疼痛。

三、运动镇痛的心理机制

除了生理机制，运动镇痛还涉及若干心理机制，这些机制与生理上的变化息息相关。首先，运动镇痛可以用疼痛的闸门控制理论来解释。闸门控制理论指出，脊髓背角的胶质细胞对脊髓背角第二级神经元 T 细胞存在一种类似于闸门的神经控制机制，闸门的开、闭决定了疼痛信息能否继续向上传输，从而促进或抑制外周到中枢的感觉神经冲动（Melzack & Wall，1965）。其中，与运动相关的粗纤维（Aα 纤维）和传导触压觉的粗纤维（Aβ 纤维）能够增强胶质细胞对 T 细胞的抑制作用，即抑制其向更高一级的中枢传导伤害性神经冲动。基于闸门控制理论，运动时所激活的 Aα 纤维和来自皮肤和肌肉运动所伴随的触觉刺激所激活的 Aβ 纤维，使脊髓背角的胶质细胞兴奋，进而增强 SG 细胞对第二级神经元 T 细胞的抑制作用，抑制其对来自 Aδ 纤维和 C 纤维的伤害性刺激信号的传导，最终产生镇痛效果。其次，运动的镇痛机制还可以用注意转移来解释。运动期间和运动后，人们的代谢加快、唤醒度升高，有助于转移人们对自身疼痛的注意，从而影响疼痛知觉（Fillingim et al.，1989）。最后，运动还可以调节情绪，如缓解焦虑、抑郁。研究表明，运动可用于治疗焦虑和抑郁（Carek et al.，2011），而高水平的抑郁和焦虑可能会加重疼痛和疼痛相关的残疾（Lerman et al.，2015）。因此，运动可能是通过改善患者的焦虑和抑郁水平从而缓解了疼痛症状。类似地，运动还能够缓解疼痛带来的应激反应，减轻压力导致的身心损伤（Berger，1994；Hamer et al.，2006），最终缓解疼痛。例如，有研究表明，在进行中等强度的时长为 30min 的跑步运动后，个体双侧海马的激活增强，前额叶皮层的激活减弱；而且，相比久坐不动组，经常运动组在进行应激任务时的应激反应较弱，表现为皮质醇水平较低（Zschucke et al.，2015）。

四、总结

本节简要介绍了运动的镇痛效果以及镇痛机制。无论在实验室研究还是临床研究中，运动都被证实能够产生镇痛作用，但不同的运动模式（包括运动类型、运动时长等）对不同类型的慢性疼痛的镇痛效果不一致。运动镇痛涉及多种生理机制，广泛作用于神经系统、心血管系统和免疫系统。此外，运动镇痛还涉及痛觉传导抑制、注意转移、情绪调节等心理机制。不同类型的运动镇痛的生理和心理机制可能不同，有待进一步系统地研究。

第六节　心理治疗的镇痛应用

在本章的前几节中，我们主要从作用机制和临床应用两个方面详细介绍了几种目前常用的非药物镇痛手段。本节我们将侧重介绍常见的几种运用于临床镇痛的心理治疗方法，包括认知行为疗法（cognitive behavioral therapy，CBT）、正念疗法、催眠疗法和生物反馈疗法。

一、认知行为疗法

认知行为疗法是一种常见的心理治疗方法，由 Beck（1970）基于前人的临床心理实践提出。1979 年，《抑郁症的认知治疗》一书的出版，标志着认知行为疗法的正式创立。认知行为疗法是一套具有结构化、短程、现在取向等特点的心理治疗方法和理论体系，已被广泛用于治疗多种心理问题（如抑郁、焦虑、失眠、物质滥用、精神错乱等神经症）以及精神障碍和人格障碍（Evertsz et al.，2017；Granero et al.，2017；Hansen et al.，2013；Ruesch et al.，2017）。目前，认知行为疗法也常被用于治疗和管理慢性疼痛，并被认为是一种有效且经济的方法（Gatchel & Okifuji，2006；Sveinsdottir et al.，2012；Turk & Burwinkle，2005）。

认知行为疗法的基本假设是个体的思考方式能够激发并影响其行为和情绪。Beck 认为，适应不良的行为与情绪都源自适应不良的认知。换言之，人的情绪通常来自个体对其所遭遇事情的信念、评价和解释，而非事情本身。因此，该疗法着眼于改变来访者不合理的认知（Deary et al.，2007）。认知是指个体对某事物的认识和看法，也包括对自己的看法、对他人的看法以及对环境的认识等。认知行为疗法即通过改变患者对自己、对他人或对事物的看法与态度来纠正不合理的认知模式，重新构建认知结构，重新评价自我，并且重新树立自信，进而解决心理问题。具有代表性的理论有 Ellis 的合理情绪–行为疗法（rational emotive-behavioral therapy，REBT）、Beck 的认知疗法（cognitive therapy，CT）和 Meichenbaum 的认知行为矫正技术等。

（一）认知行为疗法在临床疼痛中的应用

慢性疼痛患者往往会有不合理的认知，例如，觉得自己无药可救等，而且由慢性疼痛引发的其他心理问题又会进一步加重患者的慢性疼痛症状，形成恶性循环。因此，要想从心理层面入手治疗慢性疼痛，就必须先弄清楚患者的心理问题。

以慢性非特异性后背痛为例，患者的病理学特征与疼痛之间的相关性比较低（Beltrutti，2007），即慢性疼痛症状的产生不仅仅源于病理学原因，还可能受到心理、社会和环境等因素的影响。许多慢性疼痛患者会因疼痛而产生一些消极期待，并且对疼痛感到无能和无助，甚至会由于恐惧受伤而不愿意重新开始正常的活动或工作（Vlaeyen et al.，1995）。一项评估慢性非特异性背痛治疗效果的元分析研究显示，认知行为疗法可以提高患者相关的认知、行为和生理变量水平，证明了认知行为疗法对治疗慢性非特异性背痛的有效性（Sveinsdottir et al.，2012）。因此，结合认知行为疗法的跨学科整合治疗，可能是未来慢性疼痛治疗的一个方向。

（二）认知行为疗法的具体实施

在慢性疼痛的治疗中，认知行为疗法一般遵循两条核心原则：①个体对疼痛的感知和由疼痛感知所引发的情绪、生理及社会功能的变化二者之间既相互联系又相互分离。这就意味着即使疼痛的具体部位不明且疼痛感受一直没有变化，但由疼痛所引发的功能问题是可以被解决的。②心理因素本身也会影响疼痛感受，因此可以通过调节患者的心理因素来调节其疼痛感受（Fordyce，1976）。认知行为疗法成功的关键就在于患者成功地被卷入治疗，并且做出行为改变（Gupta，2014）。

在具体治疗中，治疗师首先要对患者进行放松训练，并帮助患者明确慢性疼痛所带来的情绪困扰。其次，通过分析并挖掘患者对慢性疼痛的解释、评价和看法（患者可能对疼痛持悲观无助的态度），治疗师帮助患者从理性的角度审视慢性疼痛对身体和心理所造成的伤害，并且与其探讨悲观无助的信念与情绪困扰之间的关系，进而使患者认识到情绪困扰的产生其实是源于自己对疼痛的不合理信念。之后，治疗师进一步对患者的疼痛严重程度做出系统性评估，让患者对自己的疾病形成正确的认识，并在此基础上重塑患者对疼痛的态度，进而使患者相信，即使疼痛存在，也能进行正常生活，并且能提高生活质量。如此一来，患者对疼痛的认识就从一种单纯的生理感觉转变为疼痛受认知、情绪、社会环境等多方面因素的影响。

二、正念疗法

正念（mindfulness）起源于东方的冥想练习，是当代临床健康心理学领域新出现的一个概念。Marlatt（1999）将正念定义为"把个体所有的注意力都集中于当下即时的体验"。因此，有研究者认为正念是指用一种特殊的方式集中注意力，而且这种方式是有意的，处于当下状态的，不带有任何评价的（Kabat-Zinn，1994）。

以正念为基础的正念认知疗法（mindfulness-based cognitive therapy，MBCT）、辩证行为疗法（dialectical behavior therapy，DBT）和接纳承诺疗法（acceptance and commitment therapy，ACT）等方法合起来被称为"行为与认知疗法的第三次浪潮"（Hayes，2004）。

正念可以改善我们的心理状态。与非冥想者相比，正念冥想者往往具有更高的警觉水平和自我同情水平（Brown & Ryan，2003）。Keng 等（2011）也指出，正念可以产生多种积极影响，比如，提高个体的主观幸福感，减轻心理症状和情绪反应，改善行为规则等。关于正念的早期研究多侧重于其对各种身心疾病的临床疗效。然而，近年来，研究者逐渐开展了各种对正念作用机制的研究（汪芬和黄宇霞，2011）。利用脑电图和功能磁共振成像等神经影像技术，研究者发现正念训练会引起额叶左右两侧的 α 波发生非对称性变化。同时，左侧额叶的活动会在正念训练的影响下明显增强（Barnhofer et al.，2007；Davidson et al.，2003），而这种变化可能与情绪的偏侧化有关，说明正念可以改善个体情绪，从而有助于身心健康。长期的正念训练能够引起前脑岛、海马、颞叶、扣带回和前额叶等脑结构的灰质密度及皮层厚度的变化，而这些脑结构多与学习、注意、记忆和情绪等相关，为正念促进身心健康提供了神经基础（汪芬和黄宇霞，2011）。基于这些研究结果，目前正念疗法也被广泛用于治疗慢性疼痛。

（一）正念疗法在慢性疼痛中的应用

慢性疼痛患者往往会将疼痛灾难化，即他们经常处于一种有害的认知状态，患者会反复思考疼痛对日常生活的负面影响，害怕疾病无法被治愈，以至于他们会一直处于疼痛状态，而这些想法又会进一步加剧他们对疼痛的感知（Stiles，2016）。所以在慢性疼痛的治疗中，可以运用正念技术将患者的注意力从疼痛上转移开，并让患者集中注意力不带任何评判地去观察自身的思维方式、内心感受以及躯体感觉。

Keng 等（2011）对使用正念疗法治疗癌症、高血压、慢性疼痛等慢性病的 18 项研究进行了元分析，结果发现，正念干预可以显著改善患者的状态。fMRI 研究也发现，正念冥想可以调节与疼痛认知评价相关脑区的活动。在疼痛状态下，与对照组相比，正念冥想者的前额叶、杏仁核、海马等脑区的活动均显著下降，而这些脑区与疼痛评价及情绪相关，提示正念可以有效地调节个体对疼痛的感知，即减轻个体的疼痛感觉（Grant et al.，2011）。

（二）正念疗法的具体实施

目前，正念训练并无统一的实施标准，这主要是因为有研究者鼓励个体把注意力集中在每个时刻的内部体验，比如，身体感觉、想法和情绪，而有的研究者则鼓励个体把注意力集中在外界环境，比如，光亮和声音等（Kabat-Zinn，1994；Linehan，1993）。虽然目前研究者对于正念的看法在一定程度上存在差异，但是他们都强调在进行正念时，个体要持有一种没有任何评判的、接受的态度（Baer，2003）。

正念训练一般以团体的形式进行，患者在整个过程中培养自己的觉察性与接受性，并学会如何识别自己不同的心理状态，从而提升自己对疼痛的接纳程度以及情绪调节能力。在接受了正规的正念训练后，患者可以自己练习。因此，正念疗法简单、便捷且适用范围较广（王淑霞等，2014）。

三、催眠疗法

"催眠"（hypnosis）一词来源于古希腊文"hypnos"，意为睡眠。虽然与催眠相关的现象早就存在，但是现代催眠术源于18世纪末德国医生Mesmer所使用的技术，因此催眠术也被称为麦斯麦术（Mesmerism）。采用这种方式，通常是通过暗示的方式让催眠对象进行积极想象，而这种暗示会改变催眠对象的主观体验，如感知觉、情绪、思维或行为（Green et al.，2005）。因此，当个体产生相应的主观体验和心理状态的改变时，标志着成功进入催眠状态。然而，不同个体被催眠的难度不同，即不同个体有不同的催眠易感性（Weitzenhoffer，1980）。

随着脑影像技术的发展，对催眠的脑机制的研究也取得了长足进展。脑电研究显示，催眠和 θ 波（4～8Hz）的活动显著相关，表现为在催眠状态下，θ 波的活动明显增强，且这种关系在高催眠易感性和低催眠易感性群体中都存在（Ray，1997），这可能与催眠过程中的注意力集中和想象有关。Rainville & Hofbauer（1999）利用正电子发射断层扫描技术进行研究发现，相比基线水平，催眠状态下个体的枕叶、右侧前扣带沟尾部和双侧下额回的活动都明显增强，而其右侧下顶叶、左侧楔前叶和后侧扣带回的活动则明显减弱。Rainville 等（2002）还进一步发现，催眠状态下的心理放松和全神贯注程度与前扣带回、丘脑和脑干等区域的激活水平相关。这些相关脑区与注意和警觉有关，所以也证实了催眠和注意、警觉之间的联系。此外，催眠也与主动控制感的缺失有关。主动控制感是指动作由自己控制或发起的感觉（Gallagher，2000）。然而，催眠过程中的反应都是自动化反应，无须意志努力，所以催眠状态的进入往往也意味着主动控制感的缺失。鉴于与主动控制感有关的脑区包括前脑岛和下顶叶（Chaminade & Decety，2002；Farrer et al.，2003；Ruby & Decety，2001），因此这两个脑区也可能是产生催眠现象的脑机制的一部分。

在催眠镇痛方面，脑成像方面的研究发现，催眠镇痛与左侧前额叶、脑干等脑区也有关（Faymonville et al.，2000；Rainville et al.，1999）。而且，催眠状态也与中扣带回以及包括双侧脑岛、前扣带回、右侧前额叶、丘脑和脑干在内的脑网络的功能连接增强相关（Faymonville et al.，2003）。由此可知，催眠镇痛涉及了疼痛的下行调节通路。Rainville 等（1999）通过实验对催眠暗示能否选择性地降低个体对疼痛其中一个维度的评分而不影响另一维度的评分进行了探索。结果显示，当催眠暗示是针对疼痛的情绪维度时，疼痛的强度评分不受催眠暗示的影响；当暗示是针对疼痛的感觉维度时，疼痛的情绪维度受到了干扰。由此可见，催眠对于疼痛的感知觉和情绪维度的调节是部分分离的，这与其他镇痛手段形成了鲜明的对比。基于正电子发射断层扫描技术的研究得到了一致的结果：不同类型的催眠暗示在调节疼痛的不同维度时，呈现出了不同的脑部激活模式。Rainville 等（1997）让被试接受能够影响疼痛的情绪维度的催眠暗示，结果显示，在接受能够增加疼痛不愉悦度的催眠暗示后，被试前扣带回的活动明显增强，但初级躯体感觉皮层的活动强度没有明显变化。之后，Hofbauer 等（2001）让被试接受能够影响疼痛感觉强度的催眠暗示，结果显示，不同于清醒条件和催眠控制条件，在接受能够影响疼痛感觉的催眠暗示后，被试的初级躯体感觉皮层和前扣带回的活动强度都发生了明显的变化。此外，Valentini 等（2013）利用脑电技术进一步探讨了对疼痛强度和不愉悦度的催眠暗示是否会选择性地影响个体对伤害性疼痛刺激的主观评分以及催眠暗示对时域和时频域上相应脑电活动的影响。结果发现，只有高催眠易感性个体的主观评分在催眠暗示条件下受到影响，而且这种影响对不愉悦度的调节更加敏感；在脑电上，不同催眠易感性个体在激光诱发 P2a 和 P2b 成分的波幅上也表现出不同的变化模式。这一结果也表明，催眠暗示对伤害性激光刺激所诱发的大脑活动，尤其是对高催眠易感性个体，具有自上而下的调节作用。

（一）催眠疗法在临床疼痛中的应用

根据催眠暗示对这两个维度的不同影响，催眠可以被分成四类（Rainville & Price，2013）：①暗示催眠对象把疼痛重新解释为一种中性或愉悦的感觉，以此来替换不愉悦的感觉；②暗示催眠对象将自己的体验从身体中分离出来，即分离性想象（dissociative imagery）；③暗示催眠对象用其他感觉替换疼痛，即注意集中性止痛（focused analgesia）；④暗示催眠对象重新解释疼痛感觉。其中，只有第一种针对的是疼痛的情绪维度，其他三种针对的都是疼痛的感觉维度（Rainville & Price，2013）。不同类别的催眠暗示对疼痛也会产生不同的影响。De Pascalis 等（2001）将分离性想象、注意集中性止痛、深度放松和安慰剂对疼痛缓解的效果进行了对比，并以清醒状态下的疼痛评分和进行上述四种处理后的疼痛评分之差作为衡量止痛效果的指标。结果发现，注意集中性催眠缓解疼痛的效果最好，表现为被试的疼痛强度评分和不愉悦度评分下降最多，且催眠暗示的止痛效果在催眠易感性高的被试身上表现得更加明显。这一结果重复验证了他们之前的研究结果（De Pascalis et al.，1999），提示注意集中性止痛暗示可能比其他暗示的效果更好。同时，注意集中性暗示要求催眠对象将注意力集中于接受疼痛刺激的身体部位，因此可以排除暗示的效果来自注意力转移的可能性。

此外，这两项研究有一个值得注意的结果：安慰条件下的疼痛强度和不愉悦度评分并没有显著下降。这可能是因为催眠暗示和安慰剂中的言语暗示存在很大不同。但是，安慰剂镇痛效应是一种普遍存在的现象（Geuter et al.，2017），而这两项研究中的安慰剂操作很可能是失败的，因此我们并不能仅根据这两项研究就得出结论认为催眠暗示的镇痛效果要优于安慰剂效应。不过需要指出的是，催眠暗示和安慰剂暗示存在差异的可能性很大，主要是由于安慰剂镇痛与内源性阿片系统相关（Eippert et al.，2009；Zubieta et al.，2005），但催眠暗示的镇痛效果却不依赖于此系统（Barber & Mayer，1977；Goldstein & Hilgard，1975）。此外，安慰剂镇痛的效果与催眠易感性无关（Hilgard & Hilgard，2013）。

（二）催眠疗法的具体实施

Price 和 Barrell（1990）的现象学研究结果显示，催眠状态包含几个核心的要素：①心理处于放松状态，但身体的放松不是必要条件；②全神贯注，即将注意力全部集中到一个或少数几个对象身上；③不监控自己的心理状态；④不关注时间、空间和自己；⑤感到自己的反应是自动的。这几个要素之间是相互联系的：心理放松和全神贯注是不监控自己和不关注时空的前提之一，而不监控自己和不关注时空又是自动反应的前提。此外，不关注时空和自动反应也与催眠的深度密切相关（Price，1996；Price，1999）。因此，在疼痛治疗中实施催眠的第一步，往往是让催眠对象放松身心，并将注意力集中在少数几个对象上。然而，目前，对于催眠镇痛，缺乏标准化程序，这可能是由于催眠所涉及的心理过程过于复杂，对不同的个体需要制定特殊的催眠流程。所以，这也导致研究者很难清晰地了解催眠镇痛过程中的因果联系，也就无法开发出便利的"类催眠"或"强效催眠"技术来帮助催眠易感性低的群体。

四、生物反馈疗法

生物反馈疗法是一种利用现代生理科学仪器，通过探测人体内的生理或病理信息来实现自身反馈的治疗方法。通过训练，患者能够通过有意识地控制自己的某些生理指标，消除某些疾病并恢复身心健康（Basmajian，1979）。该疗法又被称为生物回授疗法或自主神经学习法，是在行为疗法的基础上发展起来的一种新型的心理治疗技术和方法。具体而言，患者可以在电子仪器和信号放大器的帮助下，直观地看到或听到自身体内生理信号的变化（如血压升降、心率快慢、胃肠蠕动、脑电波形等），并通过自我意识来主动调节自己生理信息的变化，最终达到治疗的目的（Desoer & Vidyasagar，2009）。

生物反馈训练是一种学习过程（Miller，1978）。许多疾病和不良行为习惯的形成都是通过不良的学习而形成的病态性条件联系（由于对不良行为的强化）。生物反馈的学习过程实际上是学习正确的操作性条件反射，是对病态性条件联系的对抗、纠正或逆转。因此，应用生物反馈技术可以矫正不良的行为和习惯（Thatcher，2000）。此疗法的训练目的明确、训练过程直观、指标精确，因而训练的有效性很高，并且患者无任何痛苦，对患者无副作用。正因为如此，该疗法受到了广大医务工作者和患者的青睐，也被广泛应用于临床疼痛管理中。

（一）生物反馈治疗在临床疼痛中的应用

目前，在疼痛缓解中常用的生物反馈设备主要有皮电反馈仪、脑电反馈仪、皮温反馈仪、肌电反馈仪等。虽然不同反馈设备依赖的生理信号不同，但其作用原理基本一致，即通过生物反馈仪将某些反映个体生理状态的生理指标放大、整流、集合，并转成可视化的声音或光信号，以便于患者可以根据生物反馈仪所提供的信息了解自己的生理状态。例如，皮电反馈仪则是基于皮肤表面的导电性进行工作的。汗腺和它周围的组织形成了一个电环路，如果汗腺经常出汗，它就产生了相对于皮肤表面来说的负电势。当出汗增加时，皮肤表面和汗腺之间的电阻下降，会增强皮肤的导电性。所以，皮肤导电性直接受汗腺分泌的汗液的影响，而汗腺分泌汗液又受控于交感神经的活动。在紧张、焦虑、恐惧等情况下，交感神经的兴奋性增强，汗液的分泌量也会增加，皮肤的导电性同样随之增强（Critchley et al.，2000）。因此，皮电是测量情绪活动的一个重要指标（Westerink et al.，2008）。又如，脑电反馈仪是通过采集脑电信号并分析和提取某些脑电特征（如频段、各波段的量比、是否有特殊波形等），将个体觉察不到的脑电活动信号转换成直观的信号，并让被试理解这些信号的意义。皮温反馈仪则主要是依赖于皮肤表面的温度指标进行工作的。当交感神经被激活时，接近皮肤表面的血管壁的平滑肌就会收缩，致使血管腔缩小、血流量减少，因此皮肤表面温度会相对下降。相反，当交感神经的兴奋性下降时，血管壁的平滑肌松弛，血管腔扩张，血流量增加，皮肤温度会相对上升（Mullinix et al，1978）。在环境因素恒定的情况下，皮肤温度的变化与交感神经系统的兴奋性密切相关，而交感神经的活动又能特别地反映出与情感有关的高级神经活动（Shusterman & Barnea，2005）。

更重要的是，生物反馈仪可以让患者在声音或光信号的提示下，感受到自己在通常情况下体会不到的细微的生理变化。通过多次的训练，患者可以对自己的实时生理活动进行有效的控制，从而改善不良的身体状况和心理状态，并达到治疗身心疾病的目的（Corcoran et al.，1978；Kuraoka & Nakamura，2011；Linden et al.，1996；Powell et al.，2014）。例如，肌电是肌肉收缩或松弛的一个直接、有效的生理指标（Farry et al.，1996），反映了在肌肉收缩和松弛的过程中伴随肌肉活动而产生的电活动（Clancy & Hogan，1995；Dosen et al.，2015）。然而，在实际生活中，个体并不容易察觉到自己的肌肉是处于相对紧张状态还是松弛状态，因此肌电反馈仪可以帮助患者了解自己的生理状态，并通过调控肌肉活动放松紧张的肌肉，从而减轻因肌肉紧张而造成的疼痛。已有研究表明，采取先全身后局部的肌电反馈放松训练可以有效降低腰背痛患者的疼痛水平（Newton-John et al.，1995）。类似地，前额肌电反馈放松训练或对有异常肌电活动的部位进行肌电反馈放松训练，对于缓解紧张性头痛有显著疗效（Nestoriuc et al.，2008）。一项包含多个前后测随机对照临床实验的元分析研究发现，生物反馈疗法对缓解偏头痛具有中等效应量的干预效果，而且元分析结果进一步提示结合在家训练的生物反馈治疗效果要明显优于单独的生物反馈治疗（Nestoriuc & Martin，2007）。

（二）生物反馈治疗的具体实施

生物反馈治疗的具体操作方法是让患者在安静的环境中躺在生物反馈仪旁。以肌肉反馈仪为例，首先，患者需要进行肌肉感觉练习，以达到消除紧张的目的。通常情况下，患者被要求一边注意听仪器发出的声调变化，一边注意训练部位的肌肉。利用肌肉反馈仪，患者能很快掌握技巧，建立声音和肌肉状态之间的联系，并学会打破长期紧张的疾病模式而进入放松状态。然后，医生或仪器操作员可以将仪器的灵敏度降低，从而提高患者的适应性并逐步增强放松效果，即行为疗法中常用的塑造技术。这种操作能将患者的肌肉放松水平提高到一个新的水平。在充分放松后，通过生物反馈仪的帮助，患者可以主动调节自己的某些生理指标，使得这些指标在正常范围内变化，实现放松肌肉、缓解疼痛的目的。最后，经过多次练习，患者可以在没有反馈仪的帮助下，运用放松技术使自己彻底放松，从而达到调节身心的目的。

五、总结

目前，越来越多的非药物镇痛手段被应用于临床实践，例如，对顽固难治性慢性疼痛的治疗。这主要得益于人们对疼痛的认识不断深化，意识到疼痛会受到生理、心理和社会等多方面因素的影响。因此，在实际治疗中，治疗师应该根据患者的实际情况及实际需求不断调整实施方案，以取得最优的治疗效果。

参 考 文 献

邓潇斐, 罗非, 郭建友.（2015）. 对立的双生子：基于疼痛的安慰剂效应和反安慰剂效应机制. *心理科学进展, 23*（5）, 822-835.

顾丽佳, 郭建友.（2014）. 安慰剂镇痛效应的个体差异及其影响因素. *中国临床心理学杂志, 22*（6）, 994-998.

汤艺, 唐丹丹, 彭微微, 胡理.（2016）. "以痛镇痛"：条件性疼痛调节. *科学通报, 6*, 642-653.

汤征宇, 汪汇泉, 夏晓磊, 汤艺, 彭微微, 胡理.（2017）. 经皮神经电刺激的镇痛机制及其临床应用. *生理学报, 69*（3）, 325-334.

汪芬, 黄宇霞.（2011）. 正念的心理和脑机制. *心理科学进展, 19*（11）, 1635-1644.

王淑霞, 郑睿敏, 吴久玲, 刘兴华.（2014）. 正念减压疗法在医学领域中的应用. *中国临床心理学杂志*（5）, 947-950.

魏华, 唐丹丹, 夏晓磊, 胡理.（2015）. 疼痛背景下的反安慰剂效应：从发生机制到临床启示. *中国疼痛医学杂志, 21*（11）, 801-805.

张会娟, 彭微微, 周丽丽, 吕雪靖, 魏华, 胡理.（2018）. 安慰剂效应的心理机制及临床应用. *中国临床心理学杂志, 26*（3）, 467-471.

André, J., Zeau, B., Pohl, M., Cesselin, F., Benoliel, J. J., & Becker, C.（2005）. Involvement of cholecystokininergic systems in anxiety-induced hyperalgesia in male rats：Behavioral and biochemical studies. *The Journal of Neuroscience, 25*（35）, 7896-7904.

Antal, A., Terney, D., Kühnl, S., & Paulus, W.（2010）. Anodal transcranial direct current stimulation of the motor cortex ameliorates chronic pain and reduces short intracortical inhibition. *Journal of Pain and Symptom Management, 39*（5）, 890-903.

Aydin, D., & Sahiner, N. C.（2017）. Effects of music therapy and distraction cards on pain relief during phlebotomy in children. *Applied Nursing Research, 33*, 164-168.

Baad-Hansen, L., Poulsen, H. F., Jensen, H. M., & Svensson, P.（2005）. Lack of sex differences in modulation of experimental intraoral pain by diffuse noxious inhibitory controls（DNIC）. *Pain, 116*（3）, 359-365.

Bachmann, C. G., Muschinsky, S., Nitsche, M. A., Rolke, R., Magerl, W., Treede, R. D., et al.（2010）. Transcranial direct current stimulation of the motor cortex induces distinct changes in thermal and mechanical sensory percepts. *Clinical Neurophysiology, 121*（12）, 2083-2089.

Badr, K. L., Demerjian, T., Daaboul, T., Abbas, H., Zeineddine, M. H., & Charafeddine, L.（2017）. Preterm infants exhibited less pain during a heel stick when they were played the same music their mothers listened to during pregnancy. *Acta Paediatrica, 106*（3）, 438-445.

Baer, R. A.（2003）. Mindfulness training as a clinical intervention：A conceptual and empirical review.

Clinical Psychology-Science and Practice, 10 (2), 125-143.

Baliki, M. N., Petre, B., Torbey, S., Herrmann, K. M., Huang, L., Schnitzer, T. J., et al. (2012). Corticostriatal functional connectivity predicts transition to chronic back pain. *Nature Neuroscience*, 15 (8), 1117-1119.

Bantick, S. J., Wise, R. G., Ploghaus, A., Clare, S., Smith, S. M., & Tracey, I. (2002). Imaging how attention modulates pain in humans using functional MRI. *Brain*, 125 (2), 310-319.

Barber, J., & Mayer, D. (1977). Evaluation of the efficacy and neural mechanism of a hypnotic analgesia procedure in experimental and clinical dental pain. *Pain*, 4, 41-48.

Barnhofer, T., Duggan, D., Crane, C., Hepburn, S., Fennell, M. J. V., & Williams, J. M. G. (2007). Effects of meditation on frontal alpha-asymmetry in previously suicidal individuals. *Neuroreport*, 18 (7), 709-712.

Basmajian, J. V. (1979). *Biofeedback: Principles and Practice for Clinicians*. London: Williams & Wilkins.

Beck, A. T. (1970). Cognitive therapy: Nature and relation to behavior therapy. *Behavior Therapy*, 1 (2), 184-200.

Beltrutti D, L. A., Nicoscia M, Marino F. (2007). Low back pain. In S. Kreitler, D. Beltrutti, A. Lanberto & D. Niv (Ed.), *The Handbook of Chronic Pain* (pp.465-488). New York: Nova Science.

Bement, M. K. H., & Sluka, K. A. (2005). Low-intensity exercise reverses chronic muscle pain in the rat in a naloxone-dependent manner. *Archives of Physical Medicine and Rehabilitation*, 86 (9), 1736-1740.

Bender, T., Nagy, G., Barna, I., Tefner, I., Kadas, E., & Geher, P. (2007). The effect of physical therapy on beta-endorphin levels. *European Journal of Applied Physiology*, 100 (4), 371-382.

Benedetti, F. (2008). Mechanisms of placebo and placebo-related effects across diseases and treatments. *Annual Review of Pharmacology and Toxicology*, 48, 33-60.

Benedetti, F., Amanzio, M., Casadio, C., Oliaro, A., & Maggi, G. (1997). Blockade of nocebo hyperalgesia by the cholecystokinin antagonist proglumide. *Pain*, 71 (2), 135-140.

Benedetti, F., Amanzio, M., Rosato, R., & Blanchard, C. (2011). Nonopioid placebo analgesia is mediated by CB1 cannabinoid receptors. *Nature Medicine*, 17 (10), 1228-1230.

Benedetti, F., Amanzio, M., Vighetti, S., & Asteggiano, G. (2006). The biochemical and neuroendocrine bases of the hyperalgesic nocebo effect. *The Journal of Neuroscience*, 26 (46), 12014-12022.

Benedetti, F., Arduino, C., & Amanzio, M. (1999). Somatotopic activation of opioid systems by target-directed expectations of analgesia. *The Journal of Neuroscience*, 19 (9), 3639-3648.

Benedetti, F., Lanotte, M., Lopiano, L., & Colloca, L. (2007). When words are painful: Unraveling the mechanisms of the nocebo effect. *Neuroscience*, 147 (2), 260-271.

Benedetti, F., Pollo, A., Lopiano, L., Lanotte, M., Vighetti, S., & Rainero, I. (2003). Conscious expectation and unconscious conditioning in analgesic, motor, and hormonal placebo/nocebo responses. *The Journal of Neuroscience*, 23 (10), 4315-4323.

Benedetti, F., Thoen, W., Blanchard, C., Vighetti, S., & Arduino, C. (2013). Pain as a reward: Changing the meaning of pain from negative to positive co-activates opioid and cannabinoid systems. *Pain*, *154* (3), 361-367.

Berger, B. G. (1994). Coping with stress: The effectiveness of exercise and other techniques. *Quest*, *46* (1), 100-119.

Berry, M. (2015). Ethnicity, culture and pain: Can an anthropological perspective aid clinical practice? *Pain and Rehabilitation-the Journal of Physiotherapy Pain Association*, (39), 29-34.

Bingel, U., Lorenz, J., Schoell, E., Weiller, C., & Buchel, C. (2006). Mechanisms of placebo analgesia: rACC recruitment of a subcortical antinociceptive network. *Pain*, *120* (1-2), 8-15.

Bingel, U., Wanigasekera, V., Wiech, K., Mhuircheartaigh, R. N., Lee, M. C., Ploner, M., et al. (2011). The effect of treatment expectation on drug efficacy: Imaging the analgesic benefit of the opioid remifentanil. *Science Translational Medicine*, *3* (70), 70ra14.

Birnie, K. A., Chambers, C. T., & Spellman, C. M. (2017). Mechanisms of distraction in acute pain perception and modulation. *Pain*, *158* (6), 1012-1013.

Bjordal, J. M., Johnson, M. I., & Ljunggreen, A. E. (2003). Transcutaneous electrical nerve stimulation (TENS) can reduce postoperative analgesic consumption. A meta-analysis with assessment of optimal treatment parameters for postoperative pain. *European Journal of Pain*, *7* (2), 181-188.

Blood, A. J., & Zatorre, R. J. (2001). Intensely pleasurable responses to music correlate with activity in brain regions implicated in reward and emotion. *Proceedings of the National Academy of Sciences*, *98* (20), 11818-11823.

Bobinski, F., Ferreira, T. A. A., Córdova, M. M., Dombrowski, P. A., Cunha, C., Santo, C., et al. (2015). Role of brainstem serotonin in analgesia produced by low-intensity exercise on neuropathic pain after sciatic nerve injury in mice. *Pain*, *156* (12), 2595-2606.

Bobinski, F., Teixeira, J. M., Sluka, K. A., & Santos, A. R. S. (2018). Interleukin-4 mediates the analgesia produced by low-intensity exercise in mice with neuropathic pain. *Pain*, *159* (3), 437-450.

Bogdanov, V. B., Viganò, A., Noirhomme, Q., Bogdanova, O. V., Guy, N., Laureys, S., et al. (2015). Cerebral responses and role of the prefrontal cortex in conditioned pain modulation: An fMRI study in healthy subjects. *Behavioural Brain Research*, *281*, 187-198.

Boggio, P. S., Zaghi, S., & Fregni, F. (2009). Modulation of emotions associated with images of human pain using anodal transcranial direct current stimulation (tDCS). *Neuropsychologia*, *47* (1), 212-217.

Borckardt, J. J., Reeves, S. T., Robinson, S. M., May, J. T., Epperson, T. I., Gunselman, R. J., et al. (2013). Transcranial direct current stimulation (tDCS) reduces postsurgical opioid consumption in total knee arthroplasty (TKA). *The Clinical Journal of Pain*, *29* (11), 925-928.

Borckardt, J. J., Romagnuolo, J., Reeves, S. T., Madan, A., Frohman, H., Beam, W., et al. (2011). Feasibility, safety, and effectiveness of transcranial direct current stimulation for decreasing post-ERCP pain: A randomized, sham-controlled, pilot study. *Gastrointestinal*

Endoscopy，*73*（6），1158-1164.

Bouhassira，D.，Bing，Z.，& Le Bars，D.（1990）. Studies of the brain structures involved in diffuse noxious inhibitory controls：The mesencephalon. *Journal of Neurophysiology*，*64*（6），1712-1723.

Braz，J.，Solorzano，C.，Wang，X. D.，& Basbaum，A. I.（2014）. Transmitting pain and itch messages：A contemporary view of the spinal cord circuits that generate gate control. *Neuron*，*82*（3），522-536.

Brody，H.（1982）. The lie that heals：The ethics of giving placebos. *Annals of Internal Medicine*，*97*（1），112-118.

Brown，K. W.，& Ryan，R. M.（2003）. The benefits of being present：Mindfulness and its role in psychological well-being. *Journal of Personality and Social Psychology*，*84*（4），822-848.

Bushnell，M. C.，Ceko，M.，& Low，L. A.（2013）. Cognitive and emotional control of pain and its disruption in chronic pain. *Nature Reviews Neuroscience*，*14*（7），502-511.

Campbell，C. M.，France，C. R.，Robinson，M. E.，Logan，H. L.，Geffken，G. R.，& Fillingim，R. B.（2008）. Ethnic differences in diffuse noxious inhibitory controls. *The Journal of Pain*，*9*（8），759-766.

Carbonario，F.，Matsutani，L.，Yuan，S.，& Marques，A.（2013）. Effectiveness of high-frequency transcutaneous electrical nerve stimulation at tender points as adjuvant therapy for patients with fibromyalgia. *European Journal of Physical and Rehabilitation Medicine*，*49*（2），197-204.

Carek，P. J.，Laibstain，S. E.，& Carek，S. M.（2011）. Exercise for the treatment of depression and anxiety. *The International Journal of Psychiatry in Medicine*，*41*（1），15-28.

Carlino，E.，Piedimonte，A.，& Frisaldi，E.（2014）. The effects of placebos and nocebos on physical performance. In F. Benedetti，P. Enck，E. Frisaldi，& M. Schedlowski（Eds.）*Placebo*（pp.149-157）. Berlin：Springer.

Carlino，E.，Torta，D. M. E.，Piedimonte，A.，Frisaldi，E.，Vighetti，S.，& Benedetti，F.（2014）. Role of explicit verbal information in conditioned analgesia. *European Journal of Pain*，*19*（4），546-553.

Carvalho，C.，Caetano，J. M.，Cunha，L.，Rebouta，P.，Kaptchuk，T. J.，& Kirsch，I.（2016）. Open-label placebo treatment in chronic low back pain：A randomized controlled trial. *Pain*，*157*（12），2766-2772.

Chalaye，P.，Devoize，L.，Lafrenaye，S.，Dallel，R.，& Marchand，S.（2013）. Cardiovascular influences on conditioned pain modulation. *Pain*，*154*（8），1377-1382.

Chalaye，P.，Lafrenaye，S.，Goffaux，P.，& Marchand，S.（2014）. The role of cardiovascular activity in fibromyalgia and conditioned pain modulation. *Pain*，*155*（6），1064-1069.

Chaminade，T.，& Decety，J.（2002）. Leader or follower? Involvement of the inferior parietal lobule in agency. *Neuroreport*，*13*（15），1975-1978.

Cheing，G. L.，& Chan，W. W.（2009）. Influence of choice of electrical stimulation site on peripheral neurophysiological and hypoalgesic effects. *Journal of Rehabilitation Medicine*，*41*（6），412-417.

Chen，C. C.，& Johnson，M. I.（2009）. An investigation into the effects of frequency-modulated transcutaneous electrical nerve stimulation（TENS）on experimentally-induced pressure pain in healthy human participants. *The Journal of Pain*, *10*（10），1029-1037.

Chitour, D., Dickenson, A. H., & Le Bars, D.（1982）. Pharmacological evidence for the involvement of serotonergic mechanisms in diffuse noxious inhibitory controls（DNIC）. *Brain Research*, *236*（2），329-337.

Chung, J. M., Paik, K. S., & Nam, S. C.（1987）. Peripheral conditioning stimulation produces differentially greater antinociceptive effect on noxious thermal response in the cat. *Pain*, *30*, S354.

Clancy, E. A., & Hogan, N.（1995）. Multiple site electromyograph amplitude estimation. *IEEE Transactions on Biomedical Engineering*, *42*（2），203-211.

Claydon, L. S., Chesterton, L. S., Barlas, P., & Sim, J.（2013）. Alternating-frequency TENS effects on experimental pain in healthy human participants：A randomized placebo-controlled trial. *The Clinical Journal of Pain*, *29*（6），533-539.

Colloca, L., & Benedetti, F.（2005）. Placebos and painkillers：Is mind as real as matter? *Nature Reviews Neuroscience*, *6*（7），545-552.

Colloca, L., & Benedetti, F.（2006）. How prior experience shapes placebo analgesia. *Pain*, *124*（1），126-133.

Colloca, L., & Benedetti, F.（2009）. Placebo analgesia induced by social observational learning. *Pain*, *144*（1），28-34.

Colloca, L., Sigaudo, M., & Benedetti, F.（2008）. The role of learning in nocebo and placebo effects. *Pain*, *136*（1-2），211-218.

Cook, D. B., Stegner, A. J., & Ellingson, L. D.（2010）. Exercise alters pain sensitivity in gulf war veterans with chronic musculoskeletal pain. *The Journal of Pain*, *11*（8），764-772.

Corcoran, J., Lewis, M., & Garver, R.（1978）. Biofeedback-conditioned galvanic skin response and hypnotic suppression of arousal：A pilot study of their relation to deception. *Journal of Forensic Science*, *23*（1），155-162.

Cormier, S., Piché, M., & Rainville, P.（2013）. Expectations modulate heterotopic noxious counter-stimulation analgesia. *The Journal of Pain*, *14*（2），114-125.

Critchley, H. D., Elliott, R., Mathias, C. J., & Dolan, R. J.（2000）. Neural activity relating to generation and representation of galvanic skin conductance responses：A functional magnetic resonance imaging study. *The Journal of Neuroscience*, *20*（8），3033-3040.

Cruccu, G., Garcia-Larrea, L., Hansson, P., Keindl, M., Lefaucheur, J. P., Paulus, W., et al.（2016）. EAN guidelines on central neurostimulation therapy in chronic pain conditions. *European Journal of Neurology*, *23*（10），1489-1499.

Daenen, L., Nijs, J., Roussel, N., Wouters, K., Van Loo, M., & Cras, P.（2013）. Dysfunctional pain inhibition in patients with chronic whiplash-associated disorders：An experimental study. *Clinical Rheumatology*, *32*（1），23-31.

Daenen, L., Varkey, E., Kellmann, M., & Nijs, J.（2015）. Exercise, not to exercise, or how to exercise in patients with chronic pain? Applying science to practice. *The Clinical Journal of*

Pain，31（2），108-114.

Davidson，R. J.，Kabat-Zinn，J.，Schumacher，J.，Rosenkranz，M.，Muller，D.，Santorelli，S. F.，et al.（2003）. Alterations in brain and immune function produced by mindfulness meditation. *Psychosomatic Medicine，65*（4），564-570.

De Andrade，D. C.，Mhalla，A.，Adam，F.，Texeira，M. J.，& Bouhassira，D.（2011）. Neuropharmacological basis of rTMS-induced analgesia：The role of endogenous opioids. *Pain，152*（2），320-326.

De Broucker，T.，Cesaro，P.，Willer，J. C.，& Le Bars，D.（1990）. Diffuse noxious inhibitory controls in man：Involvement of the spinoreticular tract. *Brain，113*（Pt 4），1223-1234.

De Oliveira，M. S. R.，Da Fernandes，M. J. S.，Scorza，F. A.，Persike，D. S.，Scorza，C. A.，Ponte，J. B.，et al.（2010）. Acute and chronic exercise modulates the expression of MOR opioid receptors in the hippocampal formation of rats. *Brain Research Bulletin，83*（5），278-283.

De Pascalis，V.，Chiaradia，C.，& Carotenuto，E.（2002）. The contribution of suggestibility and expectation to placebo analgesia phenomenon in an experimental setting. *Pain，96*（3），393-402.

De Pascalis，V.，Magurano，M. R.，& Bellusci，A.（1999）. Pain perception，somatosensory event-related potentials and skin conductance responses to painful stimuli in high，mid，and low hypnotizable subjects：Effects of differential pain reduction strategies. *Pain，83*（3），499-508.

De Pascalis，V.，Magurano，M. R.，Bellusci，A.，& Chen，A. C. N.（2001）. Somatosensory event-related potential and autonomic activity to varying pain reduction cognitive strategies in hypnosis. *Clinical Neurophysiology，112*（8），1475-1485.

De Wied，M.，& Verbaten，M. N.（2001）. Affective pictures processing，attention，and pain tolerance. *Pain，90*（1-2），163-172.

Deary，V.，Chalder，T.，& Sharpe，M.（2007）. The cognitive behavioural model of medically unexplained symptoms：A theoretical and empirical review. *Clinical Psychology Review，27*（7），781-797.

Debruille，C.，Luyckx，M.，Ballester，L.，Brunet，C.，Odou，P.，Dine，T.，et al.（1999）. Serum opioid activity after physical exercise in rats. *Physiological Research，48*（2），129-133.

Del Paso，G. A. R.，Garrido，S.，Pulgar，Á.，& Duschek，S.（2011）. Autonomic cardiovascular control and responses to experimental pain stimulation in fibromyalgia syndrome. *Journal of Psychosomatic Research，70*（2），125-134.

Desoer，C. A.，& Vidyasagar，M.（2009）. *Feedback Systems：Input-output Properties*. Philadelphia：Society for Industreal and Applied Mathematics.

Dey，S.，Singh，R. H.，& Dey，P. K.（1992）. Exercise training-significance of regional alterations in serotonin metabolism of rat-brain in relation to antidepressant effect of exercise. *Physiology & Behavior，52*（6），1095-1099.

Dietrich，A.，& McDaniel，W. F.（2004）. Endocannabinoids and exercise. *British Journal of Sports Medicine，38*（5），536-541.

Doering，B. K.，& Rief，W.（2012）. Utilizing placebo mechanisms for dose reduction in pharmacotherapy. *Trends in Pharmacological Sciences，33*（3），165-172.

Dosen, S., Markovic, M., Somer, K., Graimann, B., & Farina, D. (2015). EMG biofeedback for online predictive control of grasping force in a myoelectric prosthesis. *Journal of Neuroengineering and Rehabilitation*, 12 (1), 55.

Downar, J., Crawley, A. P., Mikulis, D. J., & Davis, K. D. (2000). A multimodal cortical network for the detection of changes in the sensory environment. *Nature Neuroscience*, 3 (3), 277-283.

Dworkin, B. R., Elbert, T., Rau, H., Birbaumer, N., Pauli, P., Droste, C., et al. (1994). Central effects of baroreceptor activation in humans—Attenuation of skeletal reflexes and pain perception. *Proceedings of the National Academy of Sciences of the United States of America*, 91 (14), 6329-6333.

Edwards, C. L., Fillingim, R. B., & Keefe, F. (2001). Race, ethnicity and pain. *Pain*, 94 (2), 133-137.

Edwards, R. R., Mensing, G., Cahalan, C., Greenbaum, S., Narang, S., Belfer, I., et al. (2013). Alteration in pain modulation in women with persistent pain after lumpectomy: Influence of catastrophizing. *Journal of Pain and Symptom Management*, 46 (1), 30-42.

Edwards, R. R., Ness, T. J., Weigent, D. A., & Fillingim, R. B. (2003). Individual differences in diffuse noxious inhibitory controls (DNIC): Association with clinical variables. *Pain*, 106 (3), 427-437.

Eippert, F., Bingel, U., Schoell, E. D., Yacubian, J., Klinger, R., Lorenz, J., et al. (2009). Activation of the opioidergic descending pain control system underlies placebo analgesia. *Neuron*, 63 (4), 533-543.

Ekblom, A., Hansson, P., & Fjellner, B. (1985). The influence of extrasegmental mechanical vibratory stimulation and transcutaneous electrical nerve stimulation on histamine-induced itch. *Acta Physiologica Scandinavica*, 125 (3), 541-545.

Elsenbruch, S., Kotsis, V., Benson, S., Rosenberger, C., Reidick, D., Schedlowski, M., et al. (2012). Neural mechanisms mediating the effects of expectation in visceral placebo analgesia: An fMRI study in healthy placebo responders and nonresponders. *Pain*, 153 (2), 382-390.

Enck, P., Bingel, U., Schedlowski, M., & Rief, W. (2013). The placebo response in medicine: Minimize, maximize or personalize? *Nature Reviews Drug Discovery*, 12 (3), 191-204.

Evertsz, F. B., Sprangers, M. A. G., Sitnikova, K., Stokkers, P. C. F., Ponsioen, C. Y., Bartelsman, J., et al. (2017). Effectiveness of cognitive-behavioral therapy on quality of life, anxiety, and depressive symptoms among patients with inflammatory bowel disease: A multicenter randomized controlled trial. *Journal of Consulting and Clinical Psychology*, 85 (9), 918-925.

Faasse, K., & Petrie, K. J. (2013). The nocebo effect: Patient expectations and medication side effects. *Postgraduate Medical Journal*, 89 (1055), 540-546.

Fagerlund, A. J., Hansen, O. A., & Aslaksen, P. M. (2015). Transcranial direct current stimulation as a treatment for patients with fibromyalgia: A randomized controlled trial. *Pain*, 156 (1), 62-71.

Farrer, C., Franck, N., Georgieff, N., Frith, C. D., Decety, J., & Jeannerod, M. (2003). Modulating the experience of agency: A positron emission tomography study. *NeuroImage*, *18*（2）, 324-333.

Farry, K. A., Walker, I. D., & Baraniuk, R. G.（1996）. Myoelectric teleoperation of a complex robotic hand. *IEEE Transactions on Robotics and Automation*, *12*（5）, 775-788.

Faymonville, M. E., Laureys, S., Degueldre, C., DelFiore, G., Luxen, A., Franck, G., et al.（2000）. Neural mechanisms of antinociceptive effects of hypnosis. *Anesthesiology*, *92*（5）, 1257-1267.

Faymonville, M. E., Roediger, L., Del Fiore, G., Delgueldre, C., Phillips, C., Lamy, M., et al.（2003）. Increased cerebral functional connectivity underlying the antinociceptive effects of hypnosis. *Cognitive Brain Research*, *17*（2）, 255-262.

Ferreira, P. H., Ferreira, M. L., Maher, C. G., Refshauge, K. M., Latimer, J., & Adams, R. D.（2013）. The therapeutic alliance between clinicians and patients predicts outcome in chronic low back pain. *Physical Therapy*, *93*（4）, 470-478.

Feurra, M., Paulus, W., Walsh, V., & Kanai, R.（2011）. Frequency specific modulation of human somatosensory cortex. *Frontiers in Psychology*, *2*, 13.

Fillingim, R. B., Roth, D. L., & Haley, W. E.（1989）. The effects of distraction on the perception of exercise-induced symptoms. *Journal of Psychosomatic Research*, *33*（2）, 241-248.

Fingleton, C., Smart, K. M., & Doody, C. M.（2017）. Exercise-induced hypoalgesia in people with knee osteoarthritis with normal and abnormal conditioned pain modulation. *The Clinical Journal of Pain*, *33*（5）, 395-404.

Finlay, K. A.（2014）. Music-induced analgesia in chronic pain: Efficacy and assessment through a primary-task paradigm. *Psychology of Music*, *42*（3）, 325-346.

Fleckenstein, J.（2013）. Acupuncture in the context of diffuse noxious inhibitory control. *European Journal of Pain*, *17*（2）, 141-142.

Flood, A., Waddington, G., Thompson, K., & Cathcart, S.（2017）. Increased conditioned pain modulation in athletes. *Journal of Sports Sciences*, *35*（11）, 1066-1072.

Fordyce, W. E.（1976）. *Behavioral Methods for Chronic Pain and Illness*. St Louis: Mosby.

Fregni, F., Boggio, P. S., Lima, M. C., Ferreira, M. J., Wagner, T., Rigonatti, S. P., et al.（2006）. A sham-controlled, phase Ⅱ trial of transcranial direct current stimulation for the treatment of central pain in traumatic spinal cord injury. *Pain*, *122*（1-2）, 197-209.

Fried, T., Johnson, R., & McCracken, W.（1984）. Transcutaneous electrical nerve stimulation: Its role in the control of chronic pain. *Archives of Physical Medicine and Rehabilitation*, *65*（5）, 228-231.

Fujii, K., Motohashi, K., & Umino, M.（2006）. Heterotopic ischemic pain attenuates somatosensory evoked potentials induced by electrical tooth stimulation: Diffuse noxious inhibitory controls in the trigeminal nerve territory. *European Journal of Pain*, *10*（6）, 495.

Galdino, G., Romero, T., Da Silva, J. F. P., Aguiar, D., De Paula, A. M., Cruz, J., et al.（2014）. Acute resistance exercise induces antinociception by activation of the endocannabinoid system in rats. *Anesthesia and Analgesia*, *119*（3）, 702-715.

Gallagher, S.（2000）. Philosophical conceptions of the self: Implications for cognitive science. *Trends in Cognitive Sciences*，*4*（1），14-21.

Garcia，R. L.，& Hand，C. J.（2015）. Analgesic effects of self-chosen music type on cold pressor-induced pain：Motivating vs. relaxing music. *Psychology of Music*，*44*（5），967-983.

Gardner，W. J.，Licklider，J. C. R.，& Weisz，A. Z.（1960）. Suppression of pain by sound. *Science*，*132*（3418），32-33.

Garrison，D. W.，& Foreman，R. D.（1994）. Decreased activity of spontaneous and noxiously evoked dorsal horn cells during transcutaneous electrical nerve stimulation（TENS）. *Pain*，*58*（3），309-315.

Garza-Villarreal，E. A.，Brattico，E.，Vase，L.，Østergaard，L.，& Vuust，P.（2012）. Superior analgesic effect of an active distraction versus pleasant unfamiliar sounds and music：The influence of emotion and cognitive style. *PLoS One*，*7*（1），e29397.

Garza-Villarreal，E. A.，Jiang，Z. G.，Vuust，P.，Alcauter，S.，Vase，L.，Pasaye，E. H.，et al. （2015）. Music reduces pain and increases resting state fMRI BOLD signal amplitude in the left angular gyrus in fibromyalgia patients. *Frontiers in Psychology*，*6*，1051.

Garza-Villarreal，E. A.，Wilson，A. D.，Vase，L.，Brattico，E.，Barrios，F. A.，Jensen，T. S.，et al.（2014）. Music reduces pain and increases functional mobility in fibromyalgia. *Frontiers in Psychology*，*5*，90.

Gatchel，R. J.，& Okifuji，A.（2006）. Evidence-based scientific data documenting the treatment and cost-effectiveness of comprehensive pain programs for chronic nonmalignant pain. *The Journal of Pain*，*7*（11），779-793.

Geuter，S.，Eippert，F.，Attar，C. H.，& Büchel，C.（2013）. Cortical and subcortical responses to high and low effective placebo treatments. *NeuroImage*，*67*，227-236.

Geuter，S.，Koban，L.，& Wager，T. D.（2017）. The cognitive neuroscience of placebo effects：Concepts，predictions，and physiology. *Annual Review of Neuroscience*，*40*（1），167-188.

Geva，N.，& Defrin，R.（2013）. Enhanced pain modulation among triathletes：A possible explanation for their exceptional capabilities. *Pain*，*154*（11），2317-2323.

Ghezeljeh，N. T.，Ardebili，M. F.，& Rafii，F.（2017）. The effects of massage and music on pain，anxiety and relaxation in burn patients：Randomized controlled clinical trial. *Burns*，*43*（5），1034-1043.

Ghione，S.（1996）. Hypertension-associated hypalgesia—Evidence in experimental animals and humans，pathophysiological mechanisms，and potential clinical consequences. *Hypertension*，*28*（3），494-504.

Ghione，S.，Rosa，C.，Mezzasalma，L.，& Panattoni，E.（1988）. Arterial hypertension is associated with hypalgesia in humans. *Hypertension*，*12*（5），491-497.

Gobbo，M.，Maffiuletti，N. A.，Orizio，C.，& Minetto，M. A.（2014）. Muscle motor point identification is essential for optimizing neuromuscular electrical stimulation use. *Journal of Neuroengineering and Rehabilitation*，*11*（1），17.

Goffaux，P.，Redmond，W. J.，Rainville，P.，& Marchand，S.（2007）. Descending analgesia—When the spine echoes what the brain expects. *Pain*，*130*（1），137-143.

Goldstein, A., & Hilgard, E. R. (1975). Failure of the opiate antagonist naloxone to modify hypnotic analgesia. *Proceedings of the National Academy of Sciences of the United States of America*, 72 (6), 2041-2043.

Goldstein, P., Weissman-Fogel, I., Dumas, G., & Shamay-Tsoory, S. G. (2018). Brain-to-brain coupling during handholding is associated with pain reduction. *Proceedings of the National Academy of Sciences of the United States of America*, 115 (11), 2528-2537.

González-Roldán, A. M., Cifre, I., Sitges, C., & Montoya, P. (2016). Altered dynamic of EEG oscillations in fibromyalgia patients at rest. *Pain Medicine*, 7 (6), 1058-1068.

Good, M., Anderson, G. C., Ahn, S., Cong, X., & Stanton-Hicks, M. (2005). Relaxation and music reduce pain following intestinal surgery. *Research in Nursing & Health*, 28 (3), 240-251.

Good, M., Stanton-Hicks, M., Grass, J. A., Anderson, G. C., Choi, C., Schoolmeesters, L. J., et al. (1999). Relief of postoperative pain with jaw relaxation, music and their combination. *Pain*, 81 (1), 163-172.

Goodin, B., Bulls, H. W., Freeman, E. L., Anderson, A. J., Robbins, M. T., Ness, T. J., et al. (2015). Sex differences in experimental measures of pain sensitivity and endogenous pain inhibition. *Journal of Pain Research*, 8, 311.

Gracely, R. H., Dubner, R., Deeter, W. R., & Wolskee, P. J. (1985). Clinicians' expectations influence placebo analgesia. *The Lancet*, 1 (8419), 43.

Granero, R., Fernández-Aranda, F., Mestre-Bach, G., Steward, T., Bano, M., Aguera, Z., et al. (2017). Cognitive behavioral therapy for compulsive buying behavior: Predictors of treatment outcome. *European Psychiatry*, 39, 57-65.

Granovsky, Y. G., & Yarnitsky, D. (2013). Personalized pain medicine: The clinical value of psychophysical assessment of pain modulation profile. *Rambam Maimonides Medical Journal*, 4 (4), e0024.

Grant, J. A., Courtemanche, J., & Rainville, P. (2011). A non-elaborative mental stance and decoupling of executive and pain-related cortices predicts low pain sensitivity in Zen meditators. *Pain*, 152 (1), 150-156.

Grashorn, W., Sprenger, C., Forkmann, K., Wrobel, N., & Bingel, U. (2013). Age-dependent decline of endogenous pain control: Exploring the effect of expectation and depression. *PLoS One*, 8 (9), e75629.

Green, A. L., Wang, S., Stein, J. F., Pereira, E. A., Kringelbach, M. L., Liu, X., et al. (2009). Neural signatures in patients with neuropathic pain. *Neurology*, 72 (6), 569-571.

Green, C. R., Anderson, K. O., Baker, T. A., Campbell, L. C., Decker, S., Fillingim, R. B., et al. (2003). The unequal burden of pain: Confronting racial and ethnic disparities in pain. *Pain Medicine*, 4 (3), 277-294.

Green, J. P., Barabasz, A. F., Barrett, D., & Montgomery, G. H. (2005). Forging ahead: The 2003 APA division 30 definition of hypnosis. *International Journal of Clinical and Experimental Hypnosis*, 53 (3), 259-264.

Grosen, K., Vase, L., Pilegaard, H. K., Pfeiffer-Jensen, M., & Drewes, A. M. (2014). Conditioned pain modulation and situational pain catastrophizing as preoperative predictors of pain following chest wall surgery: A prospective observational cohort study. *PLoS One*, *9*（2）, e90185.

Guétin, S., Giniès, P., Siou, D. K. A., Picot, M. C., Pommie, C., Guldner, E., et al. （2012）. The effects of music intervention in the management of chronic pain: A single-blind, randomized, controlled trial. *The Clinical Journal of Pain*, *28*（4）, 329-337.

Gupta, R. （2014）. Cognitive behavioural therapy. In R. Gupta （Ed.）, *Pain Management: Essential Topics for Examinations* （pp.63-64）. Berlin: Springer.

Haack, M., Scott-Sutherland, J., Santangelo, G., Simpson, N. S., Sethna, N., & Mullington, J. M. （2012）. Pain sensitivity and modulation in primary insomnia. *European Journal of Pain*, *16*（4）, 522-533.

Hamdy, S., Rothwell, J. C., Aziz, Q., Singh, K. D., & Thompson, D. G. （1998）. Long-term reorganization of human motor cortex driven by short-term sensory stimulation. *Nature Neuroscience*, *1*（1）, 64-68.

Hamer, M., Taylor, A., & Steptoe, A. （2006）. The effect of acute aerobic exercise on stress related blood pressure responses: A systematic review and meta-analysis. *Biological Psychology*, *71*（2）, 183-190.

Han, J. S. （2001）. New evidence to substantiate the frequency specificity of acupuncture-induced analgesia. *Acupuncture Research*, *26*（3）, 225-227.

Han, J. S. （2003）. Acupuncture: Neuropeptide release produced by electrical stimulation of different frequencies. *Trends in Neurosciences*, *26*（1）, 17-22.

Han, J. S. （2011）. Acupuncture analgesia: Areas of consensus and controversy. *Pain*, *152*（3）, S41-S48.

Han, J. S. （2016）. Research on acupuncture anesthesia-analgesia. *Acupuncture Research*, *41*（5）, 377-387.

Han, J. S., Chen, X. H., Sun, S. L., Xu, X. J., Yuan, Y., Yan, S. C., et al. （1991）. Effect of low-and high-frequency TENS on Met-enkephalin-Arg-Phe and dynorphin A immunoreactivity in human lumbar CSF. *Pain*, *47*（3）, 295-298.

Hansen, A. L., Kvale, G., Stubhaug, B., & Thayer, J. F. （2013）. Heart rate variability and fatigue in patients with chronic fatigue syndrome after a comprehensive cognitive behavior group therapy program. *Journal of Psychophysiology*, *27*（2）, 67-75.

Hanser, S. B. （1990）. A music therapy strategy for depressed older adults in the community. *Journal of Applied Gerontology*, *9*（3）, 283-298.

Hanser, S. B., & Thompson, L. W. （1994）. Effects of a music therapy strategy on depressed older adults. *Journal of Gerontology*, *49*（6）, 265-269.

Harvey, L. A., Brosseau, L., & Herbert, R. D. （2014）. Continuous passive motion following total knee arthroplasty in people with arthritis. *The Cochrane Database of Systematic Reviews*, *2*（3）.

Hasan, M., Whiteley, J., Bresnahan, R., MacIver, K., Sacco, P., Das, K., et al. （2014）. Somatosensory change and pain relief induced by repetitive transcranial magnetic stimulation in patients with central poststroke pain. *Neuromodulation: Technology at the Neural Interface*, *17*

（8），731-736.

Hashmi, J. A., Baria, A. T., Baliki, M. N., Huang, L., Schnitzer, T. J., & Apkarian, A. V. （2012）. Brain networks predicting placebo analgesia in a clinical trial for chronic back pain. *Pain*, *153*（12），2393-2402.

Hauck, M., Metzner, S., Rohlffs, F., Lorenz, J., & Engel, A. K. （2013）. The influence of music and music therapy on pain-induced neuronal oscillations measured by magnetencephalography. *Pain*, *154*（4），539-547.

Hayes, S. C.（2004）. Acceptance and commitment therapy, relational frame theory, and the third wave of behavioral and cognitive therapies. *Behavior Therapy*, *35*（4），639-665.

Hilgard, E. R., & Hilgard, J. R.（2013）. *Hypnosis in the Relief of Pain*（Revised Edition）. New York: Routledge.

Hirayama, A., Saitoh, Y., Kishima, H., Shimokawa, T., Oshino, S., Hirata, M., et al.（2006）. Reduction of intractable deafferentation pain by navigation-guided repetitive transcranial magnetic stimulation of the primary motor cortex. *Pain*, *122*（1），22-27.

Hofbauer, R. K., Rainville, P., Duncan, G. H., & Bushnell, M. C.（2001）. Cortical representation of the sensory dimension of pain. *Journal of Neurophysiology*, *86*（1），402-411.

Hoffman, M. D., Shepanski, M. A., MacKenzie, S. P., & Clifford, P. S.（2005）. Experimentally induced pain perception is acutely reduced by aerobic exercise in people with chronic low back pain. *The Journal of Rehabilitation Research & Development*, *42*（2），183-190.

Hoffman, M. D., Shepanski, M. A., Ruble, S. B., Valic, Z., Buckwalter, J. B., & Clifford, P. S.（2004）. Intensity and duration threshold for aerobic exercise-induced analgesia to pressure pain. *Archives of Physical Medicine and Rehabilitation*, *85*（7），1183-1187.

Hoffmann, P., & Thorén, P.（1988）. Electric muscle stimulation in the hind leg of the spontaneously hypertensive rat induces a long-lasting fall in blood-pressure. *Acta Physiologica Scandinavica*, *133*（2），211-219.

Hole, J., Hirsch, M., Ball, E., & Meads, C.（2015）. Music as an aid for postoperative recovery in adults: A systematic review and meta-analysis. *The Lancet*, *386*（10004），1659-1671.

Hosseini, S. E., Bagheri, M., & Honarparvaran, N.（2013）. Investigating the effect of music on labor pain and progress in the active stage of first labor. *European Review for Medical and Pharmacological Sciences*, *17*（11），1479-1487.

Huang, C., Wang, Y., Shi, Y., & Han, J.（2000）. Study for the opioid mechanisms underlying the analgesic effect induced by high-versus low-frequency electroacupuncture in mice. *Chinese Journal of Pain Medicine*, *2*, 96-103.

Hunter, T., Siess, F., & Colloca, L.（2014）. Socially induced placebo analgesia: A comparison of a pre-recorded versus live face-to-face observation. *European Journal of Pain*, *18*（7），914-922.

Iversen, M. D., Daltroy, L. H., Fossel, A. H., & Katz, J. N.（1998）. The prognostic importance of patient pre-operative expectations of surgery for lumbar spinal stenosis. *Patient Education and Counseling*, *34*（2），169-178.

Jameson, E., Trevena, J., & Swain, N. (2011). Electronic gaming as pain distraction. *Pain Research and Management,* *16*（1）, 27-32.

Janal, M. N. (1996). Pain sensitivity, exercise and stoicism. *Journal of the Royal Society of Medicine,* *89*（7）, 376-381.

Janal, M. N., Colt, E. W. D., Clark, W. C., & Glusman, M. (1984). Pain sensitivity, mood and plasma endocrine levels in man following long-distance running—Effects of naloxone. *Pain,* *19*（1）, 13-25.

Jensen, K. B., Kaptchuk, T. J., Chen, X. Y., Kirsch, I., Ingvar, M., Gollub, R. L., et al. (2014). A neural mechanism for nonconscious activation of conditioned placebo and nocebo responses. *Cerebral Cortex,* *25*（10）, 3903-3910.

Jensen, K. B., Kaptchuk, T. J., Kirsch, I., Raicek, J., Lindstrom, K. M., Berna, C., et al. (2012). Nonconscious activation of placebo and nocebo pain responses. *Proceedings of the National Academy of Sciences of the United States of America,* *109*（39）, 15959-15964.

Jensen, K., Kirsch, I., Odmalm, S., Kaptchuk, T. J., & Ingvar, M. (2015). Classical conditioning of analgesic and hyperalgesic pain responses without conscious awareness. *Proceedings of the National Academy of Sciences of the United States of America ,* *112*（25）, 7863-7867.

Jiang, Y. X., Wang, Y., Liu, H. X., Fang, M., & Han, J. S. (2001). Comparison between therapeutic effects of transcutaneous electrical nerve stimulation with the frequency of 2 Hz and 100 Hz on chronic inflammatory pain in rats. *Chinese Journal of Integrated Traditional and Western Medicine,* *12*, 923-925.

Joundi, R. A., Jenkinson, N., Brittain, J. S., Aziz, T. Z., & Brown, P. (2012). Driving oscillatory activity in the human cortex enhances motor performance. *Current Biology,* *22*（5）, 403-407.

Jurth, C., Rehberg, B., & Von Dincklage, F. (2014). Reliability of subjective pain ratings and nociceptive flexion reflex responses as measures of conditioned pain modulation. *Pain Research & Management,* *19*（2）, 93.

Kabat-Zinn, J. (1994). *Wherever You Go, There You are: Mindfulness Meditation in Everyday Life.* New York: Hyperion.

Kadetoff, D., & Kosek, E. (2007). The effects of static muscular contraction on blood pressure, heart rate, pain ratings and pressure pain thresholds in healthy individuals and patients with fibromyalgia. *European Journal of Pain,* *11*（1）, 39.

Kanai, R., Chaieb, L., Antal, A., Walsh, V., & Paulus, W. (2008). Frequency-dependent electrical stimulation of the visual cortex. *Current Biology,* *18*（23）, 1839-1843.

Kaplan, B., Rabinerson, D., Lurie, S., Bar, J., Krieser, U., & Neri, A. (1998). Transcutaneous electrical nerve stimulation (TENS) for adjuvant pain-relief during labor and delivery. *International Journal of Gynecology & Obstetrics,* *60*（3）, 251-255.

Kaptchuk, T. J. (1998). Powerful placebo: The dark side of the randomised controlled trial. *The Lancet,* *351*（9117）, 1722-1725.

Kaptchuk, T. J., Kelley, J. M., Conboy, L. A., Davis, R. B., Kerr, C. E., Jacobson, E. E., et al. (2008). Components of placebo effect: Randomised controlled trial in patients with irritable bowel syndrome. *British Medical Journal*, *336*（7651），999-1003.

Keng, S. L., Smoski, M. J., & Robins, C. J.（2011）. Effects of mindfulness on psychological health: A review of empirical studies. *Clinical Psychology Review*, *31*（6），1041-1056.

Kenntner-Mabiala, R., Andreatta, M., Wieser, M. J., Muhlberger, A., & Pauli, P.（2008）. Distinct effects of attention and affect on pain perception and somatosensory evoked potentials. *Biological Psychology*, *78*（1），114-122.

Kenntner-Mabiala, R., Gorges, S., Alpers, G. W., Lehmann, A. C., & Pauli, P.（2007）. Musically induced arousal affects pain perception in females but not in males: A psychophysiological examination. *Biological Psychology*, *75*（1），19-23.

Kenntner-Mabiala, R., & Pauli, P.（2005）. Affective modulation of brain potentials to painful and nonpainful stimuli. *Psychophysiology*, *42*（5），559-567.

Kerai, S., Saxena, K. N., Taneja, B., & Sehrawat, L.（2014）. Role of transcutaneous electrical nerve stimulation in post-operative analgesia. *Indian Journal of Anaesthesia*, *58*（4），388.

Khedr, E. M., Kotb, H., Kamel, N. F., Ahmed, M., Sadek, R., & Rothwell, J.（2005）. Longlasting antalgic effects of daily sessions of repetitive transcranial magnetic stimulation in central and peripheral neuropathic pain. *Journal of Neurology, Neurosurgery & Psychiatry*, *76*（6），833-838.

King, C. D., Goodin, B., Kindler, L. L., Caudle, R. M., Edwards, R. R., Gravenstein, N., et al.（2013）. Reduction of conditioned pain modulation in humans by naltrexone: An exploratory study of the effects of pain catastrophizing. *Journal of Behavioral Medicine*, *36*（3），315-327.

King, E. W., Audette, K., Athman, G. A., Nguyen, H. O. X., Sluka, K. A., & Fairbanks, C. A.（2005）. Transcutaneous electrical nerve stimulation activates peripherally located alpha-2A adrenergic receptors. *Pain*, *115*（3），364-373.

Klassen, J. A., Liang, Y., Tjosvold, L., Klassen, T. P., & Hartling, L.（2008）. Music for pain and anxiety in children undergoing medical procedures: A systematic review of randomized controlled trials. *Ambulatory Pediatrics*, *8*（2），117-128.

Klinger, R., Colloca, L., Bingel, U., & Flor, H.（2014）. Placebo analgesia: Clinical applications. *Pain*, *155*（6），1055-1058.

Knight, W. E. J., & Rickard, N. S.（2001）. Relaxing music prevents stress-induced increases in subjective anxiety, systolic blood pressure, and heart rate in healthy males and females. *Journal of Music Therapy*, *38*（4），254-272.

Kobayashi, M., & Pascual-Leone, A.（2003）. Transcranial magnetic stimulation in neurology. *The Lancet Neurology*, *2*（3），145-156.

Koelsch, S., & Siebel, W. A.（2005）. Towards a neural basis of music perception. *Trends in Cognitive Sciences*, *9*（12），578-584.

Koltyn, K. F.（2000）. Analgesia following exercise—A review. *Sports Medicine*, *29*（2），85-98.

Koltyn, K. F., Brellenthin, A. G., Cook, D. B., Sehgatt, N., & Hillardt, C.（2014）. Mechanisms of exercise-induced hypoalgesia. *The Journal of Pain*, *15*（12），1294-1304.

Koltyn, K. F., & Umeda, M.（2006）. Exercise, hypoalgesia and blood pressure. *Sports Medicine*, *36*（3），207-214.

Koltyn, K. F., & Umeda, M. (2007). Contralateral attenuation of pain after short-duration submaximal isometric exercise. *The Journal of Pain*, 8 (11), 887-892.

Kong, J., Gollub, R. L., Polich, G., Kirsch, I., La Violette, P., Vangel, M., et al. (2008). A functional magnetic resonance imaging study on the neural mechanisms of hyperalgesic nocebo effect. *The Journal of Neuroscience*, 28 (49), 13354-13362.

Kong, J., Gollub, R. L., Rosman, I. S., Webb, J. M., Vangel, M. G., Kirsch, I., et al. (2006). Brain activity associated with expectancy-enhanced placebo analgesia as measured by functional magnetic resonance imaging. *The Journal of Neuroscience*, 26 (2), 381-388.

Korb, A., Bonetti, L. V., Da Silva, S. A., Marcuzzo, S., Ilha, J., Bertagnolli, M., et al. (2010). Effect of treadmill exercise on serotonin immunoreactivity in medullary raphe nuclei and spinal cord following sciatic nerve transection in rats. *Neurochemical Research*, 35 (3), 380-389.

Kosek, E., & Lundberg, L. (2012). Segmental and plurisegmental modulation of pressure pain thresholds during static muscle contractions in healthy individuals. *European Journal of Pain*, 7 (3), 251-258.

Kraus, E., Le Lebars, D., & Besson, J. M. (1981). Behavioral confirmation of diffuse noxious inhibitory controls (dnic) and evidence for a role of endogenous opiates. *Brain Research*, 206 (2), 495-499.

Krumhansl, C. L. (1997). An exploratory study of musical emotions and psychophysiology. *Canadian Journal of Experimental Psychology*, 51 (4), 336-353.

Krummenacher, P., Candia, V., Folkers, G., Schedlowski, M., & Schönbächler, G. (2010). Prefrontal cortex modulates placebo analgesia. *Pain*, 148 (3), 368-374.

Kuraoka, K., & Nakamura, K. (2011). The use of nasal skin temperature measurements in studying emotion in macaque monkeys. *Physiology & Behavior*, 102 (3), 347-355.

Ladouceur, A., Tessier, J., Provencher, B., Rainville, P., & Piché, M. (2012). Top-down attentional modulation of analgesia induced by heterotopic noxious counterstimulation. *Pain*, 153 (8), 1755-1762.

Landau, R., Kraft, J. C., Flint, L. Y., Carvalho, B., Richebé, P., Cardoso, M., et al. (2010). An experimental paradigm for the prediction of post-operative pain (PPOP). *Journal of Visualized Experiments*, (35), 1671.

Lannersten, L., & Kosek, E. (2010). Dysfunction of endogenous pain inhibition during exercise with painful muscles in patients with shoulder myalgia and fibromyalgia. *Pain*, 151 (1), 77.

Lariviere, M., Goffaux, P., Marchand, S., & Julien, N. (2007). Changes in pain perception and descending inhibitory controls start at middle age in healthy adults. *The Clinical Journal of Pain*, 23 (6), 506-510.

Lau, W. K., Chan, W. K., Zhang, J. L., Yung, K. K. L., & Zhang, H. Q. (2008). Electroacupuncture inhibits cyclooxygenase-2 up-regulation in rat spinal cord after spinal nerve ligation. *Neuroscience*, 155 (2), 463-468.

Le Bars, D. (2002). The whole body receptive field of dorsal horn multireceptive neurones. *Brain Research Reviews*, 40 (1-3), 29-44.

Le Bars, D., & Cadden, S. (2009). What is a wide-dynamic-range cell. *The Senses: A Comprehensive Reference*, *5*, 331-338.

Le Bars, D., Dickenson, A. H., & Besson, J. M. (1979). Diffuse noxious inhibitory controls (DNIC). I. Effects on dorsal horn convergent neurones in the rat. *Pain*, *6*（3）, 283-304.

Lee, M., Manders, T. R., Eberle, S. E., Su, C., D'Amour, J., Yang, R., et al. (2015). Activation of corticostriatal circuitry relieves chronic neuropathic pain. *The Journal of Neuroscience*, *35*（13）, 5247-5259.

Lee, Y. C., Lu, B., Edwards, R. R., Wasan, A. D., Nassikas, N. J., Clauw, D. J., et al. (2013). The role of sleep problems in central pain processing in rheumatoid arthritis. *Arthritis & Rheumatism*, *65*（1）, 59-68.

Lefaucheur, J. P. (2006). New insights into the therapeutic potential of non-invasive transcranial cortical stimulation in chronic neuropathic pain. *Pain*, *122*（1-2）, 11-13.

Lefaucheur, J. P., André-Obadia, N., Antal, A., Ayache, S. S., Baeken, C., Benninger, D. H., et al. (2014). Evidence-based guidelines on the therapeutic use of repetitive transcranial magnetic stimulation（rTMS）. *Clinical Neurophysiology*, *125*（11）, 2150-2206.

Lefaucheur, J. P., Ayache, S. S., Sorel, M., Farhat, W., Zouari, H., De Andrade, D. C., et al. (2012). Analgesic effects of repetitive transcranial magnetic stimulation of the motor cortex in neuropathic pain: Influence of theta burst stimulation priming. *European Journal of Pain*, *16*（10）, 1403-1413.

Lefaucheur, J. P., Drouot, X., Keravel, Y., & Nguyen, J. P. (2001). Pain relief induced by repetitive transcranial magnetic stimulation of precentral cortex. *Neuroreport*, *12*（13）, 2963-2965.

Lefaucheur, J. P., Holsheimer, J., Goujon, C., Keravel, Y., & Nguyen, J. P. (2010). Descending volleys generated by efficacious epidural motor cortex stimulation in patients with chronic neuropathic pain. *Experimental Neurology*, *223*（2）, 609-614.

Lemley, K. J., Hunter, S. K., & Bement, M. K. H. (2015). Conditioned pain modulation predicts exercise-induced hypoalgesia in healthy adults. *Medicine and Science in Sports and Exercise*, *47*（1）, 176-184.

Leonard, G., Cloutier, C., Marchand, S. (2011). Reduced analgesic effect of acupuncture-like TENS but not conventional TENS in opioid-treated patients. *The Journal of Pain*, *12*, 213-221.

Lerman, S. F., Rudich, Z., Brill, S., Shalev, H., & Shahar, G. (2015). Longitudinal associations between depression, anxiety, pain, and pain-related disability in chronic pain patients. *Psychosomatic Medicine*, *77*（3）, 333-341.

Leung, A., Gregory, N. S., Allen, L. A. H., & Sluka, K. A. (2016). Regular physical activity prevents chronic pain by altering resident muscle macrophage phenotype and increasing interleukin-10 in mice. *Pain*, *157*（1）, 70-79.

Levett, K. M., Smith, C. A., Dahlen, H. G., & Bensoussan, A. (2014). Acupuncture and acupressure for pain management in labour and birth: A critical narrative review of current systematic review evidence. *Complementary Therapies in Medicine*, *22*（3）, 523-540.

Levine, J., Gordon, N., & Fields, H. (1978). The mechanism of placebo analgesia. *The Lancet*,

312（8091），654-657.

Li，X. Y.，& Hu，L.（2016）. The role of stress regulation on neural plasticity in pain chronification. *Neural Plasticity*，*2016*，1-9.

Lim，M.，Kim，J. S.，Kim，D. J.，& Chung，C. K.（2016）. Increased low-and high-frequency oscillatory activity in the prefrontal cortex of fibromyalgia patients. *Frontiers in Human Neuroscience*，*10*，111.

Lima，L. V.，Abner，T. S. S.，& Sluka，K. A.（2017）. Does exercise increase or decrease pain? Central mechanisms underlying these two phenomena. *The Journal of Physiology*，*595*（13），4141-4150.

Lima，L. V.，Cruz，K. M. L.，Abner，T. S. S.，Mota，C. M. D.，Agripino，M. E. J.，Santana-Filho，V. J.，& de Santana，J. M.（2015）. Associating high intensity and modulated frequency of TENS delays analgesic tolerance in rats. *European Journal of Pain*，*19*（3），369-376.

Lima，L. V.，De Santana，J.，Rasmussen，L.，& Sluka，K. A.（2016）. Short-duration physical activity prevents the development of exercise-enhanced hyperalgesia through opioid mechanisms. *The Journal of Pain*，*17*（4），S95.

Linde，K.，Witt，C. M.，Streng，A.，Weidenhammer，W.，Wagenpfeil，S.，Brinkhaus，B.，et al.（2007）. The impact of patient expectations on outcomes in four randomized controlled trials of acupuncture in patients with chronic pain. *Pain*，*128*（3），264-271.

Linden，M.，Habib，T.，& Radojevic，V.（1996）. A controlled study of the effects of EEG biofeedback on cognition and behavior of children with attention deficit disorder and learning disabilities. *Applied Psychophysiology and Biofeedback*，*21*（1），35-49.

Linehan，M. M.（1993）. *Skills Training Maanual for Treating Borderline Personality Disorder*. New York: Guilford Press.

Liu，H.，Jiang，Y.，Xiong，L.，Luo，F.，& Han，J.（2000）. Appropriate parameters of transcutaneous electrical nerve stimulation in the treatment of chronic inflammatory pain: Different frequency of the efficacy comparison. *Chinese Acupuncture and Moxibustion*，（1），41-46.

Liu，H.，Liu，C.，Luo，F.，& Han，J.（2000）. Appropriate parameters of transcutaneous electrical nerve stimulation in the treatment of chronic inflammatory pain: Different intensity of the efficacy comparison. *Chinese Acupuncture and Moxibustion*，（2），47-50.

Liu，Z. X.，Zhou，J. F.，Li，Y.，Hu，F.，Lu，Y.，Ma，M.，et al.（2014）. Dorsal raphe neurons signal reward through 5-HT and glutamate. *Neuron*，*81*（6），1360-1374.

Lloyd，D. M.，Merat，N.，McGlone，F.，& Spence，C.（2003）. Crossmodal links between audition and touch in covert endogenous spatial attention. *Perception & Psychophysics*，*65*（6），901-924.

Locke，D.，Gibson，W.，Moss，P.，Munyard，K.，Mamotte，C.，& Wright，A.（2014）. Analysis of meaningful conditioned pain modulation effect in a pain-free adult population. *The Journal of Pain*，*15*（11），1190-1198.

Maarrawi，J.，Peyron，R.，Mertens，P.，Costes，N.，Magnin，M.，Sindou，M.，et al.（2007）. Motor cortex stimulation for pain control induces changes in the endogenous opioid system. *Neurology*，*69*（9），827-834.

Macefield，G.，& Burke，D.（1991）. Long-lasting depression of central synaptic transmission following prolonged high-frequency stimulation of cutaneous afferents: A mechanism for post-vibratory hypaesthesia. *Electroencephalography and Clinical Neurophysiology*，78（2），150-158.

Mancini，F.，Beaumont，A. L.，Hu，L.，Haggard，P.，& Iannetti，G. D.（2015）. Touch inhibits subcortical and cortical nociceptive responses. *Pain*，*156*（10），1936-1944.

Manresa，J. A. B.，Fritsche，R.，Vuilleumier，P. H.，Oehler，C.，Mørch，C. D.，Arendt-Nielsen，L.，et al.（2014）. Is the conditioned pain modulation paradigm reliable? A test-retest assessment using the nociceptive withdrawal reflex. *PLoS One*，*9*（6），e100241.

Marie，K.，Bement，H.，Dicapo，J.，Rasiarmos，R.，& Hunter，S. K.（2008）. Dose response of isometric contractions on pain perception in healthy adults. *Medicine & Science in Sports & Exercise*，*40*（11），1880-1889.

Marlatt，G. A.，& Kristeller，J. L.（1999）. Mindfulness and meditation. In W. R. Miller（Ed.），*Integrating Spirituality into Treatment*（pp.67-84）. Washington: American Psychological Associatem.

Martel，M. O.，Wasan，A. D.，& Edwards，R. R.（2013）. Sex differences in the stability of conditioned pain modulation（CPM）among patients with chronic pain. *Pain Medicine*，*14*（11），1757-1768.

Martini，C.，Van Velzen，M.，Drewes，A.，Aarts，L.，Dahan，A.，& Niesters，M.（2015）. A randomized controlled trial on the effect of tapentadol and morphine on conditioned pain modulation in healthy volunteers. *PLoS One*，*10*（6），e0128997.

Martins，D. F.，Siteneski，A.，Ludtke，D. D.，Dal-Secco，D.，& Santos，A. R.（2017）. High-intensity swimming exercise decreases glutamate-induced nociception by activation of g-protein-coupled receptors inhibiting phosphorylated protein kinase A. *Molecular Neurobiology*，*4*（7），5620-5631.

Mathes，W. F.，& Kanarek，R. B.（2006）. Chronic running wheel activity attenuates the antinociceptive actions of morphine and morphine-6-glucouronide administration into the periaqueductal gray in rats. *Pharmacology Biochemistry and Behavior*，*83*（4），578-584.

Mazzardo-Martins，L.，Martins，D. F.，Marcon，R.，Dos Santos，U. D.，Speckhann，B.，Gadotti，V. M.，et al.（2010）. High-intensity extended swimming exercise reduces pain-related behavior in mice involvement of endogenous opioids and the serotonergic system. *The Journal of Pain*，*11*（12），1384-1393.

McGregor，A. H.，Doré，C. J.，& Morris，T. P.（2013）. An exploration of patients' expectation of and satisfaction with surgical outcome. *European Spine Journal*，*22*（12），2836-2844.

McKinney，C. H.，Antoni，M. H.，Kumar，M.，Tims，F. C.，& McCabe，P. M.（1997）. Effects of guided imagery and music（GIM）therapy on mood and cortisol in healthy adults. *Health Psychology*，*16*（4），390-400.

McKinney，C. H.，Tims，F. C.，Kumar，A. M.，& Kumar，M.（1997）. The effect of selected classical music and spontaneous imagery on plasma β-endorphin. *Journal of Behavioral Medicine*，*20*（1），85-99.

Meagher，M. W.，Arnau，R. C.，& Rhudy，J. L.（2001）. Pain and emotion: Effects of affective picture modulation. *Psychosomatic Medicine*，*63*（1），79-90.

Meeus，M.，Hermans，L.，Ickmans，K.，Struyf，F.，Van Cauwenbergh，D.，Bronckaerts，L.，et al.（2015）. Endogenous pain modulation in response to exercise in patients with rheumatoid arthritis，patients with chronic fatigue syndrome and comorbid fibromyalgia，and healthy controls：A double-blind randomized controlled trial. *Pain Practice*，*15*（2），98-106.

Meeus，M.，Roussel，N. A.，Truijen，S.，& Nijs，J.（2010）. Reduced pressure pain thresholds in response to exercise in chronic fatigue syndrome but not in chronic low back pain：An experimental study. *European Journal of Pain*，*13*（9），884-890.

Meeuse，J. J.，Koornstra，J. J.，& Reyners，A. K. L.（2010）. Listening to music does not reduce pain during sigmoidoscopy. *European Journal of Gastroenterology & Hepatology*，*22*（8），942-945.

Melzack，R.，& Wall，P. D.（1965）. Pain mechanisms：A new theory. *Science*，*150*（3699），971-979.

Mendell，L. M.（2014）. Constructing and deconstructing the gate theory of pain. *Pain*，*155*（2），210-216.

Menon，V.，& Levitin，D. J.（2005）. The rewards of music listening：Response and physiological connectivity of the mesolimbic system. *NeuroImage*，*28*（1），175-184.

Miller，N. E.（1978）. Biofeedback and visceral learning. *Annual Review of Psychology*，*29*（1），373-404.

Miron，D.，Duncan，G. H.，& Bushnell，M. C.（1989）. Effects of attention on the intensity and unpleasantness of thermal pain. *Pain*，*39*（3），345-352.

Mitsikostas，D.，Chalarakis，N.，Mantonakis，L.，Delicha，E. M.，& Sfikakis，P.（2012）. Nocebo in fibromyalgia：Meta-analysis of placebo-controlled clinical trials and implications for practice. *European Journal of Neurology*，*19*（5），672-680.

Mogil，J. S.（2012）. Sex differences in pain and pain inhibition：Multiple explanations of a controversial phenomenon. *Nature Reviews Neuroscience*，*13*（12），859-866.

Montgomery，G. H.，& Kirsch，I.（1997）. Classical conditioning and the placebo effect. *Pain*，*72*（1-2），107-113.

Moont，R.，Crispel，Y.，Lev，R.，Pud，D.，& Yarnitsky，D.（2011）. Temporal changes in cortical activation during conditioned pain modulation（CPM）：A LORETA study. *Pain*，*152*（7），1469-1477.

Moont，R.，Crispel，Y.，Lev，R.，Pud，D.，& Yarnitsky，D.（2012）. Temporal changes in cortical activation during distraction from pain：A comparative LORETA study with conditioned pain modulation. *Brain Research*，*1435*，105-117.

Moont，R.，Pud，D.，Sprecher，E.，Sharvit，G.，& Yarnitsky，D.（2010）. "Pain inhibits pain" mechanisms：Is pain modulation simply due to distraction? *Pain*，*150*（1），113-120.

Moran，F.，Leonard，T.，Hawthorne，S.，Hughes，C. M.，McCrum-Gardner，E.，Johnson，M. I.，et al.（2011）. Hypoalgesia in response to transcutaneous electrical nerve stimulation（TENS）depends on stimulation intensity. *The Journal of Pain*，*12*（8），929-935.

Moreno-Duarte，I.，Morse，L. R.，Alam，M.，Bikson，M.，Zafonte，R.，& Fregni，F.（2014）.

Targeted therapies using electrical and magnetic neural stimulation for the treatment of chronic pain in spinal cord injury. *NeuroImage*，*85*，1003-1013.

Morris，M. C.，Walker，L.，Bruehl，S.，Hellman，N.，Sherman，A. L.，& Rao，U.（2015）. Race effects on conditioned pain modulation in youth. *The Journal of Pain. 16*（9），873-880.

Morton，D. L.，Watson，A.，El-Deredy，W.，& Jones，A. K. P.（2009）. Reproducibility of placebo analgesia：Effect of dispositional optimism. *Pain*，*146*（1-2），194-198.

Motohashi，K.，& Umino，M.（2001）. Heterotopic painful stimulation decreases the late component of somatosensory evoked potentials induced by electrical tooth stimulation. *Cognitive Brain Research*，*11*（1），39-46.

Mullinix，J. M.，Norton，B. J.，Hack，S.，& Fishman，M. A.（1978）. Skin temperature biofeedback and migraine. Headache：*The Journal of Head and Face Pain*，*17*（6），242-244.

Mulvey，M. R.，Fawkner，H. J.，& Johnson，M. I.（2015）. An investigation of the effects of different pulse patterns of transcutaneous electrical nerve stimulation（TENS）on perceptual embodiment of a rubber hand in healthy human participants with intact limbs. *Neuromodulation：Technology at the Neural Interface*，*18*（8），744-750.

Mylius，V.，Knaack，A.，Haag，A.，Teepker，M.，Oertel，W. H.，Thut，G.，et al.（2010）. Effects of paired-pulse transcranial magnetic stimulation of the motor cortex on perception of experimentally induced pain. *The Clinical Journal of Pain*，*26*（7），617-623.

Nahman-Averbuch，H.，Martucci，K. T.，Granovsky，Y.，Weissman-Fogel，I.，Yarnitsky，D.，& Coghill，R. C.（2014）. Distinct brain mechanisms support spatial vs temporal filtering of nociceptive information. *Pain*，*155*（12），2491-2501.

Nahman-Averbuch，H.，Yarnitsky，D.，Granovsky，Y.，Gerber，E.，Dagul，P.，& Granot，M.（2013）. The role of stimulation parameters on the conditioned pain modulation response. *Scandinavian Journal of Pain*，*4*（1），10-14.

Naka，A.，Keilani，M.，Loefler，S.，& Crevenna，R.（2013）. Does transcutaneous electrical nerve stimulation（TENS）have a clinically relevant analgesic effect on different pain conditions? A literature review. *European Journal of Translational Myology*，*23*（3），95-104.

Naugle，K. M.，Cruz-Almeida，Y.，Vierck，C. J.，Mauderli，A. P.，& Riley，J. L.（2015）. Age-related differences in conditioned pain modulation of sensitizing and desensitizing trends during response dependent stimulation. *Behavioural Brain Research*，*289*，61-68.

Naugle，K. M.，Fillingim，R. B.，& Riley Ⅲ，J. L.（2012）. A meta-analytic review of the hypoalgesic effects of exercise. *The Journal of Pain*，*13*（12），1139-1150.

Nestoriuc，Y.，& Martin，A.（2007）. Efficacy of biofeedback for migraine：A meta-analysis. *Pain*，*128*（1），111-127.

Nestoriuc，Y.，Martin，A.，Rief，W.，& Andrasik，F.（2008）. Biofeedback treatment for headache disorders：A comprehensive efficacy review. *Applied Psychophysiology and Biofeedback*，*33*（3），125-140.

Newcomb，L. W.，Koltyn，K. F.，Morgan，W. P.，& Cook，D. B.（2011）. Influence of preferred versus prescribed exercise on pain in fibromyalgia. *Medicine & Science in Sports & Exercise*，*43*

（6），1106-1113.

Newton-John，T. R.，Spence，S. H.，& Schotte，D.（1995）. Cognitive-behavioural therapy versus EMG biofeedback in the treatment of chronic low back pain. *Behaviour Research and Therapy*，*33*（6），691-697.

Niesters，M.，Proto，P. L.，Aarts，L.，Sarton，E.，Drewes，A.，& Dahan，A.（2014）. Tapentadol potentiates descending pain inhibition in chronic pain patients with diabetic polyneuropathy. *British Journal of Anaesthesia*，*113*（1），148-156.

Nijs，J.，Kosek，E.，Van Oosterwijck，J.，& Meeus，M.（2012）. Dysfunctional endogenous analgesia during exercise in patients with chronic pain：To exercise or not to exercise? *Pain Physician*，*15*（3），ES205-ES213.

Nilsen，K. B.，Olsen，I. C.，Solem，A. N.，& Matre，D.（2014）. A large conditioned pain modulation response is not related to a large blood pressure response：A study in healthy men. *European Journal of Pain*，*18*（9），1271-1279.

Nilsson，U.（2009）. Soothing music can increase oxytocin levels during bed rest after open-heart surgery：A randomised control trial. *Journal of Clinical Nursing*，*18*（15），2153-2161.

Nitsche，M. A.，& Paulus，W.（2000）. Excitability changes induced in the human motor cortex by weak transcranial direct current stimulation. *The Journal of Physiology*，*527*（3），633-639.

O'Connell，N. E.，Cossar，J.，Marston，L.，Wand，B. M.，Bunce，D.，De Souza，L. H.，et al.（2013）. Transcranial direct current stimulation of the motor cortex in the treatment of chronic nonspecific low back pain：A randomized，double-blind exploratory study. *The Clinical Journal of Pain*，*29*（1），26-34.

O'Connor，P. J.，& Cook，D. B.（1999）. Exercise and pain：The neurobiology，measurement，and laboratory study of pain in relation to exercise in humans. *Exercise & Sport Sciences Reviews*，*27*（1），119-166.

O'Keeffe，M.，Cullinane，P.，Hurley，J.，Leahy，I.，Bunzli，S.，O'Sullivan，P. B.，et al.（2016）. What influences patient-therapist interactions in musculoskeletal physical therapy? Qualitative systematic review and meta-synthesis. *Physical Therapy*，*96*（5），609-622.

Oono，Y.，Fujii，K.，Motohashi，K.，& Umino，M.（2008）. Diffuse noxious inhibitory controls triggered by heterotopic CO_2 laser conditioning stimulation decreased the SEP amplitudes induced by electrical tooth stimulation with different intensity at an equally inhibitory rate. *Pain*，*136*（3），356-365.

Oono，Y.，Nie，H. L.，Matos，R. L.，Wang，K.，& Arendt-Nielsen，L.（2011）. The inter-and intra-individual variance in descending pain modulation evoked by different conditioning stimuli in healthy men. *Scandinavian Journal of Pain*，*2*（4），162-169.

Oono，Y.，Wang，K. L.，Baad-Hansen，L.，Futarmal，S.，Kohase，H.，Svensson，P.，et al.（2014）. Conditioned pain modulation in temporomandibular disorders(TMD)pain patients. *Experimental Brain Research*，*232*（10），3111-3119.

Ottoson，D.，& Lundeberg，T.（2012）. *Pain Treatment by Transcutaneous Electrical Nerve Stimulation (TENS)：A Practical Manual.* Berlin：Springer Science & Business Media.

Parent，A. J.，Beaudet，N.，Daigle，K.，Sabbagh，R.，Sansoucy，Y.，Marchand，S.，et al. （2015）. Relationship between blood-and cerebrospinal fluid-bound neurotransmitter concentrations and conditioned pain modulation in pain-free and chronic pain subjects. *The Journal of Pain*，*16* （5），436-444.

Paul-Savoie，E.，Marchand，S.，Morin，M.，Bourgault，P.，Brissette，N.，Rattanavong，V.，et al. （2012）. Is the deficit in pain inhibition in fibromyalgia influenced by sleep impairments? *The Open Rheumatology Journal*，*6* （1），296-302.

Peng，W. W.，Tang，Z. Y.，Zhang，F. R.，Li，H.，Kong，Y. Z.，Iannetti，G. D.，et al.（2019）. Neurobiological mechanisms of TENS-induced analgesia. *NeuroImage*，*195*，396-408.

Pertovaara，A.（2006）. Noradrenergic pain modulation. *Progress in Neurobiology*，*80* （2），53-83.

Phumdoung，S.，& Good，M.（2003）. Music reduces sensation and distress of labor pain. *Pain Management Nursing*，*4* （2），54-61.

Piché，M.，Arsenault，M.，& Rainville，P.（2009）. Cerebral and cerebrospinal processes underlying counterirritation analgesia. *The Journal of Neuroscience*，*29* （45），14236-14246.

Piche，M.，Bouin，M.，Arsenault，M.，Poitras，P.，& Rainville，P.（2011）. Decreased pain inhibition in irritable bowel syndrome depends on altered descending modulation and higher-order brain processes. *Neuroscience*，*195*，166-175.

Pickering，G.，& Dubray，C.（2014）. Impaired modulation of pain in patients with postherpetic neuralgia. *Pain Research & Management*，*19* （1），E19.

Pivec，R.，Minshall，M. E.，Mistry，J. B.，Chughtai，M.，Elmallah，R.，& Mont，M.（2015）. Decreased Opioid utilization and cost at one year in chronic low back pain patients treated with transcutaneous electric nerve stimulation（TENS）. *Surgical Technology International*，*27*，268-274.

Ploghaus，A.，Narain，C.，Beckmann，C. F.，Clare，S.，Bantick，S.，Wise，R.，et al.（2001）. Exacerbation of pain by anxiety is associated with activity in a hippocampal network. *The Journal of Neuroscience*，*21* （24），9896-9903.

Ploner，M.，Sorg，C.，& Gross，J.（2017）. Brain rhythms of pain. *Trends in Cognitive Sciences*，*21* （2），100-110.

Popescu，A.，Le Resche，L.，Truelove，E. L.，& Drangsholt，M. T.（2010）. Gender differences in pain modulation by diffuse noxious inhibitory controls：A systematic review. *Pain*，*150* （2），309-318.

Powell，M. A.，Kaliki，R. R.，& Thakor，N. V.（2014）. User training for pattern recognition-based myoelectric prostheses：Improving phantom limb movement consistency and distinguishability. *IEEE Transactions on Neural Systems and Rehabilitation Engineering*，*22* （3），522-532.

Price，D. D.（1996）. Hypnotic analgesia：Psychological and neural mechanisms. In J. Barber（Ed.），*Hypnosis and Suggestions in the Treatment of Pain* （pp.67-84）. New York：Norton.

Price，D. D.（1999）. *Psychological Mechanisms of Pain and Analgesia*. Seattle：IASP Press.

Price，D. D.，& Barrell，J. J.（1990）. The structure of the hypnotic state：A self-directed experiential study. In J. J. Barrell （Ed.），*The Experiential Method：Exploring the Human Experience* （pp.85-97）. Acton: Copely Publishing.

Price, D. D., Finniss, D. G., & Benedetti, F. (2008). A comprehensive review of the placebo effect: Recent advances and current thought. *Annual Review of Psychology, 59* (1), 565-590.

Price, D. D., Milling, L. S., Kirsch, I., Duff, A., Montgomery, G. H., & Nicholls, S. S. (1999). An analysis of factors that contribute to the magnitude of placebo analgesia in an experimental paradigm. *Pain, 83* (2), 147-156.

Pud, D., Granovsky, Y., & Yarnitsky, D. (2009). The methodology of experimentally induced diffuse noxious inhibitory control (DNIC) -like effect in humans. *Pain, 144* (1), 16-19.

Pud, D., & Sapir, S. (2006). The effects of noxious heat, auditory stimulation, a cognitive task, and time on task on pain perception and performance accuracy in healthy volunteers: A new experimental model. *Pain, 120* (1-2), 155-160.

Qi, D. B., Wu, S. Q., Zhang, Y. H., & Li, W. M. (2016). Electroacupuncture analgesia with different frequencies is mediated via different opioid pathways in acute visceral hyperalgesia rats. *Life Sciences, 160*, 64-71.

Radhakrishnan, R., & Sluka, K. A. (2003). Spinal muscarinic receptors are activated during low or high frequency TENS-induced antihyperalgesia in rats. *Neuropharmacology, 45* (8), 1111-1119.

Rainville, P., Carrier, B., Hofbauer, R. K., Bushnell, M. C., & Duncan, G. H. (1999). Dissociation of sensory and affective dimensions of pain using hypnotic modulation. *Pain, 82* (2), 159-171.

Rainville, P., Duncan, G. H., Price, D. D., Carrier, B., & Bushnell, M. C. (1997). Pain affect encoded in human anterior cingulate but not somatosensory cortex. *Science, 277* (5328), 968-971.

Rainville, P., Hofbauer, R. K., Bushnell, M. C., Duncan, G. H., & Price, D. D. (2002). Hypnosis modulates activity in brain structures involved in the regulation of consciousness. *Journal of Cognitive Neuroscience, 14* (6), 887-901.

Rainville, P., Hofbauer, R. K., Paus, T., Duncan, G. H., Bushnell, M. C., & Price, D. D. (1999). Cerebral mechanisms of hypnotic induction and suggestion. *Journal of Cognitive Neuroscience, 11* (1), 110-125.

Rainville, P., & Price, D. D. (2013). Hypnotic Analgesia. In S. B. McMahon, M. Koltzenburg, I. Tracey, & D. C. Turk (Eds.), *Wall and Melzack's Textbook of Pain* (6th Ed., pp.339-350). Philadelphia: Saunders.

Rakel, B., & Frantz, R. (2003). Effectiveness of transcutaneous electrical nerve stimulation on postoperative pain with movement. *The Journal of Pain, 4* (8), 455-464.

Ray, W. J. (1997). EEG concomitants of hypnotic susceptibility. *International Journal of Clinical and Experimental Hypnosis, 45* (3), 301-313.

Rezaii, T., Hirschberg, A. L., Carlström, K., & Ernberg, M. (2012). The influence of menstrual phases on pain modulation in healthy women. *The Journal of Pain, 13* (7), 646-655.

Rhudy, J. L., & Meagher, M. W. (2001). The role of emotion in pain modulation. *Current Opinion in Psychiatry, 14* (3), 241-245.

Riley Ⅲ, J. L., Cruz-Almeida, Y., Glover, T. L., King, C. D., Goodin, B. R., Sibille, K. T., et al.（2014）. Age and race effects on pain sensitivity and modulation among middle-aged and older adults. *The Journal of Pain*，15（3），272-282.

Riley Ⅲ，J. L.，King，C. D.，Wong，F.，Fillingim，R. B.，& Mauderli，A. P.（2010）. Lack of endogenous modulation and reduced decay of prolonged heat pain in older adults. *Pain*，*150*（1），153-160.

Roby-Brami，A.，Bussel，B.，Willer，J. C.，& Le Bars，D.（1987b）. An electrophysiological investigation into the pain-relieving effects of heterotopic nociceptive stimuli probable involvement of a supraspinal loop. *Brain*，*110*（6），1497-1508.

Roizenblatt，S.，Fregni，F.，Gimenez，R.，Wetzel，T.，Rigonatti，S. P.，Tufik，S.，et al.（2007）. Site-specific effects of transcranial direct current stimulation on sleep and pain in fibromyalgia：A randomized，sham-controlled study. *Pain Practice*，*7*（4），297-306.

Roy，M.，Lebuis，A.，Hugueville，L.，Peretz，I.，& Rainville，P.（2012）. Spinal modulation of nociception by music. *European Journal of Pain*，16（6），870-877.

Roy，M.，Peretz，I.，& Rainville，P.（2008）. Emotional valence contributes to music-induced analgesia. *Pain*，*134*（1-2），140-147.

Ruby，P.，& Decety，J.（2001）. Effect of subjective perspective taking during simulation of action：A PET investigation of agency. *Nature Neuroscience*，*4*（5），546-550.

Ruesch，M.，Helmes，A.，& Bengel，J.（2017）. Cognitive behavioral group therapy for patients with physical diseases and comorbid depressive or adjustment disorders on a waiting list for individual therapy：Results from a randomized controlled trial. *BMC Psychiatry*，*17*，13.

Saimon，Y.，Oba，A.，Goh，A. C.，& Miyoshi，K.（2015）. Effect of tens on pain threshold：Comparison of brief intense mode tens with DNIC. *Physiotherapy*，（101），e1314-e1315.

Salimpoor，V. N.，Benovoy，M.，Larcher，K.，Dagher，A.，& Zatorre，R. J.（2011）. Anatomically distinct dopamine release during anticipation and experience of peak emotion to music. *Nature Neuroscience*，*14*（2），257-262.

Salimpoor，V. N.，Van den Bosch，I.，Kovacevic，N.，McIntosh，A. R.，Dagher，A.，& Zatorre，R. J.（2013）. Interactions between the nucleus accumbens and auditory cortices predict music reward value. *Science*，*340*（6129），216-219.

Salimpoor，V. N.，Zald，D. H.，Zatorre，R. J.，Dagher，A.，& McIntosh，A. R.（2015）. Predictions and the brain：How musical sounds become rewarding. *Trends in Cognitive Sciences*，19（2），86-91.

Sandkühler，J.（2000）. Long-lasting analgesia following TENS and acupuncture：Spinal mechanisms beyond gate control. In *The 9th World Congress on Pain*，*Progress in Pain Research and Management*（pp.359-369）. Vienna：IASP Press.

Sandkühler，J.，Chen，J. G.，Cheng，G.，& Randić，M.（1997）. Low-frequency stimulation of afferent Aδ-fibers induces long-term depression at primary afferent synapses with substantia gelatinosa neurons in the rat. *The Journal of Neuroscience*，*17*（16），6483-6491.

Sandler，H.，Fendel，U.，Busse，P.，Rose，M.，Bosel，R.，& Klapp，B. F.（2017）. Relaxation—Induced by vibroacoustic stimulation via a body monochord and via relaxation music—Is associated with a decrease in tonic electrodermal activity and an increase of the salivary cortisol level in patients with psychosomatic disorders. *PLoS One*, *12*（1）, e0170411.

Santana, L. S., Gallo, R. B. S., Ferreira, C. H. J., Duarte, G., Quintana, S. M., & Marcolin, A. C.（2016）. Transcutaneous electrical nerve stimulation（TENS）reduces pain and postpones the need for pharmacological analgesia during labour: A randomised trial. *Journal of Physiotherapy*, *62*（1）, 29-34.

Santarnecchi, E., Muller, T., Rossi, S., Sarkar, A., Polizzotto, N. R., Rossi, A., et al.（2016）. Individual differences and specificity of prefrontal gamma frequency-tACS on fluid intelligence capabilities. *Cortex*, *75*, 33-43.

Santarnecchi, E., Polizzotto, N. R., Godone, M., Giovannelli, F., Feurra, M., Matzen, L., et al.（2013）. Frequency-dependent enhancement of fluid intelligence induced by transcranial oscillatory potentials. *Current Biology*, *23*（15）, 1449-1453.

Sato, K. L., King, E. W., Johanek, L. M., & Sluka, K. A.（2013）. Spinal cord stimulation reduces hypersensitivity through activation of opioid receptors in a frequency-dependent manner. *European Journal of Pain*, *17*（4）, 551-561.

Sato, K. L., Sanada, L. S., Rakel, B. A., & Sluka, K. A.（2012）. Increasing intensity of TENS prevents analgesic tolerance in rats. *The Journal of Pain*, *13*（9）, 884-890.

Schmid, J., Theysohn, N., Gaß, F., Benson, S., Gramsch, C., Forsting, M., et al.（2013）. Neural mechanisms mediating positive and negative treatment expectations in visceral pain: A functional magnetic resonance imaging study on placebo and nocebo effects in healthy volunteers. *Pain*, *154*（11）, 2372-2380.

Schwartz, N., Miller, C., & Fields, H. L.（2017）. Cortico-accumbens regulation of approach-avoidance behavior is modified by experience and chronic pain. *Cell Reports*, *19*（8）, 1522-1531.

Scott, D. J., Stohler, C. S., Egnatuk, C. M., Wang, H., Koeppe, R. A., & Zubieta, J. K.（2008）. Placebo and nocebo effects are defined by opposite opioid and dopaminergic responses. *Archives of General Psychiatry*, *65*（2）, 220-231.

Senkowski, D., Höfle, M., & Engel, A. K.（2014）. Crossmodal shaping of pain: A multisensory approach to nociception. *Trends in Cognitive Sciences*, *18*（6）, 319-327.

Shusterman, V., & Barnea, O.（2005）. Sympathetic nervous system activity in stress and biofeedback relaxation. *IEEE Engineering in Medicine and biology Magazine*, *24*（2）, 52-57.

Simon, C. B., Riley Ⅲ, J. L., Fillingim, R. B., Bishop, M. D., & George, S. Z.（2015）. Age group comparisons of tens response among individuals with chronic axial low back pain. *The Journal of Pain*, *16*（12）, 1268-1279.

Sluka, K. A., & Chandran, P.（2002）. Enhanced reduction in hyperalgesia by combined administration of clonidine and TENS. *Pain*, *100*（1）, 183-190.

Sluka, K. A., Frey-Law, L., & Bement, M. H.（2018）. Exercise-induced pain and analgesia? Underlying mechanisms and clinical translation. *Pain*, *159*, S91-S97.

Smith, M. A., & Yancey, D. L.（2003）. Sensitivity to the effects of opioids in rats with free access to exercise wheels: Mu-opioid tolerance and physical dependence. *Psychopharmacology*, *168*

（4），426-434.

Song，G. H.，Venkatraman，V.，Ho，K. Y.，Chee，M. W.，Yeoh，K. G.，& Wilder-Smith，C. H.
（2006）. Cortical effects of anticipation and endogenous modulation of visceral pain assessed by
functional brain MRI in irritable bowel syndrome patients and healthy controls. *Pain*，*126*（1），
79-90.

Soo，M. S.，Jarosz，J. A.，Wren，A. A.，Soo，A. E.，Mowery，Y. M.，Johnson，K. S.，et al.
（2016）. Imaging-guided core-needle breast biopsy: Impact of meditation and music interventions
on patient anxiety，pain，and fatigue. *Journal of the American College of Radiology*，*13*（5），
526-534.

Sprenger，C.，Bingel，U.，& Büchel，C.（2011）. Treating pain with pain: Supraspinal mechanisms
of endogenous analgesia elicited by heterotopic noxious conditioning stimulation. *Pain*，*152*（2），
428-439.

Stagg，N. J.，Mata，H. P.，Ibrahim，M. M.，Henriksen，E. J.，Porreca，F.，Vanderah，T. W.，
et al.（2011）. Regular exercise reverses sensory hypersensitivity in a rat neuropathic pain model
role of endogenous opioids. *Anesthesiology*，*114*（4），940-948.

Staud，R.，Robinson，M. E.，& Price，D. D.（2005）. Isometric exercise has opposite effects on central
pain mechanisms in fibromyalgia patients compared to normal controls. *Pain*，*118*（1-2），176.

Staud，R.，Robinson，M. E.，Weyl，E. E.，& Price，D. D.（2010）. Pain variability in fibromyalgia
is related to activity and rest role of peripheral tissue impulse input. *The Journal of Pain*，*11*
（12），1376-1383.

Stewart-Williams，S.，& Podd，J.（2004）. The placebo effect: Dissolving the expectancy versus
conditioning debate. *Psychological Bulletin*，*130*（2），324-340.

Stiles，T. C.，& Hrozanova，M.（2016）. Chronic pain and fatigue. In M. A. Flaten & Al' Absi M. Bbsi
（Ed.），*The Neuroscience of Pain，Stress，and Emotion*（pp.253-282）. London: Academic Press.

Stolzman，S.，& Bement，M. H.（2016）. Does exercise decrease pain via conditioned pain modulation
in adolescents? *Pediatric Physical Therapy*，*28*（4），470-473.

Streff，A.，Kuehl，L. K.，Michaux，G.，& Anton，F.（2010）. Differential physiological effects during
tonic painful hand immersion tests using hot and ice water. *European Journal of Pain*，*14*（3），
266-272.

Sun，R. Q.，Wang，H. C.，Wang，Y.，Luo，F.，& Han，J.（2002）. Effect of electroacupuncture
with different frequencies on neuropathic pain in a rat model. *Chinese Journal of Applied
Physiology*，（2），25-28.

Sundar，S.，Ramesh，B.，Dixit，P. B.，Venkatesh，S.，Das，P.，& Gunasekaran，D.（2016）.
Live music therapy as an active focus of attention for pain and behavioral symptoms of distress
during pediatric immunization. *Clinical Pediatrics*，*55*（8），745-748.

Sundequist，U.，Sjolund，B. H.，& Rise，M. T.（1987）. A controlled study of parameters for
conventional tens in patients with chronic pain. *Pain*，*30*，S366.

Sveinsdottir，V.，Eriksen，H. R.，& Reme，S. E.（2012）. Assessing the role of cognitive behavioral
therapy in the management of chronic nonspecific back pain. *The Journal of Pain Research*，*5*，

371-380.

Świder, K., & Bąbel, P. (2013). The effect of the sex of a model on nocebo hyperalgesia induced by social observational learning. *Pain*, *154*（8），1312-1317.

Świder, K., & Babel, P.(2016). The effect of the type and colour of placebo stimuli on placebo effects induced by observational learning. *PLoS One*, *11*（6），e0158363.

Terman, G. W., Morgan, M. J., & Liebeskind, J. C. (1986). Opioid and nonopioid stress analgesia from cold water swim—Importance of stress severity. *Brain Research*, *372*（1），167-171.

Tétreault, P., Mansour, A., Vachon-Presseau, E., Schnitzer, T. J., Apkarian, A. V., & Baliki, M. N. (2016). Brain connectivity predicts placebo response across chronic pain clinical trials. *PLoS Biology*, *14*（10），e1002570.

Thatcher, R. W. (2000). EEG operant conditioning（biofeedback）and traumatic brain injury. *Clinical Electroencephalography*, *31*（1），38-44.

Tousignant-Laflamme, Y., Goffaux, P., Laroche, C., Beaulieu, C., Bouchard, A., & Michaud-Letourneau, M. (2015). Duration of analgesia induced by a 15 or 30-minute application of acupuncture-like TENS on a population of patients suffering from chronic non-specific low back pain. *The Journal of Pain*, *16*（4），S95.

Tracey, I. (2011). Can neuroimaging studies identify pain endophenotypes in humans? *Nature Reviews Neurology*, *7*（3），173-181.

Truong, D. Q., Magerowski, G., Blackburn, G. L., Bikson, M., & Alonso-Alonso, M. (2013). Computational modeling of transcranial direct current stimulation（tDCS）in obesity：Impact of head fat and dose guidelines. *NeuroImage*, *2*, 759-766.

Tsao, J. C. I., Seidman, L. C., Evans, S., Lung, K. C., Zeltzer, L. K., & Naliboff, B. D. (2013). Conditioned pain modulation in children and adolescents：Effects of sex and age. *The Journal of Pain*, *14*（6），558-567.

Tu, Y. H., Zhang, Z. G., Tan, A., Peng, W., Hung, Y. S., Moayedi, M., et al. (2016). Alpha and gamma oscillation amplitudes synergistically predict the perception of forthcoming nociceptive stimuli. *Human Brain Mapping*, *37*（2），501-514.

Turk, D. C., & Burwinkle, T. M. (2005). Clinical outcomes, cost-effectiveness, and the role of psychology in treatments for chronic pain sufferers. *Professional Psychology-Research and Practice*, *36*（6），602-610.

Vaegter, H. B., Handberg, G., Emmeluth, C., & Graven-Nielsen, T.(2017). Preoperative hypoalgesia after cold pressor test and aerobic exercise is associated with pain relief six months after total knee replacement. *The Clinical Journal of Pain*, *33*（6），475-484.

Valencia, C., Vallandingham, R., & Demchak, T. (2015). Effect of high and low frequency TENS on central pain processing in patients with knee osteoarthritis and healthy controls. *The Journal of Pain*, *16*（4），S95.

Valentini, E., Betti, V., Hu, L., & Aglioti, S. M. (2013). Hypnotic modulation of pain perception and of brain activity triggered by nociceptive laser stimuli. *Cortex*, *49*（2），446-462.

Valentini, E., Martini, M., Lee, M., Aglioti, S. M., & Iannetti, G. (2014). Seeing facial expressions enhances placebo analgesia. *Pain*, *155*（4）, 666-673.

Valle, A., Roizenblatt, S., Botte, S., Zaghi, S., Riberto, M., Tufik, S., et al.（2009）. Efficacy of anodal transcranial direct current stimulation（tDCS）for the treatment of fibromyalgia: Results of a randomized, sham-controlled longitudinal clinical trial. *Journal of Pain and Symptom Management*, *2*（3）, 353-361.

Vance, C., Dailey, D., Rakel, B., Geasland, K., Darghosian, L., Munters, L. A., et al.（2015）.（468）A novel method to obtain higher intensity TENS stimulation in clinical application. *The Journal of Pain*, *16*（4）, S93.

Vance, C. G. T., Dailey, D. L., Rakel, B. A., & Sluka, K. A.（2014）. Using TENS for pain control: The state of the evidence. *Pain Management*, *4*（3）, 197-209.

Vase, L., Robinson, M. E., Verne, G. N., & Price, D. D.（2005）. Increased placebo analgesia over time in irritable bowel syndrome（IBS）patients is associated with desire and expectation but not endogenous opioid mechanisms. *Pain*, *115*（3）, 338-347.

Vaseghi, B., Zoghi, M., & Jaberzadeh, S.（2014）. Does anodal transcranial direct current stimulation modulate sensory perception and pain? A meta-analysis study. *Clinical Neurophysiology*, *125*（9）, 1847-1858.

Vierck, C. J., Staud, R., Price, D. D., Cannon, R. L., Mauderli, A. P., & Martin, A. D.（2001）. The effect of maximal exercise on temporal summation of second pain（windup）in patients with fibromyalgia syndrome. *The Journal of Pain*, *2*（6）, 334-344.

Vigàno, A., Bogdanov, V. B., Noirhomme, Q., Guy, N., Dallel, R., Laureys, S., et al.（2013）. Mechanisms of individual differences in heterotopic noxious analgesia（DNIC）: An fMRI study. *The Journal of Headache and Pain*, *14*, 1.

Villanueva, L., Bouhassira, D., & Le Bars, D.（1996）. The medullary subnucleus reticularis dorsalis（SRD）as a key link in both the transmission and modulation of pain signals. *Pain*, *67*（2）, 231-240.

Villanueva, L., & Le Bars, D.（1995）. The activation of bulbo-spinal controls by peripheral nociceptive inputs: Diffuse noxious inhibitory controls. *Biological Research*, *28*（1）, 113-125.

Villemure, C., & Bushnell, M. C.（2009）. Mood influences supraspinal pain processing separately from attention. *The Journal of Neuroscience*, *29*（3）, 705-715.

Villemure, C., Slotnick, B. M., & Bushnell, C. M.（2003）. Effects of odors on pain perception: Deciphering the roles of emotion and attention. *Pain*, *106*（1）, 101-108.

Vlaeyen, J. W. S., Kole-Snijders, A. M. J., Boeren, R. G., & Van Eek, H.（1995）. Fear of movement/（re）injury in chronic low back pain and its relation to behavioral performance. *Pain*, *62*（3）, 363-372.

Vögtle, E., Barke, A., & Kröner-Herwig, B.（2013）. Nocebo hyperalgesia induced by social observational learning. *Pain*, *154*（8）, 1427-1433.

Voss, J. A., Good, M., Yates, B., Baun, M. M., Thompson, A., & Hertzog, M.（2004）. Sedative music reduces anxiety and pain during chair rest after open-heart surgery. *Pain*, *112*（1-2）, 197-203.

Wager, T. D., Atlas, L. Y., Leotti, L. A., & Rilling, J. K. (2011). Predicting individual differences in placebo analgesia: Contributions of brain activity during anticipation and pain experience. *The Journal of Neuroscience*, *31* (2), 439-452.

Wager, T. D., Rilling, J. K., Smith, E. E., Sokolik, A., Casey, K. L., Davidson, R. J., et al. (2004). Placebo-induced changes in fMRI in the anticipation and experience of pain. *Science*, *303* (5661), 1162-1167.

Wan, Y., Han, J. S., & Pintar, J. E. (2009). Electroacupuncture analgesia is enhanced in transgenic nociceptin/orphanin FQ knock-out mice. *Journal of Peking University (Health Sciences)*, *41* (3), 376-379.

Wang, Y., Hackel, D., Peng, F., & Rittner, H. (2013). Long-term antinociception by electroacupuncture is mediated via peripheral opioid receptors in free-moving rats with inflammatory hyperalgesia. *European Journal of Pain*, *17* (10), 1447-1457.

Washington, L. L., Gibson, S. J., & Helme, R. D. (2000). Age-related differences in the endogenous analgesic response to repeated cold water immersion in human volunteers. *Pain*, *89* (1), 89-96.

Wei, H., Zhou, L. L., Zhang, H. J., Chen, J., Lu, X. J., & Hu, L. (2018). The influence of expectation on nondeceptive placebo and nocebo effects. *Pain Research and Management*, *2018*, 8459429.

Weisenberg, M., Tepper, I., & Schwarzwald, J. (1995). Humor as a cognitive technique for increasing pain tolerance. *Pain*, *63* (2), 207-212.

Weitzenhoffer, A. M. (1980). Hypnotic susceptibility revisited. *American Journal of Clinical Hypnosis*, *22* (3), 130-146.

Westerink, J. H., Broek, E. L., Schut, M. H., Herk, J., & Tuinenbreijer, K. (2008). Computing emotion awareness through galvanic skin response and facial electromyography. *Probing Experience*, 149-162.

Wiech, K. (2016). Deconstructing the sensation of pain: The influence of cognitive processes on pain perception. *Science*, *354* (6312), 584-587.

Wilder-Smith, O. H., Schreyer, T., Scheffer, G. J., & Arendt-Nielsen, L. (2010). Patients with chronic pain after abdominal surgery show less preoperative endogenous pain inhibition and more postoperative hyperalgesia: A pilot study. *Journal of Pain and Palliative Care Pharmacotherapy*, *24* (2), 119-128.

Woolf, C. J., Mitchell, D., & Barrett, G. D. (1980). Antinociceptive effect of peripheral segmental electrical stimulation in the rat. *Pain*, *8* (2), 237-252.

Wrigley, P. J., Gustin, S. M., McIndoe, L. N., Chakiath, R. J., Henderson, L. A., & Siddall, P. J. (2013). Longstanding neuropathic pain after spinal cord injury is refractory to transcranial direct current stimulation: A randomized controlled trial. *Pain*, *154* (10), 2178-2184.

Xiang, X. H., Chen, Y. M., Zhang, J. M., Tian, J. H., Han, J. S., & Cui, C. L. (2014). Low-and high-frequency transcutaneous electrical acupoint stimulation induces different effects on cerebral μ-opioid receptor availability in rhesus monkeys. *The Journal of Neuroscience Research*, *92* (5), 555-563.

Xiao, D., Tang, J., Yuan, B., & Jia, H. (2000). Blocking effects of 5-HT 2 receptor antagonist cyproheptadine applied to thalamic nucleus submedius on analgesia produced by high intensity electroacupuncture stimulation in rats. *Chinese Journal of Neuroscience*, (4), 352-354.

Yarnitsky, D., Arendt-Nielsen, L., Bouhassira, D., Edwards, R. R., Fillingim, R. B., Granot, M., et al. (2010). Recommendations on terminology and practice of psychophysical DNIC testing. *European Journal of Pain*, *14* (4), 339.

Yarnitsky, D., Crispel, Y., Eisenberg, E., Granovsky, Y., Ben-Nun, A., Sprecher, E., et al. (2008). Prediction of chronic post-operative pain: Pre-operative DNIC testing identifies patients at risk. *Pain*, *138* (1), 22-28.

Yarnitsky, D., Granot, M., & Granovsky, Y. (2014). Pain modulation profile and pain therapy: Between pro-and antinociception. *Pain*, *155* (4), 663-665.

Zatorre, R. J. (2015). Musical pleasure and reward: Mechanisms and dysfunction. *Annals of the New York Academy of Sciences*, *1337* (1), 202-211.

Zhang, H. J., Zhou, L. L., Wei, H., Lu, X. J., & Hu, L. (2017). The sustained influence of prior experience induced by social observation on placebo and nocebo responses. *Journal of Pain Research*, *10*, 2769-2780.

Zhang, H. L., Sun, J. G., Wang, C., Yu, C., Wang, W., Zhang, M., et al. (2016). Randomised controlled trial of contralateral manual acupuncture for the relief of chronic shoulder pain. *Acupuncture in Medicine*, *34* (3), 164-170.

Zhang, L. B., Lu, X. J., Bi, Y. J., & Hu, L. (2019). Pavlov's pain: The effect of classical conditioning on pain perception and its clinical implications. *Current Pain and Headache Reports*, *23* (3), 19.

Zhang, R. R., Zhang, W. C., Wang, J. Y., & Guo, J. Y. (2013). The opioid placebo analgesia is mediated exclusively through mu-opioid receptor in rat. *International Journal of Neuropsychopharmacology*, *16* (4), 849-856.

Zhang, R. X., Lao, L. X., Ren, K., & Berman, B. M. (2014). Mechanisms of acupuncture-electroacupuncture on persistent pain. *The Journal of the American Society of Anesthesiologists*, *120* (2), 482-503.

Zhang, Z. G., Hu, L., Hung, Y. S., Mouraux, A., & Iannetti, G. D. (2012). Gamma-band oscillations in the primary somatosensory cortex—A direct and obligatory correlate of subjective pain intensity. *The Journal of Neuroscience*, *32* (22), 7429-7438.

Zhao, H. X., & Chen, A. C. N. (2009). Both happy and sad melodies modulate tonic human heat pain. *The Journal of Pain*, *10* (9), 953-960.

Zhao, K., Tang, Z. Y., Wang, H. Q., Guo, Y. F., Peng, W. W., Hu, L. (2017). Analgesia induced by self-initiated electrotactile sensation is mediated by top-down modulations. *Psychophysiology*, *54* (6), 848-856.

Zhou, L. L., Wei, H., Zhang, H. J., Li, X. J., Bo, C., Wan, L., et al. (2019). The influence of expectancy level and personal characteristics on placebo effects: Psychological underpinnings. *Frontiers in Psychiatry*, *10*, 20.

Zschucke, E., Renneberg, B., Dimeo, F., Wüstenberg, T., & Ströhle, A. (2015). The stress-buffering effect of acute exercise: Evidence for HPA axis negative feedback. *Psychoneuroendocrinology*, *51*, 414-425.

Zubieta, J. K., Bueller, J. A., Jackson, L. R., Scott, D. J., Xu, Y., Koeppe, R. A., et al. (2005). Placebo effects mediated by endogenous opioid activity on μ-opioid receptors. *The Journal of Neuroscience*, *25* (34), 7754-7762.

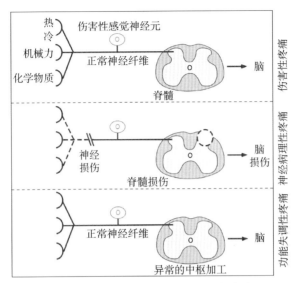

图 1-1　三种不同神经生理学特征的疼痛

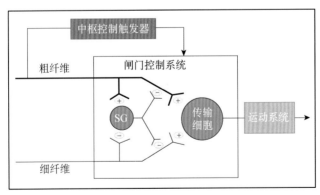

图 2-1　闸门控制理论简图。脊髓中的中间神经元 SG 细胞可以抑制信号传递到传输细胞。选择性激活粗纤维（如 Aβ 纤维）可以使 SG 细胞活跃，而细纤维（如 Aδ 纤维或 C 纤维）的激活可以抑制 SG 细胞的活动

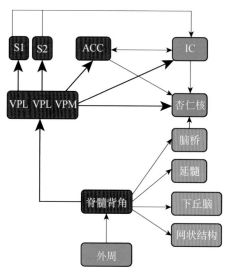

图 4-1　疼痛信号的上行通路（红、蓝色为平行通路，绿色为顺序通路）（见彩图 4-1）

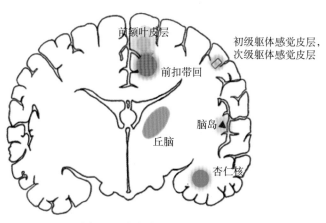

图 4-3　疼痛神经网络各主要脑区

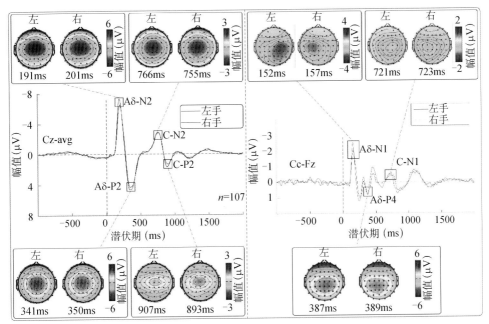

图 4-4　Aδ-LEPs 和 C-LEPs 的时域成分。图中左半部分显示了 Cz 电极减去平均参考获得的 Aδ-N2/P2 以及 C-N2/P2 成分的时域波形图及相应时刻的头皮地形分布；右半部分显示了 Cc 电极减去 Fz 电极获得的 Aδ-N1、Aδ-P4 以及 C-N1 的时域波形图及相应时刻的头皮地形分布

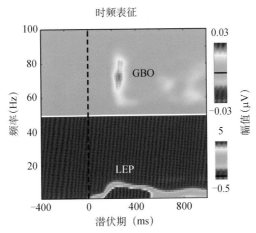

图 4-5　Aδ-LEPs，即图例中的高频 ERS 的时频谱。图中显示 Aδ-LEPs 主要包含两个重要时频锁时非锁相响应特征：短暂的高频 ERS（γ 振荡，100~300ms，60~90Hz，γ-ERS 也称为 Gamma banl oscillatms，GBO）和其后持久的低频 ERD（α 振荡，400~900ms，8~12Hz，α-ERD）（Hu et al.，2014b）

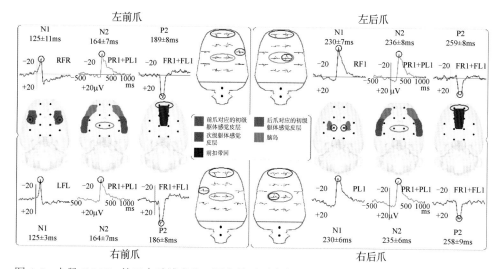

图 4-6 大鼠 C-LEPs 的三个时域成分。图中显示了大鼠 C-LEPs 的三种时域成分与疼痛脑网络的对应关系（Xia et al.，2016）

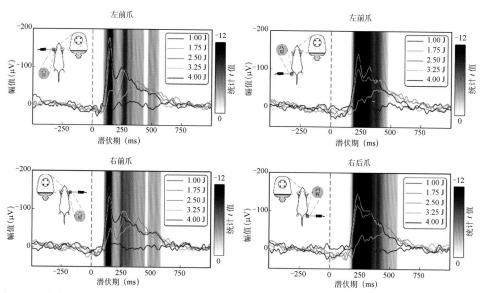

图 4-7 大鼠 LEPs 的幅值与刺激强度的关系。图中显示了大鼠 LEPs 时域波形的幅值与激光刺激的能量之间的关系（t 通过线性混合模型获得，p 经 FDR 校正）（Xia et al.，2016）

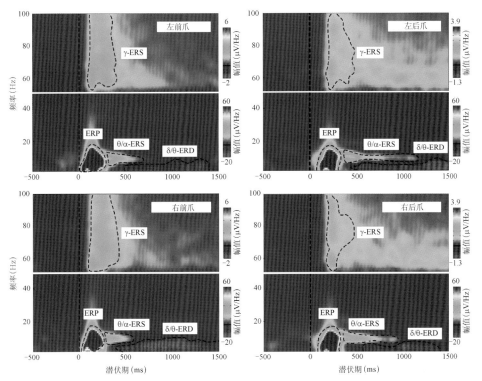

图4-8 激光刺激诱发的时频域特征。图中显示了激光刺激诱发的大鼠的脑电的时频域信息，该结果由大鼠顶叶的电极（FL2、FR2、PL1和PR1电极）获得（Peng et al.，2018）

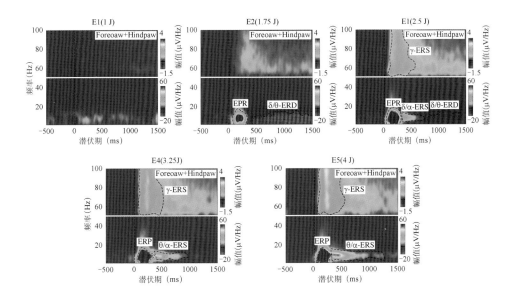

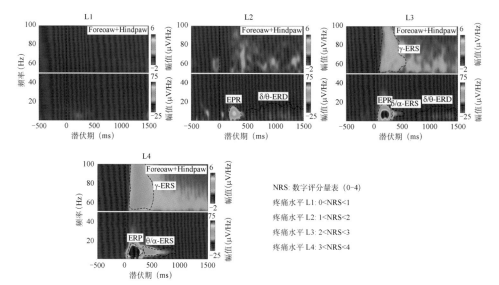

图 4-9　各刺激能量和行为反应指标对应的时频域特征。图中显示了单次试的 EEG 响应在不同刺激能量（E1～E5）和不同疼痛相关行为水平（L1～L4）的时频分布。疼痛相关行为水平 L1：$0 \leqslant NRS < 1$；L2：$1 \leqslant NRS < 2$；L3：$2 \leqslant NRS < 3$；L4：$3 \leqslant NRS \leqslant 4$（Peng et al.，2018）

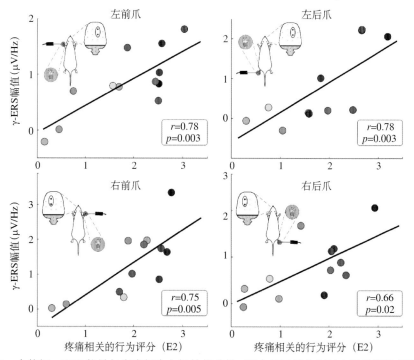

图 4-10　个体间 γ-ERS 能量与疼痛行为之间的相关性。图中显示了分别对大鼠的四肢施加激光刺激时，γ-ERS 能量与疼痛行为之间存在显著关系。彩色圆点代表不同主体的值，黑色线代表线性拟合结果（Peng et al.，2018）

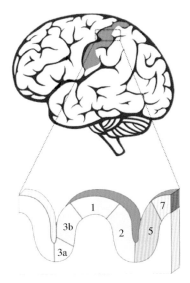

图 4-11 初级躯体感觉皮层中各分区示意图

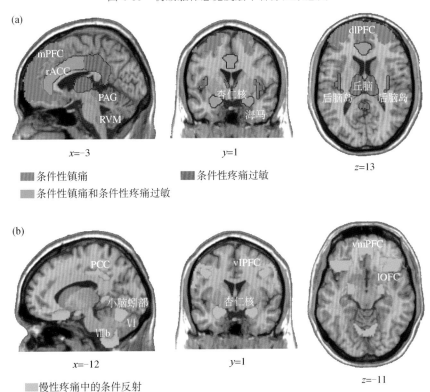

图 6-1 经典条件反射影响疼痛的神经机制。图（a）蓝色区域为与条件性镇痛相关的区域，橙色区域为与条件性疼痛过敏相关的区域，绿色区域则是与条件性镇痛和条件性疼痛过敏均相关的区域。图（b）为与经典条件反射和慢性疼痛均相关的区域